现代中医疾病特色治疗学

王佳琪　唐　娟　张持萍
梁炜明　张　丽　王　蓉　主编

天津出版传媒集团
天津科学技术出版社

图书在版编目（CIP）数据

现代中医疾病特色治疗学 / 王佳琪等主编. -- 天津：天津科学技术出版社, 2024. 8. -- ISBN 978-7-5742-2426-1

Ⅰ.R242

中国国家版本馆 CIP 数据核字第 20249VM226 号

现代中医疾病特色治疗学

XIANDAI ZHONGYI JIBING TESE ZHILIAO XUE

责任编辑：季　乐

出　　版：	天津出版传媒集团 天津科学技术出版社
地　　址：	天津市西康路 35 号
邮　　编：	300051
电　　话：	(022) 23332400
网　　址：	www.tjkjcbs.com.cn
发　　行：	新华书店经销
印　　刷：	廊坊市海涛印刷有限公司

开本 787×1092　1/16　印张 31.5　字数 600 000

2024 年 8 月第 1 版　2025 年 1 月第 1 次印刷

定价：180.00 元

《现代中医疾病特色治疗学》编委会

主 编

王佳琪（北京中医药大学东直门医院）
唐　娟（北京市回民医院）
张持萍（南京鼓楼医院集团宿迁医院/徐州医科大学附属宿迁医院）
梁炜明（佛山市禅城区人民医院南庄医院）
张　丽（上海市静安区彭浦镇第二社区卫生服务中心）
王　蓉（青海省第四人民医院）

副主编

付　毅（新疆维吾尔自治区第六人民医院）
李海峰（甘肃省武威市人民医院）
王羽超（南京脑科医院）
李　慧（四川大学华西医院）
刘建妮（湖北宜昌高新技术产业开发区疾病预防控制中心）
郑　伟（西充县人民医院）
彭　巍［湖南省中西医结合医院（湖南省中医药研究院附属医院）］

编 委

张耿惠（北京中医药大学东直门医院通州院区）
周　建（湖北省妇幼保健院）

前　言

　　中医学有着数千年的悠久历史，是中华民族在长期医疗实践和生活实践中积累而成的具有中国文化特色的医学体系。随着社会的发展，中医学得到飞速发展，大量的临床研究、实验探索、古医籍整理、临床专著的编写，使中医科学达到了新水平。中医药事业在各个领域有了长足的进步，各种行之有效的特色治疗方案愈来愈受到人们的关注，逐渐成了我国医疗卫生体系中的重要组成部分。鉴于此，编者在参阅大量文献的基础上，结合自身多年来的临床工作经验，特编写本书。

　　全书共分为四篇。第一篇主要介绍了中医内科学，第二篇主要介绍了中医皮肤病学，第三篇主要介绍了中医杵针疗法与小儿推拿，第四篇主要介绍了胸外科疾病诊治。本书涵盖了现代中医临床诊疗和技术应用的新理念、新知识，具有较强的实用性和指导性。

　　鉴于资料的选择和观点的阐述可能因实践经验的不同而存在差异，书中不足之处恐难避免，敬请同仁不吝赐教，也衷心希望广大读者批评指正。

目 录

第一篇 中医内科学

第一章 总 论 1
第一节 中医内科学的定义、性质及范围 1
第二节 中医内科发展学发展简史 1
第三节 中医内科疾病致病因素 3

第二章 肺系病症 6
第一节 感 冒 6
第二节 咳 嗽 9
第三节 喘 病 14
第四节 哮 喘 17
第五节 痰 饮 20
第六节 失 声 22
第七节 肺 痈 25
第八节 衄 血 28

第三章 脾胃系病症 30
第一节 胃 痛 30
第二节 吐 酸 33
第三节 呕 吐 34
第四节 噎 膈 37
第五节 呃 逆 41

第四章 肝胆病症 46
第一节 胁 痛 46
第二节 黄 疸 49
第三节 积 聚 52
第四节 臌 胀 55
第五节 肝 癌 58
第六节 疟 疾 60

第五章 肾系病症 63
第一节 急性肾功能衰竭 63
第二节 慢性肾功能衰竭 70
第三节 急性肾小球肾炎 81

第四节　慢性肾小球肾炎 88
　　第五节　肾病综合征 99
　　第六节　IgA肾病 108
第六章　心脑系病症 115
　　第一节　心　悸 115
　　第二节　胸痹心痛 123
　　第三节　心　衰 130
　　第四节　癫　狂 135
　　第五节　中　风 141
　　第六节　头　痛 145
　　第七节　不　寐 148
第七章　肿　瘤 194
　　第一节　食管癌 194
　　第二节　胃　癌 204
　　第三节　直肠癌 214
第八章　老年常见病中西医结合护理 220
　　第一节　呼吸衰竭 220
　　第二节　慢性支气管炎 224
　　第三节　冠状动脉粥样硬化性心脏病 227
　　第四节　老年性痴呆预防 237

第二篇　中医皮肤病学

第一章　中医皮肤性病学基础 241
　　第一节　皮肤的结构和功能 241
　　第二节　皮肤与气血、脏腑、经络的关系 242
　　第三节　皮肤性病的命名及内涵 244
　　第四节　皮肤性病学的病因病机 247
　　第五节　皮肤性病学的诊法 252
　　第六节　皮肤性病学的治疗概要 257
第二章　病毒性皮肤病 269
　　第一节　热　疮 269
　　第二节　蛇串疮 271
　　第三节　水　痘 274
第三章　细菌性皮肤病 277
　　第一节　黄水疮 277
　　第二节　脓窠疮 279

第三节　疖 …………………………………………………………………………… 280
　　第四节　痈 …………………………………………………………………………… 283
第四章　真菌性皮肤病
　　第一节　鹅掌风与脚湿气 …………………………………………………………… 287
　　第二节　阴　癣 ……………………………………………………………………… 289
　　第三节　灰指（趾）甲 ……………………………………………………………… 290
第五章　动物源性皮肤病
　　第一节　疥　疮 ……………………………………………………………………… 293
　　第二节　虫咬伤 ……………………………………………………………………… 295
　　第三节　虱　病 ……………………………………………………………………… 296
　　第四节　蠼螋疮 ……………………………………………………………………… 298
第六章　物理性皮肤病
　　第一节　日光性皮肤病 ……………………………………………………………… 300
　　第二节　慢性光化性皮炎 …………………………………………………………… 304
　　第三节　痱　子 ……………………………………………………………………… 307
　　第四节　手足皲裂 …………………………………………………………………… 309
　　第五节　褶　烂 ……………………………………………………………………… 311
第七章　角化性皮肤病
　　第一节　毛囊角化病 ………………………………………………………………… 313
　　第二节　汗孔角化症 ………………………………………………………………… 315
　　第三节　掌跖角皮症 ………………………………………………………………… 318
第八章　中西医结合治疗皮肤病
　　第一节　荨麻疹 ……………………………………………………………………… 321
　　第二节　扁平苔藓 …………………………………………………………………… 334
　　第三节　神经性皮炎 ………………………………………………………………… 338
　　第四节　银屑病 ……………………………………………………………………… 341
　　第五节　带状疱疹 …………………………………………………………………… 350
　　第六节　疣 …………………………………………………………………………… 365
　　第七节　斑　秃 ……………………………………………………………………… 380

第三篇　中医杵针疗法与小儿推拿

第一章　杵针疗法常用腧穴
　　第一节　十二经脉常用腧穴 ………………………………………………………… 388
　　第二节　督脉、任脉常用腧穴 ……………………………………………………… 422
　　第三节　常用奇穴 …………………………………………………………………… 430
第二章　杵针疗法临床应用 ……………………………………………………………… 436

第一节　内科病症 ··· 436
  第二节　妇科病症 ··· 444
第三章　小儿推拿治疗知要 ··· 451
  第一节　小儿推拿治疗与处方 ··· 451
  第二节　小儿推拿禁忌证 ··· 457
第四章　小儿推拿基本手法 ··· 458
  第一节　推　法 ··· 458
  第二节　拿　法 ··· 459
  第三节　按　法 ··· 460
  第四节　摩　法 ··· 461
  第五节　揉　法 ··· 461

第四篇　胸外科疾病诊治

第一章　外伤性血胸 ··· 463
第二章　胸壁软组织损伤 ··· 465
第三章　肺挫伤 ··· 467
第四章　肺　癌 ··· 469

参考文献 ··· 492

第一篇　中医内科学

第一章　总　论

第一节　中医内科学的定义、性质及范围

中医内科学是以中医理论阐述内科疾病的病因病机、证候特征、辨证论治及预防、康复、调摄规律的一门临床学科。它既是一门临床学科，又是学习和研究中医其他临床学科的基础，为中医学的一门主干学科，具有非常重要的学科地位。中医内科古称"疾医""杂医""大方脉"，即中医内科学研究的范围很广，传统将其研究的疾病分为外感病和内伤病两大类。一般说来，外感病主要指《伤寒论》及《温病学》所说的伤寒、温病等热性病，它们主要由外感风寒暑湿燥火六淫及疫疠之气所致，其辨证论治是以六经、卫气营血和三焦的生理、病理理论为指导。内伤病主要指《金匮要略》及后世内科专著所述的脏腑经络病、气血津液病等杂病，它们主要由七情、饮食、劳倦等内伤因素所致，其辨证论治是以脏腑、经络、气血津液的生理、病理理论为指导。随着时代的前进，学术的发展，学科的分化，原来属于中医内科学范畴的外感病如伤寒、温病等热性病已另设专科。内科的部分急症则编入《中医急诊学》。

本书讨论的内容主要是内伤杂病和部分外感病。即以脏腑、经络、气血津液疾病为主要研究和阐明的对象，按其体系分为肺病证、心脑病证、脾胃病证、肝胆病证、肾膀胱病证、气血津液病证、经络肢体病证和癌症，时行杂感列为外感病证。研究和阐明的内容包括每一体系疾病共同的主要证候及特征、病因病机、治疗要点；每一病症的基本概念、认识沿革、基本病症与西医疾病的关系、病症的证候特征、病因病机、诊断及鉴别诊断、辨证论治规律及方法、病症的转归预后、预防与调摄规律及方法等内容。

第二节　中医内科发展学发展简史

漫长历史长河中，我国人民在同疾病的斗争中不断实践、探索，由经验上升为理论，并不断发展提高，创建了灿烂的祖国医学，同时也创建和发展了中医内科学。中医内科学的发展史，大体经历了萌芽阶段、奠基阶段、充实阶段和成形阶段。

一、中医内科学的萌芽阶段（殷周时期）

早在原始社会，人们在生产斗争的同时便开始了原始的医药活动，"当此之时，一日而遇七十毒"（《淮南子·修务训》）。随着医药活动的增加，进入奴隶社会，中医内科学开始

萌芽，在殷代的甲骨文里已有"疾首""疾身""疾足""风疾""疟疾""蛊"等。

一些内科疾病的记载，殷商时期已发明汤液药酒治疗疾病。周朝对医学进行分科，有了疾医、疡医、食医、兽医分工不同的医师，其中的疾医可谓最早的内科医师。

二、中医内科学的奠基阶段（春秋战国至秦汉时期）

春秋战国时期，出现了《脉法》《五十二病方》（现名）《治百病方》（现名）《上下经》《扁鹊内经》等医学著作，医学体系逐步形成。始于战国而成书于西汉的《黄帝内经》是这一时期的代表作，全面阐述了中医关于解剖、生理、病因、病理、诊法、治疗、摄身及阴阳五行、人与自然等一系列重要观点，不仅为中医内科学奠定了理论基础，还论述了200多种内科病证，一般都能从病因、病机、转归、传变及预后等方面加以论述。汉代张仲景总结前人经验，并结合自己的临床实践，著成《伤寒杂病论》，书中伤寒部分（后人将其整理成《伤寒论》）以六经分证概括、认识外感热病；书中杂病部分（后人将其整理成《金匮要略》）按脏腑经络体系概括、认识内伤杂病。《伤寒杂病论》创造性地建立了包括理、法、方、药在内的六经辨证论治理论体系和脏腑辨证论治理论体系，为中医内科学的形成奠定了基础。

三、中医内科学的充实阶段（魏晋至金元时期）

魏晋以来，内科疾病的病因学有较大发展，许多疾病的病因得到充实。如隋代巢元方《诸病源候论》对不少疾病的病因观察与认识已经比较深入，其对"寸白虫候"（绦虫病）的感染途径是饮食不当，食生猪牛肉片；瘿病（甲状腺肿大）的发生与水土和情志有关；消渴病者"必数食甘美而多肥"的论述已得到今天的证实。葛洪著《肘后备急方》对尸注（结核病）、癞（麻风病）、沙虱（恙虫病）等传染病的发病也有较深刻的认识。南宋陈无择《三因极一病证方论》在病因上首分内因、外因、不内外因三类。金元时期对中风的病因认识已从既往的"内虚邪中"发展为以"内风"立论。在症状学方面，《诸病源候论》论及的病候已达784条，对许多疾病的症状学特征描述得详细、准确，如《诸病源候论·淋病诸候》指出"石淋者，淋而出石也"，"膏淋者，淋而有肥，状似膏"，对淋证病症状学的描述与现在的观察基本一致。唐代孙思邈的《千金要方》对消渴病易发疮痈有所认识。王焘的《外台秘要·消中消渴肾消》还认识到消渴病"每发即小便至甜"的症候特征。这一时期，对伤寒、疟疾、肺痨等传染病都在症状学上有详细的论述，对中风、痹病、心痛、虚劳、脚气、水肿等内科疾病的辨证水平均有较大的提高。

在治疗学方面，有些病症的治疗在当时已很先进，如晋《肘后方》用青蒿治疗疟疾，用海藻、昆布治疗瘿病。唐《千金要方》和《外台秘要》使内科的治疗更加丰富多彩。如《千金要方》肯定了《神农本草经》用常山、蜀漆治疗疟疾，肯定了《金匮要略》用白头翁治疗痢疾，并用苦参治疗痢疾，用槟榔治疗寸白虫病，用谷皮煎汤煮粥治疗脚气病等，极大地提高了这些疾病的临床治疗效果。宋《太平圣惠方》《圣济总录》收集整理了大量治疗内科疾病的方药，反映了当时的研究水平和成就。这一时期还出现了一些内科病的专题论著，如《脚气治法总要》《十药神书》等，极大地提高了相关专病的辨证论治水平。

学术理论的创新金元时期，涌现出不同学术流派，如刘完素倡"六气皆从火化"的火热病机学说，治疗主用寒凉；张从正认为疾病皆"邪气加诸身"，倡用汗吐下三法攻邪治病；李东垣倡"内伤脾胃，百病由生"学说，治疗多用补脾升阳法；朱丹溪力倡"阳常有余，阴常不足"学说，治病主用滋阴降火。学术的争鸣，促进了内科学术理论的创新和发展。

四、中医内科学的成形阶段（明清时期）

明代，薛己的《内科摘要》是首先用"内科"命名的著作，王纶在《明医杂著》中指出：外感法仲景，内伤法东垣，热病用完素，杂病用丹溪。反映当时内科的学术理论已成体系。明清时期，内科的重要著作有《医学纲目》《杂病证治准绳》《症因脉治》《医宗必读》《张氏医通》《杂病源流犀烛》《古今图书集成医部全录·诸疾》《医宗金鉴·杂病心法》《临证指南医案》等，这些著作作为中医内科学已初具规模，它们在体例上将疾病分门别类，在内容上多数含有疾病的概念、病因病机、辨证论治、治疗方药和医案等。

明清时期，杂病和外感病的理论有很大的发展。杂病方面，《景岳全书·杂证谟》主张"人体虚多实少"，慎用寒凉攻伐；赵献可强调命门之火；叶天士有"久病入络"之论。这一时期的专病论著明显增多，如《慎柔五书》《理虚元鉴》《疟论疏》《血证论》《中风论》等，对中医内科学的形成均起到了很大的促进作用。尤其温病学家的成就，如叶天士的《外感温热篇》首创卫气营血辨证，成为后世诊治温病的准绳；薛生白的《湿热病篇》对湿热病证的发挥，充实了温病学说的内容；吴鞠通的《温病条辨》提出三焦辨证，完善了内科热病学术体系。

这一时期，理论上已不限于一家之言，而是博采历代众家之长，结合自己的经验加以发挥，创造性地建立并完善了热病和杂病的证治体系，使中医内科学术理论更臻成熟与完备。

综上所述，中医内科学是随着历史的进程和医学实践的发展而逐步形成和完善的，它也必将在新的历史时期得到更大的发展。

第三节　中医内科疾病致病因素

发病学是研究疾病发生的原因、条件及其发病规律的一门学科。中医理论认为，机体与外部环境之间，机体各组织结构之间，机体内部各种功能活动之间，都处于和谐、协调、"阴阳匀平"的平衡状态，如果由于各种内外因素的作用，这种平衡状态受到破坏，机体不能发挥正常的生理功能，则发生疾病。内科疾病发生与否以及发生的形式等，取决于正气与邪气盛衰以及邪正相互作用的结果。即正能胜邪，病邪难以侵入，机体的阴阳平衡得以保持，则不发病，若病一般也很轻浅，易于康复，此即《素问遗篇·刺法论》所谓"正气存内，邪不可干"；正不胜邪，邪气乘虚而入，机体的阴阳平衡遭到破坏，疾病发生，此即《素问·评热病论》所说"邪之所凑，其气必虚"，若邪气较盛，正气较弱，则发病较重。

疾病的发生形式、轻重缓急、病证属性、演变转归等，往往也受到下列因素的影响或制约。

一、体质因素

（一）体质特殊性

个体脏腑组织有坚脆刚柔的不同，由于体质的特殊性，往往导致对某种致病因素或疾病的易感性。如《灵枢·五变》说："肉不坚，腠理疏，则善病风。五脏皆柔软者，善病消瘅""小骨弱肉者，善病寒热"。临床上常可见到肥人多痰湿，善病胸痹、中风；瘦人多火热，易患痨嗽、便秘；年迈肾衰之人，易患腰痛、耳鸣、咳嗽；阳气素虚者，易患寒病；阴气素衰者，易患热病等，这些都是体质的特殊性导致对某种致病因素或疾病的易感性。

（二）体质差异

邪气总是作用于人体后才能发病，由于体质的差异性，邪正之间的相互作用也就有差异，决定了其发病及疾病的发展变化有不同的趋势。清代医家章虚谷指出"六；气之邪，随人身之阴阳强弱变化而为病"。《医宗金鉴》亦说："人感邪气虽一，因其形脏不同，或从寒化，或从热化，或从虚化，或从实化，故多端不齐也。"临床常见同一种致病因素作用于不同的体质，其发病也不同。如正气较强之人感受寒邪，可出现发热、头痛、恶寒等御邪于肌表的太阳证；而阳气素虚之人感受寒邪，则出现不发热但恶寒、四肢逆冷、下利清谷的邪陷三阴证。

二、病邪因素

（一）影响病证属性

除少数由于先天因素和因虚致病外，邪气是绝大多数内科疾病发生的重要条件，有时甚至是发病的决定因素，而且邪气还影响所发病症的病理属性。一般来说，阳邪易导致实热证，阴邪易致虚寒证。邪气影响病症的属性具有一般性的原则。例如湿热致病，常以热证为多，寒证较少；寒邪致病常以寒证为多，至于化热则大多数需要经历一定的过程。

（二）影响发病形式

一般来说，感受风燥暑热、酸疠之邪，或食物中毒，或强烈的精神情志刺激，往往可使气血顿生逆乱，故发病较急；而饮食失调、情志抑郁、劳倦过度等，大多是逐渐引起脏腑气血失和，所以一般发病较缓慢；外感寒湿之邪，因其性质属阴而沉滞，故发病也多缓慢。可见病邪对于发病的形式有重要影响。

（三）影响发病部位

六淫之邪；病，多从皮毛而入，其发病多在肌表；情志致病、饮食所伤，发病多从气血和脏腑开始。《灵枢·百病始生》云："清湿袭虚，则病起于下；风雨袭虚，则病起于上"；"忧思伤心，重寒伤肺，愤怒伤肝；醉以入房，汗出当风，伤脾；用力过度，若入房汗出浴，则伤肾"。说明邪气对发病的部位有重要影响，即不同的病邪致病，其首发病位各不相同。

三、情志因素

情志是机体对外界刺激的客观反映，当喜则喜，当怒则怒，正常的情志反应不仅不为病，反而有益于身心健康。因情志是以脏腑的功能活动为基础，过于激烈的，持久的情志活动，则往往引起脏腑功能紊乱而发病。暴发性的情志障碍如暴怒、暴喜、暴忧、暴恐，气血突然逆乱，常可引起眩晕、心痛、中风、疯狂等疾病发生；长期忧思不解、情怀抑郁，常致气结不行，气血"一有拂郁，诸病生焉"（《丹溪心法》），如出现噎膈、呕吐、郁病、心悸、失眠、胸痹等病证。

四、行为因素

良好的行为习惯，是健康的重要保证。《素问·上古天真论》云："食饮有节，起居有常，不妄作劳，故能形与神俱，而尽终其天年"。"逆于生乐"，不良的行为习惯，即不良的生活方式是内科疾病发病的重要因素，例如嗜食肥甘厚味，加上贪逸少动，容易发生胸痹心痛病；不吃早餐，或长时间紧张工作，就容易发生胆胀、胃脘痛病；性生活不节或不洁，可导致阳痿、早泄；长期过量吸烟与肺癌发病有关，等等。行为因素对发病的影响，越来越被人们所认识，国际上已将行为因素引发的内科疾病，归属于不良生活方式影响的疾病，以提示人们对不良生活方式可以引发疾病加以重视。

五、时间因素

内科疾病的发生及其演变，与年、季、月、日、时的阴阳盛衰消长变化和五行生克规律有着一定的内在联系。按运气学说观点，每年运气的太过或不及影响着发病，如《素问·气交变大论》云："岁木太过，风气流行，脾土受邪，民病飧泄食减，体重烦冤，肠鸣腹支满。"四季气候主令不同，每季的常见病也不一样。春季多风、气温转暖，多发风病、热病；夏季炎热多雨，多病湿热、泄痢；秋季多燥、天气转凉，多发燥病、咳喘；冬季寒冷，多病肾虚、痹病。又如月相的周期变化也影响着人体的生理和发病，月满时血气充实，皮肤腠理致密，一般不易发病；月亏时人体气血较虚，体表卫气较疏薄，则邪气较易侵害肌体而发病。近年来，随着中医时间医学研究的深入，发现许多内科疾病的发病、转归、病死的时间分布有着明显的规律性。如肺胀发病或病情变化的高峰时间在冬季。就一日而言，大多疾病一般有旦慧、昼安、夕加、夜甚的变化规律。有些疾病则有特殊的变化规律，如哮喘发作的时间多在寅时。寅为肺经主时，此时足厥阴之气交于手太阴肺经，又为少阴肾经对应时。肺肾气虚，阳不能制阴，故哮喘患者多寅时发作或病情加重。

六、地域因素

内科疾病的发病与地域有密切的关系，不同地域的自然环境可使某些疾病的发病率不同。如通过全国流行病学调查，中风病发病率有从南向北逐渐增高的趋势。再如，我国北方高寒地区，气候寒冷，多病痹痛、哮喘等病；南方湖泊地区，气候炎热多雨，多病湿热、温病。久居潮湿之地，易患风湿、湿阻等病证。《诸病源候论·瘿候》说："诸山黑土中，出泉流者，不可久居，常食令人作瘿病"，指出瘿病的发生与水土有关。疾病发生以后，不会停留在一种状态，而是要发生传变，其传变规律除伤寒按六经，温病按卫气营血或三焦，内伤杂病按脏腑病机规律传变外，还存在"久病入络""久病入血""久病及肾"等传变规律。疾病发生以后，病理性质也会发生转化，如寒热转化、虚实转化、阴阳转化；疾病的转归有病情好转、痊愈或迁延、加重、死亡等多种形式。疾病的转变、转化、转归等病理变化，同样取决于正气与邪气之间的相互作用，一般规律是正能胜邪，疾病由里出表、由阴转阳、由虚转实、由重转轻，向着痊愈的方向转变；若正不胜邪，疾病则由表入里、由阳转阴、由实转虚、由轻转重，向着迁延不愈甚至死亡的方向发展。

（梁炜明）

第二章 肺系病症

第一节 感冒

一、概述

感冒是因风邪侵袭人体而引起的疾病。临床上以头痛、鼻塞、流涕、喷嚏、恶寒、发热、脉浮等为特征。一般病程3~7天，在整个病程中很少传变。感冒亦称伤风、冒风。如果病情较重，并在一个时期内广泛流行，证候多相类似者，称作时行感冒。

西医所称的上呼吸道感染属于普通感冒的范围，流行性感冒属于时行感冒的范围，二者皆可参考本篇内容进行辨证施治。

二、相关检查

本病通常可做血白细胞计数及分类检查，胸部X线检查。部分患者可见白细胞总数及中性粒细胞升高或降低。有咳嗽、痰多等呼吸道症状者，胸部X线摄片可见肺纹理增粗。

三、鉴别诊断

（一）感冒与风温

本病与诸多温病早期症状相类似，尤其是风热感冒与风温初起颇为相似，但风温病势急骤，寒战发热甚至高热，汗出后热虽暂降，但脉数不静，身热旋即复起，咳嗽胸痛，头痛较剧，甚至出现神志昏迷、惊厥、谵妄等传变入里的证候。而感冒发热一般不高或不发热，病势轻，不传变，服解表药后，多能汗出热退，脉静身凉，病程短，预后良好。

（二）普通感冒与时行感冒

普通感冒病情较轻，全身症状不重，少有传变。在气候变化时发病率可以升高，但无明显流行特点。若感冒1周以上不愈，发热不退或反见加重，应考虑感冒继发他病，传变入里。时行感冒病情较重，发病急，全身症状显著，可以发生传变，化热入里，继发或合并他病，具有广泛的传染性、流行性。

四、辨证论治

（一）辨证要点

（1）分清表寒、表热。感冒常以风邪兼挟寒、热而发病，临床上应首先分清风寒、风热两证。二者均有恶寒、发热、鼻塞、流涕、头身疼痛等症，其不同之处为风寒者，恶寒重，发热轻，无汗，鼻流清涕，口不渴，舌苔薄白，脉浮或浮紧；风热者，发热重，恶寒轻，有汗，鼻流浊涕，口渴，舌苔薄黄，脉浮数。

（2）辨别普通、时行。普通感冒以风邪为主因，冬、春季节气候多变时发病率升高，常呈散发性，病情较浅，症状不重，多无传变；时行感冒以时行病毒为主因，发病不限季节，有广泛的传染流行疫情，起病急骤，病情较重，全身症状显著，且可以发生传变入里化热，合并他病。

（3）区分体虚感冒的气虚、阴虚。体虚感冒指平素虚弱之人，加之外邪侵袭而患感冒者，此类患者往往感冒之后，缠绵不已，经久不愈或反复感冒，在临床上应该区分气虚、阴虚的不同。气虚感冒者，在感冒诸症的基础上兼有恶寒甚，倦怠无力，气短懒言，身痛无汗，咳痰无力，脉浮气虚证；阴虚者兼见身微热，手足发热，心烦口干，少汗，干咳少痰，舌红，脉细数。

（二）分证论治

【实证】

1. 风寒感冒

主症：恶寒重，发热轻，无汗，头痛，肢节疼痛，鼻塞声重，时流清涕，或有喉痒。咳嗽，痰吐稀薄色白，口不渴或渴喜热饮，舌苔薄白而润，脉浮或浮紧。

治法：辛温解表。

方药：荆防败毒散（荆芥、防风、羌活、独活、柴胡、前胡、川芎、枳壳、茯苓、桔梗、甘草）。

若表寒重，见头痛、身痛、憎寒、发热、无汗者，加麻黄、桂枝；表湿较重，见肢体酸痛，头重头胀，身热不扬者，加羌活、独活祛风除湿，或用羌活胜湿汤加减；湿邪蕴中，证见脘痞，食少，或便溏，苔白腻者，加苍术、厚朴、半夏；头痛甚者加白芷、川芎；身热较著者，加柴胡、薄荷等。

2. 风热感冒

主症：身热较著，微恶风，汗泄不畅，头胀痛，面色多赤，目胀，咳嗽，痰黏或黄，或咳声嘶哑，咽燥，或咽喉乳蛾红肿疼痛，鼻塞，流黄浊涕，口干微渴欲饮，舌苔薄白微黄舌边尖红，脉浮数。

治法：辛凉解表。

方药：银翘散（金银花、连翘、豆豉、牛蒡子、荆芥穗、桔梗、甘草、竹叶、鲜芦根）。

葱豉桔梗汤（葱白、豆豉、薄荷、连翘、栀子、竹叶、桔梗、甘草）。

若风热上壅，头胀痛较甚者加桑叶、菊花；痰阻于肺，咳嗽痰多，加知母、前胡、杏仁；痰热较盛，咳痰稠黄，加黄芩、知母、瓜蒌；气分热盛，身热较著，恶风不显，口渴多饮，尿黄，加生石膏、鸭跖草；热毒壅阻咽喉，乳蛾红肿疼痛，加山豆根、玄参。时行感冒热毒较盛，壮热恶寒，头痛身痛，咽喉肿痛，咳嗽气粗者，加大青叶、蒲公英、土茯苓；若肺热素盛，风寒外束，热为寒遏，烦热恶寒，少汗，咳嗽气急，痰稠，声哑，加麻黄；若风热化燥伤津，或秋令感受温燥之邪，伴咳呛痰少，口、咽、唇、鼻干燥，舌红少津，苔少或无苔者，加南沙参、天花粉、梨皮等。

3. 暑湿感冒

主症：身热，微恶风，汗少，肢体酸重或疼痛，头昏重胀痛，咳嗽痰黏，鼻流浊涕，心烦口渴，或口中黏腻，渴不多饮，胸闷脘痞，小便短赤，舌苔薄黄而腻，脉濡数。

治法：清暑祛湿解表。

方药：新加香薷饮（香薷、鲜扁豆花、厚朴、金银花、连翘）。

若暑热偏盛，热盛烦渴者，加黄连、山栀子、黄芩、青蒿；湿困卫表，肢体酸重疼痛，加豆卷、藿香、佩兰；里湿偏重，口中黏腻，胸闷脘痞，泛恶，腹胀，便溏者，加苍术、白蔻仁、法半夏、厚朴，小便短赤者，加六一散、赤茯苓等。

【虚证】

1. 气虚感冒

主症：恶寒较甚，发热，无汗，头痛身楚，倦息懒语，咳嗽，咳痰无力，舌淡苔白，脉浮而无力。

治法：益气解表。

方药：参苏饮（人参、紫苏叶、葛根、前胡、法半夏、茯苓、橘红、甘草、桔梗、枳壳、木香、陈皮、生姜、大枣）。

若气虚而见自汗，形寒，易感风邪者，可常服玉屏风散以益气固表，增强卫外功能，以防感冒复发。

2. 阳虚感冒

主症：阵阵恶寒，甚则蜷缩寒战，或稍兼发热，无汗或自汗，汗出则恶寒更甚，头痛，骨节酸冷疼痛，面色苍白，语言低微，四肢不温，舌质淡胖，苔白，脉沉细无力。

治法：温阳解表。

方药：桂枝加附子汤（制附子、桂枝、白芍、生姜、大枣）。

若大便溏泻，腹中隐痛者，加炮姜、肉桂。

3. 阴虚感冒

主症：身热，微恶风，少汗，头昏，心烦，口干，干咳少痰，舌红少苔，脉细数。治法：滋阴解表。

方药：加减葳蕤汤（玉竹、葱白、桔梗、白薇、豆豉、薄荷、甘草、大枣）。

若阴伤较重，口渴咽干明显者，加沙参、麦冬；心烦明显者加黄连、竹叶；咳嗽咽干，咳痰不爽者，加牛蒡子、射干、瓜蒌皮；咳嗽胸痛，痰中带血者加鲜茅根、藕节等。

4. 血虚感冒

主症：头痛、身热、微寒，无汗或汗少，面色不华，屑淡，指甲苍白，心悸，头晕，舌淡，苔白，脉细或浮而无力或脉象结代。

治法：养血解表。

方药：葱白七味饮（葱白、豆豉、葛根、生姜、熟地、麦冬）。

若恶寒重者加黄芪、防风、荆芥；恶热重加银花、连翘。如血虚，血液运行不畅，脉络瘀阻，而见脉象结代者，加桂枝、红花、丹参等。

五、其他疗法

简验方：

（1）羌蓝汤。羌活 15g，板蓝根 30g，每日 1 剂煎服。适合于风热感冒。

（2）葛苏饮。葛根 30g，紫苏叶、荆芥穗、防风、白芷各 10g，麻黄 6g，煎服。无论风寒、风热感冒均在此基础上加减治疗。

（3）蒲公英、大青叶各 30g，拳参 15g，薄荷 5g（或荆芥 10g），煎服。用于风热感冒、热毒较盛者。

（4）金银花 30g，山豆根 10g，玄参 12g，煎服。用于感冒合并喉咙红肿疼痛者。

（5）柴胡、黄芩、青蒿各 15g，大青叶 30g，煎服。用于感冒身热持续不退，或发热起伏者。

（6）贯众汤。贯众、紫苏、荆芥各 10g，甘草 3g，水煎顿服。连服 3 天，可预防冬春季流感。

（7）藿佩汤。藿香、佩兰各 30g，薄荷 10g，煎汤代茶饮。可预防夏季暑湿感冒。

（8）贯众 10g，板蓝根（或大青叶）12g，生甘草 3g，煎服。预防时行病毒偏盛之感冒。

六、预防与调摄

加强身体锻炼，增强正气卫外能力，可以根据不同的年龄和体质情况，进行各种体育活动，如广播操、太极拳、八段锦、跑步等。要养成经常性户外活动习惯。保持室内外环境卫生和个人卫生，室内应经常开窗，以使空气新鲜，并有充足的阳光照射。如遇感冒流行季节，可用食醋熏蒸法进行空气消毒。其法是先将门窗紧闭，每立方米的空间，用食醋 5mL，加水 5mL，放在砂锅或铝锅内，置炉子上，利用蒸气，在室内熏半小时以上，可起消毒、预防作用，对患者亦可起一定的治疗作用。对时行感冒患者，要做好隔离工作。发热时间要休息，多饮开水，饮食宜清淡，忌油腻辛辣燥热之物。

第二节 咳 嗽

一、概述

咳嗽是肺系疾患的一个常见证候。外感或内伤的多种病因，导致肺气失于宣发、肃降时，均会使肺气上逆而引起咳嗽。

古人曾将无痰而有声音称为咳，无声而有痰者称为嗽，既有痰而又有声音称为咳嗽。用之临床，很难将两者截然分开，故一般均通称咳嗽。现代医学所称的呼吸道感染、急慢性支气管炎、支气管扩张、肺炎等疾病所见的咳嗽，均可参考本篇辨证论治。

二、临床表现

以咳嗽或伴咽痒、咳痰为主症。外感咳嗽起病急，病程短，可伴有寒热等表证，属新病。内伤咳嗽病程较长，常反复发作，往往咳喘并见，为久病。

三、相关检查

两肺听诊可闻呼吸音增粗，或伴有散在干湿性啰音。肺部 X 线检查大都正常或肺纹理增粗。

四、鉴别诊断

肺痈、肺痿、肺胀、肺痨、哮喘病均可出现咳嗽，故当与一般咳嗽鉴别。一般说来，肺痈咳嗽，多以高热寒战、胸痛、咳嗽脓血为主症；肺痿之咳，以唾泡沫状痰，短气乏力，反复发作为特点；肺胀多有反复咳喘病史，证以胸中胀满，咳喘上气，甚或唇舌发绀，经久难疗为特点；肺痨起病慢，病程长，其咳嗽以咯血、胸痛、潮热盗汗，逐渐消瘦为特点；哮喘主要表现为气道壅塞，呼吸不利，胸闷气憋，呼吸喘促，张口抬肩，喉间痰鸣，呀呷有声等症状。

五、辨证论治

（一）辨证要点

1. 辨外感内伤

外感咳嗽，多为新病，起病急，病程短，常伴肺卫表证。内伤咳嗽，多为久病，常反复发作，病程长，可伴见他脏见证。

2. 辨证候虚实

外感咳嗽以风寒、风热、风燥为主均属实，而内伤咳嗽中的痰湿、痰热、肝火多为邪实正虚，阴津亏耗咳嗽则属虚，或虚中夹实。

（二）分证论治

【外感咳嗽】

1. 风寒咳嗽

主症：咳痰清稀色白，发热恶寒无汗，头痛鼻塞，四肢酸痛等。舌淡苔薄白，脉浮紧或浮弦。

治法：疏散风寒，宣肺止咳。

轻症：香苏饮加味。

苏梗 6g，香附 10g，陈皮 6g，革澄茄 6g，枳壳 10g，大腹皮 10g，香橼皮 10g，佛手 6g。

中症：止嗽散。

桔梗（炒）、荆芥、紫菀（蒸）、百部（蒸）、白前（蒸）各 1kg，甘草（炒）375g，陈皮（水洗去白）500g。共研细末，每服 9g。

重症：麻黄汤。

麻黄 9g，桂枝 6g，杏仁 6g，甘草 3g。若是外寒内热，见恶寒发热，痰稠难出，口渴咽痛，甚或气逆而喘者，可用麻杏石甘汤，外散寒邪，内清郁热；外寒挟湿，见恶寒身重，胸脘满闷，食少痰多，舌淡苔润者，可用《金匮要略》麻黄加术汤加减，散寒除湿止咳。风寒挟饮，见发热恶寒，咳痰清稀量多，胸闷气喘，喉中有声，舌淡苔滑，脉弦，可用小青龙汤散寒化饮。

2. 风热咳嗽

主症：咳嗽气粗，喉燥咽痛，咳痰不爽，痰黏稠或稠黄，咳时汗出，常伴鼻流黄涕，口渴，头痛，肢楚，恶风，身热等表证，舌苔薄黄，脉浮数或浮滑。

治法：疏风清热，肃肺化痰。

方药：桑菊饮。

桑叶 7.5g，菊花 3g，杏仁 6g，连翘 5g，薄荷 2.5g，桔梗 6g，甘草 2.5g，芦根 6g。肺热内盛加黄芩、知母；咽痛声嘎加射干、赤芍；热伤肺津加南沙参、天花粉；夏令挟暑加六一散、鲜荷叶。

3. 火热咳嗽

主症：发热汗出，烦渴面赤，胸高气粗，干咳少痰，甚则痰中带血，时有便秘等。舌红而干、脉数有力。

治法：清肺止咳。

轻症：东垣凉膈散。

连翘 3g，栀子 1.5g，薄荷叶 1.5g，淡竹叶 1.5g，黄芩 1.5g，桔梗 1.5g，甘草（生）4.5g。中证：麻杏石甘汤。

麻黄 6g，杏仁 9g，生石膏 24g，甘草 6g。

重症：白虎汤合东垣凉膈散。

白虎汤：知母 18g，石膏（碎）30～45g，甘草（炙）6g，粳米 18g。

若是暑热咳嗽，初起常头晕头重，身重汗出，咳痰少而黏稠，舌苔黄而脉濡数，可用三物香薷饮合六一散加减治之。暑热甚而两伤肺胃气阴者，常见高热烦渴汗出，咳嗽较重，舌质偏红，苔黄燥，脉洪大微芤等，可用白虎加人参汤治之，并酌加沙参、麦冬、花粉等养阴清热，润肺止咳之品。

若是热盛伤阴化燥，见干咳无痰，或痰黄稠而咯吐不爽，身热不解，咽干喉痛，心烦口渴，舌红苔燥，脉细数等，治当清肺润燥，可用《景岳全书》门冬清肺汤治疗。

4. 伤湿咳嗽

主症：咳嗽痰多，发热恶寒，头身痛重，胸闷脘痞，头晕身倦等。舌淡红苔腻，脉濡滑。

治法：宣肺散邪，祛湿止咳。

方药：麻杏苡甘汤加味。

麻黄、杏仁、薏苡仁、茯苓、半夏、甘草。

若是湿郁化热而成湿热咳嗽，见头面烘热，身重而痛，发热恶寒，痰多黄稠，胸闷不舒，烦渴尿赤者，可用《温病条辨》之黄芩滑石汤加桔梗、杏仁治疗。

5. 伤燥咳嗽

主症：干咳无痰，或痰少而黏，或痰中带血，咽喉干痛，唇鼻干燥，初起可见微寒身热等症。舌苔薄黄而干，脉浮细数。

治法：疏风清肺，润燥止咳。

方药：凉燥用杏苏散。

紫苏叶、橘皮、苦桔梗各6g，杏仁、半夏、茯苓、前胡各9g，甘草3g，生姜3片，大枣3枚，水煎服。

温燥用桑杏汤加减。

桑叶12g，沙参15g，杏仁12g，浙贝母10g，栀子9g，淡豆豉6g，梨皮18g，麦冬12g，甘草6g。水煎服，每日1剂。

若津伤较甚配麦冬、玉竹；热重酌加石膏、知母；痰中夹血配白茅根。

【内伤咳嗽】

1. 肺虚咳嗽

（1）肺气亏虚。

主症：咳嗽气短，身疲懒言，吐痰清稀，动则汗出，易感外邪等。舌淡苔白，脉虚无力。

治法：温补肺气，止嗽化痰。

方药：补肺汤。

黄芪30g，甘草、钟乳、人参各12g，桂心、干地黄、茯苓、白石英、厚朴、桑白皮、干姜、紫菀、橘皮、当归、五味子、远志、麦门冬各15g，大枣20枚。

（2）阴虚肺燥。

主症：干咳，或痰中带血，口干咽燥，潮热，盗汗，手足心热。舌红少苔，脉细数。治法：养阴润肺止咳。

方药：沙参麦冬汤加减。

沙参18g，麦冬15g，玉竹15g，川贝母10g，天花粉15g，南杏仁10g，百合15g，扁豆10g，甘草6g。水煎服，每日1剂。

若潮热盗汗者，可选加鳖甲20g，秦艽12g，地骨皮15g，银柴胡12g。咯血者，选加三七粉6g（冲服），仙鹤草20g，藕节30g。

2. 脾虚咳嗽

（1）肺脾气虚。

主症：咳嗽痰多，少气体倦，动则汗出，面色淡白；食少便溏，易感外邪等。舌淡胖苔白，脉虚细无力。

治法：两益脾肺，化痰止嗽。

方药：四君子汤加味。

人参、茯苓、白术、桔梗、杏仁、甘草。

（2）痰湿郁肺。

主症：咳嗽痰多，色白而稀，胸闷，纳呆，神疲乏力，便溏。舌苔白腻，脉濡滑。治法：健脾燥湿，化痰止咳。方药：二陈汤合三子养亲汤。

法半夏12g，茯苓15g，陈皮6g，党参15g，苍术10g，杏仁10g，苏子12g，莱菔子12g，紫菀10g，款冬花10g，炙甘草6g。水煎服，每日1剂。若寒痰较重加干姜、细辛；久病脾虚、神倦酌加党参、白术、炙甘草。

3. 肝木侮肺

（1）肝肺气滞。

主症：心情抑郁，咳嗽频作，胸胁胀满，心烦易怒，时见呕恶等。舌正苔白，脉弦。

治法：疏肝利肺。

方药：四逆散加味。

柴胡6g，枳实6g，芍药6g，炙甘草6g，杏仁6g，桔梗6g。

（2）肝火犯肺。

主症：咳嗽气急，呛咳痰少，甚则痰中带血，伴口苦咽干，胸胁串痛，心烦易怒等。舌边尖红，苔薄黄少津。

治法：平肝清肺，顺气降火。

方药：加减桑白散合黛蛤散加减。

桑白皮15g，知母10g，地骨皮12g，栀子10g，桔梗12g，青皮10g，陈皮6g，青黛（冲）3g，蛤壳20g，甘草6g。水煎服，每日一剂胸闷气逆加枳壳、旋覆花；胸痛配郁金、丝瓜络；痰黏难咯酌加海浮石、贝母；火郁伤津咽燥口干咳嗽日久不减酌加沙参、麦冬、天花粉、诃子。

4. 肾虚咳嗽

（1）肾阳虚衰。

主症：咳嗽久作，吐痰清稀，头眩短气，腰膝酸软，畏寒肢冷、或见小便不利。舌质淡，苔白润，脉沉而无力。

治法：温补元阳，化气行水。

方药：肾气丸加味。

熟地黄、山茱萸、茯苓、泽泻、山药、丹皮、附子、肉桂、干姜、细辛、半夏、五味子。

（2）阴液亏虚。

主症：咳呛气急，痰少不爽，口干舌燥，甚或五心烦热，盗汗少气，咳痰带血等。舌红少苔，脉细数。

治法：壮水滋阴，润肺止咳。

方药：四阴煎。

生地6~9g，麦冬6g，白芍药6g，百合6g，沙参6g，甘草（生）3g，茯苓4.5g。

六、其他疗法

简验方：

（1）枇杷叶、杏仁、紫苏叶各12g，煎服，适用于新感风寒咳嗽。

（2）桑叶、枇杷叶、麦冬各12g，煎服，适用于新感风热咳嗽。

（3）黄芩10g，瓜蒌皮、鱼腥草各30g，煎服，适用于痰热咳嗽。

（4）川贝母10g，梨干、冰糖适量，加水煎服，适用于阴虚咳嗽。

（5）荸荠适量，剥皮煮熟，喝汤食肉。

七、预防与调摄

积极开展卫生宣传教育，改善环境卫生，积极消除烟尘和有害废气的危害，加强劳动保护。吸烟对呼吸道是一种刺激，应当戒绝。锻炼身体，增强体质，有利于提高抗病能力。

咳嗽患者，应忌食辛辣香燥、炙博肥腻及过于寒凉之品。注意气候变化，预防感冒。感冒是引起咳嗽发生、复发和加重的重要原因，应极力避免。体虚易感冒者，尚可服玉屏风散之类方药以益气固表。

内伤咳嗽，应积极针对原发病因进行治疗及护理。如就肝火与湿痰而言，每与情志、饮食有关，须嘱患者戒郁怒，薄滋味，方能收到预期效果。

第三节 喘 病

一、概述

喘病是以呼吸困难，甚至张口抬肩，鼻翼翕动，不能平卧为特征，严重者可致喘脱。

现代医学的急、慢性支气管炎、肺部感染、肺炎、肺气肿、肺心病等疾病过程中所出现的呼吸急促或呼吸困难，均可参照喘证辨证论治。

二、病因病机

（一）外邪犯肺

外感风寒、风热之邪，或肺素有痰饮，复感外邪，卫表闭塞，肺气壅滞，宣降失常，肺气上逆而喘。

（二）痰浊内蕴

恣食肥甘油腻，过食生冷或嗜酒伤中，脾失健运，湿浊内生，聚湿成痰，上渍于肺，阻遏气道，肃降失常，气逆而喘。

（三）久病劳欲

久病肺虚，劳欲伤肾，肺肾亏损，气失所主，肾不纳气，肺气上逆而喘。

三、辨证论治

（一）辨证要点

1. 辨病位

凡因外邪、痰浊、肝郁气逆等致邪壅肺气，宣降不利而喘者均属实，病位在肺；而久病劳欲，肺肾出纳失常而致喘者多属虚，或虚实夹杂，病在肺、肾两脏。

2. 辨虚实

呼吸深长有余，呼出为快，气粗声高，伴有痰鸣咳嗽，脉象有力者为实喘，呼吸短促难续，深吸为快，气怯声低，少有痰鸣咳嗽，脉象微弱者为虚喘。治疗原则：实证祛邪降逆平喘；虚证培补摄纳平喘。

(二) 分证论治

【实喘】

1. 风寒袭肺

主症：喘咳气急，胸部胀闷，痰多稀薄色白，兼头痛，恶寒，或伴发热，口不渴，无汗。苔薄白而滑，脉浮紧。

治法：宣肺散寒。

方药：麻黄汤（麻黄、桂枝、杏仁、甘草）。

若寒痰阻肺，痰气不利加半夏、橘红、苏子、紫菀、白前；若得汗而喘不平，可用桂枝加厚朴杏子汤；若属支饮复感外寒而喘咳，痰液清稀呈泡沫状，用小青龙汤；若表邪明显，去芍药、五味子，加杏仁、苏子。

2. 表寒里热

主症：喘逆上气，胸胀或痛，息粗，鼻煽，咳而不爽，吐痰稠黏，伴形寒，身热，烦闷，身痛，有汗或无汗，口渴，苔薄白或黄，脉浮散或滑。

治法：宣肺泄热。

方药：麻杏石甘汤（麻黄、杏仁、生石膏、甘草）。

若痰多加葶苈子、射干；痰多而黄黏稠者，加瓜蒌、贝母。

3. 痰热郁肺

主症：喘咳气涌，胸部胀痛，痰多黏稠色黄，或夹血色，伴胸中烦热，身热，有汗，渴喜冷饮，面赤，咽干，小便赤涩，大便或秘，舌苔黄或腻，脉滑数。

治法：清泄痰热。

方药：桑白皮汤（桑白皮、半夏、苏子、杏仁、贝母、黄芩、黄连、栀子）。

若身热甚者加石膏、知母；痰多黏稠加海蛤粉；口渴咽干加天花粉；喘不能卧，痰涌便秘者加葶苈子、大黄、风化硝；痰有腥味者加鱼腥草、冬瓜子、苡仁、芦根。

4. 痰浊阻肺

主症：喘而胸满闷窒，甚则胸盈仰息，咳嗽痰多，黏腻色白，咯吐不利，兼有呕恶，纳呆，口黏不渴，苔厚腻，色白，脉滑。

治法：化痰降气。

方药：二陈汤（半夏、陈皮、茯苓、甘草）。

三子养亲汤（苏子、白芥子、莱菔子）。

若神疲、肢倦、便溏者加党参、白术；痰吐色白清冷，畏寒加干姜、细辛；痰郁化热者按该型治疗。

5. 肺气郁痹

主症：每遇情志刺激而诱发，发时突然呼吸短促，息粗气憋，胸闷胸痛，咽中如窒，但喉中痰鸣不著或无痰声。平素常多忧思抑郁、失眠、心悸、苔薄、脉弦。

治法：开郁降气平喘。

方药：五磨饮子（乌药、沉香、槟榔、枳实、木香）。

若伴心神不宁，心悸，失眠者加百合、合欢花、枣仁、远志；并宜劝慰患者心情开朗配合治疗。

【虚喘】

1. 肺虚

主症：喘促短气，气怯声低，喉有鼾声，咳声低弱，痰吐稀薄，自汗畏风，或见咳呛痰少质黏，烦热而渴，咽喉不利，两颧潮红，舌质淡红或有苔剥，脉软弱或细数。

治法：补肺益气。

方药：补肺汤（人参、黄芪、熟地、五味子、紫菀、桑白皮）。

玉屏风散（黄芪、白术、防风）。

若伴咳呛痰少质黏，烦热口干，面色潮红，舌红苔剥，脉细数，为气阴两虚，可用生脉饮加沙参、玉竹、百合等益气养阴。痰黏难出，加贝母、瓜蒌润肺化痰。

2. 肾气虚

主症：喘促日久，气息短促，呼多吸少，动辄喘甚，气不得续，小便常因咳甚而失禁，或尿后余沥，面青肢冷，舌淡苔薄，脉微细或沉弱。

治法：补肾纳气。

方药：金匮肾气丸（桂枝、附子、熟地、山萸肉、山药、茯苓、丹皮、泽泻）。

参蛤散（人参、蛤蚧）。

若冲气上逆，脐下筑动，气从少腹上奔者加紫石英、磁石、沉香；肾阳虚可用七味都气丸合生脉散；兼戴阳证加龙骨、牡蛎；善后调理可常服紫河车粉、胡桃肉等。

若为上实下虚证，用苏子降气汤；阳虚饮停、上凌心肺，肢肿尿少者用真武汤加桂枝、黄芪、防己、葶苈子；痰饮凌心，心阳不振，血脉瘀阻者加丹参、红花、桃仁、川芎等。

若发生喘脱者，急宜扶阳固脱，镇慑肾气，可用参附汤送服黑锡丹、蛤蚧粉；气阴俱竭者去附子，加麦冬、西洋参、五味子；汗多气逆加龙骨牡蛎等。

四、其他疗法

简验方：

（1）五味子250g，加水煎小时许，冷却。用鸡蛋10只放入浸泡，10天后取用，每晨一只，用糖水或热黄酒送服。

（2）紫衣胡桃肉10枚，每晚睡前嚼服，用淡盐汤送服。

（3）紫河车粉15g，每日2~3次，用开水送服。

五、预防与调摄

本病的预防，未病要慎风寒，适寒温，节饮食，薄滋味，并积极参加体育活动增强体质；青年、中年人，可试行冷水浴，以增强机体对寒冷的适应能力。已病则应注意早期治疗，力求及早根治，避免受凉，冬季要特别注意背部和颈部的保暖；有吸烟嗜好者应坚决戒烟；房事应有节制。在调摄方面，饮食宜清淡且富有营养，忌油腻、荤腥；室内空气要新鲜，避免烟尘刺激；痰多者要注意排痰，使呼吸通畅。

第四节 哮 喘

一、概述

哮病是一种发作性的痰鸣喘咳疾患，发作时喉中哮鸣有声，呼吸气促困难，甚则喘息不能平卧。

现代医学的支气管哮喘，哮喘性支气管炎以及其他原因引起的哮喘（如肺气肿、支气管扩张、慢性支气管炎、风湿性心脏病、嗜酸粒细胞增多症等）与本篇证候相类似者，均可参考本篇进行辨证论治。

二、相关检查

发作时两肺可闻及哮鸣音，或伴有湿啰音。实验室检查周围血象中血嗜酸性粒细胞可增高，痰液涂片可见嗜酸细胞。支气管激发试验或运动试验阳性。支气管扩张试验阳性。胸部X线检查一般无特殊改变，久病可见肺气肿体征。

三、鉴别诊断

（一）喘病

哮病与喘病都是呼吸急促、喘息不宁的肺系病证。哮以声响言，喉中有哮鸣声，是一种反复发作的独立性疾病；喘以气息名，为呼吸急促困难，是多种急慢性疾病的一个症状。但哮必兼喘，而喘未必兼哮。

（二）支饮

支饮虽然也有痰鸣气喘的症状，但咳和喘重于哮鸣，病势时轻时重，发作与间歇界限不清，与哮证之间歇发作，突然发病，迅速缓解，哮鸣声重而咳轻，或不咳，两者有显著的不同。支饮多系慢性咳嗽经久不愈，逐渐加重而成。

四、辨证论治

本病属邪实正虚，发作时以邪实为主，缓解时以正虚为主，但久病正虚者，发时每多虚实错杂。在分清虚实的基础上，实证需分冷哮、热哮以及是否兼证的不同。

（一）辨证要点

1. 辨虚实

本病属邪实正虚，发作时以邪实为主，未发时以正虚为主，但久病正虚者，发时每多虚实错杂，故又当按病程新久及全身症状以辨别其主次。虚证应审其阴阳之偏虚，区别脏腑之所属。

2. 分寒热

在分清虚实的基础上，实证需分寒痰、热痰以及是否兼有表证的不同。

(二) 分证论治

【发作期】

1. 寒哮

主症：喘憋气逆，呼吸气促，喉中哮鸣有声，胸膈满闷如塞，咳不甚，咳痰色白，稀薄有泡沫，或呈泡沫状，量少，咯吐不爽，面色晦滞带青，口不渴，或渴喜热饮，天冷或受寒易发，形寒怕冷，或兼恶寒发热，头疼身痛，舌苔白滑，脉弦紧或浮紧。

治法：温肺散寒，化痰平喘。

方药：射干麻黄汤（射干、麻黄、细辛、紫菀、款冬花、半夏、五味子、生姜、大枣）。

若痰涌喘逆不得卧，加葶苈子；若表寒里饮，寒象较甚者，可用小青龙汤，酌配杏仁、苏子、白前、陈皮；若哮证甚剧，可考虑在密切观察下服用紫金丹，每服米粒大5~10丸（不超过150mg），临卧冷茶送服，忌饮酒，连服5~7天。若病久，阴盛阳虚，发作频繁，当标本同治，用苏子降气汤，酌加党参、胡桃肉、脐带、紫石英、沉香、诃子；阳虚明显者加制附子、补骨脂、钟乳石等。

2. 热哮

主症：喘而气粗息涌，喉中痰鸣如吼，胸高胁胀，咳呛阵作，咳痰色黄或白，黏浊稠厚，咯吐不利，烦闷不安，汗出，面赤，口渴喜饮，不恶寒或微恶寒兼发热，汗少或无汗，头痛等表证，舌苔黄腻，质红，脉滑数或弦滑。

治法：清热宣肺，化痰平喘。

方药：定喘汤（白果、麻黄、桑白皮、款冬花、半夏、杏仁、苏子、黄芩、甘草）。

若寒邪外束，肺热内盛，加生石膏；表寒重者加桂枝、生姜；肺气壅实，痰鸣息涌不得卧者加葶苈子、地龙；内热壅盛，舌苔燥黄者加大黄、芒硝；痰吐稠黄胶黏者加知母、海蛤粉、射干、鱼腥草等；若病久热盛伤阴，可用麦门冬汤加沙参、冬虫夏草、五味子、川贝母、天花粉；肾虚气逆者加地黄、当归、山萸肉、胡桃肉、紫石英、诃子；若哮证发作时以痰气壅实为主，用三子养亲汤加厚朴、半夏、杏仁，另吞皂荚丸，必要时可予控涎丹。

【缓解期】

1. 肺虚

主症：自汗、怕风，常易感冒，气短声低，或喉中常有轻度哮鸣音，咳痰清稀色白，面色㿠白，每因气候变化而诱发，发前喷嚏，鼻塞，流清涕。

治法：补肺固卫。

方药：玉屏风散（黄芪、白术、防风）。

桂枝加黄芪汤（黄芪、桂枝、白芍、生姜、大枣）。

若气阴两虚，咳呛，痰少质黏，咽干，舌质红，脉细数者，可用生脉散加北沙参、玉竹、黄芪等。

2. 脾虚

主症：平素食少脘痞，大便不实，或食油腻易于腹泻，倦怠，气短不足以息，语言无力，痰多质稠，往往因饮食失当而诱发，舌苔薄腻或白滑，质淡，脉细数。

治法：健脾化痰。

方药：六君子汤（党参、白术、茯苓、甘草、陈皮、半夏）。

若脾阳不振，形寒怕冷，四肢不温，便溏者加桂枝、干姜等。

3. 肾虚

主症：平素短气息促，气逆易喘，动则为甚，吸气不利，心慌，痰吐起沫，眩转耳鸣，腰酸腿软，劳累后喘哮易发，或畏寒，肢冷，自汗，面色苍白，舌淡苔白，质胖嫩，脉沉细；或颧红，烦热，汗出黏手，舌质红少苔，脉细数。

治法：补肾纳气。

方药：金匮肾气丸（熟地、山药、山茱萸、泽泻、茯苓、丹皮、制附子、肉桂）。

七味都气丸（熟地、山茱萸、山药、茯苓、丹皮、泽泻、五味子）。

若阳虚明显者加补骨脂、淫羊藿、鹿角片；阴虚去温补之品，加麦冬、当归、龟板胶；肾虚不能纳气者，加胡桃肉、冬虫夏草、紫石英，或予参蛤散，并可常服紫河车粉。

五、其他疗法

1. 简验方

（1）曼陀罗叶制成卷烟状，发作时点燃吸入，可缓解哮喘。

（2）地龙焙干，研粉，装胶囊，每服3g，一日2次，或制成30%地龙注射液，一次用2mL，肌肉注射，每日一次，用于热哮。

（3）僵蚕5条，浸姜汁，晒干，瓦上焙脆，和入细茶适量，共研末，开水送服。

（4）紫河车粉60g，蛤蚧粉45g，地龙粉75g，五味子粉24g，蜜丸或水丸，每服5g，一日2次，平时治本，可以减少发作或发。

2. 针灸

发作期取定喘、天突、内关等穴，缓解期取大椎、肺俞、足三里等穴。

3. 其他

三伏贴敷法割治与埋线疗法。

六、预防与调摄

哮喘每因气候突然变化，特别是寒冷空气的刺激而诱发，故患者应注意避免感冒，并可以根据具体情况，做适当的体育锻炼，如打太极拳、跑步等，以逐步增强体质。

青壮年患者，可逐渐试作冷水浴，以适应寒冷刺激，减少发病。饮食宜清淡，忌肥甘厚味，如酒、鱼、虾、肥肉、浓茶等。勿过饮过饱。居住环境的空气宜新鲜，避免烟尘刺激。有吸烟嗜好者，应坚决戒烟。已婚者，当节欲，尽量减少房事。

哮喘发作，应及时治疗，平时可长期服用切合具体情况的扶正固本中药，以增强机体抗病能力，减少发作，但严忌杂药乱投，损伤正气。

第五节 痰 饮

一、概述

痰饮是指水液在体内输布运化失常，停积于某些部位的一类病证。其中，饮留胃肠者为痰饮（狭义），饮留胁下者为悬饮，饮溢四肢肌肤者为溢饮，饮停胸肺者为支饮。西医学的慢性支气管炎、支气管哮喘、渗出性胸膜炎、慢性胃炎、胃下垂、胃扩张、胃肠功能紊乱、幽门梗阻、肾炎水肿等疾病的某一阶段具有相应临床表现者，可参照本证进行辨证论治。

二、临床表现

痰饮病多是久病宿根，反复发作，有脾肾阳虚，痰饮壅盛的本虚标实证。根据饮留部位的不同而出现相应的症状。饮停胸胁的悬饮以咳唾引胸胁疼痛为主症；饮留胸膈的支饮以咳逆倚息不得卧为主症；饮溢四肢的溢饮以肢体浮肿为主症；饮留肠胃的痰饮以胃肠中沥沥有声为主症。畏寒肢冷、胸背部恶寒，舌质胖嫩，舌苔白滑，脉弦滑等。

三、鉴别诊断

由于痰与饮干犯停滞部位不同，及体内阴阳二气偏盛偏衰，故临床表现相当复杂，可根据下列九条进行诊断。

痰病：①喘咳痰多，喉中痰鸣。②胸闷呕恶，眩晕心悸。③胸胁满闷，咽喉梗塞。④四肢麻木，关节红肿、疼痛，或皮起包块。⑤眼周黑如烟灰色。⑥苔腻、脉滑。临床凡具备第一项或其他任何二项者，一般即可诊为痰病。

饮病：①胸满水肿，肠鸣食减。②咳逆。③舌白，脉弦。临床凡具备第一项与其他二项之一者，一般即可诊为饮病。

四、辨证论治

本病治疗当以温化为原则，即《金匮要略》提出"病痰饮者，当以温药和之"。因痰饮总属阳虚阴盛，本虚标实之证，故健脾、温肾为其正治，发汗、利水、攻逐，乃属治标的权宜之法，待水饮渐去，仍当温补脾肾，扶正固本，以杜水饮生成之源。

1. 痰饮

主症：形体消瘦，胸脘胀满，纳呆呕吐，胃中振水音或肠鸣辘辘，便溏或背部寒冷，头昏目眩，心悸气短。舌苔白润，脉弦滑。

治法：温阳化饮。

方药：苓桂术甘汤加减。

茯苓 20g，桂枝 15g，白术 12g，炙甘草 6g，法半夏 12g，生姜 10g。水煎服。

若小便不利者，加猪苓 15g，泽泻 12g。脘部冷痛、背寒者，加干姜 10g，吴茱萸 9g，肉桂 6g。饮郁化热者，可改用己椒苈黄丸（张仲景《金匮要略》）。

2. 悬饮

主症：病侧胁间胀满刺痛，转侧及咳嗽尤甚，气短息促。舌苔白，脉沉弦。

治法：宣利逐饮。

方药：柴枳半夏汤和葶苈大枣泻肺汤加减。

柴胡 12g，黄芩 10g，枳实 12g，法半夏 12g，瓜蒌仁 10g，桔梗 12g，赤芍 12g，葶苈子 15g，桑白皮 12g，白芥子 10g，茯苓 15g，泽泻 12g，大枣 5 枚。水煎服。

3. 支饮

主症：咳逆喘满不得卧，痰吐白沫量多，颜面浮肿。舌苔白腻，脉弦紧。

治法：温肺化饮。

方药：苓甘五味姜辛汤加减。

茯苓 18g，干姜 10g，细辛 5g，法半夏 15g，紫菀 12g，款冬花 12g，五味子 6g，北杏仁 12g，炙甘草 6g。水煎服。

4. 溢饮

主症：四肢沉重或关节重，甚则微肿，恶寒，无汗或有喘咳，痰多白沫，胸闷，干呕，口不渴。舌苔白，脉弦紧。

治法：发表化饮。

方药：小青龙汤加减。

麻黄 10g，桂枝 12g，北杏仁 12g，生姜 10g，茯苓 12g，细辛 5g，法半夏 12g，五味子 6g，白芍 12g，紫菀 12g，甘草 6g。水煎服。

五、预后预防

（一）预后

痰饮病是脏伤阳虚，三焦通调输布失司，水湿津液不从正化，停积浸渍而成。致病之后，又多伤阳损正，造成邪实正虚之候。推断痰饮病的预后，应着重正邪两个方面，尤其是久病，应从症、脉、神来判断。饮病虽久，若正虚而脉弱者，是证脉相符，可治。正虚而脉实者，是正衰邪盛，难治。饮为阴邪，其脉当沉，如见弦数实大之脉，此时饮邪尚盛，正气已竭，当属死候。痰病虽久，若正虚而脉亦弱，神气不败，是证脉相符，可治。若见黄稠成块，咯之难出或吐臭痰，绿色痰，或喉中痰鸣如曳锯，是痰气灼津，正气已虚，为难治。若痰喘声高，喉中辘辘有声，不能咯出，精神昏愦，面色晦暗，脉散汗出如油，通身冰冷者，为邪盛，脉气欲竭，神气愦散之症，当属死候。临证可作参考。

（二）预防调护

（1）凡有痰饮病史者，平时应注意保暖，避免感受风寒湿邪。

（2）饮食宜清淡，忌生冷、甘肥、油腻。

（3）加强体质锻炼，保持劳逸适度，以防诱发。

第六节 失 声

一、概述

失音是一个症状，凡是语声嘶哑，甚则不能发声者，统谓之失音。主要由于感受外邪，肺气壅遏，声道失于宣畅；或精气耗损，肺肾阴虚，声道失于滋润所致。古代将失音称为瘖或暗。

总之，对于失音一证，古代医家从脏腑经络的整体观点来看，以心、肺、肾三脏病变为主。其中属于中风的舌强不语（舌瘖），主要与心有关；属于喉瘖者，则与肺、肾有关。

本篇内容以"喉瘖"为主。主要见于各种原因引起的急性喉炎、慢性喉炎、喉头结核、声带创伤、声带小结、声带息肉等，也见于癔症性失音。若其他疾病而兼有失音的，亦可参照本篇辨证治疗。

二、发病特点

失音发病有急有缓，急者突然而起，常伴外感表证；缓者逐渐形成，持续加重，多有慢性病史可询，表现正虚之候，另外亦有呈发作性者。病情轻者，语声嘶哑，重者声哑不出；若慢性虚劳久病，全身衰竭而伴有失音者，为病情严重的征兆。

三、临床表现

本病以声音嘶哑或声哑不出为特征。

四、相关检查

如耳鼻咽喉科喉镜检查，神经科检查可协助诊断。

五、鉴别诊断

失音一证，应当分喉瘖和舌瘖。本篇论述的为喉瘖，当与舌瘖相鉴别。喉瘖为喉中声嘶，或声哑不出，而舌本运转自如；舌瘖为舌本不能运转言语，而喉咽音声如故，每有眩晕、肢麻病史，或同时伴有口眼斜及偏瘫等症。

六、治疗原则

凡属暴瘖因邪气壅遏而致窍闭者，治当宣散清疏；久瘖因精气内夺所致者，治当清润滋养，或气阴并补。具体言之，实证则辨别风寒、痰热的不同，分别予以宣、清；久瘖应区分肺燥津伤与肺肾阴虚的轻重，或润或养。病源气郁者，气郁化火，日久亦可灼伤津液，导致肺肾阴虚，因此又当注意本虚与标实之间的关系，权衡施治。

凡失音日久，经治疗效差者，可在辨证的基础上酌配活血化瘀之品，亦可以活血化瘀为主进行治疗，如《张氏医通》论失音中即有"若膈内作痛，化瘀为先，代抵当丸最妥"的记载。

七、辨证论治

（一）辨证要点

1. 辨外感内伤

对失音的辩证，当从发病缓急、病程长短，区别外感内伤。凡急性发病，病程短者，多属外感引起；病起缓慢，病程长者，多因内伤疾病所致。

2. 辨虚证实证

一般可分为暴瘖、久瘖2类。暴瘖为猝然起病，多因邪气壅遏，窍闭而失音，其病属实；久瘖系逐渐形成，多因肺肾阴虚，声道燥涩而失音，或兼肺肾气虚，鼓动无力所致，其病属虚。但内伤气郁致瘖者亦可属实，外感燥热表现为肺燥津伤者亦可属虚。

（二）分证论治

【实证】

1. 风寒

猝然声音不扬，甚则嘶哑；或兼咽痒，咳嗽不爽，胸闷，鼻塞声重，寒热，头痛等症，口不渴，舌苔薄白，脉浮。或兼见口渴，咽痛，烦热，形寒，气粗，舌苔薄黄，脉浮数者。或见猝然声暗，咽痛欲咳而咳不出，恶寒身困，苔白质淡，脉沉迟或弦紧。

治法：疏风散寒，宣肺利窍。

方药：三拗汤、杏苏散加减。麻黄、紫苏叶、生姜功能疏风散寒；前胡、杏仁宣肺止咳；桔梗、甘草利咽化痰。

"寒包热"者，当疏风散寒，兼清里热，方用大青龙汤，或在疏风散寒的药物上配以石膏、黄芩、知母，并合蝉蜕、木蝴蝶以利咽喉、开声音。太阳少阴两感证，可用麻黄附子细辛汤。

2. 痰热

语声嘎哑，重浊不扬，咳痰稠黄，咽喉干痛，口干苦，或有身热。舌苔黄腻，脉滑数。

治法：清肺泻热，化痰利咽。

方药：清咽宁肺汤。方中桔梗、甘草清利咽喉，桑白皮、黄芩、栀子清泻肺热；前胡、知母、贝母清宣肺气、化痰止咳。并可酌情选用蝉蜕、胖大海、牛蒡子、枇杷叶等清肺泻热、利咽开音之品。

若觉痰阻咽喉，哽痛不适，加僵蚕、射干消痰利咽；内热心烦，加石膏清热除烦；痰热伤阴，口渴、咽喉肿痛，加玄参、天花粉养阴清咽。

3. 气郁

突然声哑不出，或呈发作性。常因情志郁怒悲忧引发。心烦易怒，胸闷气窒，或觉咽喉梗塞不舒。舌苔薄，脉小弦或涩滞不畅。

治法：疏肝理气，开郁利肺。

方药：小降气汤、柴胡清肝汤加减。前方中紫苏、乌药、陈皮理气，白芍、甘草柔肝，用于肝郁暴逆、气闭为瘖；后方中柴胡疏肝，黄芩、栀子、连翘清肝泻肺，桔梗、甘草清利咽喉，用于气郁化火，有清肝散郁之功，并可兼清肺热。

对于气郁失音，尚可酌情选用百合、丹参养心解郁闷；厚朴花、绿梅花、白蒺藜、合欢花疏肝解郁，川楝子泻肝降气，木蝴蝶解郁通音。

肺气郁闭，胸闷气逆，配苏子、瓜蒌皮降气化痰。忧思劳心，精神恍惚，失眠多梦者，酌配党参、远志、茯神、石菖蒲、龙齿、酸枣仁以安神定志。

气郁所致的失音，虽应理气解郁，但忌过用辛香之品，若病久气郁化火伤津，当酌配润燥生津之品。

【虚证】

1. 肺燥津伤

声嘶，音哑，咽痛，喉燥，口干；或兼咳呛气逆，痰少而黏。舌质红少津、苔薄，脉小数。

治法：清肺生津，润燥利咽。

方药：桑杏汤、清燥救肺汤。方中沙参、麦门冬、梨皮有生津润燥之功；桑叶、枇杷叶、栀子皮清宣肺热；杏仁、贝母化痰止咳；桔梗、甘草清利咽喉。可加蝉蜕、木蝴蝶利咽喉、开声音。

若兼微寒、身热、鼻塞、头痛等表征，可酌配荆芥、薄荷以疏风透表；燥火上逆、咳呛气急加桑白皮以清润止咳；津伤较著，口咽干燥、舌红唇裂加天门冬、天花粉滋润肺燥。

2. 肺肾阴虚

声音嘶哑逐渐加重、日久不愈，兼见干咳少痰，甚则潮热、盗汗、耳鸣、目眩、腰酸膝软、形体日瘦。舌质红，苔少，脉细数。

治法：滋养肺肾，降火利咽。

方药：百合固金汤、麦味地黄丸等。方中百合、麦门冬、熟地、玄参滋养肺肾，五味子、白芍滋阴敛肺，桔梗、甘草、贝母化痰利咽，当归养血活血。可酌加诃子肉、凤凰衣、木蝴蝶、蜂蜜等敛肺利咽、濡润声道之品。

虚火偏旺，潮热、盗汗、口干、心烦、颧红者，加知母、黄柏；兼有气虚、神疲、自汗、短气者，去玄参、生地，加黄芪、太子参。

如因用声过度，声道损伤，津气被耗而失音者，注意适当休息，避免大声说话。同时可用响声丸，每日含化 1~2 粒。或用桔梗、甘草、胖大海等泡茶服。亦可配合养阴之剂内服，如二冬膏、养阴清肺膏等。

八、其他疗法

（1）胖大海 9g，桔梗 9g，甘草 6g。水煎服或代茶饮。适用于声音嘶哑或慢性喉炎引起的失音。

（2）银花 30g，蒲公英 30g，蝉衣 9g。水煎服。适用于急性喉炎引起的失音。

（3）白桔梗 6g，金锁匙 6g，安南子 7.5g，甘草 4.5g，诃子肉 6g，老蝉 3 只，玉蝴蝶 8g，马兜铃 6g。水煎服。适用于风热引起的失音。

第七节 肺痈

一、概述

肺痈是肺叶生疮，形成脓肿的一种病证，属内痈之一。其临床特征为发热、咳嗽、胸痛、咯吐腥臭脓血浊痰。

现代医学所指的多种原因引起的肺组织化脓症，如肺脓肿、化脓性肺炎、肺坏疽，以及支气管扩张继发感染等疾病，均可参照本篇辨证论治，其中，肺脓肿的临床表现与肺痈更为贴近。

二、临床表现

发病多急，常突发高热，咳嗽胸痛，初期咳少量黏液痰，溃脓期即病后 10 天左右，咯吐多量黄绿色脓痰或脓血痰，气味腥臭。并多伴有精神不振、乏力、食欲减退等全身感染中毒症状。

三、鉴别诊断

肺痈应注意与下列病证作鉴别。

1. 风温

由于肺痈初期与风温极为类似，故应注意区别。风温起病多急，以发热、咳嗽、烦渴，或伴气急胸痛为特征，与肺痈初期颇难鉴别。但肺痈之虚寒、咯吐浊痰明显，喉中有腥味。风温经正确及时治疗后，多在气分解除，如经一周后身热不退，或热退而复升，应进一步考虑肺痈之可能。

2. 痰饮

痰饮咳嗽见弛有咳逆倚息，咳痰量多等症，易与肺痈相混，但痰饮咳嗽起病较缓，痰量虽多，然无腥臭脓痰，亦非痰血相兼，且痰饮咳嗽的热势不如肺痈亢盛。

3. 肺痿

肺痿、肺痈同属肺部疾患，症状也有相似之处，两者虽同为肺中有热，但肺痈为风热犯肺，热壅血瘀，肺叶生疮，病程短而发病急，形体多实，消瘦不甚，咳吐脓血腥臭，脉数实；肺痿为气阴亏损，虚热内灼，或肺气虚冷，以致肺叶萎缩不用，病程长而发病缓，形体多虚，肌肉消瘦，咳唾涎沫，脉数虚。两者一实一虚，显然有别。《金匮要略心典》："肺痿、肺痈二证虽同，惟胸中痛，脉滑数，唾脓血，则肺痈所独也。比而论之，痿者萎也，如草木之萎而不荣，为津烁而肺焦也，痈者壅也，如土之壅物而不通，为热聚而肺㾛也。故其脉有虚实不同，而其数则一也。"若肺痈久延不愈，误治失治，痰热壅结二焦，熏灼肺阴，可转成肺痿。《外科正宗》："久嗽劳伤，咳吐痰血，寒热往来，形体消削，咯吐瘀脓，声哑咽痛，其候传为肺痿。"

4. 肺疽

《外科精义》："其肺疽之候，口干喘满，咽燥而渴，甚则四肢微肿，咳嗽脓血，或腥臭浊沫，胸中隐隐微痛者，肺疽也。"即把肺痈亦称之谓肺疽。因此，肺痈、肺疮、肺疽有时可视为一义。然《中国医学大辞典》："肺疽：①此证生于紫宫、玉堂二穴，属仃脉之经，十日可刺，脓水黄白色者可治，如无脓或渐大旁攻，上硬下虚，自破流水不绝，咳唾引痛者，不治。②因饮酒或食辛热之物而吐血者之称。治详伤酒吐血条。"即把位于紫宫、玉堂穴之疮疡和伤酒或食辛热饮食物所致之吐血亦称之谓肺疽，与称谓肺疽之肺痈，当不难区别。

四、辨证论治

（一）辨证要点

1. 掌握病性

本病为热毒瘀结于肺，成痈酿脓，故发病急，病程短，属于邪盛证实。临床以实热证候为主要表现。

2. 辨别病期

根据病程的先后不同阶段和临床表现，辨证可分为初期、成痈期、溃脓期、恢复期以作为分证的依据。

（二）分证论治

1. 初期

主症：恶寒、发热、咳嗽、胸痛、咳则痛甚，呼吸不利，咯白色黏沫痰，痰量日渐增多，口干鼻燥。舌苔薄黄或薄白，脉象浮数而滑。

治法：疏风散热，宣肺化痰。

方药：银翘散加减。

金银花18g，连翘15g，芦根20g，竹叶10g，荆芥10g，薄荷6g（后下），瓜蒌仁15g，鱼腥草30g，甘草6g。水煎服。

头痛者，可加菊花、桑叶、蔓荆子等以疏风热，清头目；内热转甚者，可加石膏、炒黄芩以清肺热，或可加鱼腥草以加强清热解毒之力；咳甚痰多者，可加杏仁、桑白皮、冬瓜子、枇杷叶、贝母以化痰止咳；胸痛呼吸不利，可加瓜蒌皮、广郁金、桃仁以活血通络，化瘀止痛；喘甚者，可加用麻杏石甘汤以清肺平喘。

2. 成痈期

主症：身热转甚，时时振寒，继则壮热不退，汗出烦躁，咳嗽气急，胸满作痛，转侧不利，咳吐黄稠脓痰，气味腥臭，口干咽燥。舌质红苔黄腻；脉滑数或洪数。

治法：清热解毒，化瘀散结，泄肺逐痰。

方药：苇茎汤合如金解毒散加减。

苇茎30g，冬瓜仁20g，薏苡仁20g，桃仁12g，桔梗12g，黄芩12g，黄连10g，栀子10g，鱼腥草30g，红藤30g，蒲公英20g，瓜蒌仁18g，甘草6g。水煎服。

咳痰黄稠，酌配桑白皮、瓜蒌、射干、竹茹等清化之品；咳而喘满，咯痰稠独量多，不得卧者，葶苈大枣泻肺汤泄肺逐痰；咯脓独痰，腥臭味严重者，可合用犀黄丸；胸痛甚者，可加乳香、没药、郁金、赤芍药、丹参等活血散结，通络定痛；烦渴甚者，可加石膏、知母、天花粉清热保津；便秘者，可加大黄、枳实荡涤积热。

3. 溃脓期

主症：咳吐大量脓痰，或如米粥，或痰血相兼，腥臭异常，有时咯血，胸中烦满而痛，甚则气喘不能平卧，有热面赤，烦渴喜饮。舌质红或绛，苔黄腻，脉象滑数或数实。

治法：清热解毒，化瘀排脓。

方药：加味桔梗汤加减。

桔梗15g，薏苡仁20g，川贝母12g，金银花18g，白及12g，鱼腥草30g，野荞麦根30g，败酱草20g，黄芩12g，甘草6g。水煎服，每日1剂。若咯血者，可加牡丹皮12，三七末3g，紫珠草30g，藕节20g。伤津者，加沙参15g，麦冬12g，天花粉18g。气虚者，加黄芪18g。

4. 恢复期

主症：身热渐退，咳嗽减轻，咯吐脓血痰日渐减少、臭味亦减，痰液转为清稀，食纳好转，精神渐振；或见胸胁隐痛，难以久卧，短气，自汗盗汗，低热，午后潮热，心烦，口燥咽干，面色不华，形体消瘦，精神萎靡，或见咳嗽，咯血脓血痰日久不净，或痰液一度清稀而复转臭浊，病情时轻时重，迁延不愈。舌质红或淡红，苔黄或薄黄；脉细或细数无力。

治法：益气养阴，润肺化痰，扶正祛邪。

方药：沙参麦冬汤加减。

北沙参18g，麦冬15g，玉竹15g，天花粉12g，桑叶12g，桔梗12g，薏苡仁18g，冬瓜仁20g，百合18g，川贝母10g，甘草6g。水煎服。

若低热者，加青蒿15g，白薇、地骨皮各12g。咯痰腥臭脓浊浊，加鱼腥草30g，败酱草20g。

五、其他疗法

简验方：

（1）鲜薏苡根。适量、捣汁，温热服，一日3次，或加红枣煨服，可下臭痰浊脓。

（2）丝瓜水。丝瓜藤尖（取夏秋间正在生长的），折去一小段，以小瓶在断处接汁，一夜得汁若干，饮服。

（3）白及30g，生蛤蜊45g，怀山药30g，共研细末，一日2次，每次3g，开水送服。

（4）白及120g，浙贝30g，百合30g，共研细末，早、晚各服6g。

前二方用于溃脓期，后二方用于恢复期。

六、预防与调摄

凡属肺虚或原有其他慢性疾患，肺卫不固，易感外邪者，当注意寒温适度，起居有节，以防受邪致病；并禁烟酒及辛辣炙煿食物，以免燥热伤肺。一旦发病，则当即早治疗，力求在未成脓前得到消散，或减轻病情。

肺痈患者，应做到安静卧床休息，每天观察记录体温、脉象的变化，咳嗽情况，咳痰的色、质、量、味，注意室温的调节，做好防寒保温。在溃脓后可根据肺部病位，予以体位引流；如见大量咯血，应警惕血块阻塞气道，或出现气随血脱的危症，当按"咯血"采取相应的调摄措施。

饮食宜清淡，多食蔬菜，忌油腻厚味。高热者可予半流质。多吃水果，如橘子、梨、枇杷、莱服等，均有润肺生津化痰的作用。每天可用薏米煨粥食之，并取鲜芦根煎汤代茶。禁食一切辛辣刺激及海腥发物，如辣椒、葱、韭菜、黄鱼、鸭蛋、虾子、螃蟹等。吸烟、饮酒者一律均须戒除。

第八节 衄 血

一、概述

凡血不循经，引起鼻、齿龈、耳、舌以及皮肤等出血的病证，统称为衄血。因其出血部位的不同，故有不同的名称。如鼻腔出血的称为鼻衄，牙龈出血的称为齿衄，皮下出血的称为肌衄等。

本节主要讲述鼻衄，现代医学的再生障碍性贫血、尿毒症等引起的鼻出血，均可参照本篇辨证施治。

二、病因

（1）热邪犯肺。肺有燥热，或感受风热之邪，以致肺热上壅，拟伤络脉，血溢肺窍而为鼻衄。

（2）胃热熏蒸。膏粱厚味，饮酒过度，以致阳明热盛，胃热熏蒸。阳明经脉上交鼻颊，热伤血络，迫血妄行，上循其络而出，发为鼻衄。

（3）肝火亢盛。情志不舒，肝气郁结，气郁化火，肝火上炎，或肾阴不足，肝火偏亢，以致血随火升，上逆鼻窍而出，成为鼻衄。

总之，肺开窍于鼻，阳明之经上交鼻颊，故鼻衄常由肺胃之热所引起，而阴虚肝旺者亦可发生。

三、辨证论治

1. 热邪犯肺

主症：鼻燥衄血，口干咽燥，或兼有身热，咳嗽痰少，舌质红，苔薄，脉数。治法：清泄肺热，凉血止血。

方药：桑菊饮。

桑叶、菊花、薄荷、连翘、桔梗、杏仁、甘草、苇根。

加减：肺热盛而无表证去薄荷、桔梗，加黄芩、栀子清泄肺热。阴伤甚者，加玄参、麦冬、生地养阴润肺。

2. 胃热炽盛

主症：鼻衄或兼齿衄，血色鲜红，口渴欲饮，鼻干，口干臭秽，烦躁，便秘，舌红，苔黄，脉数。

治法：清胃泻火，凉血止血。

方药：玉女煎。

石膏、知母、地黄、麦冬、牛膝。

加减：热势甚者，加山栀、丹皮、黄芩，大便秘结者加生大黄。

3. 肝火上炎

主症：鼻衄，头痛，目眩，耳鸣，烦躁易怒，两目红赤，口苦，舌红，脉弦数。

治法：清肝泻火，凉血止血。

方药：龙胆泻肝汤加减。

龙胆草、柴胡、栀子、黄芩、木通、泽泻、车前子、生地、当归、甘草。

加减：阴液亏耗可去车前子、泽泻、当归，加玄参、麦冬、女贞子、旱莲草。

4. 气血亏虚

主症：鼻衄或兼齿衄，肌衄，神疲乏力，面色苍白，头晕，耳鸣，心悸，夜寐不宁，舌质淡，脉细无力。治法：补气摄血。

方药：归脾汤。

龙胆草、柴胡、栀子、黄芩、木通、泽泻、车前子、生地、当归、甘草。加减：阴液亏耗可去车前子、泽泻、当归，加玄参、麦冬、女贞子、旱莲草。

4. 气血亏虚

主症：鼻衄或兼齿衄，肌衄，神疲乏力，面色苍白，头晕，耳鸣，心悸，夜寐不宁，舌质淡，脉细无力。

治法：补气摄血。

方药：归脾汤。

党参、黄芪、白术、茯神、酸枣仁、龙眼肉、木香、当归、远志、生姜、大枣、炙甘草。

四、其他疗法

（1）黑山栀，研为细末，过筛，鼻衄时吸入少许。

（2）百草霜、血余炭各等量，将血余炭研成细末，和百草霜混匀，装入瓶中，鼻衄时将药轻轻吹进鼻内。

五、预防与调摄

一般可参考咯血的调摄方法。无论鼻衄、齿衄不宜穿着过热，在局部可用冷敷，如敷脑、额、面等处。若鼻衄、齿衄不止，患者应安卧，治疗除按医嘱服药外，可用蒲黄炭、槐花末吹拭患处。

凡衄血患者均应避免情志激动，以防升火，衄血复潮。对患者须进行精神安慰，消除紧张情绪，室内保持空气流通。

（梁炜明）

第三章 脾胃系病症

第一节 胃 痛

一、概述

胃痛又称胃脘痛，是由于外感邪气，内伤饮食情志，脏腑功能失调等导致气机瘀滞，胃失所养，以上腹部近心窝处发生疼痛为主症的病证。

由于本病疼痛发生于心窝部，故古代文献中称本病为"心痛"。胃痛在脾胃肠病证中最常见，人群发病率高，中药治疗效果显著。

西医学中的急、慢性胃炎、消化性溃疡、胃痉挛、胃下垂，胃黏膜脱垂症，胃神经官能症等疾病，以上腹部疼痛为主要表现的，可参考本篇辨证论治。

二、临床表现

本病以心窝以下、脐以上部位发生的经常性或突发性疼痛症状为主要诊断依据。其疼痛可有隐痛、胀痛、刺痛、灼痛、剧痛等程度上的不同，有的可随进食而表现为有规律的疼痛加重或减轻。在胃痛的同时，常伴有脘腹闷胀，不思饮食，嗳腐吞酸，恶心嘈杂，大便或秘或溏，乏力消瘦，面黄浮肿，呕血、便血等临床表现。胃痛发病前多有情志、饮食、劳倦、受寒等明显诱因。

三、鉴别诊断

临证时胃与胸痹疼痛，痛彻肩背，四肢厥冷青紫，气憋心悸为主症的真心痛相鉴别。

四、辨证论治

（一）辨证要点

1. 辨急缓

凡胃痛暴作者，多因外感寒邪，或进食生冷，或暴饮暴食，以致寒伤中阳，积滞不化，胃失和降，不通则痛。凡胃痛渐发，常由肝郁气滞，木旺乘土，或脾胃虚弱，术壅土郁，而致肝胃不和，气滞血瘀。

2. 辨寒热

寒邪犯胃之疼痛，多胃痛暴作，疼痛剧烈而拒按，并有喜暖恶凉，苔白，脉弦紧等特点。虚寒胃痛，多隐隐作痛，喜温喜按，遇冷加剧，四肢不温，舌淡苔薄，脉弱。热结火郁，胃气失和之胃痛，多为灼痛，痛势急迫，伴烦渴喜饮，喜冷恶热，便秘溲赤，舌红苔黄少津，脉弦数。

3. 辨虚实

胃痛且胀，大便秘结不通者多属实；痛而不胀，大便溏薄者多属虚；喜凉者多实，喜温者多虚；拒按者多实，喜按者多虚；食后痛甚者多实，饥而痛增者多虚；脉实者多实，脉虚者多虚。

4. 辨气血

初痛在气，久痛在血。

(二) 分证论治

1. 寒邪客胃

主症：轻者胃痛痞满善噫，口淡无味，不欲饮食，食则喜热，遇冷即发或加重，得温痛减，或兼恶寒，甚则胃疼暴作，泛吐清水，大便溏薄，小便清长。舌苔白，脉紧或弦紧。

治法：散寒止痛。

方药：良附丸加味。

高良姜12g，香附10g，荜拔10g，吴茱萸、陈皮、炙甘草各6g。水煎服。兼风寒表证加葛根、紫苏叶、陈皮；挟食滞加枳实、神曲、法夏、鸡内金。

2. 肝郁气滞

主症：胃脘胀痛，攻痛连胁，嗳气频繁，大便不畅，每因情志因素而痛作，表情忧郁或喜怒。苔薄白，脉弦。

治法：疏肝解郁，理气和胃。

方药：柴胡疏肝散。

柴胡、枳壳、赤芍各12g，香附10g，郁金12g，川楝子10g，延胡索12g，甘草6g。水煎服。

痛甚可选加木香、延胡索、香橼、佛手、绿粤梅；嗳气频繁可加沉香、旋覆花等。

3. 痰湿中阻

主症：轻则胃脘闷痛，时作时止，纳呆口黏，久则痞满胀痛，恶心干哕，呕吐清涎，甚则胃痛拒按，胃中有振水音，口淡细减，神疲乏力。舌苔白腻或滑腻，脉滑，或兼弦象。

治法：健脾化痰，理气和胃。

方药：导痰汤。

制半夏6g，橘红、茯苓、枳实（麸炒）、南星各3g，甘草1.5g。

4. 饮食停滞

主症：胃脘胀满疼痛，嗳腐吞酸，呕吐不消化食物，吐后痛减，大便不爽，矢气腐臭。苔厚腻，脉弦滑。

治法：消食导滞，和胃止痛。

方药：保和丸。

神曲12g，山楂15g，莱菔子12g，法半夏10g，茯苓12g，陈皮6g，枳实10g，连翘12g，甘草6g。水煎服。

可酌加枳实、砂仁、槟榔等。食滞化热见苔黄、便秘者，可合用大承气汤。

5. 胃络瘀阻

主症：胃痛如针刺，痛处不移，疼痛于食后或入夜加重，病甚则胃痛拒按，状如刀绞，久痛不衰，或痛彻胸背，或兼见呕血、黑便。舌质淡暗，紫暗，舌有瘀点，瘀斑，脉涩或沉涩无力。

治法：活血化瘀，理气止痛。

方药：失笑散合丹参饮加减

柴胡12g，白芍15g，枳实12g，蒲公英30g，法半夏、黄芩各40g，砂仁6g（后下），甘草6g。水煎服。

若呕血便黑为主症时，宜辨寒热，属肝胃郁热迫血妄行，可用泻心汤凉血止血；属脾胃虚寒，脾不统血，可用黄芩汤温脾益气摄血。

6. 肝胃积热

主症：胃脘灼痛，胸胁闷胀，泛酸嘈杂，心烦易怒，口干口苦，甚则脘痛拒接，痛势急迫，喜食冷物，大便干结，小便短赤。舌质红，苔黄，脉弦数有力。

治法：清泻肝火，和胃止痛。

方药：化肝煎加减。

栀子12g，牡丹皮10g，白芍15g，陈皮6g，青皮10g，吴茱萸6g，黄连10g，蒲公英30g，佛手12g，甘草6g。水煎服。

可酌加黄连、吴茱萸、绿萼梅等。

7. 胃阴不足

主症：胃痛隐隐，咽干口燥，胃脘灼热，似饥不欲食，口干不欲饮，大便干结。舌红少津，苔少花剥，脉细数。

治法：养阴益胃，和阳生津。

方药：一贯煎加减

北沙参15g，麦冬12g，生地黄15g，枸杞子12g，当归6，白芍15g，川楝子10g，佛手12g，甘草6g。水煎服。

加减：若嘈杂泛酸可加吴茱萸、黄连。

8. 脾胃虚寒

主症：胃脘隐痛，泛吐清水，喜温喜按，纳差，便溏，神疲乏力，或畏寒肢冷。舌淡，脉细弱。

治法：健脾益气，温胃止痛。

方药：黄芪建中汤加减。

黄芪18g，白芍15g，桂枝10g，白术12g，党参15g，干姜6，木香6g（后下），大枣5枚。水煎服。

寒胜痛甛加党参、干姜；痛发时合良附丸；痛止后可用香砂六君子丸调理。

五、其他疗法

1. 简验方

（1）乌芍散（乌贼骨、白芍、甘草，按3∶1∶1的剂量比例配制）3g，白及粉3g和匀调服每日2~3次，用于胃痛，有吐血便血者。

（2）桃仁、五灵脂各15g，微炒为末，米醋为丸如小豆粒大，每服15~20粒，开水送服，孕妇忌服，治血瘀胃痛。

（3）姜黄15g，炒香附15g，研细末，每服2~3g治胃脘气滞作痛。

（4）荜澄茄、白豆蔻各等分，研细末，每服2~3g，治胃寒痛。

（5）鸡内金10g，香橼皮10g。研细末，每服1~2g，治食积胃脘胀痛。

（6）百合30g，丹参20g，水煎空腹服，治虚热胃痛。

（7）莱菔子15g水煎，送服木香面4.5g，治食积胃痛。

（8）黑香附12g，砂仁3g，甘草3g，研细末，每服2~3g，治气痛。

（9）沉香、肉桂粉各1g，温开水调服，每日2~3次，用于胃痛寒凝气滞者。

（10）五灵脂9g，枯矾4.5g，共研细粉，分两次开水送服，治血瘀胃痛。

2. 针灸

（1）针刺内关、足三里、中脘，适用于各种胃痛。

（2）艾灸中脘、足三里、神阙，适用于虚寒性胃痛。

3. 外治法

腰脐膏（沉香、小茴香、乳香、肉桂、麝香）每次一张，微火化开，贴脐腹，功能温中散寒，暖腹止痛，用于脾胃虚寒胃痛。

第二节　吐　酸

一、概述

吐酸即泛吐酸水之意，常与胃痛兼见，但亦可单独出现。常见于西医的消化性溃疡病、慢性胃炎和消化不良等。

二、辨证论治

1. 脾胃虚寒

主症：吐酸时作，兼吐清水，口淡喜暖，脘闷食少，少气懒言，肢倦不温，大便时溏。舌淡苔白，脉沉弱或迟缓。

治法：温中散寒，和胃制酸。

方药：吴茱萸汤合香砂六君子汤。

常用药：党参、白术、茯苓、甘草——甘温益胃；陈皮、半夏、香附、砂仁——行气降逆；吴茱萸一辛通下达以开郁结；生姜、大枣——温胃散寒补虚。

2. 肝胃郁热

主症：吐酸时作，胃脘灼热，口苦而臭，心烦易怒，两胁胀闷。舌红，脉弦。

治法：泄肝和胃。

方药：左金丸加味。

黄连——直折肝火；吴茱萸辛通下达开郁结；白芍——敛肝养阴；竹茹——清热化痰；川楝子——行气导滞；鸡内金——消积化滞；牡蛎、石决明——制酸；或加乌贼骨、煅瓦楞。

3. 湿阻于胃

主症：吐酸时作，喜唾涎沫，时时欲吐，胸脘痞闷，嗳气则舒，不思饮食。舌淡红，苔白滑，脉弦细或濡滑。

治法：化湿和胃，理气解郁。

方药：越鞠丸加减。

苍术、白豆蔻——燥湿化痰；香附、厚朴、枳壳——行气导滞；神曲——健胃消食；栀子——清化郁热；生姜——温胃和胃。苍术、白豆——燥湿化痰；香附、厚朴、枳壳行气导滞；神曲健胃消食；栀子——清化郁热；生姜——温胃和胃。

三、其他疗法

1. 针灸疗法

针刺中脘、内关、足三里。热证加刺阳陵泉，用泻法；寒证用补法，并加艾灸。

2. 饮食疗法

（1）凤凰衣粥。鸡蛋壳若干，去内膜洗净炒黄研末，每次 6g 加入热粥中服食。寒热证均宜。

（2）白胡椒海螵蛸煲猪肚。白胡椒 12g，海螵蛸 20g，猪肚 1 个，先将海螵蛸、白胡椒（打碎）放入洗净的猪肚内，并加入少量清水，然后把猪肚两端用线扎紧，慢火煮至烂熟，去海螵蛸及胡椒，调味分次食肉饮汤。适用于寒证吐酸。

第三节 呕 吐

一、概述

呕吐是指由于胃气上逆，迫使胃内容物从口而出的病症。

有物有声谓之呕，有物无声谓之吐，无物有声谓之干呕，临床呕吐多兼见，难以截然分开，统称"呕吐"

西医学中急、慢性胃炎、食源性呕吐，胃黏膜脱垂症，贲门痉挛，幽门梗阻、肠梗阻、肝炎、胆囊炎、颅脑病证，以呕吐为主要表现时，可参考本篇辨证论治。

二、临床表现

以呕吐宿食痰涎，或苦味、酸味、水液诸物，或干呕等。常伴有恶心，脘腹胀满，嗳腐吞酸，胃痛嘈杂，腹痛厌食等症。发病常与外邪侵袭，饮食不节，情志失调，脾胃虚弱等有关。

三、鉴别诊断

临证时需与反胃、噎膈、霍乱相鉴别。反胃以朝食痊吐，暮食朝吐，宿食不化为特征；噎膈表现为饮食咽下困难，重者汤水难下，勉强咽下随又吐出；霍乱病起病急骤，上吐下泻，浑下如米泔，腹痛，肢冷脉沉。

四、辨证论治

(一) 辨证要点

1. 辨实呕与虚呕

实证呕吐，发病急骤，病程较短，呕吐量多，呕吐物多酸腐臭秽。虚证呕吐，起病缓慢，病程较长，呕而无力，时作时止，吐物不多，酸臭不甚，常伴有精神萎靡，倦怠乏力，脉弱无力。

2. 辨呕吐物

如酸腐难闻，多为食积内腐；黄水味苦，多为胆热犯胃；酸水绿水，多为肝气犯胃；痰独涎沫，多为痰饮中阻；泛吐清水，多属胃中虚寒，或有虫积。黏沫量少，多属胃阴不足。

3. 辨可吐与止呕

呕吐一证，多为病理反应，一般可用降逆止呕之剂。但有的呕吐，如胃有痈脓、痰饮、食滞、毒物等有害之物时，不可见呕止呕，因为这类呕吐是机体的保护性反应，是邪之去路，邪去则呕吐自止。

4. 辨可下与禁下

呕吐之病不宜用下法，病在胃不宜攻肠，以免引邪内陷。

(二) 分证论治

【实证呕吐】

1. 外邪犯胃

主症：突然呕吐，起病较急。如感受风寒，兼见发热恶寒，头痛无汗，舌苔薄白，脉浮紧；感受风热，兼见发热恶风，头痛自汗，舌质红苔薄黄，脉浮数；感受暑湿，兼见发热汗出，口渴心烦，舌质红苔黄腻，脉濡数。

治法：疏邪解表，和胃降逆。

方药：

(1) 外感风寒—藿香正气散加减。

藿香12g，紫苏叶、厚朴、法半夏、生姜各10g，陈皮6g，茯苓12g，甘草6g。水煎服。兼挟宿食胸闷腹胀者，去白术、甘草加神曲、麦芽、鸡内金。

(2) 外感风热—银翘散加减。

银花、连翘、薄荷、荆芥、淡豆豉、牵牛子、竹茹、橘皮、芦根。水煎服。

(3) 外感暑湿—新加香薷饮。

香薷 6g，银花 9g，鲜扁豆花 9g，厚朴 6，连翘 6g。水煎服。

心烦口渴者加黄连、佩兰、荷叶。

2. 饮食停滞

主症：呕吐兼有伤食的见证。如《诊治要诀》谓："伤食之症，胸膈痞塞，吐逆咽酸，噫败卵臭，畏食。"伤食呕吐的主症及临床特点为嗳腐吐酸、脘腹胀痛、呕吐厌食、吐后稍舒等消化不良症状，和饮食不节、不洁的病史。舌苔厚腻、脉滑、甚则舌苔黄厚腻，脉滑实。

治法：消食化滞，和胃降逆。

方药：保和丸加减。

神曲、法半夏各 10g，山楂、茯苓、连翘、厚朴各 12g，陈皮 6g，鸡内金 10g，布渣叶 15g，谷芽 30g。水煎服。

胃中积热较重加黄连、竹茹。胃中寒甚加干姜、砂仁。

3. 痰饮内阻

主症：呕吐清水痰涎，或饮后作吐，胸脘痞闷，不思饮食，头晕心悸。或呕而肠鸣有声，或胃中有震水音。舌苔白腻，脉滑。

治法：温化痰饮，和胃降逆。

方药：二陈汤合苓桂术甘汤。

桂枝、白术、茯苓、半夏、陈皮、甘草。

如痰郁化热去桂枝、白术加枳实、竹茹、黄连。

4. 肝气犯胃

主症：呕吐多与精神因素有关，兼有郁闷不舒、心烦易怒、胸胁胀满。每因情志变化而诱发，食已即吐，气郁胀满，牵连胸胁为临床特点。舌边红、苔腻，脉弦。舌红苔黄厚腻，脉弦数为病进；舌红，苔转薄白，脉趋缓和为病退。

治法：疏肝和胃，理气降逆。

方药：半夏厚朴汤。

半夏 12g，厚朴 9g，茯苓 12g，生姜 15g，苏叶 6g。

大便秘结加大黄；火郁伤阴加沙参、石斛。

【虚证呕吐】

1. 脾胃虚寒

主症：呕吐兼见脾胃功能衰退等症。呕吐长期反复发作，呈慢性病程，遇冷或饮食稍多即呕吐，胃脘不胀，胸膈不痛，外无寒热，内无燥渴，喜暖喜安。面色少华，肢冷乏力，大便溏泄。舌质淡、苔薄白、脉沉细或沉弱。

治法：温胃健脾，和中降逆。

方药：理中丸合六君子汤。

人参、白术、干姜、半夏、茯苓、陈皮、甘草。

呕吐痰涎清水加吴茱萸、桂枝；兼脘冷肢凉者加附子、肉桂。

2. 热伤胃阴

主症：热病后期，伤及胃阴或肝郁化热，阴液暗耗。呕吐时时发作，呕吐数不大，兼见咽干口燥、不思饮食，胃脘嘈杂或灼痛。舌红少津，苔少而干，脉细数无力。

治法：滋阴养胃清热。

方药：麦门冬汤。

麦门冬60g，半夏9g，人参6g，甘草4g，粳米6g，大枣12枚。

可选用淡竹茹、橘皮、枇杷叶等和胃降气药及石斛、花粉、麻仁、白蜜等滋润药。

五、其他疗法

1. 简验方

（1）芦根90g，切碎，水煎服，适用于胃热呕吐。

（2）豆蔻15g，生姜汁一匙，将豆蔻研末，用生姜汗为丸，每服1～3g，开水送服，用于胃寒呕吐。

（3）橘皮3g，白米一小撮，水煎，姜汁冲服，用于胃炎呕吐。

（4）生姜嚼服，用于干呕不止。

（5）灶心土60g，加水250mL，煎15分钟，取上清液，加生姜汁1mL一次服完，用于脾胃虚寒呕吐。

2. 针灸

主穴：内关、中脘。

配穴：足三里、公孙、丰隆、肝俞、脾俞、隐白、阳陵泉。

针法：先针主穴，中等强度刺激手法，宜留针。食滞者配公孙，痰多刺丰隆，肝逆犯胃刺肝俞，脾俞，阳陵泉。

六、预防调护

（1）注意饮食卫生，不食生冷不洁腐馊变质食物。少食肥甘厚味油腻食物，避免饥饱无度。

（2）调摄精神，保持心情舒畅。

（3）呕吐时适当休息，注意固护胃气。饮食要易于消化，以清淡为主，少食多餐。呕吐量多时要积极运用脱水疗法，防止脱水。

（4）服食止呕中药要少量渐进，避免过量服药导致药液吐出。也可于药液中加姜汁少许。

（5）治神经性呕吐可用暗示疗法，并做好耐心细致的思想工作，不可单纯依靠药物。

第四节　噎　膈

一、概述

噎膈是因饮食不节、七情内伤、久病年老致食管狭窄，或津枯血燥致食管干涩，出现吞咽食物哽噎难下,甚则不能下咽入胃,食入即吐为主要表现的病症。

噎膈的症候表现较为复杂,一般规律是初起只表现为吞咽食物噎塞不顺,尚可咽下,继则随着噎塞的逐渐加重,出现固体食物难以下咽、汤水可入,最后汤水不下,咽后即吐。随着病邪日深,饮食逐渐不得,导致胃之阴津、脾之阳气均衰竭,出现全身虚脱,病情危重难医。也有终生哽噎不顺,一直未出现食饮格拒不下之症者。

西医学的食管癌、贲门癌,以及食管憩室、食管狭窄、食管炎、食管贲门失弛缓症、贲门痉挛、胃神经官能症等病症出现噎膈症状表现时,可参考本节内容辨证论治。

二、临床表现

初起咽部或食管内有异物感,进食时偶有滞留感,或轻度梗阻感;病情加重后呈持续性进行性吞咽困难,甚至食不得入,或食入即吐,夹有痰涎。常伴有咽部干燥,胃脘不适,胸膈疼痛,甚则形体消瘦、肌肤甲错、精神疲倦等。

三、相关检查

胃镜检查为首选方法,可直接观察食管、贲门、胃体及病灶形态,并可在直视下作活组织病理学检查以确定病性。食管 X 线钡餐造影检查可观察到食管的蠕动、内壁的充盈、龛影、黏膜的变化,以及狭窄程度。食管 CT 扫描检查可显示食管与邻近纵隔器官的关系,但难以发现早期轻微病变。

四、鉴别诊断

1. 噎膈与反胃

二者均有食入即吐的症状。但噎膈以本虚标实为基本病理性质,正虚以阴虚有热为主,初起无呕吐,后期格拒,食物难下,食入即吐,此时病情较重,预后不良。反胃以正虚为主,多系阳虚有寒,饮食能顺利下咽,但经久复出,朝食暮吐,暮食朝吐,宿食不化,病证较轻,预后良好。

2. 噎膈与梅核气

二者症状均有咽中异物感。噎膈系痰积、瘀血等有形之物为主郁阻于食管致吞咽困难。梅核气是患者自觉咽中如有物梗阻,咯之不出,咽之不下,但饮食下咽顺利,无阻塞,以气机瘀滞为主,为无形之邪所致。

五、辨证论治

(一) 辨证要点

1. 辨标本虚实主次

噎膈以正虚为本,夹有气滞、痰积、血瘀等标实之证。因忧思恼怒、饮食所伤,致气滞、痰积、血瘀者,以实为主;因热饮伤津、年老久病伤肾而致津枯血燥,甚则气虚阳微者,属虚。病变初期病程短者多属实,或实中夹虚;病变中后期病程长者多以虚为主,或虚中夹实。实证主要以吞咽困难,梗塞不顺,胸膈胀痛为证候特点;虚证主要以食管干涩,饮食不下,或食入即吐为证候特征。临床又常见虚实夹杂之证候,尤当详辨其主次。

2. 辨病理性质

本病初起以标实为主，当辨其气、痰、瘀三者的主次，一般先见痰气交阻，若病情发展则为瘀血内结；病久往往由实转虚，多表现为阴血枯槁，终致气虚阳微。临床以邪实正虚并见者为多。若病程短，咽中不适，略有噎塞，重者吞咽欠利，饮食不减，症状发生和加重与情志因素有密切关系，多责之于气；若吞咽不利或困难，呕吐痰涎，胸闷，苔腻，脉滑，多责之于痰；若病程久，胸骨后疼痛固定，饮食难下，呕吐紫红色血，舌紫，脉细或涩，则多责之于瘀。病程日久正虚为主，见形体消瘦，皮肤干枯，舌红少津者，为津枯血燥；出现，形寒肢冷，面浮足肿为主者，为气虚阳微。临证时必须辨明标本的各自性质。

（二）治疗原则

本病的治疗旨在扶正与祛邪，当按邪正虚实主次，权衡标本缓急而施治。以开郁理气、滋阴润燥为治疗原则。且根据具体病情、病期的不同，有所侧重地运用理气、化痰、祛瘀之法。如初期标实为主，重在理气、化痰、行瘀，伴有火盛者结合清热解毒，少佐扶正、滋阴润燥之品；后期以本虚为主，重在扶正，应根据阴血枯槁和阳气衰微的不同，分别治以滋阴润燥或温补中阳，并可酌情配用理气、化痰、散瘀之品。根据标本虚实的主次缓急确定相应治法，病变初期或标实为主者，重在治标，适当补虚。治标不可过用辛散香燥之品，以免伤及津液，治本应注意顾护胃气。

（三）分证论治

1. 痰气交阻证

主症：吞咽时自觉食管梗阻不畅，胸膈痞满，甚则疼痛，情志舒畅时症减，精神抑郁时加重；伴嗳气呃逆，呕吐痰涎，口干咽燥，大便艰涩；舌质红，苔薄腻，脉弦滑。

证候分析：本证以痰气交阻，郁热伤津为主要病机。痰气交阻，食管不利则吞咽梗阻不畅，胸膈痞闷，甚则作痛；情绪舒畅，气机调畅则病减，精神抑郁则气机郁结，故病重，初期以气郁为主，易见此象；痰气交阻食管，易犯胃，胃气上逆，则嗳气呃逆，呕吐痰涎；气郁痰阻，津液不能上承下达，且郁热伤津，故咽干口燥，大便艰涩；舌质红、苔薄腻、脉弦滑皆为痰气交阻且郁热伤津之征象。本证以哽噎不畅，胸膈痞满，易随情绪增减，伴痰气交阻征象为辨证要点。

治法：开郁化痰，润燥降气。

方药：启膈散加减。若泛吐痰涎多，可加全瓜蒌、陈皮、半夏，或含化玉枢丹，以增化痰之力；若嗳气呕吐明显，加旋覆花、代赭石、姜汁增降逆和胃之效；若气郁化火，心烦口干，加山豆根、金果榄、栀子等增强清解郁热之效；若津伤较重，大便干涩，舌红少津，加玄参、天花粉、蜂蜜增强润燥生津之功；大便不通，加大黄、莱菔子等，便通即止，不可久用。

2. 津亏热结证

主症：吞咽梗塞而痛，水饮可下，食物难入，或入而复出，甚则滴水不入；伴胸背灼痛，五心灼热，口燥咽干，渴欲冷饮，大便干结，以及形体消瘦，肌肤干枯；舌质红而干或带裂纹、脉弦细数。

证候分析：本证以胃津亏耗，胃失润降为主要病机。胃津亏耗，食管失于濡润，故吞咽时梗塞作痛；初期食管郁结不重，且进水则食管得润，故水饮尚可下，但固体食物则难下；热结食管，胃气上逆，故食后复出；津亏热结，其热在阴，故五心烦热；热结津伤，胃肠枯燥，故口燥咽干，渴欲冷饮，大便干结；胃不受纳，无以化生精微，故形体消瘦，肌肤干枯；舌质红而干或带裂纹、脉弦细数皆为津亏热结之征象。本证以吞咽梗塞症状较重，伴津亏热结征象为辨证要点。

治法：滋阴养血，清热生津。

方药：沙参麦冬汤加减。若胃火偏盛，加用山栀、黄连、芦根、山慈菇、山豆根、白花蛇舌草、半枝莲等清胃泻火解毒；食入即吐者加竹茹、生姜汁和胃止呕；若阴津枯竭，肠道失润，大便干结，加火麻仁、瓜蒌仁、何首乌润肠通便；若火盛灼津，大便不通，腹中胀满，可用大黄甘草汤泻热存阴，但宜中病即止；若食管干涩，口燥咽干，可另用五汁安中饮频频呷服，生津润燥，降胃散结。

3. 瘀血内结证

主症：饮食难下，甚则滴水不入，或虽下而复吐；胸膈疼痛，固定不移，面色暗黑，肌肤枯槁，形体消瘦；舌质紫暗，脉细涩。

证候分析：本证以瘀血内结为主要病机。病情深重，瘀血内结，阻于食管，因而胸膈疼痛，固定不移，饮食难下，甚则滴水不入；瘀阻位置偏下，则下而复吐；因饮食不入，生化乏源，津血亏虚不能充养肌肤，故肌肤枯槁，形体消瘦；面色暗黑、舌质紫暗、脉细涩皆为瘀血内结之征象。本证以哽噎不入或下而复吐，伴瘀血内结征象为辨证要点。

治法：滋阴养血，破血行瘀。

方药：通幽汤加减。瘀阻重者加乳香、没药、丹参、三七、蜣螂等，增强活血通络之力；瘀结甚者可加三棱、莪术、炙穿山甲、急性子等，增强破结消瘀之力；若呕吐甚，痰涎多，可加海蛤粉、法半夏、瓜蒌等化痰止呕；若呕吐物如赤豆汁，为吐血，加云南白药化瘀止血；若服药即吐，难以下咽，可含化玉枢丹，开膈降逆后再服汤药。

4. 气虚阳微证

主症：长期吞咽受阻，水饮不下，泛吐大量黏液白沫，肢体浮肿，精神疲惫，形寒气短，腹胀便溏；舌质淡，苔白，脉细弱。

证候分析：本证以阴损及阳，脾肾阳衰为主要病机。长期吞咽受阻，病情加重，脾阳衰微，饮食无以受纳和运化，津液输布无权，故饮食不下，泛吐痰涎；阳虚无以运化水谷、水液，故面色苍白，肢体浮肿，腹胀便溏；舌质淡、苔白、脉细弱皆为气虚阳微之征象。本证以噎膈日久，伴脾肾阳虚证候为辨证要点。

治法：温补脾肾，益气回阳。

方药：补气运脾汤加减。临床应用时可加旋覆花、代赭石增强降逆之力；若泛吐白沫，加吴茱萸、丁香、白蔻仁温胃降逆；若伴明显的口咽干燥、形体消瘦等阴虚征象者，加石斛、麦冬、沙参滋养阴液；肾阳虚征象明显者，可加附子、肉桂、鹿角胶、肉苁蓉等温补肾阳。总之，噎膈的辨治主要是分清虚实的主次。急则治其标，即理气、化痰、行瘀，祛其邪毒；缓则治其本，以补气温阳、滋阴养血为主。临床用药多是虚实兼顾，标本同治。

六、其他疗法

(一) 中成药

华蟾素注射液、六神丸、冬凌草片均适用于热毒郁结型；开郁顺气丸适用于气滞痰凝型；平消片适用于痰瘀互结之噎膈。

(二) 单验方

(1) 大黄鱼鳔100g，将鱼鳔洗净，沥干，用香油炸酥，取出制粉，装瓶备用。每次5g。每日3次，温水送服，可祛风活血、解毒抗癌，用于食管癌、胃癌。

(2) 活壁虎5条，白酒500mL，用锡壶盛酒，将活壁虎放入，2天后可以服用。每次10mL，慢慢呡之，每日3次，饭前半小时服用。有祛瘀消肿之效，用于食管癌梗阻者。

(3) 姜半夏、姜竹茹、旋覆花、代赭石、广木香、公丁香、沉香曲、豆蔻、川楝子、川朴、南北沙参、天麦冬、石斛、急性子、蜣螂、当归、仙鹤草。水煎服，日1剂。

(4) 八仙膏。用藕汁、姜汁、梨汁、萝卜汁、甘蔗汁、白果汁、竹沥、蜂蜜等分和匀蒸熟，适量饮之，治疗噎食。

第五节 呃 逆

一、概述

呃逆是指胃气上逆动膈，以气逆上冲，喉间呃呃连声，声短而频，令人不能自止为主要临床表现的病证。呃逆古称"哕"，又称"哕逆"。西医学中的单纯性膈肌痉挛即属呃逆。而胃肠神经官能症、胃炎、胃扩张、胃癌、肝硬化晚期、脑血管病、尿毒症，以及胃、食道手术后等其他疾病所引起的膈肌痉挛，均可参考本节辨证论治。

二、病因病机

呃逆的病因有饮食不当，情志不遂，脾胃虚弱等。

(1) 饮食不当进食太快太饱，过食生冷，过服寒凉药物，致寒气蕴蓄于胃，胃失和降，胃气上逆，并可循手太阴之脉上动于膈，使膈间气机不利，气逆上冲于喉，发生呃逆。如《丹溪心法·咳逆》曰："咳逆为病，古谓之哕，近谓之呃，乃胃寒所生，寒气自逆而呃上。"若过食辛热煎炒，醇酒厚味，或过用温补之剂，致燥热内生，腑气不行，胃失和降，胃气上逆动膈，也可发为呃逆。如《景岳全书·呃逆》曰："皆其胃中有火，所以上冲为呃。"

(2) 情志不遂恼怒伤肝，气机不利，横逆犯胃，胃失和降，胃气上逆动膈；或肝郁克脾，或忧思伤脾，脾失健运，滋生痰浊，或素有痰饮内停，复因恼怒气逆，胃气上逆挟痰动膈，皆可发为呃逆。正如《古今医统大全·咳逆》所说："凡有忍气郁结积怒之人，并不得行其志者，多有咳逆之证。"

(3) 正气亏虚或素体不足，年高体弱，或大病久病，正气未复，或吐下太过，虚损误攻等，均可损伤中气，使脾胃虚弱；胃失和降；或胃阴不足，不得润降，致胃气上逆动膈，而发生呃逆。若病深及肾，肾失摄纳，冲气上乘，挟胃气上逆动膈，也可导致呃逆。如《证治汇补·呃逆》提出："伤寒及滞下后，老人、虚人、妇人产后，多有呃症者，皆病深之候也。"

呃逆的病位在膈，病变关键脏腑为胃，并与肺、肝、肾有关。胃居膈下，肺居膈上，膈居肺胃之间，肺胃均有经脉与膈相连；肺气、胃气同主降，若肺胃之气逆，皆可使膈间气机不畅，逆气上出于喉间，而生呃逆；肺开窍于鼻，刺鼻取嚏可以止呃，故肺与呃逆发生有关。产生呃逆的主要病机为胃气上逆动膈。

三、临床表现

呃逆的主要表现是喉间呃呃连声，声音短促，频频发出，患者不能自制。临床所见以偶发者居多，为时短暂，多在不知不觉中自愈；有的则屡屡发生，持续时间较长。呃声有高有低，间隔有疏有密，声出有缓有急。发病因素与饮食不当、情志不遂、受凉等有关。本病常伴胸膈痞闷，胃脘嘈杂灼热，嗳气等症。

四、诊断

（1）临床表现以喉间呃呃连声，声短而频，令人不能自止为主症。
（2）常伴胸膈痞闷，胃脘嘈杂灼热，嗳气，情绪不安等症。
（3）多有饮食不当、情志不遂、受凉等诱发因素，起病较急。
（4）呃逆控制后，做胃肠钡剂X线透视及内窥镜等检查，有助于诊断。

五、鉴别诊断

（1）干呕与呃逆同有胃气上逆的病机，同有声无物的临床表现，二者应予鉴别。
（2）呃逆的特点是气丛膈间上逆，气冲喉间，其声短促而频；干呕的特点为胃气上逆，冲咽而出，其声长而浊，多伴恶心，属于呕吐病，不难鉴别。
（2）嗳气与呃逆也同属胃气上逆，有声无物之证，然呃逆的特点为声短而频，令人不能自制；嗳气的特点则是声长而沉缓，多可自控。

六、辨证论治

（一）辨证要点

1. 辨病情轻重

呃逆有轻重之分，轻者多不需治疗，重者才需治疗，故需辨识。若属一时性气逆而作，无反复发作史，无明显兼证者，属轻者；若呃逆反复发作，持续时间较长，兼证明显，或出现在其他急慢性疾病过程中，则属较重者，需要治疗。若年老正虚，重病后期及急危患者，呃逆时断时续，呃声低微，气不得续，饮食难进，脉细沉弱，则属元气衰败、胃气将绝之危重症。

2. 辨寒热虚实

呃声沉缓有力，胃脘不舒，得热则减，遇寒则甚，面青肢冷，舌苔白滑，多为寒证；呃声响亮。声高短促，胃脘灼热，口臭烦渴，面色红赤，便秘溲赤，舌苔黄厚，多为热证；呃声时断时续，呃声低长，气出无力，脉虚弱者，多为虚证；呃逆初起，呃声响亮，声频有力，连续发作，脉实者，多属实证。

3. 治疗原则

呃逆一证，总由胃气上逆动膈而成，故治疗原则为理气和胃、降逆止呃，并在分清寒热虚实的基础上，分别施以祛寒、清热、补虚、泻实之法。对于重危病证中出现的呃逆，急当救护胃气。

(二) 分证论(治)

【实证】

1. 胃中寒冷

主症：呃声沉缓有力，胸膈及胃脘不舒，得热则减，遇寒则甚，进食减少，口淡不渴，舌苔白，脉迟缓。

治法：温中散寒，降逆止呃。

方药：丁香散。

方中丁香、柿蒂降逆止呃，高良姜、甘草温中散寒。若寒气较重，胸脘胀痛者，加吴茱萸、肉桂、乌药散寒降逆；若寒凝食滞，脘闷吸腐者，加莱菔子、槟榔、半夏行气导滞；若寒凝气滞，脘腹痞满者，加枳壳、厚朴、陈皮；若气逆较甚，呃逆频作者，加刀豆子、旋覆花、代赭石以理气降逆；若外寒致呃者，可加紫苏、生姜。

2. 胃火上逆

主症：呃声洪亮有力，冲逆而出，口臭烦渴，多喜饮冷，脘腹满闷，大便秘结，小便短赤，苔黄燥，脉滑数。

治法：清热和胃，降逆止呃。

方药：竹叶石膏汤。

方中竹叶、生石膏清泻胃火，人参(易沙参)、麦冬养胃生津，半夏和胃降逆，粳米、甘草调养胃气。可加竹茹、柿蒂以助降逆止呃之力。若腑气不通，痞满便秘者，可用小承气汤通腑泄热，亦可再加丁香、柿蒂，使腑气通，胃气降，呃逆自止。若胸膈烦热，大便秘结，可用凉膈散。

3. 气机瘀滞

主症：呃逆连声，常因情志不畅而诱发或加重，胸胁满闷，脘腹胀满，纳减嗳气，肠鸣矢气，苔薄白，脉弦。

治法：顺气解郁，降逆止呃。

方药：五磨饮子。

方中木香、乌药解郁顺气，枳壳、沉香、槟榔宽中行气。可加丁香、代赭石降逆止呃，川楝子、郁金疏肝解郁。若心烦口苦，气郁化热者，加栀子、黄连泄肝和胃；若气逆痰阻，昏眩恶心者，可用旋覆代赭汤降逆化痰；若痰涎壅盛，胸胁满闷，便秘，苔浊腻者，可用礞石滚痰丸泻火逐痰；若瘀血内结，胸胁刺痛，久呃不止者，可用血府逐瘀汤活血化瘀。

【虚证】

1. 脾胃阳虚

主症：呃声低长无力，气不得续，泛吐清水，脘腹不舒，喜温喜按，手足不温，食少乏力，大便溏薄，舌质淡，苔薄白，脉细弱。

治法：温补脾胃，和中降逆。

方药：理中汤。

方中人参、白术、甘草甘温益气，干姜温中散寒。可加吴茱萸、丁香温胃平呃，内寒重者，可加附子、肉桂。若嗳腐吞酸，夹有食滞者，可加神曲、麦芽；若脘腹胀满，脾虚气滞者，可加香附、木香；若呃声难续，气短乏力，中气大亏者，可用补中益气汤；若病久及肾，肾失摄纳，腰膝酸软，呃声难续者，可分肾阴虚、肾阳虚而用金匮肾气丸、七味都气丸。

2. 胃阴不足

主症：呃声短促而不得续，口干咽燥，烦躁不安，不思饮食，或食后饱胀，大便干结，舌质红，苔少而干，脉细数。

治法：益胃养阴，和胃止呃。

方药：益胃汤。

方中沙参、麦冬、玉竹、生地甘寒生津，滋养胃阴。可加炙枇杷叶、柿蒂、刀豆子以助降逆止呃之力。若神疲乏力，气阴两虚者，可加人参、白术、山药；若咽喉不利，胃火上炎者，可用麦门冬汤；若日久及肾，腰膝酸软，五心烦热，肝肾阴虚，相火挟冲气上逆者，可用大补阴丸加减。

六、其他疗法

1. 简验方

（1）刀豆子 10g（杵碎），枇杷叶 6g，水煎服，适用于一般呃逆。

（2）荜澄茄、高良姜等分，研末，每服 3g（水煎剂量加倍），适用于胃寒呃逆。

（3）柿蒂 9g，水煎服。

（4）鲜姜、蜂蜜各 30g。用法：鲜姜取汁去渣，与蜂蜜共同调匀，一次服下。

（5）南瓜蒂 4 只，水煎服，连服 3~4 次。

（6）枇杷叶 30~90g，刷去毛，以水二碗，浓煎一碗服。

（7）姜半夏 10g，荔枝核 24g，荷叶蒂 21g，水煎服。

2. 针灸

主穴：内关、膈俞。

配穴：足三里、中脘、太冲。

治法：先刺主穴，用中强刺激手法。体虚呃逆不止者，用艾炷直接灸膈俞、足三里。

七、预防与调摄

预防本病，平时要注意寒温适宜，避免外邪犯胃。注意饮食调节，不要过食生冷及辛热煎炸之物。患热病时不要过服寒凉。患寒证时不要妄投温燥。要情志舒畅、以免肝气逆乘肺胃。若呃逆是并发于一些急慢性疾病过程中，要积极治疗原发病证，这是十分重要的预防措施。

呃逆的轻症，多能逐渐自愈，无须特别治疗和护理。若呃逆频频发作，则饮食要进易消化食物，粥面中可加姜汁少许，以温宣胃阳，降气止呃。一些虚弱患者，如因服食补气药过多而频频呃逆者，可用橘皮、竹茹煎水温服。

（梁炜明）

第四章 肝胆病症

第一节 胁痛

一、概述

胁痛是以一侧或两侧胁肋部疼痛为主要表现的病症，也是临床较多见的一种自觉症状。西医学中急性肝炎、慢性肝炎、肝硬化、肝寄生虫病、肝癌、急性胆囊炎、慢性胆囊炎、胆石症、胆管蛔虫以及肋间神经痛等，以上疾病为主要症状时均可以参考本节辨证论治。

二、临床表现

以一侧或两侧胁肋部疼痛为主要表现者，可以诊断为胁痛。胁痛的性质可以表现为刺痛、胀痛、灼痛、隐痛、钝痛等不同特点。部分患者可伴见胸闷、腹胀、嗳气、呃逆、急躁易怒、口苦、纳呆、厌食恶心等症。常有饮食不节、情志内伤、感受外湿、跌仆闪挫或劳欲久病等病史。

三、相关检查

胁痛以右侧为主者，多与肝胆疾病有关。

（1）检测肝功能指标以及甲、乙、丙、丁、戊等各型肝炎病毒指标，有助于病毒性肝炎的诊断。

（2）B型超声检查及CT、MRI可以作为肝硬化、肝胆结石、急慢性胆囊炎、脂肪肝等疾病的诊断依据。

（3）血生化中的血脂、血浆蛋白等指标亦可作为诊断脂肪肝、肝硬化的辅助诊断指标。

（4）检查血中胎甲球蛋白、碱性磷酸酶等指标可作为初步筛查肝内肿瘤的参考依据。

四、鉴别诊断

胁痛应与悬饮相鉴别：悬饮亦可见胁肋疼痛，但其表现为饮留胁下，胸胁胀满，持续不已，伴见咳嗽、咳痰、咳嗽、呼吸时，疼痛加重，且常喜向病侧睡卧，患侧肋间饱满，叩诊呈浊音，或兼见发热，一般不难鉴别。

五、辨证论治

（一）辨证要点

胁痛辨证应分清气血虚实。胀痛多属气郁，且疼痛游走不定，时轻时重，症状轻重变化与情绪有关；刺痛多属血瘀，且痛处固定不移，疼痛持续不已，局部拒按，入夜尤甚；实证多以气机瘀滞、瘀血内阻、湿热内蕴为主，病程短，来势急，证见疼痛较重而拒按，脉实有力。虚证多为阴血不足，脉络失养，证见疼痛隐隐，绵绵不休，且病程较长，来势较缓，并伴见全身阴血亏虚之证。

（二）分证论治

1. 肝郁气滞

主症：胁肋胀痛，走窜不定，甚则痛引胸背肩臂，疼痛因情志变化而增减，胸闷腹胀，嗳气频作，得嗳气而胀痛稍舒，纳少口苦，舌苔薄白，脉弦。

证候分析：肝气失于条达，阻于胁络，故胁肋胀痛；气属无形，时聚时散，聚散无常，故疼痛走窜不定；情志变化与肝气之郁结关系密切，故疼痛随情志变化而有所增减；肝经气机不畅，故胸闷气短；肝气横逆，易犯脾胃，故食少嗳气；脉弦为肝郁之象。

治法：疏肝解郁，理气止痛。

方药：柴胡疏肝散（《景岳全书》）。

方中柴胡、枳壳、香附、川楝子疏肝理气，解郁止痛；白芍、甘草养阴柔肝，缓急止痛；川芎活血行气通络。

若胁痛甚，可加青皮、延胡索以增强理气止痛之力；若气郁化火，证见胁肋掣痛，口干口苦，烦躁易怒，便黄便秘，舌红苔黄者，可去方中辛温之川芎，加山栀、丹皮、黄芩、夏枯草；若肝气横逆犯脾，证见肠鸣，腹泻，腹胀者，可酌加茯苓、白术；若肝郁化火，耗伤阴津，致精血亏耗，肝络失养，证见胁肋隐痛不休，眩晕少寐，舌红少津，脉细者，可去方中川芎，酌配枸杞子、菊花、首乌、丹皮、栀子；若兼见胃失和降，恶心呕吐者，可加半夏、陈皮、生姜、旋覆花等；若气滞兼见血瘀者，可酌加丹皮、赤芍、当归尾、川楝子、延胡索、郁金等。

2. 肝胆湿热

主症：胁肋胀痛或灼热疼痛，口苦口黏，胸闷不适，纳呆食少，恶心呕吐，小便黄赤，大便质黏不爽，或兼有发热恶寒，身目发黄，舌红苔黄腻，脉弦滑数。

证候分析：湿热蕴结于肝胆，肝络失和，胆不疏泄，故胁痛口苦；湿热中阻，升降失常，故胸闷纳呆，恶心呕吐；肝开窍于目，肝火上炎，则目赤；湿热交蒸，胆汁不循常道而外溢，可出现目黄、身黄、小便黄赤；舌苔黄腻，脉弦滑数均是肝胆湿热之证。

治法：清热利湿。

方药：龙胆泻肝汤（《兰室秘藏》）。

方中龙胆草清泻肝胆湿热；山栀、黄芩清泻肝火；川楝子、枳壳、延胡索疏肝理气止痛；泽泻、车前子清热渗湿。

若兼见发热，黄疸者，加茵陈、黄柏以清热利湿退黄；若肠胃积热，便秘，腹胀腹满者，可加大黄、芒硝；若湿热煎熬，结成砂石，阻滞胆管，证见胁肋剧痛连及肩背者，可加金钱草、海金沙、川楝子，或酌情配以硝石矾石散；呕吐蛔虫者，先以乌梅丸安蛔，再予驱蛔。

3. 瘀血阻络

主症：胁肋刺痛，痛有定处，痛处拒按，入夜尤甚，胁肋下或见有颗块，舌质紫暗，脉象沉涩。

证候分析：肝郁日久，气滞血瘀，或跌仆损伤，致瘀血停着，痹阻胁络，故胁痛如刺，痛处不移，入夜痛甚；瘀结停滞，积久不散，则渐成瘕块；舌质紫暗，脉象沉涩，均属瘀血内停之征。

治法：祛瘀通络。

方药：血府逐瘀汤（《医林改错》）或复元活血汤（《医学发明》）。

方中当归、川芎、桃仁、红花，活血化瘀，消肿止痛；柴胡、枳壳疏肝调气，散瘀止痛；制香附、川楝子、广郁金，善行血中之气，行气活血，使气行血畅；五灵脂、延胡索散瘀活血止痛；三七粉活血散瘀、止痛通络。

若因跌打损伤而致胁痛，局部积瘀肿痛者，可酌加穿山甲、酒军、瓜蒌根破瘀散结，通络止痛。

4. 肝络失养

主症：胁肋隐隐作痛，悠悠不休，遇劳加重，口干咽燥，心中烦躁不安，头晕目眩，舌红或绛，少苔，脉细弦而数。

证候分析：肝郁日久化热，耗伤肝阴，或久病体虚，精血亏损，不能濡养肝络，故胁络隐痛，悠悠不休，遇劳加重；阴虚易生内热，故口干咽燥，心中烦躁不安；精血亏虚，不能上荣，头晕目眩；舌红或绛，少苔，脉细弦而数，均为阴虚内热之象。

治法：养阴柔肝。

方药：一贯煎（《柳州医话》）。

方中生地、枸杞子、黄精、沙参、麦冬可滋补肝肾，养阴柔肝；当归、白芍、炙甘草，滋阴养血，柔肝缓急；川楝子、延胡索疏肝理气止痛。若阴亏过甚，舌红而干，可酌加石斛、玄参、天冬；若心神不宁，而见烦躁不寐者，可酌配酸枣仁、炒栀子、合欢皮；若肝肾阴虚，头目失养，而见头晕目眩者，可加菊花、女贞子、熟地等；若阴虚火旺，可酌配黄柏、知母、地骨皮等。

六、针灸治疗

1. 基本处方

期门、支沟、阳陵泉、足三里。

肝募期门疏利肝胆气机，行气止痛；支沟、阳陵泉上下相伍，和解少阳，疏肝泄胆，舒筋活络，缓急止痛；配足三里取"见肝之病，当先实脾"之意。

2. 加减运用

（1）肝气郁结证。加太冲以疏肝理气。诸穴针用泻法。

（2）湿热蕴结证。加中脘、阴陵泉、三阴交以清热利湿。诸穴针用平补平泻法。

（3）瘀血阻络证。加合谷、膈俞、血海、三阴交、阿是穴以化瘀止痛。诸穴针用泻法。

（4）肝阴不足证。加肝俞、肾俞、太溪、太冲以滋肾养肝。诸穴针用平补平泻法。

第二节 黄疸

一、概述

黄疸是感受湿热疫毒，肝胆气机受阻，疏泄失常，胆汁外溢所致，以目黄、身黄、尿黄为主要表现的常见肝胆病证。

病征包括阳黄、阴黄与急黄，黄疸常并见于其他病证，如胁痛、胆胀、臌胀、肝癌等。本病与西医所述黄疸意义相同，相当于西医学中肝细胞性黄疸、阻塞性黄疸、溶血性黄疸、病毒性肝炎、肝硬化、胆石症、胆囊炎以及出现黄疸的败血症等，均可参照本节辨证论治。

二、临床表现

以目黄、身黄、小便黄为特征，其中目黄为确诊本病的主要依据。患病初期，一般是黄疸还未出现，常以畏寒、发热、食欲不振、疲乏等类似感冒症状为先驱，3~5天后才出现黄疸，故应注意早期诊断。

三、鉴别诊断

阳黄以湿热为主，病程较短，黄色鲜明如橘色；急黄为阳黄之重症，湿热夹毒，郁而化火，热毒炽盛、黄色深褐如金，病情凶险；阴黄以寒湿为主，病程较长，黄色晦暗如烟熏。

四、辨证论治

（一）辨证要点

1. 辨阳黄与阴黄

阳黄由湿热所致，起病急，病程短，黄色鲜明如橘色，口干发热，小便短赤，大便秘结，舌苔黄腻，脉弦数，一般预后良好；阴黄由寒湿所致，起病缓，病程长，面色晦暗如烟熏，脘闷腹胀，畏寒神疲，口淡不渴，舌淡白，苔白腻，脉濡缓或沉迟，一般病情缠绵，不易速愈。

2. 阳黄宜辨湿热轻重

热重于湿者，身目俱黄，黄色鲜明，发热口渴，恶心呕吐，小便短少黄赤，便秘，舌苔黄腻，脉弦数；而湿重于热者，身目俱黄，其色不如热重者鲜明，头重身困，胸脘痞满，恶心呕吐，便溏，舌苔厚腻微黄，脉弦滑。

（二）分证论治

【阳黄】

1. 热重于湿

主症：身热，口干苦而渴，欲饮水，目黄、身黄，黄色鲜明如橘子色。心中懊憹，食欲不振，脘腹不适，时有恶心，胸肋胀闷。小便黄赤，大便干或秘结。舌质红、舌苔黄，舌面少津；脉弦而数，或弦滑而数。

治法：清热化湿，佐以泄下。

方药：茵陈蒿汤加减。

绵茵陈 30g，栀子 12g，大黄 10g，鸡骨草 30g，车前草 20g，茯苓 15g，甘草 6g。水煎服。

加减：腹胀满明显者可加枳实、厚朴、川楝子等；呕吐者可加竹茹、法夏、陈皮等，若因砂石阻滞胆管者，可加柴胡、枳实、郁金各 12g，金钱草 30g。

2. 湿重于热

主症：目黄、身黄，色黄而不晶亮，身热不振。头痛头重，如蒙如裹，困倦乏力，胸腹痞满，食少纳呆，厌食油腻，口虽渴而不欲多饮。大便不实，或溏而不爽，小便黄。舌尖赤，苔厚腻，或微黄；脉弦滑濡数。

治法：利湿化浊，佐以清热。

方药：茵陈五苓散加减。

绵茵陈 30g，茯苓、猪苓各 15g，白术、泽泻、藿香各 12g，薏苡仁 20g，布渣叶 15g，厚朴 10g，甘草 6g。水煎服。

加减：可酌加薇香、佩兰、蔻仁；阳黄湿热并重者，宜改用甘露消毒丹利湿化浊，清热解毒；黄疸初起兼表证者，宜先用麻黄连翘赤小豆汤以解表清热利湿。

3. 急黄

主症：发病急骤，黄色迅速加深，其色如金，高热烦渴，胁痛腹满，神昏谵语，或见衄血、便血，或肌肤出现瘀斑。舌质红绛，苔黄燥，脉滑数。

治法：清热解毒，凉营开窍。

方药：清瘟败毒饮加减。

水牛角 30g，黄连、栀子、黄芩各 15g，生地黄 20g，玄参 18g，石膏 30g，牡丹皮、知母、赤芍各 12g，大黄 15g，金银花 20g，人工牛黄 3g（冲），甘草 6g。水煎服。

【阴黄】

1. 寒湿阻遏

主症：目身皆黄，黄色晦滞，脘腹胀满，遇寒则甚，食少纳呆，神疲乏力，肢冷畏寒，大便溏薄。舌淡胖嫩，舌苔白腻，脉沉细而迟。

治法：温中健脾化湿。

方药：茵陈术附汤。

茵陈、白术、附子、干姜、肉桂、炙甘草。

加减：可酌加苍术、厚朴、秦艽等。

2. 脾虚血亏

主症：面目及肌肤发黄，黄色不著，精神萎靡，全身或肢体浮肿，倦怠乏力，时时头晕，心悸气短，食少便溏。舌质淡白，边有齿痕，舌苔薄白；脉濡而细，或细弱无力。

治法：健脾温中，补养气血。

方药：黄芪建中汤。

黄芪、桂枝、白芍、甘草、大枣、饴糖。

加减：酌加党参、白术、当归、熟地等。

3. 瘀血停积

主症：身目发黄而晦暗，面色青紫暗滞，胁下有包块而疼痛不舒，皮肤可见蛛纹丝缕，大便黑，舌质青紫或有瘀斑，脉弦涩或细涩。

治法：活血化瘀退黄。

方药：膈下逐瘀汤。

桃仁、红花、赤芍、丹皮、五灵脂、当归、川芎、元胡、乌药、香附、枳壳、甘草。

加减：酌加茵陈等退黄药，也可合鳖甲煎丸。

五、其他疗法

简验方如下：

（1）虎茵汤。虎杖、茵陈、红枣各30g，煎成100mL，加糖适量，分两次服，连服至黄疸消退，适用于阳黄。

（2）青叶胆30g，煎服，每日3次，用于阳黄

（3）金钱草30~60g煎服，适用于胆囊炎、胆石症引起的黄疸。

（4）青黛1.5g，明矾3，共研细末，装入胶囊，做一日量，分三次服，具有清热消炎排石退黄的作用，可用于黄疸经久不退的患者。

六、预防调护

感受外邪而引起的黄疸，多具有传染性，故应注意饮食卫生和餐具的消毒。

1. 阳黄

（1）休息。

休息的好坏与疾病的发展与好转有密切关系。黄疸初期，注意休息，保存正气以抗御外邪，并应保持心情舒畅，使肝气调达以恢复其疏泄功能。

（2）饮食。

片面强调三高一低（高蛋白、高碳水化合物、高热量、低脂肪）饮食，不利于肝炎（黄疸）患者肝功能的恢复。湿热之邪伤及脾胃，影响中焦气机升降，应予易于消化的食物，食欲恢复后，适当增加营养，起到补脾缓肝之效。禁食辛辣热及油腻助湿之品。

（3）针灸。

黄疸消退缓慢者，可配合针灸，取穴肝俞、内关、足三里等。

2. 阴黄

全身症状如发热、无力等明显时，应很好休息，好转后，应适当参加体育锻炼如太极拳、气功等，增强体质，有利于疾病恢复。进食富有营养而又易于消化的食物，禁食辛辣油腻食物，以免阻碍脾胃气机的升降。

3. 急黄

绝对卧床休息。吃流质食物。频繁呕吐者，可补充液体。舒适的环境，愉快的精神状态，有利于病情的好转。密切观察脉证的变化，如出现脉微欲绝、神志恍惚，烦躁不安、黄疸加深，并有瘀斑、瘀点出现，乃病情恶化之兆，应组织力量，多途径给药，及时抢救。总

之，各类黄疸的急性期，均应卧床休息，食欲及全身状况好转后，适当增加体育锻炼，动静结合；病程的始终均应保持精神愉快、心情舒畅，以利于疾病的恢复。

第三节 积 聚

一、概述

积聚是腹内结块或痛或胀病证。积和聚有不同病情和病机：积是有形，固定不移，痛有定处，病属血分，乃为脏病；聚是无形，聚散失常，痛无定处，病属气分，乃为腑病。

西医的腹部肿瘤，肝脾肿大及增生型肠结核，胃肠功能紊乱，不完全性肠梗阻等疾病出现类似积聚的证候时，可参照本节辨证论治。

二、临床表现

1. 积证

（1）腹部可扪及大小不同、质地较硬的包块，并伴有胀痛、刺痛。
（2）病程较长，肿块出现前，相应部位常有疼痛，或兼有恶心、呕吐、腹胀等。
（3）倦怠乏力，食欲减退，消瘦与虚损症状明显。

2. 聚证

（1）腹中气聚，攻窜胀痛，以胀为主。
（2）发作时可见气聚胀满的肠型，但不能扪到肿块。
（3）反复发作，常见倦怠无力，食欲不振，大便溏薄等。

三、鉴别诊断

临证需与痞满、鼓胀鉴别：

（1）痞满是患者自觉胸腹满闷、痞塞不通。但体检时，腹部无气聚胀急可见，更不能扪及坚积包块。
（2）鼓胀为肚腹胀大、鼓之如鼓、腹内除积块外，尚有水液停聚，而积聚腹内无水液停聚。

四、辨证论治

（一）辨证要点

1. 辨积与聚的不同

积与聚虽合称为一个病症，但两者是有明显区别的。积证具有积块明显，固定不移，痛有定处，病程较长，多属血分，病情较重，治疗较难等特点；聚证则无积块，腹中气时聚时散，发有休止，痛无定处，病程较短，多属气分，一般病情较轻，相对地治疗亦较易。

2. 辨积块的部位

右胁腹内积块，伴见胁肋刺痛、黄疸、纳差、腹胀等症状者，病在肝；胃脘部积块伴见反胃、呕吐、呕血、便血等症状者，病在胃；右腹积块伴腹泻或便秘、消瘦乏力，以及左腹积块伴大便次数增多、便下脓血者，病在肠。

3. 辨初、中、末期虚实的不同

积证大体可分为初、中、末三期，一般初期正气未至大虚，邪气虽实而不甚，表现为积块较小、质地较软，虽有胀痛不适，而一般情况尚可。中期正气渐衰而邪气渐甚，表现为积块增大、质地较硬、疼痛持续，并有饮食日少，倦怠乏力，形体消瘦等症。末期正气大虚而邪气实甚，表现为积块较大、质地坚硬，疼痛剧烈，并有饮食大减，神疲乏力，面色萎黄或黧黑，明显消瘦等症。

（二）分证论治

【积证】

1. 瘀血内结

主症：腹中积块由小渐大，由软渐硬，固着不移，痛有定处，或在脘腹，或在胁肋，面黯消瘦，纳差乏力，或胸膈不利，食难下咽，或兼低热、衄血、黄疸，甚则形体渐羸，肌肤甲错。舌苔薄，舌质暗晦，或有瘀点、瘀斑。脉弦细或细涩。

治法：活血理气，软坚散结。

方药：膈下逐瘀汤加减。

五灵脂12g，当归12g，川芎10g，桃仁12g，丹参20g，赤芍12g，延胡索12g，红花10g，鳖甲30g，蒲黄10g，川楝子12g，枳壳12g，鸡内金12g，甘草6g。水煎服。加减：若积块坚硬痛剧者，加三棱12g，莪术12g，三七末5g（冲服）。气虚者，加党参15g，黄芪20g，茯苓15g。血虚者，加熟地黄、首乌各15g，鸡血藤30g。阴虚者，加生地黄、沙参、麦冬、石斛各15g。

2. 脾虚积结

主症：脐腹或下腹部胀痛，常于活动时加重，并可触及逐渐增大的积块，大便稀溏，便中时或夹有黏冻及脓血，或便秘与腹泻交作，食欲减退，四肢倦怠，面色少华，日渐瘦羸。舌质淡或有瘀象。脉细涩，沉弦而细。

治法：补脾益气，和血消瘕。

方药：大健脾丸。

人参、白茯苓、广陈皮、枳实、青皮、半夏曲、山楂肉、白术、谷芽、白豆蔻、广木香、川黄连。

3. 脾肾阳虚

主症：腹中积块明显，腹部疼痛剧烈，形寒肢冷，精神委顿，形体羸瘦，或呕吐纳呆，或便中有黏冻下血，便溏泄利。舌淡胖或兼瘀象，苔白。脉沉细无力，尺部尤甚。

治法：温补脾肾，兼以消积。

方药：肾气丸。

干地黄、山药、山茱萸、泽泻、茯苓、牡丹皮、桂枝、附子。

4. 阴虚内热

主症：腹部积块久而不消，形体消瘦，口干咽燥，眩晕耳鸣，五心烦热，手掌发红，甚则潮热盗汗，或见齿衄鼻衄，大便下血，遗精崩漏等症。舌红少津，甚至光剥无苔。脉细数。

治法：滋阴清火。

方药：知柏地黄丸。

山药、山茱萸、丹皮、茯苓、泽泻、黄柏、知母、熟地。

【聚证】

（三）肝郁气滞

主症：脘腹胀满窜痛，或腹中有块，随气上下，时聚时散，发无定时，舌苔薄，脉弦。

治法：疏肝解郁，理气止痛。

方药：逍遥散加减。

柴胡 12g，白芍 15g，当归 12g，薄荷 6g，白术 12g，茯苓 15g，香附 10g，青皮 9g，延胡索 12%，广木香 6g（后下），甘草 6g。水煎服。

加减：兼有痰湿者，加法半夏 12g，陈皮 6g，薇香 10g。兼食滞者，加山楂 15g，鸡内金 10g、神曲 9g。大便不畅或便秘者，加大黄 12g，槟榔 15g，枳实 12g。

2. 食滞痰阻

主症：腹胀或痛，纳呆便秘，或胸脘痞胀，腹部时有条索状物聚起或扪及，触按胀痛愈加，甚则便闭呕吐，满腹膨大硬痛，不能触按。舌苔腻或厚腻而黄，脉弦滑。

治法：消导化滞，理气化痰。

方药：三棱化积丸。

三棱、山楂肉、大黄、槟榔、蓬术、木香、青皮、陈皮、香附子、棋实、厚朴、缩砂、神曲、炒麦芽、制南星、姜半夏、萝卜子、黄连、桃仁、干漆、甘草。

五、其他疗法

简验方：

（1）肿节风片，每次 5 片，每日 3 次或肿节风 15g，水煎服。可用于脘腹部、右上腹及下腹部多处肿瘤。

（2）醋炒三棱、莪术、牵牛子、槟榔、茵陈各 15g，研细末，醋糊为丸，每服 5g，1 日 2 次，治腹中痞块。

（3）甲鱼 1 只，黄泥封固，焙黄去泥，研细末，每服 6g，1 日 3 次，红糖调服，治疗脾大。

六、预防与调摄

积聚之病，起于情志失和者居多，故正确对待各种事物，解除忧虑，避免情志内伤，至关重要。饮食上应少食肥甘厚味及辛辣刺激之品，多吃新鲜蔬菜；平时应注意锻炼身体，如见胃脘痛、胁痛、泄泻便血等，应早期检查，及时治疗。

在调摄上，首先要做好患者的思想工作，使患者保持愉快的精神状态，积极配合治疗。积聚患者脾胃运化较差，食物新鲜，清淡可口而又富于营养。注意休息，切勿过劳，病情重者需卧床治疗。

第四节 臌 胀

一、概述

臌胀，是指腹部胀大、绷急如鼓、皮色苍黄，脉络暴露为特征的病证。

臌胀为临床较为常见多发的病证，多由黄疸、胁痛、肝癌等失治，气血水淤积于腹内而成，所以历代医家对本病的防治十分重视，把它列为"风痨鼓膈"四大顽症之一，说明本病为临床重症，治疗上较为困难。

西医学中，肝硬化，腹腔内肿瘤，结核性腹膜炎等形成的腹水，均可参照本节辨证论治。

二、临床表现

初起脘腹作胀，腹部膨大，食后尤甚，叩之呈鼓音或移动性浊音。继则腹部胀满高于胸部，重者腹壁青筋暴露，脐孔突出。病史：往往有胁痛、黄疸、积聚等病史。

三、辅助检查

腹部B超、X线食管钡餐造影、CT检查和腹水检查，肝功能检查等有助于诊断。

四、鉴别诊断

水肿是指体内水液潴留，泛滥肌肤，引起局部或全身浮肿。严重的水肿患者可出现胸水、腹水，因此，需与臌胀作出鉴别诊断。

水肿病证病位多在肌肤，其基本病机为肺、脾、肾三脏失调，水液泛滥于肌肤。其临床表现为初起从眼睑开始，继则延及头面四肢以至全身，亦有从下肢开始水肿，后及全身，皮色不变。后期病势严重，可见腹胀满，不能平卧等症。

臌胀病位在腹部，其病机为肝、脾、肾功能失调，气、血、水互结于腹内。其临床表现为腹部胀大，甚则腹大如鼓，初起腹部胀大但按之柔软，逐渐坚硬，以至脐心突起，四肢消瘦，皮色苍黄，晚期可出现四肢浮肿，甚则吐血、昏迷等危象。

五、辨证论治

（一）辨证要点

1. 辨虚实

臌胀虽属虚中央实，虚实错杂，但虚实在不同阶段各有侧重。一般初起为肝脾失调，肝郁脾虚；继则肝脾损伤，正虚邪实，终则肝脾肾三脏俱损。

2. 辨邪实

邪实中要辨气滞、瘀血、水饮的侧重。鼓胀以气滞、瘀血、水饮互结最为突出。腹部膨隆，脐突皮光，即之如鼓以气滞为主；腹大状如蛙腹，按之如囊裹水，以水饮为主；腹胀大，内有瘕积疼痛，外有赤丝血缕，则以瘀血为主。

(二) 分证论治

1. 气滞湿阻

主症：腹胀按之不坚胁下胀满或疼痛，饮食减少，食后胀甚，得嗳气，矢气稍减，小便短少，舌苔薄白腻，脉弦。

治法：疏肝理气，运脾利湿。

方药：柴胡疏肝汤（柴胡、枳壳、芍药、甘草、香附、川芎）。

胃苓汤（苍术、厚朴、陈皮、甘草、生姜、大枣、桂枝、白术、泽泻、茯苓、猪苓）。

若胁下胀满疼痛较重胸闷气短，脉弦，肝气瘀滞为主者，可用柴胡疏肝汤。若食少腹胀甚，小便短少，舌苔腻质淡体胖，脉弦滑，脾虚湿阻为主者，可用胃苓汤。

2. 寒湿困脾

主症：腹胀满，按之如囊裹水，甚则颜面浮肿，下肢浮肿，脘腹痞胀，得热稍舒，精神困倦，怯寒懒动，小便少，大便溏，舌苔白腻，脉缓。

治法：温中健脾，行气利水。

方药：实脾饮（附子、干姜、白术、甘草、厚朴、木香、草果、槟榔、木瓜、生姜大枣、茯苓）。

如水湿过重，如肉桂、猪苓、泽泻；如气虚息短者，可加黄芪、党参；如胁腹痛胀可加郁金、砂仁、青皮。

3. 湿热蕴结

主症：腹大坚满，脘腹胀急，烦热口苦，渴不欲饮，或有面目皮肤发黄，小便赤涩，大便秘结或溏垢，舌边尖红，苔黄腻或兼灰黑，脉象弦数。

治法：清热利湿，攻下逐水。

方药：中满分消丸（厚朴、枳实、黄连、黄芩、知母、半夏、陈皮、茯苓、猪苓、泽泻、砂仁、干姜、姜黄、人参、白术、炙甘草）。

茵陈蒿汤（茵陈蒿、山栀、大黄）。

若病势突变，骤然大量吐血、下血，系热迫血溢，症情危急，可用犀角地黄汤加仙鹤草、地榆炭以凉血止血。

本证有湿热蒙蔽心包，神志昏迷者，亦属危候，如昏迷前烦躁失眠，狂叫不安逐渐转入昏迷者，证属热入心包，可用安宫牛黄丸或至宝丹。如昏迷前静卧嗜睡，语无伦次转入昏迷者，证属痰湿蒙蔽心包可用苏合香丸。

4. 肝脾血瘀

主症：脘腹胀满，青筋显露，胁下瘀结痛如针刺，面色晦暗黧黑，或见赤丝血缕，面颈胸臂出现血痣，口干不欲饮水，或见大便色黑，舌质紫黯，或有紫斑，脉细涩。

治法：活血化瘀，行气利水。

方药：调营饮（莪术、川芎、当归、延胡索、赤芍、瞿麦、大黄、槟榔、陈皮、大腹皮、葶苈子、赤茯苓、桑白皮、细辛、官桂、炙甘草、姜枣、白芷）。

若胁下瘀积肿大明显，可加穿山甲、䗪虫、牡蛎、水蛭等；如病久体虚，气血不足或攻逐之后，正气受损，宜用八珍汤或人参养营丸等补养气血，如大便色黑可加参三七、茜草、侧柏叶等化瘀止血；如病热恶化大量吐血，下血或出现神志昏迷等危象，当辨阴阳之衰脱而急救之。

5. 脾肾阳虚

主症：腹大胀满，形似蛙腹，朝宽暮急，面色苍黄，或呈㿠白，脘闷纳呆，神倦怯寒，肢冷浮肿，小便短少不利，舌体胖、质紫、苔淡白、脉沉细无力。

治法：温补脾肾，化气利水。

方药：附子理中丸（炮附子、人参、白术、炮姜、炙甘草）。

五苓散（桂枝、白术、茯苓、猪苓、泽泻）。

《济生》肾气丸（地黄、山药、山茱萸、丹皮、茯苓、泽泻、炮附子、桂枝、牛膝、车前子）。

如偏于脾阳虚弱，神疲乏力，少气懒言，纳少，便溏者，加黄芪、山药、扁豆；偏于肾阳虚衰者，加肉桂、仙茅、淫羊藿。

6. 肝肾阴虚

主症：腹大胀满，或见青筋暴露，面色晦滞，唇紫，口干而燥，心烦失眠，时或鼻衄，牙龈出血，小便短少，舌质红绛少津，苔少或光剥，脉弦细散。

治法：滋养肝肾，凉血化瘀。

方药：六地味地黄丸（熟地、山药、茯苓、丹皮、泽泻、山茱萸）。

一贯煎（沙参、麦冬、当归、生地黄、枸杞子、川楝子）。

膈下逐瘀汤（五灵脂、当归、川芎、桃仁、丹皮、乌药、延胡索、甘草、香附、红花、枳壳）。

若内热口干，舌绛少津，加玄参、石斛、麦冬，如腹胀甚，加大腹皮。如兼有潮热、烦躁、失眠，加银柴胡、地骨皮、夜交藤；如小便少，加猪苓、滑石或少加肉桂心以反佐之；如齿鼻衄血，加仙鹤草、鲜茅根；如阴虚阳浮证见耳鸣、面赤颧红，加牡蛎等。

肝肾阴虚证，病情较重，多为臌胀的晚期滋阴易助湿，温阳利水又易伤阴，治疗颇为棘手，故如何掌握好养阴与利水的关系实为治疗之关键。

本证后期，病势恶化，可见吐血，下血及神志昏迷等危候治按前列各法。

六、其他疗法

1. 简验方

（1）鲤鱼赤小豆汤。鲤鱼500g（去鳞及内脏），赤小豆30g。多用于臌胀虚证。

（2）阿魏、硼砂各30g，共为细末，用白酒适量调匀，敷于患者脐上，外用布带束住，数日一换，有软坚散结之效。

（3）用麝香0.1g，白胡椒粉0.1g，拌匀，水调呈稠糊状，敷脐上，用纱布覆盖，胶布固定2日更换1次，有温中散寒，理气消胀之功，适用于寒湿困脾者。

2. 针灸

腹胀，尿少。针灸水分，三阴交以利水消胀，若腹部胀剧，用艾条灸腹部，以脐为中心，从左至右，从上至下，进行十字灸，可理气宽胀。

七、预防与调摄

预防：针对引起臌胀的原因，做好以下几个方面，有利于预防臌胀的发生。
（1）避免饮酒过度，已患过黄疸的患者更应忌饮。
（2）感染血吸虫也是鼓胀的一个主要病因，应注意避免与疫水接触。
（3）避免情志所伤和劳欲过度。
（4）已患黄疸和积聚的患者，应及时治疗，休养生息，务使疾病好转、痊愈。

调摄：对已患臌胀病的患者，应从以下几个方面进行调摄。
（1）患者以卧床休息为主，如腹水较多，应取半卧位。
（2）在饮食方面，宜进低盐饮食，《格致余论》说："却盐昧，以防助邪"。因食盐有凝涩助水之弊。在尿量特别少的情况下，应给予无盐饮食。对有出血倾向的患者，忌食煎炸、辛辣、坚硬的食物，以防助热伤络。一般饮食以半流质和无渣饮食为宜，少量多餐，多吃蔬菜、豆腐、瘦肉、鸡蛋等富于营养的食物，餐次分配为早上、中午多食，晚餐少进，这样有助于脾胃的传输，并能避免夜间腹胀影响睡眠。
（3）患者若在医院住院，应每日记录小便次数、颜色、数量，借以了解水湿消退情况。每星期测量体重、腹围1~2次，帮助判断病情。患者如发生呕吐，对呕吐物的颜色、数量需细致观察和记录。
（4）如需服用逐水药物，以在清晨空腹为宜。
（5）病情稳定者，可适当进行轻微体育活动，如气功、太极拳之类，以助脾胃健运，肝气条达，血脉流畅，有利于疾病恢复。

第五节 肝 癌

肝癌，以脏腑气血亏虚为本，气血湿热瘀毒互结为标，主病在肝、渐为癥积而成。临床以右胁肿硬疼痛，消瘦、食欲不振乏力，或有黄疸或昏迷为主要表现是目前临床常见的恶性肿瘤之一。

肝癌的临床表现中西医认识基本一致，其辨证论治可参照本节进行。

一、辨证论治

（一）辨证要点

1. 辨虚实

患者本虚标实极为明显，本虚表现为乏力倦怠，形体急骤消瘦，甚至面色萎黄，懒言等；而右上腹有坚硬肿物而拒按，甚至伴黄疸、腹水、浮肿、脘腹胀满而闷等属标实的表现。

2. 辨危候

晚期可见昏迷、吐血、便血、胸腹水等危候。

（二）分证论治

1. 肝气郁结

主症：右胁部胀痛，胸闷不舒，善太息，纳呆食少，时有腹泻，右胁下肿块，舌苔薄腻，脉弦。

治法：疏肝健脾，活血化瘀。

方药：柴胡疏肝散（陈皮、柴胡、枳壳、芍药、炙甘草、香附、川芎）。

2. 气滞血瘀

主症：胁下痞块巨大、胁痛引背，拒按，入夜更甚，脘腹胀满，食欲不振，大便溏结不调，倦怠乏力，舌质紫暗有瘀点瘀斑。脉沉细或弦涩。

治法：行气活血，化瘀消积。

方药：复元活血汤（柴胡、瓜蒌根、当归、红花、甘草、穿山甲、大黄、桃仁）。

3. 湿热聚毒

主症：心烦易怒，身黄目黄，口干口苦，食少，腹胀满，胁胀刺痛，溲赤，便干，舌质紫暗，苔黄腻，脉弦滑或滑数。

治法：清热利胆，泻火解毒。

方药：茵陈蒿汤（茵陈蒿、山栀、大黄）。

4. 肝阴亏虚

主症：胁肋疼痛，五心烦热，头晕目眩，食少腹胀大，青筋暴露，甚则呕血、便血、皮下出血，舌红少苔，脉细而数。

治法：养血柔肝，凉血解毒。

方药：一贯煎（沙参、麦冬、当归、生地、枸杞子、川楝子）。

经动物实验和临床验证抗癌有效药物有半枝莲、茯苓、茵陈、穿山甲、山楂、虎杖、泽泻、肿节风等。在辨证论治基础上，可以加用上述药物。

二、验方

清肠消肿汤（八月札、广木香、红藤、白花蛇舌草、苦参、丹参、生薏米、乌梅肉、瓜蒌仁、凤尾草、半枝莲、壁虎），水煎服，日1剂，并将本方煎剂的1/3保留灌肠。

三、预防与调摄

调摄的目的在于提高生存率，延长生存期，提高生存质量。其重点在于注意患者全身状态的变化，如体重、皮肤改变、精神状态等。为加强并发症的预防，嘱食用富于营养易消化的软食，忌食生冷油腻及硬性食物，忌用损害肝肾功能及对胃肠道有刺激性的食物和药物，以防止出血。加强心理调摄，在做好患者思想工作的前提下，可以采取公开性治疗，这样既可以减少患者不必要的猜疑，还有助于患者积极配合治疗。

第六节 疟 疾

疟疾是感受疟邪引起的以寒战、壮热、头痛、汗出、休作有时为临床特征的一类疾病。本病常发生于夏秋季节，但其他季节亦可发生。

近年来，对疟疾有关的理、法、方、药进行了系统的发掘整理和临床研究，从而使中医关于疟疾的理论更为充实和丰富。在疟疾的防治工作中，开展了关于青蒿素治疗疟疾的研究，证实其作用效果优于氯喹，这一科研成果，显示和发扬了中医治疗疟疾的优势。

本节讨论内容主要是西医学中的疟疾。至于非感受"疟邪"而表现为寒热往来，似疟非疟的类疟疾患，如回归热、黑热病、病毒性感染以及部分血液系统疾病等，亦可参照本节辨治，但在辨病诊断上应加以鉴别。

一、病因病机

(一) 病因

本病的发生，主要是感受"疟邪"，但其发病与正虚抗邪能力下降有关，诱发因素则与外感风寒、暑湿、饮食劳倦有关，其中尤以暑湿诱发为最多。夏秋暑湿当令之际，正是蚊毒疟邪肆虐之时，若人体被疟蚊叮咬，则疟邪侵致病。因饮食所伤，脾胃受损，痰湿内生；或起居失宜，劳倦太过，元气耗伤，营卫空虚，疟邪乘袭，即可发病。

(二) 病机

疟疾的病位总属少阳，故历来有"疟不离少阳"之说。感邪之后，邪伏半表半里，出入营卫之间，邪正交争，则疟疾发作；疟邪伏藏，则发作休止。发作时，邪入与营阴相争，卫阳一时不能外达，则毛孔收缩，肌肤粟起而恶寒；其后，邪出与卫阳相搏，热盛于肌表，故又转为高热；迫正胜邪却，则疟邪伏藏，不与营卫相搏，汗出热退，症状解除。至于休作时间的长短，与疟邪伏藏的深浅有一定关系，如每日发、间日发者，邪留尚浅；三日发者，则邪留较深。

由于感受时邪不一，或体质有所差异，可表现不同的病理变化。一般以寒热休作有时的正疟，临床最为多见。如素体阳虚寒盛，或感受寒湿诱发，则表现为寒多热少的寒疟或但寒不热之"牝疟"。素体阳热偏盛，或感受暑热诱发，多表现为热多寒少之温疟。因感受山岚瘴毒之气而发者为瘴疟，可以出现神昏谵语、痉厥等危重症状，甚至发生内闭外脱的严重后果。若疫毒热邪深重，内陷心肝，则为热瘴；因湿浊蒙蔽心神者；则为冷瘴。

本病总因感受疟邪所致，故病理性质以邪实为主。但疟邪久留，屡发不已，气血耗伤，不时寒热，可成为遇劳即发的劳疟。或久疟不愈，气血瘀滞，痰浊凝结，塞阻于左胁下而形成疟母。且常兼有气血亏虚之象，表现为邪实正虚。

二、诊查要点

(一) 诊断依据

(1) 发作时寒战，高热，汗出热退，每日或隔日或三日发作一次，伴有头痛身楚，恶心呕吐等症。

(2) 多发于夏秋季节和流行地区，或输入过疟疾患者的血液，反复发作后可出现脾大。

(二) 病证鉴别

(1) 疟疾与风温发热：风温初起，邪在卫分时，可见寒战发热，多伴有咳嗽气急、胸痛等肺系症状；疟疾则以寒热往来，汗出热退，休作有时为特征，无肺系症状。在发病季节上，风温多见于冬春，疟疾常发于夏秋。

(2) 疟疾与淋证发热：淋证初起，湿热蕴蒸，邪正相搏，亦常见寒战发热，但多兼小便频急，滴沥刺痛，腰部酸胀疼痛等症，可与疟疾作鉴别。

(3) 寒疟、温疟和瘴疟：疟发寒重热轻，或但寒不热者，为偏于寒盛，属于寒疟；热重寒轻，或但热不寒者，为偏于热盛，属于温疟；如高热不退，头痛甚则出现惊厥，抽搐，颈项强直，昏迷等症，为邪入心肝的危重症，多属疫疟（瘴疟）。

(三) 相关检查

典型疟疾发作时，血液涂片或骨髓片可找到疟原虫，血白细胞总数正常或偏低。如果周围血象白细胞总数升高，血尿和脑脊液中发现回归热病原体，有助于回归热的诊断。周围血象全血细胞减少，骨髓或肿大的淋巴结穿刺液做涂片染色找到利杜体有助于黑热病的诊断。血白细胞总数及中性粒细胞均显著增加，痰直接涂片可见致病细菌，又线检查可见肺病炎症征象，有助于细菌性肺炎的诊断。尿常规及中段尿检查，镜下每高倍视野白细胞在5个以上，或见白细胞管型，血液白细胞总数以及中性粒细胞增加，尿培养菌落计数大于10^5/mL有助于泌尿系感染的诊断。

三、辨证论治

(1) 辨证要点：疟疾的辩证应根据病情的轻重，寒热的偏盛，正气的盛衰及病程的久暂，区分正疟、温疟、寒疟、瘴疟、劳疟的不同。

(2) 治疗原则：疟疾的治疗以祛邪截疟为基本治则，区别寒与热的偏盛进行处理。如温疟兼清，寒疟兼温，瘴疟宜解毒除瘴，劳疟则以扶正为主，佐以截疟。如属疟疾，又当祛瘀化痰软坚。

(3) 证治分类：①正疟；②温疟；③⑧寒疟；④瘴疟：又分为热瘴与冷瘴；⑤劳疟。

四、小结

疟疾是以寒战、壮热、头痛、汗出、休作有时为临床特征的疾病。病因为感受疟邪，并与正虚有关。病机多为疟邪伏于半表半里，邪正相争，则寒热发作；正胜邪却，则寒热休止。其临床表现，若寒热休作有时者为正疟；热多寒少或但热不寒属温疟；寒多热少或但寒不热属寒疟；瘴毒内盛，病势严重，多伴神志障碍者属瘴疟；疟邪久留，耗伤气血，遇劳即发者为劳疟；疟久不愈，血瘀痰凝，结于胁下，则为疟母。治疗原则为祛邪截疟，并根据疟疾的不同证候论治。如温疟兼清；寒疟兼温；瘴疟宜解毒除瘴；劳疟则以扶正为主，佐以截疟；如属疟母，又当祛瘀化痰，软坚散结。

五、临证参考

(1) 疟邪伏藏于半表半里，属少阳经脉部位故历来有"疟不离少阳"之说。在治疗上，一般多使用柴胡之剂，但必须辨证，不能见到疟疾一概使用之，临床应掌握寒热往来的症状特点使用为宜。

（2）疟疾的治疗可在辨证的基础上选加减疟药物，常用的如常山、青蒿、槟榔、马鞭草、豨莶草、乌梅等。此外，服药时间一般以疟发前2小时为宜。若在疟发之际服药，容易发生呕吐不适，且难以控制发作。

（3）瘴疟来势凶猛，病情险恶，治疗宜重视解毒除瘴。如出现神昏谵语，痉厥抽风等严重症状时，宜早投清心开窍药物，必要时进行中西医结合治疗。

（张持萍）

第五章 肾系病症

第一节 急性肾功能衰竭

一、概述

急性肾功能衰竭（简称急性肾衰），是由多种原因引起的肾功能急剧障碍，临床以突然少尿、无尿、酸碱平衡失调、水、盐、电解质紊乱和氮质血症等为主要临床表现的一种急性尿毒症综合征。

根据病因急性肾衰一般可分为肾前性、肾性、肾后性三类。凡能引起肾脏急性缺血和急性肾实质损害的因素均可导致急性肾衰的发生，而使肾脏血液循环障碍，肾小球滤过率明显减少，肾小管坏死和原尿回流，肾小管上皮细胞主动吸收功能减弱或消失。由于发病之不同，可自轻微病变至肾小管广泛性坏死。一般肾盂体积增大、质软，切面肾皮质苍白及缺血髓质呈暗红色，镜下见肾小管上皮变平，混细胞肿胀、变形、脱落，管腔内有管型及渗出物。患者大都在发病前有前驱症状，因引起原因不同，临床表现颇多变异，一般可见少尿期、多尿期和恢复期临床表现。根据原发病史、临床表现、少尿和尿的改变特点、肾功能检查等，诊断一般不困难。该病是临床常见的一种严重疾病，死亡率相当高。如能及时诊断与治疗，多半是可逆性的。急性肾衰属于中医学的"癃闭"，"关格"等病症范畴。现代研究认为，少尿期多从邪实和阴伤立论。邪实方面有：邪入血分，血热相结，水道不利，热毒深入下焦，结于膀胱，气化不利，水道阻滞；疫毒犯肺，热阻塞递，肺失宣肃，水道不利；热毒攻穿于肾，熬血损络，毒塞血凝，肾络瘀阻，肾之气化行水功能障碍；瘟毒蓬结脏腑，浊邪尘盛，阻滞三焦，气化不利等，均使尿液减少；而尿路的结石、肿物、血块、手术后等梗阻尿路，尿液排出不畅或不能排出，使尿液内蓄，化为湿热浊毒为患；外伤导致肾络瘀阻，开合失灵，出现尿少、尿闭；阴伤方面则有疫毒之邪入于下焦，灼伤津液，耗及肾阴；或严重失水、失诚、失血等，使尿无来源；邪毒内盛，真阳被灼，肺肾受损，气化失职而成尿闭。少尿期过渡到多尿期，尿量增多，但也可是正气来复，气郁宜通证正气奋起抗邪，驱逐湿毒的积极反应。总之多尿期既有阴伤正亏的一面，也有湿毒外泄、郁阻得通的一面。而恢复期多为肾虚未复，尤以肾阴亏虚为著，脾胃虚弱之象。

总之，急性肾衰病位在肾，但与肺脾三焦膀胱关系密切。病机关键在浊毒内蕴，肾失气化（或为肾气闭阻）。其治疗大法，少尿期多以驱除邪毒为主，多尿期量正气来复，但湿毒内蕴乃应扶正祛邪兼顾，而恢复期则以扶正固本为要。

二、分期辨治

(一) 少尿期

少尿是急性肾衰的特征表现,其发生是一个与肾缺血、肾中毒密切有关的复杂过程,虽然引起的病因不一,而演变规律却大致相同。持续的肾血管收缩使肾血流减少,肾小球滤过率下降,故此引起少尿或无尿。在持续期,肾小管阻塞及反漏亦起着重要的作用。一般病人在发病1~2天出现少尿(尿量<400mL/日)亦有呈无尿者(尿量<100mL/日)。少尿期一般约10天左右。因肾脏排尿减少,故引起水、钠潴留、高血钾、尿毒症、酸中毒、高血压、心力衰竭、贫血及出血倾向等症状。中医研究多从邪实和阴伤立论。此时可将其病机概括为毒、虚、瘀、闭四字。"毒",指湿热邪赤、水毒、火毒、食毒、药毒、虫毒等。"虚",指正气亏损,多为气阴之不足。"瘀",指瘀血阻滞,蟹淤肾络。"闭",指尿窍闭阻,二便不通,三焦气滞。其病机关键乃湿毒内扰、下焦闭阻。故其治亦重在祛邪,况本虚非一时治疗所能奏效,邪实不仅能够加重本虚,若不及时救治,常致病情加剧而危及生命。因此,在治疗上常采用结肠透析以排毒、通腑攻下以开闭,治法以清热解毒、活血化瘀为主,少佐以扶正之品。

1. 浊毒内闭、气虚血瘀

【主症】

在原发病的基础上,突然出现尿量减少,尿<400mL/24 小时,或<17mL/小时,尿比重常固定在1.010左右,尿中出现蛋白、红细胞、白细胞、上皮细胞及各种管型。本期大多数为7~14天。临床可出现水中毒和低钠血症、高钾血症、银质血症、代谢性酸中毒、高血压、心力衰竭、贫血及出血倾向等。病人由原发病之不同而症状及舌脉有较大的不同。

【治则】

清热解毒化浊、益气活血利尿。

【方药】

结肠灌注液1号(《中西医结合内科急救医学》):大黄、丹参、黄芪、红花。

【方药评述】

该方是成都中医学院叶传蕙教授多年研制的方剂,经本院及全国各地应用研究,证明其治疗急性肾衰疗效可靠。叶传蕙教授认为治疗急性肾衰当以祛除邪毒为主,采用清热解毒,活血化瘀、益气利尿的治则,选用大黄、丹参、黄芪、红花组成中药结肠灌注液1号,进行结肠灌注疗法。结肠灌注的给药方法,与现代的透析疗法具有同样作用,不仅避免了口服给药的不足,且研究发现与平板型人工肾透析治疗效果一样。并经十余年来各地临床重复运用,对各种诱因引起的急性肾衰都有确切的疗效。实验研究证明,该方对动物缺血性及中毒性急性肾衰,能使其尿素氮明显减少,肾肿胀减少,肾小管坏死减轻,坏死的肾小管再生修复增强,降低肾衰动物的死亡率,延长其生存时间。应用时将煎液100mL加4%碳酸氢钠20mL,加温至38℃,通过肛管做结肠灌注,每日6次,至病情好转酌情减量或停用。该法适用于各种诱因引起的急性肾衰。

【加减】

由于引起急性肾衰的诱因不同,上方可依据原发疾病的不同辨证加味,或者配合辨证口服汤药。

2. 浊毒内闭，邪热伤阴

【主症】

除上述一般体征外，尚有明显的肾脏损害，血尿素氮>7.0mmol/L（20mg%），肌酐>177mmol/L（2mg%），肾区有叩击痛，小腹胀满或拒按，烦躁或神志不清，呕恶频繁，外渗现象明显，舌质红绛、苔焦黄，或光红少苔、脉数等。

【治则】

泻热化浊，活血化瘀，养阴清热。

【方药】

泻下通瘀合剂《中医杂志》大黄、枳实、芒硝、生地、麦冬、白茅根、桃仁、猪苓。

【方药评述】

该方是南京中医学院周仲瑛教授多年研制，用来治疗温病急性肾衰的效方，周仲瑛教授认为温邪入里，热毒由气传及营血，热瘀血结，瘀热壅阻下焦，导致血结水阻。其病机主要表现为三实（热滞、血毒、水毒）一虚（阴津的耗伤）。故用大黄泻下通便、凉血解毒、化瘀止血；合芒硝、枳实以加强通腑泄热；伍生地、麦冬滋阴生津，配白茅根凉血止血，清热生津利尿，猪苓利水泄热；桃仁活血化瘀。共奏泻下通瘀、滋阴生津之功能。经过多年大量的病例观察，该方对热毒引起的急性肾衰总有效率达96%，显著优于西药对照组。泻下通瘀，它包括了下邪热、下瘀血、下水毒等方面，与滋阴生津法配合，具有增液通腑、通瘀散结、滋阴利水等多种作用。实验研究提示，泻下通瘀合剂能增加人血清白蛋白，增加胶体渗透压，减轻肾间质水肿，使肾血流量明显增加，降低肾脂质过氧化物含量，并能改善微循环及调节免疫功能紊乱，有利于肾功能的恢复；且本品不仅作用于病变脏器，而且具有整体综合效应。服法：每剂制成50mL，成人每次25ml，儿童15~20mL，每日4次口服。危重病人可1日6次。3~5天为一疗程，必要时重复运用。不能口服者可鼻饲，量同上；或行保留灌肠，每次150mL，1日1~2次，呕吐减轻后改为口服。

【加减】

可视原发病证加味。如咳嗽气促不得卧者加葶苈子泻肺平喘血分瘀热加水牛角、丹皮、赤芍、牛膝凉血化瘀；津伤明显者加玄参；小便赤少不畅者，加阿胶、泽泻、车前子养阴利水此期虽分以上二型，临床往往浊闭、热瘀并存。气虚阴亏兼至。故少尿期二方可结合应用，灌肠和口服并施，以求热毒解，浊闭开，正气得以自复，疾病趋于康复。

(二) 多尿期

当24小时尿量超过400mL时，表示肾实质开始修复，肾小管上皮细胞开始再生，肾间质水肿开始消退，但并不表示病情稳定，在多尿期早期，因肾脏功能尚未恢复，仍有氮质血症等一系列并发症。此期尿量增多，是正气渐回未复，正虚不能固摄，水不蓄藏；或为正气未复，气郁宣通，正气奋起抗邪，驱逐湿毒的积极反应。总之，既有阴伤正亏的一面，也有湿毒外泄、郁阻得通的一面。

【治则】

益气养阴，清化湿浊。

【主症】

气短乏力，神疲倦怠，自汗或盗汗，手足心热，心烦不宁，腰膝酸软，舌质淡红、苔薄、脉细数无力。

【方药】

薛氏参麦汤。西洋参、麦冬、石斛、木瓜、鲜莲子、生谷芽、生甘草。

【方药评述】

该方是温病后期常用的名方。方中西洋参益气养阴、清热扶正，为方中之君；麦冬、石斛滋养阴诚、平补阴津，为西洋参之助生甘草、生谷芽，培补元气，健胃以调后天，扶助正气亦为西洋参之助木瓜清利湿邪，莲子清解余热，二药稍稍与之，以防正虚邪恋之虞，为之佐使。诸药合用气阴得补，余邪得祛，促使机体康复。现代药理研究表明：西洋参、麦冬、石斛益气滋阴扶正之品，通过补虚提高机体免疫能力，增强机体对各种有害刺激非特异性抵抗力，并调节和促进机体代谢；莲子有丰富的营养作用，这些补虚扶正之品对于患者体内大量蛋白质的消耗、提供了修复的营养；谷芽开胃增欲，促进消化功能；木瓜和甘草均有不同程度的抗利尿作用，对于缩短多尿期病程有良好的作用。因而对于多尿期气阴两虚为主，而湿毒之邪尚未尽消者运用甚为合理。

【加减】

若湿毒之邪（尿素氮）排泄较慢血肌酐下降不明显者，加大黄以泻浊排毒若肾阴虚甚，阴虚热郁，小便频数而热赤者，加二至丸（女贞子、旱莲草）或合六味地黄汤，以补肾阴、清虚热；若肾气虚肾气不固，小便清长而量多者，加肾气丸合桑螵蛸散，以固肾气，司摄纳；若湿热留恋不解，纳呆厌食，呕恶便溏，心烦尿黄者，加温胆汤以清热化湿；若脾虚纳呆者，加白术、茯苓、山药、砂仁，以健脾和胃。

（三）恢复期

此期临床症状迅速改善，血生化指标基本恢复，尿量逐渐正常。多尿期之后肾功能恢复正常约需要3个月到一年，绝大多数患者肾功能可以恢复到能维持正常生活及一般劳动水平，部分病人可遗留不同程度的肾功能损害。中医认为此期病机多为正气耗损，气阴亏虚。

治疗措施：由于恢复期以脾肾亏损为主要病机，而治疗亦重在补益脾肾，增强抵抗力，促进机体脏腑功能活动恢复正常。如脾虚者方用参苓白术散（人参、茯苓、白术、甘草、山药、扁豆、莲子、薏米、砂仁）；脾胃气虚者用补中益气汤（黄芪、人参、当归、桔梗、升麻、柴胡、白术）；气阴两虚者，方用参芪地黄汤（党参、黄芪、生地、山药、萸肉、茯苓、丹皮、泽泻）；肾阳虚者，方用肾气丸（桂枝、附子、生地、山药、萸肉、茯苓、丹皮、泽泻）等；特别是服用丸药长期巩固治疗，对于肾的气化功能恢复具有重要的意义。

三、现代研究

（一）专方治疗

急性肾衰，一般皆有典型的三期经过，少尿期症情危重，目前治疗多从通腑攻下立法。

1. 结肠灌注法

结肠灌注法在该病中应用较多，少尿期病人往往呃逆呕恶，重者频繁呕吐，近些年来临床学者尤为重视中药结肠灌注，克服呕逆之影响，还可准确计算出入水量、药物剂量等，其疗效肯定，方法简便。叶传蕙等研制的中药结肠灌注液1号（大黄、丹参、黄芪、红花）治疗急性肾衰，疗效卓著，取得了突破性进展，临床得到广泛的应用；并运用该药临床观察30例，中药组治愈率达85%，西药对照组为50%，二组差异显著（$P<0.005$）。翟风鸣亦应用该方治疗，分为灌注组10例，将本品100mL加4%碳酸氢钠20mL，于5分钟内快速点滴完毕，保留30分钟后，嘱病人自行排出灌液，反复6次为一个透析日，6~8天为一个疗程；对照组9例采用国产平板型人工肾透析治疗结果；灌注组和对照组分别治愈9例和8例，死亡各1例，疗效无显著差异（$P<0.05$）。石定华等采用中药结肠灌注液1号方及方法，治疗因鱼胆中毒而导致的急性肾衰3例全部治愈。徐新献等也用结肠灌注液1号方及方法，治疗出血热急性肾衰34例，日4~6次保留灌肠，用3~5天；结果本组少尿期持续、尿蛋白消失、尿素氮恢复正常和住院时间较西药对照组短（$P<0.01$），且灌肠组治愈率为94.1%高于对照组，病死率低于对照组（P均<0.05）。姚树溶用该方灌注治疗50例急性肾衰，治愈率为90%，远期成活率达94%。由于引起急性肾衰的原发病之不同，故而多以大黄为主而随病证加味治之。李传中治疗出血热少尿期，采用中药（大黄、茯苓、桂枝、猪苓、泽泻、桃仁、朴硝、甘草，浓煎100~150mL，日1~2次）保留灌肠，出血者加用生地、丹皮、紫草、茜草，气阴两虚者加党参、麦冬、五味子，结果6例均进入多尿期。徐德先等治疗出血热急性肾衰49例，采用通腑泄热灌肠液（大黄、玄参、麦冬、车前子、生地、茅根、玄明粉、通草、知母、黄柏，随症加减，水煎200ml保留灌肠/日2~4次，直多尿期为止）治疗，结果中西药合用组总有效率为87.8%，而单纯西药组为77.8%，且治疗组尿蛋白转阴、少尿及尿素氮和肌酐恢复正常时间均少于对照组（$P<0.001~0.01$）。崔淑珍等治疗急性肾衰，在西医综合治疗基础上，分为观察组14例，对照组12例，观察组加用复方大黄灌肠汤（大黄、槐花、桂枝，浓煎200mL，100mL/日2次）保留灌肠，经过6天的治疗，结果观察组全部治愈，对照组治愈4例，好转2例，无变化6例。颜钟等治疗26例，采用中药基本方（大黄、芒硝、桂枝、丹皮、茯苓、泽泻、白茅根，随证加味）灌肠治疗，结果治愈19例，好转5例，死亡2例；少尿期平均6.1天，肾功能恢复平均8.8天。陈波等治疗出血热急性肾衰21例，采用中药结肠透析液（大黄、芒硝、丹参、麦冬、滑石、枳实、栀子、桃仁、鲜茅根、鲜生地、车前子、通草、丹皮）保留溜肠30~60分钟，4~6小时一次/日，连续4~5天，结果治愈20例，死亡1例。应乔麟治疗17例，取槐花、蒲公英、益母草、煅牡蛎浓煎200mL，再入大黄粉30克调匀，微火煮10分钟，就过药汁，待冷至31~41℃时，以每分钟100滴的速度作滴入灌肠并保留1~2小时，日1次，同时加强支持疗法，结果全部有效，用药后第2天胃肠道、精神神经症状即减轻，生化指标亦有改善，进入多尿期平均3.5天，脱离急性肾衰后停用。刘晋湘等治疗16例，用片大黄、海藻、红花、黄芪、党参、蒲公英，提取制成混悬液250mL灌肠，肠道保留1~2小时，同时血透2次/周，对照组单用血透；结果治疗组及对照组均痊愈，但治疗组可显著地减少透析次数，缩短病程。潘厚俊等治疗非类固醇消炎药引起的急性肾衰5例，应用生大黄、六月雪、煅牡蛎，煎成300mL保留灌肠1次1丹参注射液10支加入液体静滴，或川芎嗪200mL/日3次，结果短者8日，长者117天均肾功恢复正常。

2. 通腑泻下法

现代医学角度研究认为，泻下由于使水分和毒素排出，能缓解高血容量，解除或防止肺水肿、脑水肿等致俞综合征，降低血钾，使肾周围组织水肿减轻，从而改善肾的血流，有利于肾损之恢复。周仲瑛认为温病引起的急性肾衰,其少尿期的病机关键是蓄毒、蓄血、蓄水与伤阴,即三实一虚证,故此创用泻下通瘀法。经临末观察86例,总有效率达96.5%。周仲瑛等又应用泻下通瘀合剂(大黄、芒硝、桃仁、生地、木通等,每次60mL,2~3次/日)治疗出血热少尿期150例,结果总有效率达96%,显著高于西药对照组,并观察到尿常规及肾功能的改善,临床主要症状和体征消失时间等方面均优于对照组。经过不断研制与改进,周仲瑛箔又应用泻下通瘀合剂(大黄、枳实、芒硝、生地、麦冬、白茅根、桃仁、猪萎)治疗出血热少尿期202例,结果治疗组总有效率为96%,显著优于西药对照组($P<0.05$),且肾功能恢复时间短于对照组($P<0.01$),免疫功能改善也高于对照组,治疗前后甲皱微循环障碍恢复正常时间短于对照组($P<0.05~0.01$)。从而表明该方对于出血热少尿期有可靠的临床疗效。孙景振亦应用周下通察合剂治疗30例,结果总有效率为96.7%。由于急性肾衰少尿期均有二便闭之特点,故此通腑泄下法组方也大同小异。如黄孝明治疗44例,方用承气汤通里攻下为主,并口服大黄粉10克、硫酸镁25克、甘露醇125mL,日1~2次,结果43例治愈,死亡1例。徐志瑛应用导泻疗法,方用加味承气汤(大黄、生地、玄参、麦冬、芒硝、桃仁、栀子、白茅根、丹参),观察到导泻成功者预后较好。方国民治疗出血热少尿期75例,均先服大黄(开水泡)、芒硝(冲服)各30克,然后煎服生地、玄参、麦冬、水牛角、赤芍、丹皮等,结果治愈73例,均在服后2~6小时(若服药后3~4小时无腹泻再服硝黄1剂)排出黄黑禅便及数量不等的小便,于1~3天渡过了少尿期,仅死亡2例。韩志忠治疗出血热急性肾衰150例,药用大黄、生地、广角粉、丹参、紫草、枳实、丹皮、川朴、芒硝、赤芍、竹叶、猪苓、泽泻、甘草为基本方,随证加味,结果总有效率为94%。刘俊彬等治疗36例,在西药综合治疗基础上,加用丹参、生大黄、白茅根、黄芩、川芎、当归、黄芪、党参、甘草煎液,日1~2剂,连用3~5天或直至超越少尿期,结果有效32例,无效4例,显著优于西药对照组($P<00.01$)。刘明武治疗创伤后急性肾衰36例,方用血府逐瘀汤加减(大黄,当归、白米根、桃仁、川芎、赤芍、桔梗、红花、柴胡、甘草、丹参、枳壳、大腹皮),并随证加味;服药6~10剂后均愈,随访3年均未复发,亦无后遗症。杨孝勤等治疗出血热少尿期12例,用大柴胡汤原方随症加味,结果均顺利进入多尿期,王立方治疗49例,药用大黄、生地、水牛角、白茅根、山栀子、丹参、车前子、滑石,木通、竹叶、芒硝、牛膝为主方,随证加味,结果总有效率达93.8%。

3. 其他疗法

陈梅芳等则用生大蒜120克,芒硝60克,拌和捣烂,用纱布包好,其下垫以凡士林纱布外敷肾区,4小时取下,连续3天,有良好的利尿作用。傅文录等针对少尿期水肿,进行浴洗疗法,药用麻黄,桂枝、细辛、羌活、独活、苍术、白术、红花各30克,煎水浴洗。随着汗出肿消,2例均度过少尿期且发现该疗法对于水肿期尿少阶段,随因势利导的汗出,并有良好的促进利尿作用。兰青山治疗出血热急性肾衰竭117例,采用宜畅三焦方(麻黄、苍术各20克、杏仁、藿香各15克、茯苓、陈皮、泽泻各30克、木香10克)为主,随证加味,结果总有效率为97.44%;显著优于西药对照组($P<0.05$),且尿素氮及肌酐、尿蛋白转阴时间,无尿型肾衰发生率等肾功能改善指标,亦明显优于对照组($P<0.01$或0.005)。

(二)药物研究

由于急性肾衰的发病与肾缺血、肾中毒关系密切,故此药物研究也大都集中在活血化瘀，补虚扶正及大黄的应用上。如王国栋等总结近年文献报道指出川芎、丹参对于实验性肾衰模型有可靠的防治作用，可保护肾小管，扩张肾小动脉。对缺血肾改善显著；当归、益母草、灯盏花素、覆术、水蛭、毛冬青、红花、田七等，对急性肾衰动物均有不同程度的防治作用；扶正之品人参、黄芪、冬虫夏草对于动物模型缺血肾有保护作用，能通过清除氧自由基等多种机制而达防治急性肾衰之目的。大黄的应用研究在急性肾衰中尤为重视，而大黄无论是口服、灌肠，还是二者同时运用，其治疗急性肾衰均有良好的临床疗效。

（三）治法研究

急性肾衰由于少尿期症情危重，因而结肠灌注法尤为临床所重视。灌肠疗法的优点是部分中药可以通过结肠壁迅速吸收而起全身治疗作用，通过结肠黏膜的透析作用，达到排除机体部分代谢产物，且能更好地掌握出入量的平衡。有资料表明，该疗法与透析临床效果无显著性差异（$P>0.05$）。

临床运用效果好而重复率较高。实验研究表明中药结肠灌注1号，对动物缺血性及中毒性急性肾衰模型具有显著的防治效果，能使血清尿素氮、肌酐明显下降，尿量增加，延长动物死亡时间，降低死亡率；还能增加肾血流量，改善肾微循环，减轻其间质水肿，减轻肾小管坏死程度并促进死亡肾小管再生修复等作用。

少尿期由于二便不通，故此"通法"研究颇受重视。通法大体有清热解毒、祛湿逐水、行气化瘀、通腑泄热、宜畅三焦、疏利肝胆、泻肺行水、攻逐蓄血、益阴扶阳、药透及贴敷等十法，而通腑泄下法研究则为其热点。通腑泻下多以大黄为主的组方。大黄泻下力猛，有荡涤肠胃、推陈致新、活血化瘀及泻火解毒等功效。急性肾衰少尿期，由于肾脏丧失了排泄功能。从而导致水中毒、高血钾、氮质潴留等症的出现。大黄的主要成分为大黄酸二蒽酮试、番泻贰，能刺激大肠增加其蠕动，减少水分的吸收而促进排便，并可影响到多种电解质的吸收和分泌，增加水分和Na^+向肠道内移行的速度，还有软强的利尿作用，并能降低尿素氮的合成，抑制蛋白质的分解和改善循环功能等多种作用；故可通过泻下达到排水、排钾和排毒的目的，并能减轻肾周围水肿，改善肾血流，有利于肾功能的恢复，使病人度过少尿期。少尿期目前多数医家认为，邪实主要表现在火、热、湿、瘀、海等方面，治应急于祛邪，以大黄为基础加用清热解毒、冯火利湿、凉血化瘀之品，不可过用扶正之品，以免闭门留寇，损害正气。

病至多尿期，既有肾脏浓缩功能差，调节平衡能力低的正虚一面，又有机体经过急性肾衰少尿期，各种毒性物质潴留遗成的湿毒邪阻的一面。故不能一见尿量增多，即忙于收敛固涩，而应在滋阴益气生津的基础上，加淡渗分利、清化湿热之品。"通因通用"自能加速内邪外排。如李文英等治疗出血热多尿期30例，方用玉液汤（天花粉、生山药、黄芪、知母、葛根、五味子、生地、麦冬）日1剂水煎100mL口服，结果痊愈28例，有效2例。李正治疗205例，方用人参甘覃汤（人参3克另炖、炙甘草6克、黄精、百合各60克），同时服黑米稀粥，结果总有效率98%。

四、常用民间单方、验方

（1）琥珀12克、白花蛇舌草30克、玄参300克，水煎后热敷腹部。适用于控制氮质血症（《急性肾功能衰竭》）。

（2）田螺5~7个，去壳捣烂敷关元穴。适用于少尿无尿者（《中医内科急症》）。

(3) 鲜车前草 60 克、鲜藕 60 克，共捣汁，一次服。适用于少尿或无尿者（《实用中医内科急症手册》）。

(4) 蝼蛄 6 个、螳螂 6 个（去翅、足），研末，分三次白水冲服。适用于急性肾衰少尿无尿者（《中医内科急症》）。

(5) 大蒜 100~150 克，摘泥外敷两腰眼，如敷后发现有水泡，可徐上凡士林后再敷，日 1 次。适用于少尿无尿者（《中医急症救活》）。

(6) 连根葱 1 茎，生姜 1 块，淡豆豉 21 粒，盐 1 匙，共研烂，捏成饼状，烘热后敷于脐部，以布扎定，气透脐内，即能通二便。适用于二便闭者（《中医肾脏病学》）。

(7) 杞子 15~30 克，南枣 6~8 枚，鸡蛋 2 只，加水同煮，吃蛋饮汤，每天或隔日一次（《肾脏病的饮食疗法》）。

第二节 慢性肾功能衰竭

一、概述

慢性肾功能衰竭（简称慢性肾衰）是多种慢性肾脏疾病遗成严重的肾单位毁损及肾功能减退，引起体内代谢废物潴留、水及电解质紊乱、酸碱平衡失调等临床综合征，最后导致尿毒症的发生。由于肾功能损害是一个较长的发展过程，不同阶段有不同程度的特点，一般按肾功能水平分成四期。一般来说，肾功能不全代偿期不产生血尿素氮和肌酐升高，体内代谢平衡，不出现临床症状；肾功能不全失代偿期，血肌酐（Scr）水平上升至 177μmol/L（2mg/dl）以上，血尿素氮（BUN）水平升高，>7.0mmol/L（20mg/dl），病人有多尿或夜尿，倦怠，体重下降，尿浓缩功能减退，轻度贫血等症状；肾功能衰竭期，血 BUN 水平高于 17.9~21.4mmol/L（5mg/dl）以上，病人出现贫血，血磷水平上升，血钙下降，代谢性酸中毒，水电解质紊乱等；尿青症期，此期除上述症状加重外，酸中都明显，出现各系统症状，甚则惊厥、昏迷等。慢性肾衰的病因很广，各种肾脏病的晚期都可以出现慢性肾衰。慢性肾衰的发病机理，其规律是肾小球进行性损害过程，而产生进行性损害的机制与肾小球过度滤过有关，因残余肾单位肾小球的过度滤过，最终导致肾小球相继硬化；另一方面由于毛细血管压力和血流增高，促使巨噬细胞向毛细血管外移动和进入系膜区，这些都促使小球硬化。慢性肾衰时，某些引起毒性作用的体液因子，在体内浓度逐渐增高，并非完全由于肾脏清除减少所致，而是机体一种平衡适应，但在适应过程中，又出现新的不平衡，如此周而复始的矫枉失衡，引起机体进行性损害。而尿毒症时的尿素、胍类以及中分子等物质的蓄积，使机体中毒而产生各种症状。

慢性肾衰根据其临床表现，属于中医学的"关格"、"肾旁"、"癃闭"、"溺毒"等病症的范畴。由于慢性肾衰病位在肾，历代医家大都认为因肾气劳伤、日久不愈所致，特别指出肾失分清泌浊的功能，使湿浊毒邪不能外出，潴留体内而变生诸症。现代研究多认为脾肾虚损为本病之素因。因为肾功能衰竭肾失去分清泌浊的功能，使湿浊潴留于体内，而引起本病。当然湿浊仅为本病之标，而脾肾虚损乃为本病之本。慢性肾衰多由慢性肾炎、慢性肾盂肾炎、肾中毒等疾病发展而来，在其逐渐发展阶段，病情尚能稳定，但往往遇到外感、烦劳过度及饮食不节等诱因而使病情加重。慢性肾衰可由多种原因而引起，但在其发病机制中以脾肾虚衰、浊毒潴留为关键。肾阳虚衰，土失温照，则脾阳亦伤；脾阳虚衰，脾失健运，化源不足，肾失濡养，也可引起肾气不足，肾阳虚衰最后导致脾肾气虚或脾肾阳虚，乃至水湿不运，浊毒壅滞，气机逆乱，危象蜂生；或肾水不足，水不涵木，肝肾阴虚，虚风内动；或阳虚日久，阳损及阴，阴阳俱虚，最后导致阴阳离决。在慢性肾衰的全过程中，自始至终都贯穿着湿邪为患，湿浊阻滞，气机不畅，血运受阻而淤滞，况久病又加重其血瘀；湿郁化热，湿热蕴结，化为浊毒，伤及脏腑，耗损气血。总之慢性肾衰属于正虚邪实证，正虚指脏腑气血虚弱，尤以脾肾虚衰为主，邪实指湿浊邪毒壅阻。早期多表现为虚证，或虽兼浊邪但不严重，到了慢性肾衰后期，多是虚实夹杂，脾肾更亏，浊邪壅盛，邪正相比，邪实常较为突出。而其治疗大法，早期侧重扶正，补益脾肾，正虚得补肾气强健而浊邪自去；中期正虚邪实交争，则应扶正祛邪兼顾。急则治其标，缓则标本兼顾；后期应以祛邪为主，兼顾扶正。因邪浊水毒不去则正虚难复。

二、分期辨治

(一) 肾功能不全代偿期

肾功能不全代偿期又称为肾贮备能力下降期，肾单位减少25%~50%，肾功能单位受损尚未达到总数的1/2，肾功能依靠自身的代偿使肾排泄和调节功能尚好，血BUN和Scr多处于正常范围，患者一般无显著的临床症状。但对于有多种慢性肾病史的患者，此时可能仍具有血尿、蛋白尿、高血压等症状，特别是慢性肾炎的患者，随着肾单位的损害而萎缩，血尿、蛋白尿可逐渐减少甚至消失，易误认为病愈。这种患者多有不同程度的脾肾亏虚症状或体征。虽然现代医学的理化检查不能确切地认定肾功能不全代偿期，但根据中医学"有其内而必形于外"的理论，肾损于内而必然呈现出肾元亏虚的表现。如脾虚者纳差、脘腹胀满，气血化源不足，四肢肌肉失其濡养，则现体质消瘦；肾虚则腰膝酸软、不耐劳作，气化不及则尿液频多；卫气出于下焦，卫外之力减弱，患者易于反复感冒。

防治：此期虽然现代医学检查尚不能完全认定，但在一定程度上可显示出脾肾亏损的症状或体征，中医治疗分别参见有关章节。应及时检查肾功能情况及肾脏形态、大小、结构、病理变化等，进行早期积极原发病的治疗，避免肾小球的进一步损害。外感既是慢性肾小球肾炎发病的一个重要外因，也是引起慢性肾炎复发的主要因素，且反复的外感常加重浮肿、血压升高、蛋白尿、血尿加重，从而引起肾功能的进一步的损害。因此要及时驱除外感或积极预防感冒，对于体虚易感者，可常服玉屏风散以增加抵御外邪的能力。各种感染病灶（湿热邪毒）也是促使慢性肾炎及慢性肾盂肾炎进行性恶化的重要因素，因而对于各种感染病灶的清除是杜绝恶性循环的重要环节。高血压的发生不仅是各种肾脏疾病的伴随症状，也是促使肾小球动脉硬化、产生恶性循环的因素，而高血压的辨治除视证而治外，特别应注意清除促使或产生高血压的加重因子，如水肿、瘀血、湿热等病理因素。另外对于有慢性肾脏病史的患者，要注意节制饮食、劳逸结合及调养情志，避免促使肾功能的进一步恶化。

(二) 肾功能不全失代偿期

此期肾单位减少50%~70%，肾功能水平降至50%以下，血BUN及Scr已超出正常范围，常因原发病及诱因的不同而BUN, Scr升高程度不同，血BVN>7.0mmol/L，Scr>177μmol/L。由于肾排泄和调节功能下降，肾浓缩功能差，病人出现夜尿多，这与体内代谢产物蓄积，血浆渗透浓度升高，产生渗透性利尿有关，此期病人有厌食、恶心、呕吐、腹泻等消化系统反应，这是因为氨和其他代谢产物的化学刺激所致。由于消化功能减退，容易产生营养不良，并使造血原料来源减少而出现贫血。贫血的另一个重要原因，还是肾脏损害促红细胞生成素减少及毒素的抑制有关。消化道症状的轻重，与肾功能损坏的程度及 BUN 数值的高低，基本上呈平行关系，中医学认为上述现象是肾病及脾的结果，它是五脏相关学说在病理上的具体表现。由于慢性肾衰患者肾气衰惫，气化无权，二便失司，遂致湿浊内停，上干脾胃，从而影响胃纳脾运和升清降浊的功能，脾胃的衰败不仅影响到水谷精微的化生，加重低蛋白血症，招致负氮平衡，减低机体的抵抗力，易受外邪的侵袭，同时将进一步加剧贫血。由于肾气虚衰，肾元亏损，蒸腾汽化功能减弱，夜晚属阴，阳气不足，故而夜尿频多而清长；肾元虚损而主骨生髓能力衰退，精血不能互生，亦为贫血的重要因素；肾气衰惫，分清泌浊功能低下，湿浊久蕴，化为湿热，甚则成为溺毒。

【主症】体倦乏力，气短懒言，纳少腹胀，腰酸腿软，口淡不渴，大便不实，夜尿清长，甚则畏寒肢凉，腰部发冷，舌淡齿痕，脉象沉弱。

【方药】
温脾汤（《备急千金要方》）生大黄、人参、熟附子、炮姜、甘草。

【方药评述】
温脾汤为温补脾阳、泻下冷积之方，近些年来用于治疗慢性肾衰的临床与实验研究报道较多。有人对临床报道的方药进行分析筛选发现，其中以温脾汤的重复率为最高，这与慢性肾衰脾肾虚衰、湿毒滞留的病机密切相关。方中附子温补脾肾，大黄荡涤泻下而除污浊，其共为主药；干姜、人参、甘草协助附子温补脾肾，为辅佐药；甘草并能调和诸药以和中，又为使药；诸药合用共成温补脾（肾）阳、祛除浊毒之剂，并以扶正为主，兼顾祛邪，恰适此期正虚为主，湿浊溺毒潴留较轻之证。实验用温脾汤治疗慢性肾衰大白鼠，血 BUN、Scr 明显降低，高磷、高钾、低钙血症得到改善，必需氨基酸水平上升，毒素、胍类化合物产生受到显著抑制，故而对慢性肾衰的大鼠模型能延长其生命。由于该方温补之力较强，运用时应小剂量起效为宜，不宜大剂量过度调治，特别是当运用一段时间后，临床症状改善显著时，可改为平稳之剂缓慢调整为宜，以避免矫枉过度反生偏颇。

【加减】
①上方宜加丹参、赤芍、益母草，以活血化瘀，因"久病多瘀"，且实践证明活血化瘀药有助于改善肾功能。

②选用大黄，大黄是目前药物中治疗慢性肾衰最有效的方法之一，且近些年来的应用研究表明，大黄具有通补兼施的双重功效，特别是早期小剂量的运用具有补益之功效，不仅适合于病情，而对于延缓慢性肾衰进展具有良好的远期疗效。应用上应视证而选用不同的剂量、不同的炮制方法及先煎后下等特殊用法，对于调整症状甚为重要。

③消化道症状较为显著，可合用连苏饮（黄连、苏叶）辛开苦降，助脾胃之升降；脘腹胀满重者，可加枳实、陈皮、木香、砂仁等，行气健脾以助胃肠功能紊乱的恢复。

④合并风邪外感时要及时疏风散邪；水肿者合防己黄芪汤，重则合真武汤等；

⑤当应用温脾汤一段时间后，症状改善显著，病情稳定在一定程度上时，为了避免矫枉过正，根据著名中医肾病专家时振声教授的经验，可采用益气养阴法缓慢调整，阴中求阳，缓慢升发阳气，保持此期患者的由来已久的机体适应低水平阴阳平衡，可避免产生偏颇，常

用参芪地黄汤（党参或太子参、生黄芪、生地、山萸肉、山药、丹皮、茯苓、泽泻）随证加味，经多年临床观察确有长期稳定病情、避免肾功能进一步损害的作用。

（三）肾功能衰竭期

此期肾单位减少75%~90%，BUN水平在17.9~21.4mmol/L，Scr升至442μmol/L以上，代谢性酸中毒明显，是因为肾小管排氨减少、合成氨能力下降及酸性盐在体内潴留所致。此时水电解质紊乱症状显著，因肾脏对水电解质的调节能力下降，常出现水肿及脱水，而夜尿却频多并比重低，这是因为肾组织结构破坏，失去了浓缩功能，出现稀释性多尿的缘故。此时消化系统症状更为显著，且消化道每一部分都有改变，如恶心、呕吐、腹泻以及胃肠道出血等，病人口腔有尿味，同时由于氨和其他代谢产物的化学刺激，消化道可出现炎症、出血、溃烂等，并易合并多种感染，妨碍饮食，且胃部症状常很突出。此时贫血进一步加重，这与消化道功能紊乱及肾单位破坏成正比关系。由于赤素刺激及全身性弥漫，还可出现心肌炎、心功能不全等全身各系统的不同程度的损害症状。中医认为脾胃同属中焦，为气机之枢纽；慢性肾衰时脾肾衰败，三焦气化失司，饮食不能生津液化为精微，反而转为湿浊，因"肾者，胃之关也"（《素问·水热穴论》），水湿潴留，蕴结中焦，气机受阻，枢机不利，升降失调，当升者不升，当降者不降，瘀滞于中，尿毒塑胃，可出现脾胃升降失常的多种症状。由于脾主运化功能紊乱，肾司气化水液功能不足，可出现水湿郁积或尿液频多先天亏损，后天衰退，气血无以化生，则贫血日重；而溺毒四窜，上干心肺，则心悸、胸闷、气喘等，甚则变证丛生。

【治则】

此期重在治标，标邪已去大半，方可进补，而祛邪之时亦应少佐扶正之品。

【治疗】

急治其标结肠透析临证主要用于：血BUN>17.9mmol/L，Scr>442μmol/L，病人症状较重，服药困难者。

【方药】

灌肠方（《危重疑难病证中医治疗进展》）生大黄、牡蛎、附子，槐花，芒硝、益母草。

【方药评述】

该方是目前临床上运用较为普遍、重复性较高的方药，且临床疗效较为肯定。戴西湖等分析了26家报道503例，26张处方中28种药物，重复次数较多的前6名为以上药物。且临床有效率为78.1%。方中大黄泻下逐瘀，研究表明其能防止肠道内菌素吸收，促进其毒物的排泄与排出，还能抑制蛋白质的分解及尿素的合成，提高血清必需氨基酸水平。还可抑制肾的高代谢状态及纠正钙、磷代谢异常等多种作用而达到其治疗目的；牡蛎与芒硝均为碱性，可提高肠道渗透压而使毒物及水分易于排出；附子温阳补肾力强，能改善提高肾脏功能，提高机体的抗病能力，对慢性肾衰出现的畏寒肢冷有直接的治疗作用；槐花凉血止血，并有降压作用；益母草有强心、降压、利尿、兴奋呼吸中枢作用，对于改善慢性肾衰引起的心肺功能衰退、高血压及少尿等症具有良好的作用。全方共达温补脾肾、降浊解毒、活血止血等功效，对于慢性肾衰浊毒内扰之症，通过结肠透析作用而直达排毒之目的。方药剂量视证及BUN，Scr升高程度而定，BUN，Scr越高则剂量愈大，药物浓煎，每次保留灌肠100~200mL，每日2~4次，或滴注灌肠，药后应保留一段时间再排出为宜。

【加减】

上方一般能满足临床症情,若有特殊情况,可视证加味而用。

(2) 内服

【主症】

恶心、呕吐频繁,不能进食,甚则呃逆不止,口中尿臭,或口黏口甜,偏寒者舌苔白腻,偏热者舌苔腻黄,舌体胖大、有齿印、脉弦滑。

【治则】

化浊降逆理中焦。

【方药】

苏叶黄连汤《温热经纬》苏叶、黄连。

【方药评述】

方中苏叶辛温开泄,黄连苦寒降逆,辛开苦降,共奏降逆消痞之效。因慢性肾衰浊毒塞胃,当升者不升,当降者不降,升降失调,气机不畅,而理中焦辛开苦降,调节升降平衡。脾胃功能改善,则肾元之气恢复有望。本法仅属对症治标,一俟恶心呕吐停止,即可改为从本治疗。上方二味浓煎,少量频频呷服为宜。

【加减】

若湿浊偏寒者,可合小半夏加茯苓汤(半夏、生姜、茯苓);湿浊化热者,可合黄连温胆汤(黄连、陈皮、清夏、茯苓、甘草、枳实、竹茹)。如感受风邪,可采用扶正祛邪,方如小柴胡汤加减;感染温热或热毒者,可用五味消饮加减或清开灵注射液 1 瘀血甚者,可用复方丹参注射液或川芎嗪注射液 1 对于血压持续难降者,在辨证的基础上加用牛黄降压丸,有一定降低肾性高血压的作用。水龊郁积者,可视证分别选用宜肺利水法、健脾利水法、温阳利水法、行气利水法、活血利水法等;若水陵心肺,出现心衰者,应立即应用参附注射液或参麦注射液,稍缓者可选用苓桂术甘汤、生脉散、孝苈大枣泻肺汤合方煎服。肝风内动者,可用生脉注射液、口服羚羊角粉,稍缓时服用三甲复脉汤等。皮肤瘙痒时,可用苦参、地肤子、蝉衣等煎汤外洗,促使浊毒速从皮毛而去。

(3) 标本同治临证主要用于血 BUN,Scr 虽有一定程度的降低、但仍 BUN>17.9mmol/L、Scr>442μmol/L,临床消化道症状已改善显著,略有食欲。病人仍有畏寒肢冷等脾肾阳虚之证。

【方药】

附子大黄汤《名医名方录》制附子(先煎)、生大黄,生黄芪,芒硝、益母草。

【方药评述】

慢性肾衰中期临床表现多属脾肾阳虚,开阖失司,升降尖调,湿浊壅滞三焦,清气不能上升,浊气难以下降,清浊相干,弥漫充斥脏腑内外而致本病。故采用标本兼顾、攻补并施方法。方中附子辛阖大热,温煦脾肾,畅达气机,交通三焦之功;大黄大苦大寒,通腑泻浊、活血化瘀;黄芪甘温,益气利水,助附子温补肾阳;芒硝咸寒,配大黄推乏毒邪;益母草功善活血利水,引诸药直达病所,五味药睐相伍,相得益彰,降中有升,寒热并用,标本兼顾,补泻同举,共奏通腑泄浊、活血利水、温补脾肾之功。并宗大病施重剂之法,泻而不峻,补而不滞,治疗属脾肾阳虚、水毒壅塞,独犯三焦者,疗效颇为满意,经临床观察总有效率达 86%。

【加减】

瘀血重者，还可加丹参、赤芍、泽兰、桃仁、牛膝等，以增强活血化瘀作用，对于症状减轻，肾功能改善者，大黄、芒硝可减量，保持大便每日1~2次为度；气虚重者加党参、白术、冬虫夏草等；贫血者加人参、西洋参等参类；阴虚者加沙参、山药、白芍；血压高伴有头晕头痛者，加决明子、天麻、钩藤、龙牡等；水肿严重者。加车前子、白茅根、大腹皮等。若症情稳定后，可改为小剂量或制成丸、散剂长期服用。

(四) 尿毒症期

此期残存肾单位<10%，肾脏已失去排泄及调节等多种功能，成终末期固缩肾，血 BUN>30.0mmol/L（80mg/dl），Scr>707.2μmol/L（8mg/dl）。此时出现全身的严重中毒症状，包括消化系统、心血管系统、造血系统、神经系统等多系统、多脏器的损害，单纯中医药治疗已不能维持人体的生命，多需要透析治疗或肾移植。中医认为由于肾元虚极、气化无权；二便失司，代谢产物潴留体内，浊阴积蓄成毒，气化严重障碍；浊邪水毒上犯脾胃，升降悖逆；浊毒四窜，泛溢肌肤则瘙痒；其蒙蔽心窍，神明失用；或入营动血，引动肝风；或上凌心肺，气血瘀阻；或下失气化，膀胱闭癃；从而显示种种危重征象。值得一提的是，不少慢性肾衰患者并未达到尿毒症终末期，而是由于种种原因加剧或恶化了原来的病情，使病情指标达到了尿毒症阶段，但经过适当的治疗，病人仍可恢复到原来的状态，不可误认为已进入终末期尿毒症。

救治措施：透析疗法是抢救慢性肾衰病人的一种重要措施，其目的是协助或代替肾脏有选择地消除体内潴留的毒性代谢产物和纠正水、电解质及酸碱平衡的紊乱。透析疗法是一种终身的代替疗法，对原发肾脏病以及改善肾功能均无作用，但有利于病人渡过难关，为进一步治疗赢得时间。在透析时常会出现许多并发症，以致透析不能顺利进行，甚则终止透析，而贻误治疗时机。实践证明，中医药对透析并发症确有较好的疗效，对稳定病情，减少透析次数，保证透析的顺利进行，均有积极的作用。

(1) 腹膜透析的常见并发症及其处理

腹膜炎：由于透析时操作不慎，致邪毒内侵，弥漫三焦，阻滞气血。治宜泻火解毒，凉血清热，方用黄连解毒汤加减：黄连10克、黄柏10克、黄芩10克、山栀10克、双花15克、丹皮12克、公英30克、败酱草15克、大黄6克、甘草6克，水煎服，日1剂。

蛋白和氨基酸的丢失：由于长期透析，体内蛋白质丢失过多，出现一系列脾虚失统，精微外泄的症状及"缺失综合征"。怡宜益气健脾固精，方用参苓白术散加减：党参30克、黄芪30克、白术15克、山药20克、茯苓10克、莲子肉10克、芡实10克、薏苡仁30克、砂仁6克、陈皮10克、阿胶15克，水煎服，日1剂。

腹痛或腹泻：多为脾胃虚弱，寒湿滞于中焦或为脾胃虚弱，肾阳不振之故。前者治宜健脾助运、行气止痛，方用香砂六君子汤加味：砂仁6克、炙甘草6克、木香10克、元胡10克、党参18克、茯苓15克、白芍15~30克、白术12克、乌药12克、厚朴12克、川楝子12克；后者治宜温补脾肾，祛寒止泻，方用理中汤合四神丸：党参24克、白术15克、茯苓15克、补骨脂12克、五味子10克、吴茱萸10克、薄姜10克、煨豆蔻6克，水煎服，日1剂。

皮肤瘙痒：病人自觉皮肤干燥，奇痒，常因搔抓而皮肤破损。证属血虚生燥，怡宜滋燥养荣汤加味：生地24克、熟地24克、鸡血藤30克、白芍15克、首乌15克、当归12克、秦艽12克、白藓皮12克、荆芥10克、防风10克、蝉蜕6克、甘草5克，水煎服，日1剂。

(2) 血液透析的常见合并症及其处理

透析失衡综合征：表现为头痛眩晕，恶心呕吐，焦虑不安，视力模糊，血压升高，甚至昏迷，惊厥，死亡。中医认为乃下窍不通，浊阴不泄。逆而清浊相干，水气上冒为患，宜用五苓散3~6克冲服，既可治疗，又可预防，亦可作为血透前的常规用药。

心力衰竭：为血不养心，更因血透加速血行，耗损心气，以致心气虚衰，无力行血所致。可用静脉注射液30mL从透析管中注入。

心包炎和心包积液：表现为胸闷憋气，不能平卧，跪卧稍安，甚至恶心呕吐，为水气凌心。治宜温阳化气，强心利水，方用生脉散合苓桂术甘汤、葶苈大枣泻肺汤：红参10克（另煎兑入）、五味子10克、大枣10克、麦冬12克、伏苓12克、桂枝12克、白术12克、葶苈子12克、甘草6克，水煎服，日1~2剂。

贫血：长期透析的病人均有不同程度的贫血，除严重者需输血外，一般宜中药治疗。红参粉2克，日服2次，并同服汤剂，方用四物汤加味：生地15克、茯苓15克、赤白芍各15克、熟地10克、山萸肉12克、山药12克、泽泻12克、丹皮12克、当归2克、生黄芪20克，水煎，日服2次。

高凝状态：用丹参注射液25~30mL加入5%葡萄糖液中静脉滴注，每日1次，4~6周为1疗程。也可加用活血通脉片。

痉挛性疼痛及双腿不安定：本证在透析和非透析时均可发生，多因液体快速流失，或毒素刺激所致。中医责之于津亏血少，筋脉失于濡养。治宜和血养阴，舒挛止痛，方用芍药甘草汤加味：杭芍30克、甘草10克、木瓜15克、薏米20克。

三、现代研究

(一) 专方治疗

慢性肾衰虽然症情复杂，但其各期表现及转归有惊人的相似之处，故此不少学者多主张辨病及专方专药治疗本病。

1. 口服法

慢性肾衰早、中期，虽有一定程度的血BUN，Scr升高，但消化道症状尚不十分严重，适于口服汤药，且宜于持久治疗，目前常用的治法有以下几种：

补肾化浊法：陈卫星等治疗10例，方用温肾化浊汤（半夏、陈皮、旋复花、生大黄、淡附子、党参、代赭石、茯苓、丹参、益母草、生姜）随证加味，结果有效8例，好转2例，半月后复查Scr较治疗前明显下降（$P<0.01$）。杨长明治疗12例，方用加减真武汤（茯苓、附子、白术、生姜、大黄、益母草、生黄芪、红参），并随证加味，结果治愈6例，好转4例，有效2例。詹仲生治疗14例，应用健肾方（生黄芪、桑寄生、党参、麦冬、五味子、猫人参、黄精、熟地）随证加减，结果显效9例，有效2例，无效3例，总有效率为78.6%。朱闗疆治疗61例，应用护肾化瘀汤（边条参、山萸肉、巴戟天、川芎、甘草、白术、当归、桃仁、红花、枸杞、茯苓、地黄、黄芪、半枝莲、蛇莓）随证加味，疗程2个月。结果显效38例，有效10例，无变化6例，恶化5例，死亡2例，总有效率为78.6%。刘忠斌等治疗42例，方用益肾（淫羊藿、泽泻各15~20克、黄芪、益母草各25~30克、大

黄 10~20 克、甘草 10~15 克）随证加味，结果治愈 26 例，好转 15 例，无效 1 例，总有效率为 98%。徐建军等治疗 41 例，方用肾衰 1 号（生黄芪、党参、制附子、苏叶、生大黄、菊花、泽泻、茯苓、丹参、益母草、白花蛇舌草、黄连）随证加味，经治 1 个月后，显效 13 例，有效 17 例，无效 11 例。乔成林等治疗 100 例，方用肾衰 1 号（制附子、芒硝、生大黄、益母草、炙黄芪）随证加减，结果肾功能失代偿期 62 例，总有效率为 85.5%，尿毒症期 38 例，总有效率为 71.1%，动物实验亦表明：本方对受损肾组织有显著的改善和修复作用。苏云明等治疗 70 例，应用益肾降浊冲剂（含白蔻仁、石菖蒲、草果仁等 6 味中药），21 日为一疗程，结果总有效率为 94.3%。远方治疗 32 例，药用基本方（人参、黄芪、附子、熟地、山萸肉、山药、茯苓、泽泻、丹皮、枸杞子、陈皮、砂仁）随证加味，结果总有效率为 87.5%。

2. 益气补肾法

吴标等治疗 26 例，药用基本方（黄芪、丹参、党参、附子、猪苓、车前子、茯苓、大黄、二丑、姜半夏、牡蛎、海藻、甘草）随证加味。结果显效 15 例，有效 10 例，无效 1 例。沈鹏等治疗 30 例，药用基本方（党参、黄芪、丹参、甘草、大黄、煅牡蛎、白术、茯苓、附子、补骨脂、菟丝子、黄连）随证加味，结果总有效率为 83.3%。显著优于单纯西药治疗组（$P<0.01$）。张盛光等治疗 30 例，应用益气补肾冲剂（黄芪、党参、枸杞、白术、茯苓、丹参、益母草、地黄、五味子、大黄等），3 个月为一疗程。结果总有效率为 53.3%；实验研究提示，该方可降低血 BUN，Scr 浓度，提高内生肌酐清除率，减少尿蛋白，改善血脂和贫血，减少 2,8—二羟基腺嘌呤结晶在肾内的沉积，对改善患者的临床症状也具有良好的疗效。

3. 益气养阴法

王雪玲等治疗 22 例，应用益气养阴、行气泄浊法基本方（生牡蛎 30~60 克、党参 10~30 克、麦冬、槟榔 15~18 克、枳实 12~15 克、猪苓 24~30 克）随证加味，治疗 3 个月后复查血 BUN，Scr 前后有显著性差异（$P<0.05~0.01$）。檀金川治疗 24 例，应用益气养阴、活血解毒法基本方（党参、黄芪、土茯苓、忍冬藤、沙参、麦冬、旱莲草、厚朴、牛膝、丹参、半夏、酒大黄）随证加味，3 个月为一疗程。结果总有效率为 83%，治疗前后 BVN，Scr 有显著性差异（$P<0.05~0.01$）。

调中化浊法：孙广秀等治疗 29 例，药用基本方（大黄、陈皮、半夏、藿香、晚蚕砂、莱菔子、桑寄生、虎杖、土茯苓、降香、肉桂、黑大豆）随证加味，结果显效 11 例，好转 14 例，无效 4 例，治疗前后血 BUN，Scr 下降有显著性差异（$P<0.01~0.05$）。潘振邦等治疗 60 例，50 例应用中药冲剂（四君子汤加黄芪、附子、大黄、川芎、丹参、柴胡、半夏、夏枯草、菊花等），每日 4 次 18 周为一疗程，结果显效 15 例，有效 18 例，无效 17 例。严志林等治疗 70 例，方用加味温胆汤（半夏、陈皮、竹茹、枳实、苍术、白术、茯苓、生姜、焦山楂、神曲、大黄、甘草）治疗四周，结果恶心呕吐好转率为 90.6%~91.7%，脘痞、纳差、口黏、苔腻好转率均在 60% 以上，BUN，Scr 下降显著（$P<0.001$）。

4. 灌肠法

慢性肾衰由于肿肾衰败、浊毒潴留、上干脾胃，不仅病情危重，且消化道症状严重不便服药，而结肠灌肠给药方便，并有类似透析的作用机制，故此对慢性肾衰的中晚期治疗尤为临床所重视。潘健涛等治疗20例，在基础治疗基础上，用大黄10克、蒲公英、煅牡蛎各30克，煎水至250mL保留灌肠30分钟/日2次，疗程7～180天，结果显效5例，有效11例，无效4例，血BUN、Scr治疗后下降显著（P均<0.05）。李延国等治疗78例，本组用大黄10～20克，捣碎后温水浸泡10小时以上，取滤液200～300mL、氧化淀粉5～10克、复方枸橼酸合剂60～100，混合进行保留灌肠/日1～2次，对照组72例，用大黄、煅牡蛎、蒲公英水煎保留灌肠，均治疗6周，结果中西药合用组总有效率为85.9%，显著优于单纯中药组的61.2%（$P<0.01$）。黄九香等治疗43例，在西医常规治疗基础上，加大黄30克水煎保留灌肠，每次30～50分钟滴入/日1～2次，10日为一疗程，8例采用口服法，多数完成3～4个疗程，结果本组总有效率为83.7%，显著优于单纯西药对照组。康子琦等治疗50例，将大黄、煅牡蛎、蒲公英研细，用滚开水浸泡30分钟，待降至38℃时进行保留灌肠，日1次，结果症状缓解37例，无效13例。周淑平分析了92年以前的报道30张处方，发现灌肠药物出现率最高的是大黄、附子、牡蛎，其次是丹参、蒲公英等，这些药物的选用，与慢性肾衰的病理病机密切相关。

5. 口服加灌肠

由于慢性肾衰症情危重，而口服和灌肠两种途径同时用药，能大大提高临床疗效，因此有不少学者采用了口服加灌肠同时应用的办法，其中口服方有专方加减与辨证分型之不同。邓广业等治疗12例，辨证分为脾肾阳虚胃阴不足、湿浊内蕴三型口服方，同时应用灌肠方（大黄、牡蛎、茅根、熟附子），结果痊愈1例，好转6例，无效5例。史锦生等治疗119例，辨证分为脾肾虚损、湿热内蕴型（杏仁、白蔻、薏米、茯苓、滑石、木通、竹茹、栀子、大黄、牛膝、麦芽、甘草）及灌肠方（大黄、莱菔子、木香、甘草、佩兰），脾肾虚损、湿浊内停型（陈皮、半夏、白术、茯苓、枳实、南星、菖蒲、砂仁、豆蔻、甘草）及灌肠方（丁香、草蔻、草薢、藿香、砂仁、佩兰、甘草），结果总有效率为93.3%。谢森等治疗20例，辨证口服参芪地黄汤或参芪桂附地黄汤，并服活血1号（水蛭、党参、泽兰、益母草），灌肠药用大黄、丹参、红花、青黛、锡类散，2周为一疗程，平均治疗41.3天，结果总有效率为75%，有效率及BUN，Scr下降值均优于对照组（$P<0.01～0.05$），且血液流变学治疗前后也改善显著（$P<0.001～0.05$）。程锦国等治疗48例，口服泻浊方（苏叶、黄连、生姜、半夏、石苇、草薢、徐长卿、大黄、蚕砂）随证加味，同时用灌肠方（大黄、煅龙骨、土茯苓、六月雪）保留灌肠日1次，结果总有效率为85%，并发现中医药治疗慢性肾衰的有效率随肾功能减退程度而降低。刘敏等治疗33例。口服三黄二仙汤（大黄、黄芪、黄精、淫羊藿、仙茅、巴戟天、泽兰、六月雪、丹参、蚕砂、茯苓、冬虫夏草）随证加味，并用灌肠方（大黄、蒲公英、牡蛎、制附子、槐花）日2次保留灌肠，结果显效14例，有效14例，无效5例，显著优于单纯中药辨证论治口服汤药组（$P<0.01$），治疗前后BUN，Scr下降有显著性差异（$P<0.01$）。李永寿等治疗22例，口服蛙巴散（青蛙、巴豆、生大黄15克浸泡液500m）高位保留灌肠，结果症状改善18例，BUN下降19例，Scr下降17例，显著优于单纯西药对照组（$P<0.01$）。

6. 外治法

多途径疗法是近些年的又一研究进展，因慢性肾衰病机复杂、病情多变，单一的途径给药有一定的局限性，而针对不同的病理病机某种环节治疗，则可提高治疗慢性肾衰的临床效果。谢桂权治疗36例，应用丹参注射液14~20mL及清开灵注射液30~40mL稀释后静滴，日1次，并配合西医对症治疗。21日为一疗程，经治1~2个疗程后，显效13例，有效18例，无效5例，治疗前后血BUN，Scr下降显著（$P<0.01$），且发现对湿热夹瘀型疗效显著。刘华治疗12例，应用川芎嗪80mg稀释后静滴，日1次，疗程14~20天，同时口服益气活血排毒汤及复方大黄汤保留灌肠，平均住院45天，结果显效3例，好转7例，2例无效，BUN治疗前后下降显著（$P<0.01$）。孟庆余等治疗98例，应用30%红花葡萄糖注射液60~100mL静滴，7天为一疗程，转移因子1~2mg，2~3天肌注1次，结果总有效率为81.63%。傅文录等，应用麻黄、桂枝、细辛、羌活、独活、苍术、白术、红花等，煎水浴洗，日1次或隔日1次，经3~10次治疗，4例患者均随肿消而病情稳定。肖新民等治疗尿毒症透析患者皮肤瘙痒症15例，用菁参30克、地肤子40克、水煎浴洗，日2次，结果总有效率为86.7%。

7. 贫血的治疗

肾性贫血不仅是慢性肾衰的严重并发症之一，也是与肾功能减退显正相关，并自始至终都贯穿于整个病程之中，目前研究多从益气补肾着手，临床观察疗效较为满意。金一平等治疗12例，应用保元汤（人参5克、黄芪20克、肉桂2克、甘草3克）日1剂水煎服，30日为一疗程，结果显效4例，有效6例，并能降低血Scr；还发现本病患者血清对正常骨髓红系集落形成有抑制作用，治疗后这种抑制作用减弱，患者血红蛋白增高，且血红蛋白与红系集落形成呈正相关，与血Scr呈负相关；提示本方改善贫血状态与提高红系原血细胞增殖、分化能力及降低血Scr有关。陈自愚等治疗透析后贫血12例，用胶芪饮（阿胶15克烊化、黄芪30克水煎兑之），清晨1次顿服，结果总有效率为92%，与促红素组有效率接近一致，但无其不良反应。

(二) 药物研究

大黄在慢性肾衰中的应用研究已受到国内外专家学者的高度重视，并从不同角度探讨了大黄治疗慢性肾衰的机制与作用环节。除传统的认为其降低BUN与通腑浊作用外，还可通过神经体液免疫系统的调节改善肾功能；促使体内毒物排出或减少其毒害作用，大黄的解亦与其降解血液内中分子含氧化物的作用有关，大黄中的活性成分具有促进蛋白合成作用，使血浆中清蛋白、传递蛋白、α-脂蛋白、γ-球蛋白显著增加；大黄还有促进骨髓制造血小板的作用，以改善毛细血管的通透性，而利尿以促进代谢产物的排泄。马俊等分析了90年代以前大黄的研究文献认为：其可改善慢性肾衰的氮代谢，大黄主要从蛋白质、氨基酸代谢产物蓄积、氨基酸比例失调、负氮平衡三方面纠正其异常；而对残存肾单位的保护作用，主要是干扰肾脏中前列腺素的合成及抑制系膜细胞的生长，并能纠正肾衰时的钙、磷代谢异常，防止肾组织弥漫性钙化，从而达到延缓病变肾单位的进展作用。近年来研究还发现：含有大黄代谢产物的血清，能显著抑制肾小管上皮细胞对3H-T2R的摄取量，表明大黄对细胞DNA的合成有抑制作用，从而达到减低肾小管的高代谢状态，且大黄不仅可对动物慢性肾衰模型的残余肾单位，能抑制其代偿性肥大，而对糖尿病肾病的肾盂肥大也有显著的抑制作用，并还能抑制其组织中蛋白质、DNA含量的增加，而降低了残余肾单位的高代谢状态，达到了缓解慢性肾衰进展之目的。由于近代不断研究揭示大黄"破症积聚，留饮宿食，荡涤肠胃，推陈致新，通利水谷，调中化食，安和五脏"这种双重调节、攻补兼施的功效，对于不同时期应用好大黄治疗慢性肾衰具有重要的意义。

高脂血症不仅是慢性肾衰的重要并发症，也是促进其肾功能恶化的重要因素之一。刘一志等治疗慢性肾衰并高脂血症30例，应用益肾降脂片（冬虫夏草、黄芪、葛根、绞股蓝总苷），不仅其总有效率为93.3%。显著优于对照组（$P<0.01$），且有明显的降脂作用。

香草（即葫芦巴干燥的全株）入肝肾经，温肾阳、祛寒湿，颇适应用于慢性肾衰之病机。刘桓志等治疗慢性肾衰100例，应用香草全草100克水煎服，分2次用，四周为一疗程，结果总有效率达90%；通过免疫指标动态观察，揭示其调节阴阳、扶正祛邪的功能，与调动机体内因、消除和抑制有害的自身免疫功能作用有关；其还可改善性功能，增加肾有效血流量，以及扩张血管、改善血瘀状态等多种作用。

（三）治法研究

慢性肾衰从肾功能不全代偿至尿毒淀终末期，病情是一个不断发展的过程。由于本病呈动态发展变化。虽然辨证论治可以灵活地分析认识不同时期病证特点及治疗，但其病情演化规律却大体相似，因而专方或分期治疗却能有效地针对某一时期论治而提高疗效。1987年天津全国中医肾衰研讨会通过的肾衰辨证标准，其中本虚从脾肾气虚、脾肾阳虚、肝肾阴虚、气阴两虚及阴阳两虚五个证候，基本上反映了慢性肾衰自始至终的证候演化规律，由于正气虚损的程度不同，因而兼夹的邪实（外感、痰热、水湿、湿浊、湿热、瘀血、风动、风燥）也不相同。目前的治法趋势也基本上都集中在脾肾阳虚及气阴两虚两个中间环节上，因两个证型一个趋向寒化，一个趋向热化，根据著名中医肾病专家时振声教授的经验，认为寒化者病情进展较缓，而热化者病情进展较快，的确对临床具有普遍的指导意义。

由于慢性肾衰初期以肾气亏乏、肾阳不足、肾不摄水为主，故治宜益气补血、温阳运中；中期以肾阳康衰、湿浊停滞、肾不化水为主，治宜温阳利水末期以阴阳两虚、浊毒蕴久、累及多脏为主。故而治疗应调理阴阳、逐毒安脏。陈以平认为慢性肾衰氮质血症阶段，应培补脾肾、益气养血，而血压增高多表现为肝肾阴虚型，治宜益气活血、滋补肝肾，而尿毒症阶段多有湿浊中阻并表现出脾肾阴阳两虚，到尿毒症晚期则表现为肾虚风动；针对性治法大体有通腑泄浊、温补脾肾、升清降浊、活血化瘀、益气养阴和络渗湿等几种。由于慢性肾衰基本上都有典型的三期经过，故而早期治疗应重在恢复肾功能上，以补虚为要务；中期由于虚实夹杂、正虚邪实，故而则应扶正祛邪兼顾，二者不可偏废；晚期毒物大量潴留，邪毒不去，正气难复，故而治疗以攻邪为主，补虚则非其所宜。

由于慢性肾衰是一个缓慢进展的变化过程，与此同时机体也产生了一定的适应能力，为了保护机体这种适应性，在调节过程中应掌握微缓调节的原则，可避免矫枉过正，促进自身的代偿，从而达到延缓病情进展之目的。由于消化系统反应是本病的一个突出表现，而加强后天之本的调理，特别是理气通降法的运用，对于促进肾之元气功能的恢复也具有重要的意义。

四、单、验方

（1）鲜藕1000克、鲜梨500克、生荸荠500克、鲜生地500克、生甘蔗500克，水煎，日服2次。治疗鼻出血（《肾脏病的饮食疗法》）。

（2）茯苓15克、白术12克、附片9克、白芍12克、西洋参6克、黄连4.5克、苏叶9克、猪苓15克、泽泻15克、生姜12克，日1剂水煎服。适用于慢性肾衰脾肾阳虚、水气泛滥、浊邪内盛证（《名医名方录》）。

（3）生地 15 克、山萸肉 10 克、旱莲草 12 克、粉丹皮 9 克、泽泻 10 克、茯苓 12 克、猪苓 15 克、怀牛膝 12 克、桑寄生 15 克、白茅根 30 克、益母草 30 克、黄芪 30 克、石苇 30 克，日 1 剂水煎服。适用于慢性肾衰肾阴亏虚、水热互结、瘀血内阻证（《名医名方录》）。

（4）制大黄 30 克、淫羊藿 30 克、仙茅 15 克、巴戟天 15 克、人参 10 克、黄柏 10 克、知母 10 克、生龙牡各 30 克（先煎）、丹参 30 克、淡附块 10 克，水煎服，日 1 剂。适用于肾阳耗伤、浊邪内阻、虚风内动或阴盛格阳的慢性肾衰氮质血症及尿毒症期（《中国名医名方》）。

（5）玉枢丹（又用紫金锭）1.5 克，用温水送服，或用生姜汁滴舌。适用于频繁性呕吐者（《中医肾病诊治典要》）。

（6）党参 15 克、生黄芪 15 克、淮山药 15 克、熟地 15 克、山萸肉 10 克、炙甘草 6 克、冬虫夏草 10 克、茯苓 15 克，水煎服日 1 剂。适用于慢性肾衰气阴两虚证者（《实用中医肾脏病学》）。

（7）土茯苓 30~60 克、防己 15~30 克、豆衣 30 克、甘草 10 克，水煎服日 1 剂。适用于慢性肾衰各期（《当代名医临证精华·肾炎尿毒症专辑》）。

（8）桑寄生 12 克、川断 12 克、金狗脊 12 克、鹿衔草 15 克、土茯苓 30~60 克、忍冬藤 24~40 克、连翘 9~12 克、白薇 9~12 克，水煎服，日 1 剂。适用于慢性肾衰早期（《上海中医药杂志》）。

（9）生黄芪 15 克、丹参 20 克、芡实 10 克、金樱子 10 克、生地 15 克、牛膝 15 克、山萸肉 15 克、狗脊 10 克、黄连 5 克，水煎服，日 1 剂。适用于糖尿病性肾病肾衰早期《实用中西医结合杂志》。

（10）党参 15 克、生黄芪 15 克、菟丝子 15 克、枸杞子 10 克、五味子 10 克、覆盆子 10 克、车前子 15 克（包），水煎服，日 1 剂。适用于慢性肾衰早期脾肾气虚者（《现代中医内科学》）。

第三节 急性肾小球肾炎

一、概述

急性肾小球肾炎，简称急性肾炎，是溶血性链球菌感染后，引起机体自身免疫反应的一种免疫复合物性疾病。该病任何年龄均可发病，但以学龄儿童为多见，以后随年龄增长，发病率逐渐减少。急性肾炎多发生于感染后 1~3 周，常见的前驱感染是溶血性链球菌所致的上呼吸道感染、猩红热、脓皮病及淋巴结炎等。但也有的发生于其他细菌或病毒感染之后。很多资料表明该病系免疫复合物性疾病，其病理改变是弥漫增殖性肾小球炎症；肾小球内皮细胞增生、肿胀、系膜细胞增生，致使毛细血管腔狭窄，甚至闭塞；肾小球系膜、毛细血管及囊腔均有明显的中性粒细胞及单核细胞浸润，严重时毛细血管内发生凝血现象。由于肾小球毛细血管狭窄，滤过功能明显减退，肾小球损害较轻而吸水保钠功能正常，球-管比例失衡；肾小球毛细血管受损，通透性增高；内皮细胞和基膜破坏，致基膜断裂或裂孔等。故此临床上出现血尿、水肿及高血压三大主要症状，严重者可导致急性心力衰竭、高血压脑病、氨质血症、尿毒症等。诊断可依据临床表现和尿改变，典型的急性肾炎诊断不难。轻症患者要详询病史，检查尿液，方能确诊。

急性肾炎属于中医"水肿""风水"肾风严溺血"等范畴。本病病机为外邪内侵，湿（热）毒瘀血内阻，病位在肾，可涉及肺脾，病之后期则往往出现肾虚肺虚，气不化水，瘀血阻络之候，总之，本病邪不离风、湿（热）、毒、瘀四因，脏腑涉及肺脾肾三脏。而其治疗，水肿期则以宣肺利水为主，恢复期清利湿热并兼顾滋阴是其大法，但活血化瘀则贯穿于整个急性肾炎的治疗始终。

二、分期辨治

（一）潜伏期

1. 病因病机

链球菌感染与急性肾炎发病之间有一定的潜伏期，通常为1~2周，平均为10天。一般认为咽部感染后急性肾炎的潜伏期较皮肤感染为短，而急性感染症状减轻或消退后才出现肾炎症状。上呼吸道感染类似中医的外感，是外邪侵犯人体肌表而发生的表征。外邪以风邪为主，亦可兼夹其它外邪共同致病。外感的发生既与外邪的致病能力有关，也与肺气虚弱，卫表不固，易被外邪入侵有关。而感染湿热疮毒也是急性肾炎的诱发因素，湿热邪毒无论是受之于外，还是由内而生，既成之后，留滞体内，久之湿热蕴结于下焦，伤及于肾。外感风邪，虽症消但肺气受损，湿热虽外除但内伤及于肾，均是诱发急性肾炎的内在因素。

2. 防治措施

肺主气，主宣发，肺的宣发能使卫气和气血津液输布到全身以温养皮毛，发挥保卫机体，抵御外邪侵袭的屏障作用。而四时气候的变化与外邪入侵密切相关。如冬季多风寒，夏季多风热等。如当代著名老中医方药中教授在治疗肾病外感时重视气候因素，在夏暑之时常选六一散、藿香正气散等治疗，常可预防肾炎的发生。而当感受风邪以后，应辨证地疏风解表，及时祛邪以防止肺气受损。如风热表证者，方选桑菊饮风寒表证者，方选加味香苏饮；暑湿夹证者，方选新加香薷饮；燥邪客表者，分别选用杏苏散或桑杏汤。由于风邪是肺气受损的主要因素，不仅要及时驱除风邪，对于易感风邪者，可常服玉屏风散（黄芪、白术、防风）益气固表，增强卫外功能，以免肺气受损而引发急性肾炎。感染疮毒者，一般多辨证为湿热毒邪，常用五味消毒饮加味雨治，及时消除疮毒，以免内伤及于肾。中医肾病学家时振声教授倡以体质因素认识肾炎的感邪性质，提出气虚和阳虚患者主要是外感风寒，阴虚患者多见外感风热。从临床大量病例观察，肾炎外感与体质因素有关，脏腑阴阳的盛衰形成一定的受邪条件和环境，有时也与纠正治疗阴阳盛衰的太过与不及有关。这些研究表明急性肾炎的发病与体质因素密切相关，而及时有效地调整体质因素的不及与太过，对于预防急性肾炎的发生有着积极的意义。

（二）急性期（水肿期）

水肿为该期的重要特征。在发生水肿之前，病人都有少尿，这是肾小球滤过率显著减少之故。水肿多先出现于面部，特别是眼睑为著，下肢及阴囊水肿亦显著。水肿进展较快，数日内遍及周身。股起以面部为著，活动后下肢为著。水肿出现的部位与重力作用和局部组织的张力有关，而水肿的程度还与食盐摄入密切相关。在水肿的同时血压增高及血尿同时发生，中医认为此期水肿之因：一为外邪入侵，肺失宣降，水液不能输布、泛滥于肌肤，二为湿热邪毒入侵；内舍于肾或弥漫三焦，肾与三焦气化不利、水液不能外泄、泛溢肌肤而成水肿。此期中医主要表现为两种类型。

1. 风邪犯肺，水湿泛滥

【主症】

起病迅速，眼睑水肿，迅速波及四肢全身，尤以面部肿势为著，尿少色赤，舌淡，脉浮。体检呈肾病病容，血压大多患者中等度升高，尿检有蛋白、血尿、管型尿等。

【治则】

疏风解表、淡渗利水。

【方药】

越婢汤合五皮饮加减。麻黄、石膏、白术、陈皮、茯苓皮、桑白皮、大腹皮、生姜皮。

【方药评述】

风邪外侵，肺失宣降，水液失其输布而泛溢肌肤，治当宣肺透邪，复其宣降。同时佐以淡渗利水。故方选越婢汤合五皮汤加减。方中麻黄、桑白皮宣降肺气，复其肃降；重用石膏辛寒清热，和麻黄一辛寒，一辛温，而石膏量重于麻黄，以辛凉透邪；陈皮理气醒脾；白术、茯苓皮健脾渗湿利水；大腹皮、生姜皮行气消肿；生姜皮兼能辛透表邪。现代药理研究发现、桑白皮对家兔不仅利尿作用显著，并还有降压效果；茯苓皮亦有一定的利尿作用；生姜皮有促进发汗的作用，通过发汗，可排出一定量的水分，而达到生姜增强血液循环的作用，对消除血循障碍所致水肿有良好的作用；陈皮与大腹皮虽无直接的利尿作用，但通过对胃肠道功能的改善而促使水肿的消除。纵观全方，有一定的利尿作用，能增强消化机能，促进血液循环，并有降压作用。因而急性期的水肿阶段运用较为合理。

2. 湿热邪毒内侵，水湿泛溢

【主症】

眼面全身水肿、皮肤明亮、皮肤有癣疮脓肿，口渴口干，小便不利，色赤量少，脘腹痞闷，舌苔黄腻，脉弦滑。实验室检查呈急性肾炎改变。

【治则】

清热解毒、化湿利水。

【方药】

五苓散合五味消毒饮加减。白术、猪苓、泽泻、茯苓、车前子、木通、茵陈、瞿麦、金银花、野菊花、蒲公英、紫花地丁、紫背天葵。

【方药评述】

湿热邪毒内侵、三焦水道不利，水液泛溢，治应清化分利方选五味消毒饮以清热解毒，白术、茯苓、健脾利水，猪苓、泽泻、淡渗分利，木通、茵陈、瞿麦清热利尿。现代药理研究证明。金银花、蒲公英对多种病菌如金黄色葡萄球菌、溶血性链球菌均有一定抑制作用，能抗炎症渗出和炎症增生；猪苓、茯苓、车前子等均有明显的利尿作用。

【加减】

无论是风邪外侵还是湿热邪毒内殖，急性肾炎时都可应用如下几方面药物。

（1）活血化瘀药。如现代药理研究、活血化瘀药丹参、益母草、赤芍、泽兰有扩张肾小球动脉，增加肾小球滤过率，减轻急性肾炎时肾小球毛细血管上皮的水肿，抑制血栓形成等作用，这对改变急性肾炎的病理改变，促进水肿消退，是有作用的。中医认为"血不利则为水"，活血可促进利水，西医在急性肾炎时的抗凝血疗法与此是一致的。

(2) 急性肾炎时，每多见高血压，出现头痛、眩晕等，此为邪犯厥阴，水气上扰清窍所致，治应清泻肝火。加用大黄、黄连、夏枯草、钩藤等以泄浊平肝。

(3) 水肿严重，出现心力衰竭，症见心悸、咳喘、气促、胸闷者，为水气上凌心肺所致。治宜泻肺利尿，合用葶苈大枣泻肺汤。或者先以五苓散合葶苈大枣泻肺汤以泻肿利尿强心，心衰控制后，再以原方以清热解毒，化湿利水。

(4) 若病情发展迅速，出现氮质血症和尿毒症，治疗请参照有关章节。

(5) 心力衰竭，症见心悸、咳喘、气促、烦躁、胸闷、脉急数等，为水气上凌心肺所致。治宜助心阳、利尿泄水、可用苓桂术甘汤，或五苓散合葶苈大枣泻肺肠。

(6) 高血压脑病，症见头痛、眩晕、呕吐，甚则神昏惊厥、脉弦数等。为邪犯厥阴、水气上扰清窍所致。治宜清泻肝火，驱邪逐水，方选龙胆泻肝汤加减。

(7) 氮质血症或尿毒症，参照有关章节。

(三) 恢复期

急性肾炎发病至临床痊愈所经历的时间很不一致，一般经4~6周后临床症状体征完全消失，随着水肿的消退、血压也恢复正常，此时大多以镜下血尿及蛋白尿为主要临床表现，少数患者呈肉眼血尿。中医认为血尿多与热邪有关，并有虚实之分。实则多为湿热未除，伤及肾络，迫血妄行；虚则以阴亏为常见，阴虚不仅与患者素体阴精不足有关外，且水肿期过利伤阴亦为其重要诱因，阴精亏虚，虚火内扰灼伤肾络，血溢脉外；出血者必有瘀滞，瘀血结于下焦，斑阻脉络，络破血溢，血渗膀胱发为血尿。三者之间，因阴虚内热，肾又主水，湿热内蕴，久滞伤阴。加重原来的阴虚，且湿、热、瘀互结，互为因果，更使病情复杂，留恋时间较长。

【主证】

症见肉眼血尿或镜下血尿，同时伴有手足心热，口干喜火，大便偏干，舌质暗红、苔薄、或舌质红无苔，脉象沉细或弦细，或尿检有蛋白尿。

【治则】

清热利湿、滋阴益肾、活血化瘀。

【方药】

滋肾化瘀清利汤。女贞子、旱莲草、白花蛇舌草、生侧柏、马鞭草、大蓟、小蓟、益母草、白茅根、石苇。

【方药述评】

该方出自当代著名中医肾脏病专家时振声教授，是时振声教授多年运用而治疗阴虚湿热所致的血尿效方。方中女贞子、旱莲草养阴益精，且旱莲草还能凉血，二者又名二至丸，为补益肝肾之剂，药味虽少，但养阴而不腻滞，以滋养肾阴治其本。白花蛇舌草清热解毒，活血利水；生侧柏凉血散瘀，祛风利湿；马鞭草功专清热解稀、活血散瘀、利水消肿；大小蓟凉血散瘀而利尿止血；石苇利水通淋、清热祛湿；益母草活血利水，"行血而不伤新血，养血而不致瘀血"；白茅根凉血清热、生津利尿。诸药合用，共奏滋肾养阴、活血化瘀、清热凉血、利湿止血之效。方中滋阴益肾药味少量轻，其意重在清热利湿。根据贵阳中医学院内科的经验，认为恢复期不宜服用补药，因易致病情加重或迁延不愈，而重在清利后则会好转。并指出恢复期湿热未尽可以引起自汗、盗汗、夜尿、腰痛、面白、夜热、便溏等症状，易于误认为气虚、阳虚、阴虚，如过早早投予补剂可使病情加重，补气补阳药可助长热邪，补阴过早则助长湿邪，均可引起症状加重。且有研究资料还表明：滋阴清利活血方，可增强机体的抗氧化能力，清除自由基对肾炎时机体的损伤，抑制血栓素 A2 生成，调节血栓素 A2/前列腺素 I2 比值，消除炎性致病因子，提高急性肾炎血尿和蛋白尿的转阴率，具有良好的临床疗效。

【加减】

（1）阴虚重者：加生地 10~30 克，丹皮 10 克养阴清热。（2）兼气虚者：加太子参 15~30 克以甘平益气。（3）瘀血重者：加丹参 30 克，赤芍 15 克活血化瘀。（4）下焦湿热者：加知母 10 克、滑石 15 克、黄柏 10 克、生甘草 6 克清热利湿。

三、现代治疗

（一）专方治疗

急性肾炎水肿早期多兼有表证，若无表证而水肿多以面部为著，中医亦多认为从表而治，况且由于"水能病血"，热毒入于血分，水热互结堕滞于肾，肾络所伤。故此急性期的主要治法为宣肺利水退肿、清热解毒利湿、佐以凉血活血。

1. 宣肺祛风利水法

本法为中医治疗风水的传统方法，适用于急性肾炎风水相搏、肺失通调的阳水证。据临床研究表明，本法能调整机体的免疫功能，具有抗过敏作用，可减弱或抑制感染后变态反应性损害。而贵阳中医学院通过对急性肾炎水肿期的治疗，认为宣肺解表利水化湿药具有解除肾小管痉挛，减轻组织水肿，消除高血容量状态，亦能防止心衰及高血压的发生。急性肾炎水肿期多数病员都有无汗，或汗出不畅，或预汗不出之感觉，而一旦出汗后，自觉症状可明显改善，因此宣肺发汗利水对于急性肾炎水肿是一种因势利导的顺势疗法。王玉等拟七味治肾汤（蝉蜕、桑白皮、大腹皮、白茅根、土茯苓、夏枯草、小蓟）为主方，随证加味，共治 79 例，痊愈率为 82.3%，平均治疗 20.3 天。舒士健用复方蝉衣饮（蝉衣、僵蚕、地龙、白鲜皮、地肤子、浮萍、汉防己）为主方，随辨证加减治疗急性肾炎 140 例，痊愈率为 72.8%。姜润林治疗小儿急性肾炎 68 例，方用商陆麻黄汤（麻黄、商陆、茯苓皮、赤小豆、泽泻）为主，发热加荆芥、连翘；扁桃体肿大加牛蒡子、板蓝根；皮肤疮毒加紫花地丁、蒲公英；尿血加生地、小蓟，结果总有效率为 98.6%，平均治疗 9.6 天。李培旭等治疗 30 例，应用风水消（炙麻黄、连翘、杏仁、赤小豆、桑白皮、炙甘草、生姜、大枣、鱼腥草）；经过 6~18 天的治疗，结果显效 24 例，好转 5 例，无效 1 例。夏远录治疗急性肾炎水肿 75 例，应用麻黄连翘赤小豆汤加味（麻黄、连翘、桑白皮、扁豆、薏米、前仁、蚕砂、杏仁、姜皮、赤小豆、茅根、益母草、土茯苓），浮肿重加地肤子、泽泻，血尿重去生姜加生地小蓟 115 天为 1 疗程，结果总有效率为 91%。方晓阳等亦用加减麻黄连翘赤小豆汤（麻黄、炙甘草、连翘、香仁、蝉蜕、赤小豆、车前子、红枣、生石膏、桑白皮、白术、益母草、生姜），并结合辨证加味，结果服药 8~40 天，治愈 39 例，无效 2 例。由于急性肾炎急性期水肿显著，加之病人消化道功能障碍及现代医学的限水等限制，口服汤药有一定的局限性。傅文录采用外洗疗法，药用麻黄、桂枝、细辛、羌活、独活、苍术、白术、荆芥、防风、红花、艾叶等，进行洗浴，随着浴洗汗出，可迅速消除水肿，并达"启壶揭盖"之作用而增加其利尿效果，经多例临床观察对于消除水肿显著；这种疗法不仅源于（内经）开鬼门理论。更有现代因势利导的排汗依据，由于消除水肿迅速，因而可避免高度水肿所带来的一系列并发症，还弥补了汤药口服取效缓慢的不足，可谓是宣肺利水法的又一创新。

2. 清热解毒利湿法

清热解毒利湿具有清除感染病灶，抑制免疫反应或提高免疫功能的双重调节作用。近些年研究还发现，在急性肾炎时自由基增多产生而机体抗氧化能力降低。韦俊等应用具有清热利湿作用的急性肾炎合剂（连翘、石苇、茯苓、白茅根、女贞子、旱莲草、生地、丹参、益母草、小蓟、黄芪），实验证明具有增强机体的抗氧化能力、清除氧自由基作用，且经33例临床观察，治疗1月后，血尿和蛋白尿消失率均优于西药对照组，血尿完全消失率为94%，蛋白尿完全消失率为97%。从近十余年的临床资料来看，清热解毒利湿法确有促进急性肾炎的恢复作用，因此目前越来越受到临床学者的重视。钟念文等分析了85年以前的临床报道830例，采用清热解毒化湿法，其用药要偏大，治疗时间多数在10~30天，一般至尿常规蛋白转阴后方可停用，其痊愈率平均达80%。王水钩等运用复方益肾合剂（半枝莲、半边莲、茜草、蒲黄、丹参、黄芪），共治疗162例，结果总有效率为85.2%；应用该方后水肿持续消退，血压正常稳定，测定32-微球蛋白、同位素及24小时内生肌酐消除值均有改善；且经动物试验发现，该方有持久的扩血管、消红细胞聚集，改善微循环提高动物存活率的作用。昌宏治疗47例，应用自拟方（白花蛇舌草、连翘、白茅根、益母草、丹参、泽泻）随症加味，结果均治愈。毛三宝治疗疥疮感染后急性肾炎65例，应用五味消毒饮加半枝莲、土茯苓、泽泻、六一散，并随症加味，还结合外洗方（黄柏、大黄、苦参、蛇床子、明矾），7天为1疗程，结果治愈62例，好转2例，无效1例。邓瑞锋等治疗47例，应用五草一根汤（车前草、鱼腥草、白花蛇舌草、金钱草、甘草、白茅根）随症加味，平均治疗12天，结果痊愈38例，好转9例。朱朝元等以自拟急肾汤（银花、野菊花、蒲公英、紫花地丁、白茅根、小蓟、茯苓、猪苓、泽泻、益母草、蝉蜕）治疗56例，平均治疗19.6天，结果临床治愈49例，显著好转7例。

3. 活血化瘀利水法

血化瘀法治疗急性肾炎为近十余年来临床上所重视研究的一种新方法。肾炎水肿严重者，往往出现瘀血之象。而活血化瘀法的主要机理是通过机体局部的调整作用，抑制或减少变态反性视害，使肾小球毛细血管通透性下降；调整肾脏血液循环，促进纤维组织吸收，扩张肾血管，提高肾血流量，改善和解除肾血管痉挛，抑制血小板凝集，调整组织胺，具有抗过敏、抑制变态反应性炎症，以及抑制病理免疫，增强正常的免疫机能的双向调节作用，这些作用均有助于促使肾小球肾炎的功能恢复。有人对103例小儿急性肾炎甲皱微循环进行观察，发现其有显著的异常，其中40例在辨证论治的基础上加用活血化瘀药物，疗效明显优于单纯辨证用药组。因此近十余年来，活血化瘀法在急性肾炎中的应用尤为临床所重视。如余益礼以活血化瘀立法，治疗急性肾炎78例，用自拟方（丹参、川芎、赤芍、红花、益母草、白茅根）为主方加减治疗，结果平均治疗32天，显效76例，有效及无效各1例。马业耕治疗小儿急性肾炎70例，应用荔大前合剂（荔枝草、车前草、大小蓟），结果治愈69

例，好转 1 例，显著优于单纯西药对照组（$P<0.05$）。李应瑞等治疗 54 例，运用活血抗敏肾炎汤（益母草、丹参、僵蚕、地龙、蝉衣、石苇、地肤子、车前子、白茅根、金银花、甘草）随症加味，经治 35 天，结果治愈 50 例，无效 4 例，治愈率为 92.5%。倪金平等治疗小儿急性肾炎 45 例，在西药一般治疗的基础上，用复方丹参注射液 8～10mL 加入 200mL 液体内静滴，连续 7～10 天为 1 疗程，结果平均消肿时间 4.5 天，血压正常时间平均 4.1 天，尿蛋白转阴时间平均 8.6 天，镜下血尿消失时间平均 9.4 天，且 25 例患儿全部在 3 周内尿常规转阴，均优于西药对照组（$P<0.05$）。活血化瘀法除单纯应用外，大多与清热解毒利湿法及宣肺利水法结合，且活血化瘀法在急性肾炎中的应用研究也日趋受到临床学者的重视。

（二）分型论治

辨证论治是中医的临床精髓所在，叶运琅等治疗急性肾炎 120 例，采用先标后本的辩证方法，治标分水湿内阻（方用五皮饮加味）、气虚湿盛（方用防己黄芪汤加味）、气滞肿胀（方用木香分气饮加减）三型，治本分肾阳偏虚（方用肾气丸化裁）、肾阴偏虚（方用六味地黄汤加减）、气阴两虚（自拟固本汤）三型，结果平均治疗 39.9 天，临床治愈 106 例，好转 4 例，中断治疗 6 例。郑健等治疗 102 例，风热用麻黄连翘赤小豆汤加减，湿热型用八正散加减，热毒型用五味消毒饮加味，脾虚用参苓白术散加味，结果治愈 92 例，显效 10 例，浮肿、尿蛋白、尿红细胞平均消退时间分别为 6、16、17 天，血压恢复平均时间为 3.7 天。朱朝元等采用单方为主的急肾汤，与辨证选用组 44 例对比观察，其结果急肾汤在临末治愈、显著好转及平均住院时间上均优于辨证论治组。

（三）治法研究

随着学术研究的深入，多数学者认为急性肾炎的大部分病例以邪实为主要病机，特别是湿热邪多，因而越来越重视清热解毒利湿法在治疗中的应用，如陆鸿滨通过多年的临床摸索，发现急性肾炎自始至终都以湿热为主，虽有风寒、风热、寒湿等证型，但这些见证很快解除后，遗留下来的仍是湿热证，自拟芳化清利汤（佩兰叶、连翘、黄芩、苡仁、木通、茅根、石苇、益母草）不仅用于急性期，而且也用于恢复期，认为在年龄较大的成人患者，恢复期症状较多，常虚实夹杂。加之一些湿热留恋的症状与气虚、阴阳虚损相似，极易引起辨证错误；而误补后常致病情反复或恶化，而经芳化清利法治疗后则可好转。又如胡培德、李冬青、裴学义任继学、刘志明等也都非常重视清热解毒利湿法的运用。在急性肾炎恢复期的中医治疗，刘宏伟认为应掌握五大法则，即芳化清利、滋阴护肺、活血化瘀慎用温补及注意护理五法。由于急性肾炎自始至终都有瘀血证的存在，特别是现代医学的病理生理更说明了这点，故此活血化瘀法往往与清热解毒利湿合用。有人将益母草、大小蓟与其它活血化瘀药配伍研究表明，可减轻肾脏的变态反应性炎症，降低肾小球毛细血管通透性，促进肾脏病变的恢复。因此清热解毒利湿法与活血化瘀法一并受到临床的研究重视。有人比较了清热解毒、宣肺利水、活血化瘀等方法的实际疗效，发现清热解毒法的临床疗效明显优于其他的方法。因此，急性肾炎水肿消退期，症状改善，但正邪相争的病理过程仍在延续，这是湿邪致病具有隐袭的特点所决定的，所以在治疗上还应以祛邪为主，慎用温补，避免病情反复与迁延。

四、常用民间单、验方

(1) 陈葫芦壳 15~30 克，水煎服，或焙干研面，每次 9 克，日服 3 次。适用于急性肾炎浮肿（《实用中医内科学》）。

(2) 鲜茅根 250 克，水煎服，每日 1 剂。适用于急性肾炎血尿显著者（《肾炎的中医证治要义》）。

(3) 玉米须 60 克，水煎服。适用于一般轻度浮肿（《实用中医内科学》）。

(4) 赤小豆 30 克、薏米仁 30 克，粳米适量，煮粥服（《中医肾病诊治典要》）。

(5) 蟋蟀、蝼蛄各 3 只，研末，用蝉蜕、浮萍各 9 克，煎汤冲服。适用于尿少、尿闭者（《中医肾病诊治典要》）。

(6) 冬瓜 500 克（连皮洗净），赤小豆 30 克，共煮汤不放盐，喝汤吃冬瓜。有清热消肿作用（《中医肾病诊治典要》）。

(7) 益母草、白茅根干品各 30~60 克；鲜品 90~120 克，水煎服，日 1 剂。适用于水肿及恢复期（《名中医治病绝招续编》）。

(8) 土牛膝 30 克，车前草 30 克，马鞭草 30 克，每日 1 剂，水煎服。适用于急性肾炎水肿及恢复期（《时振声，等、北京中医 1990；(2)：8》）。

(9) 琥珀、参三七等量研末吞服，每次 1 克，1 日 3 次。适用于血尿而瘀证明显者（《时振声，等、中医杂志 1991；32 (9)：4》）。

(10) 西瓜翠衣 9~10 克，加决明子 9 克，煎茶饮，不拘时限（《肾脏病的饮食疗法》）。

第四节 慢性肾小球肾炎

一、概述

慢性肾小球肾炎（简称慢性肾炎）是由多种病因引起，通过不同的发病机理，具有不同病理改变原发于肾小球的一组疾病。其临床特点为病程长（超过一年），多为缓慢进行性。尿常规检查、沉渣检查常可见红细胞，除蛋白外，大多数患者有不同程度的高血压及肾功能损害。本病以青壮年为多见。虽然急性肾炎可发展成慢性肾炎，但大多数慢性肾炎并非由急性肾炎转变而来，而是一开始就是慢性肾炎的过程。本病临床表现多种多样。有的毫无症状，有的则有明显水肿、尿检异常（蛋白尿、血尿、管型尿）和高血压等症状，有的甚至出现尿拳症才被发现。

大多数慢性肾炎的病因目前尚不十分清楚。现代研究认为慢性肾炎大部分属免疫复合性疾病，可由肾小球原位的抗原（内源或外源）与抗体形成而激活补体，引起组织损伤。也可不通过免疫复合物，而由沉积于小球局部的细菌毒素、代谢产物等通过"旁路系统"激活补体，从而引起一系列的炎症反应而导致肾炎。继局部免疫反应之后，非免疫介导的肾脏损害在慢性肾炎的发生与发展中亦可能起很重要的作用。根据目前研究结果提示：①肾小球病变能引起肾内动脉硬化，加重肾实质缺血性损害；②肾血流动力学代偿性改变引起肾小球损害；③肾性高血压可引起肾小球结构和功能的改变；④肾小球系膜的超负荷状态可引起系膜区（基质及细胞）增殖，终至硬化。

慢性肾炎的病理改变往往是两肾弥漫性的肾小球病变，长期持续进腰及反复发作，使肾小管和肾间质出现继发病变．肾皮质变薄，髓质变化不明显。由于慢性肾炎只不过是临床表现相似的一组肾小球疾病，而病因和发病机制不尽相同，所以在不同的发展阶段，其病变也不完全一样。慢性肾炎常见以下几种病理类型：①以系膜增生为主的慢性肾炎，可由弥漫性系膜增生性肾小球肾炎发展而来，也可以是以内皮细胞和系膜细胞增生为主要表现的毛细血管内增生型肾炎发展而来；②慢性弥漫性或局灶增生性肾炎可由毛细血管内增生性肾炎发展而来，或局灶增生性肾炎发展的结果。从病理过程来看，属增生硬化期或硬化期；③膜性肾病；④局灶性节段性肾小球硬化；⑤膜增殖性肾炎。慢性肾炎继续发展，导致肾组织严重破坏，最终形成固缩肾。

随着人们对慢性肾炎认识的日趋深化，许多中医学者认为慢性肾炎属于中医"水肿""虚劳""腰痛""尿血"等范畴。根据本病的发生发展过程，现已普遍认为本病属本虚标实之证，本虚是指肺、脾、肾三脏的亏损，而以肾虚最为重要。标实是指外感、水湿、湿热、湿浊、瘀血等。

慢性肾炎的主要临床特点是水肿、蛋白尿、血尿或有高血压，病程绵长，迁延不愈。一般中医认为慢性肾炎的主因与寒湿侵袭有关。《素问·气交变大论》说："岁土太过，雨湿流行，肾水受邪……体重烦冤"。"岁水太过，寒气流行，邪害心火……甚则腹大胫肿。"指出寒湿可致身体沉重，腹大胫肿。慢性肾炎的水肿多属阴水虚证范畴，但是慢性肾炎急性发作则属阳水实证范畴，多与外感风邪有关。《如素问·水热穴论》中提到的肾汗出逢于风，客于玄府，行于皮里，传为肘肿，以及《素问·平人气象论》）说："面肿曰风"即是。肾炎的素因与脾肾虚损有关。如《诸病源侯论说》："水病无不由脾肾虚所为，脾肾虚则水妄行，盈溢皮肤而令周身肿满。"但是在慢性肾炎急性发作时，与肺也有关系，由于风邪外表，肺的治节肃降失司，则可加重面部及全身浮肿。另外，肝气失于条达，致使三焦气机壅滞，决渎无权而致水湿内停，亦与肾炎水肿密切相关。

关于蛋白尿的病机：蛋白是人体的精微物质，精微物质由脾生化，又由肾封藏，因此蛋白尿的形成，实与脾肾两脏的虚损密切相关，章虚谷《医门棒喝》说："脾胃之能生化者，实由肾中元阳之鼓舞，而元阳以圆密为贵，其所以能固密者，又赖脾胃生化阴精以涵育耳。"唐容川《医经精义》也说："脾土能制肾水，所以封藏肾气也。"说明脾能协助肾之封藏数。脾能升清，脾虚则不能升清，谷气下流，精微下注，肾主闭藏，肾虚则封藏失司，肾气不固，精微下泄。因此，蛋白尿发生的机制．可以从脾肾气虚，叩脾气下陷，肾气不固来理解。另外，他脏功能失调或邪扰肾，亦可影响肾之封藏而致蛋白尿。

临床所见肾性高血压以肝肾阴虚，肝阳上亢者居多，亦有气阴两虚，肝阳上亢者，这是因为肝肾阴虚。迁延不愈，阴损及气，必然同时出现脾肾气虚现象，故见气阴两虚，同时又见肝阳上亢，以致眩晕耳鸣。也有一种肾性高血压是在脾肾阳虚、水湿泛滥的基础上产生的。这是因为水湿上扰清窍。以致引起眩晕。有的肾性高血压加入活血化瘀的治疗，可使血压稳定或下降，这是因为肝气瘀滞，疏泄失畅的缘故。

慢性肾炎血尿的病因病机可以概括为热、虚、瘀三个方面，其中以阴虚内热为最常见，阴虚生内热，伤及血脉，而有血尿；如属脾肾气虚者，则是脾不统血，气不摄血，以致血不归经而出血，随精微下流而出现血尿。

营血来源于中焦,当慢性肾炎经久不愈,脾气进一步虚损时,由于运化失职,生化无权,必然逐渐发生贫血;肾藏精,精血同源,由于肾气失固,精微不断下泄,故亦必然逐渐产生贫血。因此慢性肾炎经久不愈,出现贫血者,在一定程度上反映了脾肾亏损的情况。总之,慢性肾炎病程绵长,病机复杂,一般早期治疗,纠正脏腑的阴阳偏胜,则病情趋于稳定,或可痊愈。如果不能及时控制病情,水肿及蛋白尿长期不消,则可以导致阴阳衰败,湿浊上逆等危候发生。

二、分期辨治

(一)水肿期

此期病因病机有虚实两方面,实为风邪外侵,水湿内停,气滞血瘀,虚则主在脾肾,可表现为气阴两虚,脾肾阳虚等。

1. 风水相搏

本型多见于慢性肾炎急性发作者。由于体虚感受风邪,邪客肌表内舍于肺,肺失宣肃,水道不通,乃至风水相搏,风遏水阻,泛滥肌肤而发为水肿。

【主症】

头面部先肿,继而遍及全身,水肿按之凹陷,但恢复较快,小便不利,并伴有恶寒发热骨节酸沉,咳嗽胸闷,或咽痛,舌淡苔薄,脉浮紧或浮数。体检呈肾炎面容,血压大多数升高,尿检有蛋白、血尿、管型尿等。

【治则】

宣肺利水。

【方药】

越婢加术汤合五皮饮加减。陈皮、茯苓皮、桑白皮、大腹皮、生姜皮、牛膝、车前子、麻黄、石膏、白术。

【方药评述】

参照急性肾炎节

【加减】

外感风寒者和(或)素体阳虚者,可用麻黄附子细辛汤合五皮饮,以温阳解表散寒。外感风热者,加连翘菊花、荆芥以清热解表。此为急则治标之法,表证去则应因证治之。

2. 脾虚湿困

本型多见于慢性肾炎患者病程较长者,由于水湿内停,湿邪困脾,脾气被遏,则气伤而运化呆滞,由此导致水肿日久不消。

【主症】

面色萎黄或苍白,腹大胫肿,脘闷腹胀,甚或上泛清水,纳少,少气懒言,神疲乏力,舌体胖,苔白、脉濡缓。体检双下肢指凹性浮肿,甚者伴有腹水。尿检有大量蛋白尿。血浆白蛋白降低。

【治则】

健脾利水。

【方药】

防己黄芪汤合春泽汤加减。汉防己、生黄芪、白术、茯苓、猪苓、泽泻、党参、桂枝、生姜、大枣。

【方药评述】

防己黄芪汤出自《金匮要略》，是益气利水的代表方剂。时振声教授临床善用本方治疗慢性肾炎水肿的患者。方中以黄芪益气固表；防己利水湿；白术、甘草培土胜湿；生姜大枣调和营卫。通过临床观察，慢性肾炎普通型和肾病综合征属脾虚之证者较为多见，因而应用本方的机会也较多。据我们临床观察，药后患者不仅症状改善，部分患者还可见到尿蛋白逐渐减少。在运用本方时，黄芪量一般小于 30 克，不宜大量。个别病例由于黄芪量大，反见尿量减少，水肿加重，可供参考。对于肾炎水肿患者，由于肺脾气虚，表气不固，常自汗出而易感风寒者，我们常以本方合玉屏风散，即本方加防风。为加强防己黄芪汤的利水消肿作用，我们常于本文加车前子、怀牛膝两味药。

春泽汤出自《医方集解》，是在五苓散化气利水的基础上，再加人参以增益气之力，本方气味平和，无壅中之弊，药后常使尿量增加，而水肿消退。由于本方益气活血、化气利水并进，故可恢复正常的水液代谢，正如《素问·经脉别论》所云："饮入于胃；游溢精气，上输于脾。脾气散精，上归于肺，通调水道，下输膀胱。水精四布，五经并行。"小便利则有害之水邪得以排除，正常的津液得以敷布则渴必自止。

3. 脾肾阳虚

本型多见于慢性肾炎病程日久水肿不退的患者。由于脾阳不足，不能制水，肾阳虚衰，不能主水，以致水湿泛滥，泛溢肌肤，甚至全身漫肿。

【主症】

全身高度浮肿，甚至胸腹水并见，面色㿠白，皮肤发亮，按之凹陷恢复较慢，伴畏寒肢冷，腰酸腿痛，倦怠肢软，腹胀纳差，大便溏薄，体胖大而润，苔白滑或腻，脉沉迟无力。

【治则】

温肾健脾，通阳利水。

【方药】

偏脾阳虚者，用实脾饮。制附片、干姜、茯苓、白术、大腹皮、川朴、广木香、木瓜、甘草砂仁。

偏肾阳虚者，用真武汤合五皮饮。制附片 10 克、干姜 6 克、茯苓 15 克、白术 10 克、白芍 15 克、桑白皮 15 克、陈皮 10 克、大腹皮 30 克、牛膝 10 克、车前子 30 克。

【方药评述】

实脾饮出自《济生方》，以温阳健脾为主，土实则水治，故方名实脾饮，时振声教授擅长用本方治疗慢性肾炎水肿证属脾阳虚衰，运水无权的患者，方中以姜、附温建中阳，以白术、甘草、生姜、大枣以健脾补虚，以苓、朴、木香、木瓜、大腹皮行气导水，脾气行湿化，合用则温阳实脾利水。

真武汤方解请参阅肾病综合征节。

实脾饮与真武汤同为温阳利水之剂，二方相较，实脾饮重在温运脾阳，真武汤主要温补肾阳而利水，临床运用时当细微分辨。但需注意的是，临床脾肾阳虚往往并存，再者，脾阳虚，肾阳虚，两者往往相互影响。临床治脾不宜忘肾，盖先天以暖后天，治肾不宜忘脾，温后天以爱先天。故两方临床常需结合化裁，以治脾肾阳虚水肿症。两方皆为辛温助阳散寒利水之剂，水肿消其大半，则应用真武汤为济生肾气丸法，以阴阳双补，阴中求阳，化气行水，勿致辛温动伤真元。

4. 气滞不停

盖因水停三焦日久，阻塞气机，或因肝郁气滞，肝失疏泄，皆使气机不畅，水道不通，终致气滞水停而成水肿。

【主症】

除水肿外，必有胀满较著，如膺胀膨大，胸腹满闷，呼吸急促，四肢肿胀紧迫光亮，小便不利，或有胁痛，舌质暗苔白，脉沉弦。

【治则】

行气利水。

【方药】

导水茯苓汤加减。茯苓、泽泻、麦冬、白术、桑白皮、紫苏叶、槟榔、木瓜、大腹皮、陈皮、砂仁、木香、灯芯草。

【方药评述】

导水茯苓汤出自《奇效良方》，本方是行气利水的代表方剂，主要用于肾炎水肿证属气滞水停者。其辨证要点为：除水肿之症以外，常见胸闷或脘腹胀满，小便秘涩之症。病机乃肺脾之气壅塞不通，水道因之不利，宗"气行则水行"之旨，本方行气与利水并进，行气之中又重在宜降肺气及疏理脾气，俾肺得清肃，脾能健运，则水湿自去。方中桑白皮清肃肺气；大腹皮、槟榔，宽中导滞；陈皮、砂仁、木香、紫苏叶，斡能中焦气机；茯苓、泽泻、灯芯草淡渗利水，白术、木瓜燥湿醒脾，麦冬清热养阴，以防利水伤阴。通过临床观察，气滞水肿者运用本方后常使尿量骤增，水肿迅速消退。

5. 湿热蕴结

由于土壅木郁，三焦气化不利，水湿内蕴，积久化热，热蒸湿郁，湿热搏结，水肿乃成。

【主症】

头面与下肢浮肿，甚至全身浮肿，皮肤或黄，身热汗出，口渴不欲饮水，脘腹痞满，食少纳呆，尿黄或呈茶色，淋漓涩痛。大便不爽，舌红苔黄腻，脉滑数。

【治则】

清热利水。

【方药】

三仁汤加减。淡竹叶、川朴、滑石、通草、法半夏、白蔻仁、苡仁、杏仁、车前子、白茅根。

【方药评述】

三仁汤出自《温病条辨》，是治疗湿温初起，湿重于热，湿热逗留气分的专方。慢性肾炎患者由于平素多有水湿内停，遇长夏雨湿之季，每每外湿引动内湿，而致内外合邪而发病。其临床表现为恶寒头痛，身热不扬，午后身热，胸闷脘痞不饥，口不渴，苔白腻，脉濡。凡遇此之证，投以三仁汤，辄能奏效。

本方以杏仁升宣上焦肺气；蔻仁芳香化湿畅中；苡仁渗湿导下；配以半夏、川朴苦温除湿；通草，滑石、竹叶清利湿热。共奏宣化畅中，清热利湿之效。临床药理研究证实：淡竹叶虽利尿作用弱，但增加尿中氯化物的作用较猪苓、黄芪、木通还强。滑石、通草有明显的利水作用，此处不用疏凿饮子，八正散清热利水者，缘慢性肾炎，正气多虚，不耐损害也，此处取三仁汤芳香清化、使气清湿去，而无苦寒伤阴败胃之弊。

6. 血瘀停滞

慢性水肿日久不消，邪入络脉，以致络脉瘀阻，盖因血能病水，水能病血之故，长此以往则瘀水互结互化，从而导致本病的发生。

【主症】

病程较长，水肿皮肤有赤缕血痕、尿血、皮色苍暗粗糙、舌质紫暗或有瘀点、瘀斑，或见爪甲青紫，脉涩等。

【治则】

活血利水。

【方药】

当归芍药散加减。当归、川芎、赤芍、茯苓、泽泻、白术、怀牛膝、车前子。

【方药评述】

当归芍药散出自《金匮要略》，是治疗瘀血水肿的代表方剂。本方用于肾炎水肿有如下两种情况：一是水肿患者有瘀血的指征。如面唇发黯，舌暗或有瘀斑等；二是女性肾炎水肿患者。常有痛经及月经不调史。如月经后期，量少色暗有块等。且水肿常于经前加重。运用本方时临床常将赤、白芍合用。众所周知，血与水的关系甚为密切，血不利则为水，而水停又可加重血瘀。因此凡遇血瘀水停者，活血利水实为关键的一环。本方以当归、赤芍、川芎养血调肝活血；以白术健脾运湿；茯苓、泽渗湿泄泻，如此肝脾两调，活血利水并进，药后常查血去，肿渐消，现代药理研究证实：当归、川芎、赤芍具有扩张血管、抗栓、抗凝的作用；而茯苓、泽泻具有很好的利尿消肿作用。从解病角度而言，慢性肾小球肾炎时肾小球毛细血管基底膜免疫复合物沉积，增生增厚。肾小球动脉硬化，内皮细胞增生，系膜增生。皆属于血瘀的范围，临床各型水肿，适当应用活血化瘀药，皆有抑制其病理改变，促进利水的作用，并非只有出现明显血瘀征象者，才可应用。

7. 阴虚水肿

由于本病病程缠长，日久伤阴，或过用激素，温补之品耗伤阴津，加之水肿本身即可伤阴（血管外水分有余，而血管内水液不足），故临床阴虚水肿也颇为常见。

【主症】

水肿口渴、渴不多饮、腰膝酸软、手足心热、心烦不寐，面部潮红、舌红少苔，脉细数。

【治则】

养阴利水。

【方药】

猪苓汤（《伤寒论》）猪苓、茯苓、泽泻、滑石、阿胶、怀牛膝、车前子。

【方药评述】

猪苓汤为育阴利水的代表方剂。主要适用于湿热蕴结阴液亏虚者，本方以猪苓、茯苓甘淡利水，泽泻咸寒渗泄肾浊，滑石利水道，阿胶滋阴清热，全方共奏滋阴利水之功效。现代药理研究证实：本方具有利尿、调整机体内水液代谢、改善血液循环和血液动力等功效。低蛋白血症，水肿甚者，方中可重用阿胶至 30 克，《医学衷中参西录》有重用阿胶治阴虚水肿的记载，亦可加用鳖甲，龟板等，以滋阴充脉利水。

由于慢性肾炎水肿持续较长，病情变化多端，每多虚实夹杂。故需辨病辨证相结合，详察病情轻重，谨守病机分清主次；在治法组方上要知常达变，根据病情需要，有时可将两法或三法合用，如导水茯苓汤是宣肺利水与行气利水合用。有时是先攻后补，有时攻补兼施，方能取得较好疗效。

(二) 水肿消退期（或从无水肿者）

本期（或无水肿型慢性肾小球肾炎）病机以正气亏虚为主要矛盾，根据正虚不同，临床常见以下证型。

1. 脾肾气虚

慢性肾炎发展至水肿消退阶段，脾肾必受所状，即使无有水肿者，由于慢性肾炎迁延日久，亦必有脾肾亏虚。

【主症】

面色苍白或淡黄无华，气短倦怠，食少纳差。食入腹胀，大便溏薄，腰膝酸软，小便频数清长，夜尿频多，舌淡胖苔薄，脉沉弱。

【治则】

益气健脾、固肾摄精。

【方药】

补中益气汤加减。黄芪，人参、白术、当归、陈皮、柴胡、升麻、甘草、菟丝子、山萸、怀牛膝、桑螵蛸。

【方药评述】

补中益气汤是调补脾肾，益气升阳，甘温除热的代表方剂。对于慢性肾炎证属脾气虚者，常选用本方。方中黄芪，人参健脾益气，白术健脾化湿，陈皮理气和胃以防补而壅滞，气血同源，气虚易致血虚，故用当归以补血。柴胡、升麻益气升提，甘草调和诸药。本方益脾气而无补肾之功，故加菟丝子、怀牛膝、滋补肾精、山萸肉，桑螵蛸温肾固摄涩精。

【加减】

肾气虚明显者，加用水陆二仙丹，药用金樱子，芡实等以补肾固精。气虚夹瘀者，加桂枝茯苓丸，益气补肾、活血化瘀。

2. 脾肾阳虚

慢性肾炎水肿消退阶段，并不意味着脾肾阳虚病理机制的消除。肾阳不足，命门火衰，则不能生土；脾阳虚衰，久必及肾，终成脾阳肾阳两虚。

【主症】

面色㿠白，腰膝酸痛，畏寒肢冷，倦怠无力，纳差腹胀，便溏，夜尿频多，舌体胖润，边有齿痕，脉沉细或沉迟无力。水肿时消时现。

【治则】

温补脾肾。

【方药】

济生肾气汤（《济生方》）。生地、丹皮、茯苓、泽泻、山药、山萸肉、制附片、肉桂、牛膝、车前子。

【方药评述】

济生肾气汤是温补脾肾的常用方剂。该方具有温补脾肾化气行水之功。用于慢性肾炎证属脾肾阳虚者，每能取得较好疗效。方中以肾气丸补益肾阳，加牛膝、车前子利水渗湿；方中附子不仅温肾阳，而且可助脾阳。现代药理研究证实：本方具扩张外周血管，降低血压，抗炎，利水等功效。

【加减】

若脾阳虚明显者，去肉桂加桂枝、党参生姜以辛甘温脾助肾。

3. 肝肾阴虚

本证多因温补脾肾太过，或用激素较长，日久伤阴所致。

【主症】

面红烦躁，口干咽燥，渴喜冷饮，腰膝酸软，手足心热，目睛干涩，或视物模糊，尿色黄赤，大便干结，舌红少津、脉象细数。

【治则】

滋养肝肾。

【方药】

六味地黄汤。生地、山药、山萸肉、丹皮、茯苓、泽泻。

【方药评述】

六味地黄汤是滋补肝肾的基础方剂，也是当代治疗肾炎证属肾阴亏虚的公认常用方。方中重用地黄滋养肾阴为主药，辅以山萸肉、山药兼顾肝、脾之阴，以泽泻、茯苓、丹皮为佐祛湿泻火，正如《医方论》所说："有熟地之腻补肾水，即有泽泻之宣泄肾浊以济之；有萸肉之温涩肝经，即有丹皮之清泻肝火以佐之；有山药之收摄脾经，即有茯苓之淡渗脾湿以和之。药有六味，而有开有合，三阴并治，间补方之正鹄也。"可见本方的组成特点是以补为主，补中有泻，寓泻于补，通补开合，相辅相成。我们临床上常以生地易熟地，因为阴虚易生内热，生地性寒，在滋阴补肾的同时，兼具清热之功，且其滋腻碍胃之弊亦逊于熟地，故选生地较熟地更适宜。生地用量一般为15~30克。

【加减】

如肝肾阴虚，肝阳上亢，表现为头晕、胀痛、两耳轰鸣者，加菊花、枸杞、夏枯草、刺蒺藜即杞菊地黄丸加夏枯草、刺蒺藜以滋阴平肝；舌燥咽干为主症者，可用本方加麦冬、五味子、忍冬藤即麦味地黄丸加忍冬藤，肺肾同治，兼清热解毒；肾阴亏虚，虚火上炎者，可用本方加知母、黄柏，即知柏地黄汤滋阴降火；兼夹湿热者，加石韦、滑石、车前子、白花蛇舌草、白茅根等清利湿热；兼夹止血者，合血府逐瘀汤加减，滋阴补肾，活血化瘀。

4. 气阴两虚

气阴两虚证是慢性肾炎临床最常见的症型，主要原因是慢性肾炎一部分病人过多使用激素治疗，激素易致病人出现阴虚内热，随着激素的减量，又逐渐转化为气阴两虚证，再者，慢性肾炎病慢缠绵反复，在其病变过程中，气虚者，日久气损及阴，肾阴虚者，日久阴损及气,最终皆可导致气阴两虚。阴阳两虚证经过治疗后病情好转,也可以转化为气阴两虚证。

【主症】

全身乏力,腰膝酸软,畏寒或肢冷但手足心热,口干而不欲饮,纳差腹胀,大便先干后稀,小便黄、舌暗红,舌体胖大而边有齿痕,脉沉细而数或弦细。

【治则】

益气养阴。

【方药】

参芪地黄汤(《杂病源流犀烛》)。人参、黄芪、生地、丹皮、山药、山黄肉、茯苓、泽泻、生姜、大枣。

【方药评述】

参芪地黄汤是治疗慢性肾炎证属气阴两虚的常用方剂。本方即六味地黄汤加味而成,方以人参、黄芪益气健脾。六味地黄汤滋养肾阴,共扶气阴两虚之本。我们临床体会慢性肾炎气阴两虚证有以下临床特征:①气阴两虚证,既有气虚特点,又有阴虚特点,为气虚证和阴虚证的中间证型;②气阴两虚证并非气虚证、阴虚证各半,有的偏气虚,有的偏于阴虚;③气阴两虚证的临床表现还有些是非典型的气虚或阴虚证,如畏寒或肢冷,但手足心热,下肢凉而手心热;口干而饮水不多,舌体胖大边有齿痕,大便先干后稀等;④脾肾、肺肾及心肾气阴两虚多是指脾气虚肾阴虚,肺气虚肾阴虚,心气虚肾阴虚;⑤肾气阴两虚证具有肾阴阳两虚证的特点,但程度较轻,兼水肿亦少,即使有水肿也很轻;⑥临床上以脾肾气阴两虚最为多见。

益气养阴是气阴两虚证的基本治则,但益气容易,养阴较难,加之益气太过又有伤阴之弊。因此,在临床治疗时必须详加审析,遵循"平治于权衡"、"以平为期"的原则。具体注意事项有三:①首先必须明辨气虚和阴虚的主次而调整益气药和养阴药的比例。如以气虚为主者,重在益气;阴虚为主者,重在养阴;而气阴两虚均衡者,则益气养阴并重。②必须明辨脏腑定位而选用相应的方药。如肺肾气阴两虚者,常用麦味地黄汤加减;心肾气阴两虚者,常用生脉饮合六味地黄汤加减;脾肾气阴两虚者,常用参芪地黄汤加减;肾气阴两虚者,常用大补元煎加减等。③根据不同兼夹证而配合相应的治法,如活血化瘀、清热利湿、利水消肿等。

水肿消退期常见以上证型,在补的过程中,还要注意活血化瘀药的应用,因为"血瘀"贯穿于慢性肾小球肾炎整个病理过程的始终。常用针对性活血药有丹参、赤芍、甘草、泽兰等,目前研究这些药物皆有扩张肾血管,抑制肾小球基底膜免疫复合物沉积,改善本病的凝血机制障碍等作用。

三、现代研究

(一) 辨证分型的研究

目前各地医家对慢性肾炎病因病机基本得到共识,即认为本病属本虚标实,虚实夹杂之证。本虚认为是肺、脾、肾亏虚,其中尤以肾虚为主,同时影响心、肝,其标则多为兼夹邪实,邪实包括许多诱发因素及病理产物,诸如风、寒、湿、热、瘀血、疮毒、水毒等。这些病邪往往是慢性肾炎急性发作和病情反复的诱发因素。辨证应掌握正虚与邪实的标本缓急、主次轻重。1986年南京第二次全国中医肾病学术讨论会将本病分为正虚四型:即肺肾气虚、脾肾阳虚、肝肾阴虚、气阴两虚；标实有外感（风寒或风热）、水湿、湿热、血瘀、湿浊等。辨证时要求标本结合。这一分型方案，目前已被全国各地普遍采用。近年来，越来越多的医家在重视肾虚的基础上重视对邪实的研究，特别是瘀血和湿热两方面的研究发展较快。如有学者认为瘀血存在于慢性肾炎的全过程，在此基础上进一步分气虚、阴虚、阳虚等。兰州医学院附属二院刘宝厚教授认为肺、脾、肾三脏虚损和血瘀是慢性肾炎发病机理中两个重要环节，前者导致本病的发生，后者则为病变持续发展和肾功能进行性减退的重要原因。贵阳中医学院陆鸿滨教授则十分重视湿热，提出"湿热不除，尿蛋白难消"的观点。认为湿热也是导致本病缠绵难愈迁延日久的原因。有学者结合免疫发病机理，认为感染是肾炎异常免疫反应原因之一，许多肾炎发病与加重，都与感染有关，清热解毒治疗肾炎的报道逐渐增多，不但对细菌感染而且对病毒感染也有效。

（二）治法研究

自50年代开始，慢性肾炎已广泛采用中医治疗，但因缺乏理论上的深入研究，在治疗上一般都囿于严用和的"此阴水也，则宜用温暖之剂"之说，多数采用温补脾肾之法，选方不外实脾饮、济生肾气丸、真武汤之类，效果不甚理想。60年代中期，对本病的治疗规律进行了探讨和总绪。70年代各地普遍开展了中医中药诊治本病的理论和实验研究，并在临床上做了大量的探索，拓宽了古方在本病中的运用，筛选出一批临床行之有效的中药，并根据病情的不同阶段及病情缓急，分别采用治本、治标、标本同治等方法，现简介如下：

1. 扶正固本法

主要是通过调理肺脾肾功能，补益阴阳气血来治疗慢性肾炎。其包括健脾渗湿，温补脾肾、升阳益气、育阴补肾、固肾摄精滋养肝肾等。近年来临床观察发现本病阴虚型，逐渐增多，因此滋养肝肾、益气养阴法成为慢性肾炎常用疗法之一。常用方剂有六味地黄丸、知柏地黄丸、二至丸、地黄饮子、参芪地黄汤、大补元煎等。

2. 疏风清热渗利法本法

主要适用于慢性肾炎急性发作期。常用方剂有越婢加术汤、桑菊饮、荆防败毒散、银翘散、银翘汤等。常用宣肺疏解药物有防风、荆芥、苏叶、蝉蜕、桔梗、前胡、牛蒡子。现代研究证明蝉蜕与益母草配用有疏风解毒、活血利湿、抗过敏作用，可消肿，减轻蛋白尿。常用清热解毒物有石膏、银花、连翘、蒲公英、白花蛇舌草、半枝莲、重楼、黄芩、黄连、黄柏、板蓝根、鱼腥草等。如连翘味苦，微寒，清热解毒，可增强细胞免疫及扩张肾血管，增加肾小球滤过率；白花蛇舌草味甘凉，有清热解毒，利尿消肿、活血化瘀，刺激网状内皮系统增生，增强白细胞及网状内皮细胞的吞噬功能和增强肾上腺皮质功能、黄芩苦寒、清热解毒，有抗过敏，降压作用。常用渗利药物有猪苓、茯苓、泽泻、薏苡仁、石苇、车前子、赤小豆、玉米须等。上海中医学院附属龙华医院徐嵩年教授在治疗慢性肾炎普通型的患者，对经常因外感使病情反复加剧的病例突出清利治疗，取得了较好的疗效。此组病例占辨证分型的47%。

3. 清热解毒利湿法

该法是近年来治疗肾炎颇为常用的治法。大多数医家均已认识到湿热常贯穿于肾小球疾病的整个病程之中。该法具有清除感染病灶、抑制免疫反应、促使肾炎恢复的作用，现代研究认为查明病因、消除抗原是制止发病的一个重要环节。而一部分抗原是由于细菌或病毒感染所致。感染外邪后常常使本来属于阳虚或阴虚的证候化为热证，甚者热毒猖獗。热毒与水湿蕴结则可表现为湿热。故有人认为邪热内蕴常为整个慢性肾炎治疗过程中的一个最严重的干扰因素。故主张祛邪安正，并突出祛邪要以清利为主。另外一些难治性肾炎患者，经长期使用激素及细胞毒素药物，继用中药健脾补肾之法，每致出现类似柯氏综合征和中医湿热见证者，有的医家将其命名为"热毒型"。由此可见，湿热、热毒在慢性肾炎过程中是客观存在的，在一定条件下清热解毒利湿药物的应用，有助于慢性肾炎的病情缓解。如对于慢性肾炎因上呼吸道感染而反复发作者，上海徐嵩年教授用清利方（白花蛇舌草、蒲公英、薏米、重楼、蝉蜕）治疗，获得一定疗效。北京时振声教授常用银蒲玄麦甘桔汤治疗，每获良效。另外，根据我们的临床体会，对于慢性肾炎使用激素和或细胞毒类药物以及温肾利水药效果不明显的患者，改用清热解毒利湿法治疗常能获效。

4. 活血化瘀法

该法亦是近十几年来临床较为常用的治法。由于免疫效应所引起的肾小球毛细血管内凝血，是肾炎发病的重要环节之一，因而提出活血化瘀治法。山西中医研究所在治疗慢性肾炎中，认为肾炎发病机理有血凝过程出现，首先创用活血化瘀配合清热解毒法取得了一定临床疗效。动物实验也证明活血化瘀药有使受损害的肾纤维组织减少，病变减轻的作用。由于凝血机制障碍是肾炎发生发展中的一个环节，而且瘀血也常与中医正虚或其他邪实兼夹为患，故目前活血化瘀常与其他治法合用。诸如活血化瘀清热解毒法、益气活血化瘀法，益气清热活血法，养阴活血法等等。

5. 祛风胜湿法

这一治法是根据"风能胜湿"的理论制定的。特别是近年来应用祛风胜湿药昆明山海棠、催后廉等治疗与免疫有关的慢性肾炎，特别是用于消除蛋白尿取得了一定疗效。如江苏省中医院曾以辨证论治加肾炎合剂（雷公藤、鸡血廉、甘草）治疗慢性肾炎50例，结果治疗后基本缓解28例，占56%。他们认为有效病例在服肾炎合剂2~3周，蛋白尿即开始降低，治疗1~2个疗程（2个月为一疗程）后，尿蛋白即可降至微量或阴性，并认为雷公藤的免疫抑制作用是明显的，武汉市第四医院内科肾病组用雷公藤为主治疗肾炎84例，近期缓解率为39.3%，实验研究证实雷公藤对微小病变性肾炎、系膜增生性肾炎、膜性肾炎，抗肾抗体型肾炎均有不同程度的治疗作用。

（三）专方研究

专方治疗亦为目前治疗慢性肾炎的一条有效途径。如袁氏用济生肾气汤加味治疗肾炎200余例，结果总有效率达90%以上。王氏等运用清心莲子饮治疗慢性肾炎87例，结果显效率为60.46%。赵氏等采用补阳还五汤加减治疗慢性肾炎108例，结果显效率高达81.9%。王氏等以自拟"肾炎灵"治疗阴虚内热型慢性肾炎185例，结果：临床治愈率为22.7%，总有效率为87%。动物实验研究表明：该药可以减轻肾小球基底膜的破坏，减少纤维蛋白的沉积、新月体形成。吕仁和等应用肾炎液（分为益气肾炎液和养阴肾炎液）为主治疗慢性肾炎（前期）患者98例，结果显效率为29.59%，作者认为该药对改善症状，减少尿蛋白，保护肾功能有积极作用。邹燕勤等运用益气养阴胶囊（生黄芪、怀山药、旱莲草、生薏米、枸杞子、紫河车、车前子、益母草等）治疗慢性肾炎37例，结果近期总有效率为86.49%。

四、常用单、验方

(1) 鲤鱼汤：鲜鲤鱼一条，重1斤左右，去肠杂，生姜15克，葱15~30克，米醋30~50毫升，共炖，不放盐，喝汤吃鱼，适用于慢性肾炎水肿久久不消者。

(2) 玉米须煎剂：玉米须60克（干），洗净煎水服，连服6个月，用于儿童慢性肾炎轻度水肿或尿蛋白不消者。

(3) 益母草膏：益母草120克、加水800毫升，煎至30毫升，去渣，4次分服，每日2次。

(4) 白果蛋：白果5个，鸡蛋1个，将蛋壳穿一个小洞，将白果肉装入蛋中，用袋封口，在饭锅上蒸熟，每日吃1~2个。

(5) 芡实合剂：芡实30克、白术10克、茯苓12克、山药15克、菟丝子24克、金樱子24克、黄精24克、百合18克、枇杷叶9克。适用于慢性肾炎证属脾肾气虚，蛋白尿长期不消者。尿中蛋白过多者，可加山楂肉15克，有红细胞者，可加旱莲草18克。（广东省东莞市中医院研制）。

第五节 肾病综合征

一、概述

肾病综合征并非一单纯性疾病，而是一组可由多种原因引起，常具备大量蛋白尿（成人>3.5克/24小时，小儿>0.1克/24小时）、低蛋白血症（白蛋白<30克/L）、高脂血症及不同程度水肿等四大临床特点的综合征。最常见的病因有原发性肾小球疾病、系统性红斑狼疮、过敏性紫癜、糖尿病、多发性骨髓瘤、何杰金氏病等。其病理组织改变以微小病变最为常见，儿童占总发病率的70%~80%，成人约占15%~25%。不同的病理类型决定其不同的自然病程及预后。有些可完全恢复，有些则经过长短不等的病程而逐渐恶化，其中以微小病变型预后最好。学龄前儿童的肾病综合征有效率达80%~90%，而成人肾病综合征的预后则远较儿童为差。因成人肾病综合征的病理类型多以膜型肾小球肾炎、膜增生性肾小球肾炎和局灶节段性肾小球硬化为多见，治疗反应不佳，预后也较差。

根据其临床表现，肾病综合征属于中医学"水肿""虚劳"等病症的范畴。由于该证属于阴水的范畴，因而历代医家也都认为脾肾功能失健是重要的内在因素。盖脾主运化，若脾为湿困，可致水湿内盛而发生水肿；而脾阳不足或脾气虚弱，运化功能减退，亦可导致水液代谢障碍而发为水肿。肾主水，开窍于二阴，若肾阳衰惫，则膀胱气化不利。水湿潴留，泛溢肌肤而为水肿。近代研究认为，禀赋薄弱，父母遗传之因，在感受外邪或烦劳过度之后，致使脾肾功能严重失调而发为本病；而它脏之病、久病失治误治，累及脾肾，脾失升清，肾失封藏也可发为本病；感染湿热邪毒或疮郁内归，伤及脾肾，而致水湿诸邪内盛，正气愈虚，可形成本病。在肾病综合征病变过程中，目前多认为以脾肾阳虚为本，以水湿、湿热、瘀血阻滞为病变之标，表现为虚中挟实证，而感受风邪常使病情加重。

由于肾病综合征以脾肾功能失调为重心，阳气不足为病变之本，加之现代医学多采用激素及免疫抑制剂等措施治疗，而中医的调治在初期多以温阳利水为其要点，在激素类药物应用与数减过程中，中医的调治亦重在消减其毒副作用上，后期则以健脾固肾为其大法。

二、分期辨治

（一）水肿阶段

轻重不同程度的水肿是该阶段的特征表现。水肿的发生主要机理为肾小球基膜对尿蛋白（特别是白蛋白）的通透性增加，尿内丢失大量蛋白，引起血浆白蛋白下降，而血浆白蛋白下降所致胶体渗透压下降及继发性钠、水潴留而形成水肿。浮肿常渐起，初多见于踝部呈凹陷性，继则延及全身。由于肾丢失白蛋白或清除率相似的大分子蛋白，是造成脂质代谢紊乱的主要原因，因而出现高脂血症。中医认为脾阳虚衰，运化水湿无力，致使水湿潴留，水湿内盛，泛溢肌肤，故见全身水肿，按之凹陷不起。湿性重浊，故腰以下肿甚，脾阳虚弱，则运化水谷精微的功能失司，以至气血生化不足，故见脘腹闷胀、食少便溏、面色萎黄、神倦乏力。脾虚日久，损及肾阳，肾阳虚衰，不能化气行水，水停气阻，水湿内泛益重，故一身俱肿，复之不易；阳虚一则不能温煦全身，二则不能助膀胱气化，故此腰膝酸冷、四肢不温、小便短少；由于肾阳虚衰，不仅外在水湿泛溢，而内在亦湿浊（高脂血症）淤积。由于脾虚湿盛，脾不散精，精微下泄，或脾气虚弱，清浊互混而下随尿液排出见蛋白尿；肾阳虚衰，封藏失司，精气漏泄亦成蛋白尿；由于"金水相生"，若风邪袭肺，肺失肃降，影响及肾，常加重蛋白尿或是蛋白尿难以消除的重要因素。

临床治疗以温阳利水为其治疗大法。温阳利水有侧重脾阳与肾阳之不同，而水阻气滞，"水不利则病血"常伴随而见，故此行气活血亦为其要法。同时还要注意开宣肺气，因肺能宣发肃降，通调水道常可加速水肿的消除。而在其治疗过程中，还应及时驱除风邪外感及湿热内扰等病理因素。据其病因病机，临床可分为脾虚湿阻与脾肾阳虚二型。

1. 脾虚湿阻

【主症】

症见肌肤或全身水肿，持续较久或有轻度水肿，气短乏力，尿有大量蛋白，纳呆，腹胀满，面色萎黄少华，血浆白蛋白明显降低，苔薄白、脉濡软。

【治则】

健脾化湿，调理脾胃。

【方药】

肾病合剂（《名医名方录》） 嫩苏梗、厚朴、广陈皮、炒白术、肥知母、云茯苓、抽葫芦、炒枳壳、麦冬、猪苓、泽泻、甘草。

【方药评述】

夫一身水液代谢，当求之于肺、脾、肾三脏，且惟与脾脏关系最密切。脾胃同居中焦，为气机升降之枢，主水湿敷布。若脾胃失调，气机失常，升降失枢，则水湿不能敷布，停而为水，溢于肌肤，发为水肿。治之大法机要，不外燥、渗、利，而健脾为治本之举。《内经》明训"开鬼门"、"洁净腑"、"去菀陈莝"，诚为治水之宗旨。开鬼门即发其汗，方中苏梗能开腠疏表以发其汗；洁净腑即利其小便，抽葫芦、泽泻，皆有甘淡利湿之功脾去菀陈莝即涤肠胃之郁，使脾胃得以维持正常的受纳腐熟，俾漫溃之水可以归经，朴、陈、术、壳，借其辛香苦燥，以调达脾胃之升降枢机；加知母、麦冬者，一则可佐白术之燥，二则可顾胃之阴。共奏健脾化湿、调理脾胃之功。动物实验研究表明：此方对提高血浆蛋白、降低尿蛋白、胆固醇均有一定的效果；还有保护肾上腺皮质功能、修复肾病大鼠肾小球病变的作用。

【加减】

感受风热，出现发热、咳嗽、咽痛时，可去方中苏梗、白术。加薄荷、芥穗、连翘、银花；感受风寒而见畏寒、身热、肢冷者，可加羌活、防风、苏叶；正气偏虚，兼受时邪者，可加党参、葛根、柴胡仿人参败潜散意，以扶正祛邪；气虚而肿甚者，合用防己黄芪汤；病久气阴两虚者，或久服激素，出现面赤火升、阴虚阳亢时，可去白术、猪苓，重用知母、麦冬，或配生地以甘润滋阴。

2. 脾肾阳虚

【主症】

症见水肿较甚，以下肢腰背为主或伴有腹水、胸水，小便不利。身晖动，纳差便溏，面色苍白，形寒肢冷，舌质淡、体胖大、苔白薄、脉沉细，并具备典型的三高一低症。

【治则】

温补脾肾，通利水湿。

【方药】

真武汤《伤寒论》）合五皮饮（《中藏经》）熟附片、干姜、茯苓、白术、白芍、桑白皮、陈皮、生姜皮，大腹皮。

【方药评述】

真武汤为温阳利水的代表方，以四肢沉重或浮肿、小便不利、苔白不渴、脉沉为其辨证要点；而五皮饮则为一身悉肿、腹胀气急的历代演用名方。由于本证寒水为患，总以肾阳虚为主，故欲利水先当温肾。方中附片大辛大热，温肾壮阳、化气行水为主；水制在脾，故又配伍茯苓、白术健脾渗利水湿为辅；配以白芍疏肝止痛，养阴利水，且又能缓和附子之辛燥；配以辛温之干姜，即可协附子温阳化气，又能助苓、术温中健脾。五皮饮一可健运脾气，以御水邪之泛滥，还有宣降肺气调理中气、疏通水道之功，使水有去路。两方共奏温补脾肾、利湿消肿之功。因水为阴邪，"阳气不到之处，即水湿泛滥之所"，据上海陈泽霖老中医的经验，方中附片运用常自9克逐渐加至30克，效果尤佳，即随着附片用量加大，尿量可明显增加，水肿消失较快。北京时振声教授，亦善用两方治肾病阳虚著而水肿者，且特别重行气药的使用，因气行则水行也。现代研究表明，真武汤用于多种水肿或组织细胞间液水分泛谥有效，方中附子、白术、茯苓等均有利尿作用，附子的利尿作用与强心、扩张血管作用有关；经临床观察对肾病水肿疗效显著，其利尿作用发挥时，肾脏血流动力学改变为肾小管回吸率降低，肾小球滤过率增加，最后出现有效肾血流增加，这一作用与方中附子密切相关。五皮饮亦有一定的利尿作用，且能增强消化机能，促进血液循环，特别是具备宣肺气、行气机与利水湿之功能，与真武汤合用更具有良好的利尿消肿效果。

【加减】

为增加利水消肿之速度，可加牛膝10克、车前子30克包煎、防己30克，一则活血利水，二则引水湿从下而去。若水肿重而用上方不佳者。可合用已椒苈黄汤（防己、椒目、葶苈子、大黄），辛宣苦泄，导水从小便而去，攻坚决壅，逐水从大便而去，前后分消，以除水湿；效果仍欠佳者，可合用十枣汤（大戟3克、芫花3克、甘遂3克共为束来，另以大枣 10 枚煎汤，药末一日内分二次由枣汤送服）峻下逐水，两方运用均应适可而止，或攻补交替。有的病人水肿消失到一定程度不再减轻，一般与血浆白蛋白低下有关，可加服鲤鱼汤（鲤鱼一条约重 500 克，去鳞及内脏，放入少许砂仁、蔻仁、生姜、葱，不放盐，清蒸）每日一条，可提高血浆白蛋白，增加利尿消肿之效果。

（二）与激素联用阶段

皮质激素为目前治疗肾病综合征的首选药物，其疗效已为临床实践所证实，但几乎与疗效同时出现的副作用以及减量或撤除时所引起的症状反跳也较为突出。应用激素而引起的不良反应和并发症可归纳为二类：一类是由于激素本身引起，如水、电解质、糖、蛋白质、脂肪等物质代谢紊乱，抑制免疫，诱发感染等；另一类为长期激素应用后引起的自身下丘脑-垂体-肾上腺皮质轴功能紊乱及形态学上的损害。中医目前研究多认为，激素乃为"纯阳之品"，此"纯阳"之药极易"阳胜耗阴"，而当"纯阳"之品减停时，由于体内激素水平降低，则又造成"肾阳"的亏虚，在激素整个使用过程中，机体之阴阳随激素之"纯阳"的应用与数减，呈现肾阴虚-肾阳虚-肾阴阳俱虚的变化过程。由于激素的运用耗伤了正气，易于诱发或继发感染出现湿热或热毒证。

故其治疗以滋阴补肾、清虚热为主，在其应用的后期，随着激素的衰减停止，肾阳虚证逐渐显露，而治疗应注意在滋阴补肾的同时应用温阳补肾药物，以促进机体的阴阳平衡。随激素的应用还易出现湿热或热毒证，故此还应及时驱除湿热或热瘀之邪。

据其病因病机，临床可分为肝肾阴虚、阴阳两虚二型。

1. 肝肾阴虚

【主症】

大剂量应用激素后，出现面部烘热，兴奋易动、烦躁易怒、口干苦而燥，舌质红、脉细数或弦数。

【治则】

大补阴精，育阴潜阳。

【方药】

大补阴汤（《中国名医名方》）黄柏、知母、生地、炙龟板、炙鳖甲、女贞子、旱莲草、淮山药、茯苓、粉丹皮、泽泻。

【方药评述】

中医认为激素易致肝肾不足、阴虚火旺，故用黄柏、知母坚肾清火，配以地黄、鳖甲、龟板骤补真阴、承制相火；女贞子、旱莲草补肝肾、益肝阴，配以丹皮清泻肝火，使水足火平；山药健脾益阴；茯苓淡渗利湿，以防鳖甲、龟板之滋腻。诸药配合，补泻结合，补中有泻，寓泻于补，补阴为主，阴与阳济，能制虚火，则诸症自除。现代研究表明：滋阴泻火药（如生地、知母等）与激素同用，在一定程度上可拮抗激素对肾上腺皮质的抑制功能，使皮质的萎缩程度明显减轻，使垂体-肾上腺皮质轴功能调节处于相对正常的动态平衡，从而达到其增效减毒的作用。

【加减】

如痤疮感染严重、舌红苔黄而腻，为湿热毒盛者，加用五味消毒饮以清热解毒。应用大补阴汤后，激素性柯兴氏综合征逐渐减轻、皮质激素用量逐步减少、尿蛋白消失，可先减去鳖甲，然后减去龟板，加入枸杞、黄精等；皮质激素减少到维持量时，加用紫河车10克，分2次吞服。若水肿消失缓慢者，可合猪苓汤以养阴利水。若激素停用、尿蛋白清失，去龟板、鳖甲，加仙茅、淫羊藿、巴戟。

2. 阴阳两虚

【主症】酌减激素时出现依赖，或者反跳，症见阳气虚弱、肾精亏损较为显著时。

【治则】

益气温阳、填精补肾。

【方药】

代激素方（《肾病综合征》）首乌、山药、黄芪、太子参、甘草、胎盘。

【方药评述】

中医认为激素应用后期，多有损阳耗气、肾精亏虚之表现，出现激素性依赖，或者是停药反跳、病情反复。而代激素方方中黄芪、太子参、山药、甘草益气温补，并养阴精；何首乌补益精血；紫河车益气温和、补精养血，并为血肉有情之品，补益更佳。全方共奏益气温阳、填精补血之功，对于激素应用后所致的阳气不足、精亏血少之证应用颇为合适。现代研究表明，由于长期应用激素对垂体-肾上腺皮质轴功能有抑制作用，甚至造成形态学的损害，出现不同程度的肾上腺皮质功能低下或肾上腺皮质萎缩，而中药温阳补肾之品，可作用于垂体-肾上腺皮质轴系统，提高其兴奋性，促进其功能的恢复。因而能顺利撤减激素并阻止其反跳。上方共为细末合为散剂，每次1.5克，日3次，温开水送下，连服5~6个月。

【加减】

若肾阳虚衰显著者，加用制附子、肉桂、熟地、山萸肉、巴戟肉、仙茅、仙灵脾、补骨脂、山药，以加强温阳补肾之效果；或者合用金匮肾气丸、右归丸等皮药。在撤减激素时，若阴阳出现偏颇，可以生地30~60克、淫羊藿10~30克为对药，增补阴阳，偏阴伤重用生地，偏阳衰随激素逐渐减少而逐渐增加淫羊藿的用量。若有湿热邪毒时，可加白花蛇舌草、紫花地丁、连翘等清热利湿解毒。瘀血显著者加丹参、益母草等活血化瘀药。

（三）水肿消退阶段

水肿消退后，对激素敏感及中西药合用效果佳者，病情可彻底缓解。而对激素或免疫抑制剂不敏感或效差者，虽水肿消退，但患者症情仍未缓解，如可见血浆白蛋白低下、血压偏高，尿检仍有蛋白尿、血尿、管型等，此时不仅虚象毕露，且往往是正虚邪实，正虚乃气血阴阳的亏损，邪实可能是残留水湿，也可能是湿热、瘀血，特别是应用激素及免疫抑制剂后，正气耗损严重，常常合并反复外感。故此治疗大法主要为扶正，即补益脾肾固其本，兼夹邪实者，宜扶正祛邪兼顾。虽然部分成人非微小病变者预后不佳，但经用中医辨证治疗后，多可改善其预后。特别是应用雷公藤制剂后，不仅可减少素的用量及时间，还可使一些激素依赖者，或者无效者所谓"难治性肾病综合征"患者有良好的效果。目前雷公藤的剂型有多种（如雷公藤片、雷公藤多贰、雷公藤浸膏及煎剂等），产地来源、含量均不同，用法也因人因病情而异，但应用应以取效而副作用小为原则，即掌握个体化的运用特性。如自觉症状及尿蛋白显著时，属气阴两虚者，可应用时振声教授的益气滋肾化瘀汤（党参15克、生黄芪15克、当归10克、赤芍15克、川芎10克、生地10克、女贞子10克、旱莲草10克、石韦30克、白花蛇舌草30克、益母草30克、白茅根30克、桑寄生15克），益气滋肾、活血清利；属脾肾阳虚者，可用时振声教授的健脾温肾汤（党参15克、生黄芪15克、仙茅10克、淫羊藿15克、狗脊15克、川牛膝10克、茯苓15克、菟丝子15克、补骨脂10克、鹿角霜10克、车前子15克包煎，砂蔻仁各10克），健脾利湿、温补肾阳。

三、现代研究

（一）单纯中药治疗

由于治疗肾病综合征激素应用广泛，故而单纯中药为主的研究资料较少，但在激素运用的早期，或者一些难治性肾病综合征及反复发作的患者，往往是在中药为主的治疗后，方施治其他措施。如刘宏伟等运用中医药治疗难治性肾病综合征30例，辨证分为脾肾阳虚、肝肾阴虚、气阴两虚、风热犯肺、气滞水停、湿热壅滞六型，经住院治疗1~10月（平均4.2月）后，显效11例，有效13例，无效6例，总有效率达80%。其中水肿全消者18例（占60%），部分消退者9例（占30%），无效3例（占10%）。邵朝弟等以辨证施治为主治疗原发性肾病综合征80例，分为肺脾气虚水湿内盛型（药用黄芪、防风、防己、泽泻、太子参、薏米、白术、山药、大腹皮、砂仁、茯苓）、脾肾阳虚水泛型（药用制附片、连皮茯、干姜、白术、白芍、枣皮、猪苓、泽泻）、肝肾阴虚夹湿热型（药用生地、山药、丹皮、茯苓、泽泻、黄柏、玄参、二冬、桑椹子、首乌鸟）、气阴两虚夹瘀浊型（药用生地、沙参、西洋参、二冬、五味子枸杞、决明子、丹参、蒲黄、牛膝、益母草、半枝莲），结果治愈31例，好转38例，无效11例，总有效率为86.3%。陈建平治疗小儿肾病综合征36例，方用参芪术药汤（太子参、怀山药、生地、山萸肉、枸杞子、益母草各10克、白术、菟丝子各6克、炙黄芪、白茅根各15克），水肿加茯苓、泽得、车前子，重用益母草；尿蛋白多者加蝉蜕、石苇、芡实；血压高加夏枯草、怀牛膝、钩藤；血尿加旱莲草、仙鹤草；结果显效22例，有效9例，无效6例，总有效率为86%。肖德才等治疗23例，水肿期以脾肾阳虚型（附片、枣皮、白术、川牛膝、泽泻、大腹皮、厚朴、怀山药、茯苓、益母草、车前子、肉桂）为主，随症加味；水肿消退期分为热毒未尽、肝肾阴虚型（知母、黄柏、丹皮、泽泻、枣皮、生地、怀山药、生首乌、鸡血藤、鹿衔草、忍冬藤、白花蛇舌草、生黄芪）及气阴两虚型（白参、丹皮、枣皮、枸杞、黄精、茯苓、黄芪、生地、怀山药、益母草），并配合少量西药对症治疗，结果临床治愈8例，显效、有效各6例，无效3例，总有效率为87%。曹广顺治疗36例，采用化湿清热为主法（如疏表宣肺、清热化湿法、辛苦通降、调畅气机法，清热利湿解毒法，清热利水、通行三焦法，清热泻浊、淡渗通利法消瘀化湿、祛痰通络法），结果基本缓解20例，有效13例，无效3例。肖德才等治疗难治性肾病综合征18例，应用清热利湿、活血解毒法（太子参、忍冬藤、鸡血藤、益母草、淮山药、马鞭草、生黄芪、半边莲、白花蛇舌草、鹿含草、牡丹皮、茯苓、生甘草），并结合对症治疗，3个月为一疗程，经治1~2疗程，完全缓解12例。部分缓解4例，未缓解2例。

（二）中药与激素配合治疗

1. 系列配伍法

由于激素类似中药"纯阳之品"，在其使用过程中，容易产生瘀血证、肾虚证及耗伤正气。因而在激素使用过程中，早期多注意运用滋阴清热及养阴解毒法，而在激素撤减过程中，多注意宣清降浊法、清热解毒法、调理脾胃法、活血化瘀法及补肾填精法的运用。而其激素的运用一般分为大剂量激素与中药伍用及中小剂量激素合温阳中药两种方案。激素与中医药合理配伍规律在早期滋阴清热以对抗激素所产生的"阳盛耗阴",同时还应及时驱除湿热、热毒之邪,而在激素减量后。多注意运用温阳补肾类药物,以达到促使下丘脑-垂体-肾上腺皮质轴系统功能的恢复。而对于激素依赖型肾病综合征的治疗,培补脾肾是其防治大法,具体运用时主要依据患者的脉证和激素剂量对脾/肾、阴/阳的影响掌握用药。

2. 专方配伍法

随着应用研究的不断深入,采用专方为主的随证加减法与激素配伍运用,亦取得了满意的疗效。目前常用的主要有以下几种方法。

益气活血法:朱辟疆等治疗45例,以蛇蓬合剂(蛇莓、半枝莲、地黄、黄芪、丹参、川葛、红花、当归、牛膝、三棱、白术、陈皮、甘草)配合激素等西药措施,结果总有效率达84.4%。疗效显著优于西药对照组($P<0.05$)。付贵基等治疗41例。应用益气活血法为主(黄芪、党参、白术、茯苓、丹参、益母草、车前子、当归、赤芍、川芎)随证加味,其中8例用泼尼松小于30mg/日,结果总有效率为92.68%。黄炯明等治疗33例,应用复方丹参注射液16mL稀释后静滴,20天为一疗程,结果总有效率为94%显著优于单纯激素组($P<0.05$)。李学铭等治疗66例,并伴有肾功能损害,药用基本方(孩儿参、丹参、芦根、葛根、六月雪、石见穿)随证加减,同时应用激素,总疗程为一年,结果总有效率为86.27%。昌志平等治疗49例,药用基本方(北黄芪30克、生地、丹参、益母草、泽泻各20克、茯苓、车前子各15克、附子10克)随证加味,病程短、症状轻者,中药与激素合用,有肾功能损害者加用免疫抑制剂等措施,结果总有效率达83.7%。时毓民等治疗紫癜性肾炎肾病型21例,采用中药基本方(生黄芪、旱莲草、茜草、生地榆、小蓟、黄芩、白花蛇舌草、琥珀屑)随证加味,同时服用激素,8例合用雷公廉,疗程平均15.5个月,结果痊愈或完全缓解16例,部分缓解5例,平均随访7.34年,未复发或肾功能不全者。陈发芝采用间日小量激素配合中药补阳还五汤(黄芪、当归、赤芍或白芍、地龙、川芎、红花、桃仁),既减轻了外源激素对肾上腺皮质的抑制,又以中药减少了激素用量,使副作用减少,激素撤减容易,且通过补阳还五汤活血化瘀作用,疏通微循环、改善血液的高凝状态而达到直接治疗作用,共治19例,显效14例,有效4例,无效1例。樊氏等则以大量激素合固定方(黄芪、丹参、石苇、益母草)治疗难治性肾病综合征49例,完全缓解42例,占85.7%。

补益脾肾法邵生宽等根据所治100例肾病综合征,提出治疗宜突出温补脾肾、化气行水,认为双补脾肾可使多数病例缓解(总有效率98%)。李国英治疗17例,采用自拟基本方(黄芪、党参、白术、苦参、熟地、山药、桑寄生、益母草、丹参、山萸肉、杜仲)加减,配合激素治疗,结果完全缓解15例,显著及部分缓解各1例。李淑琴等治疗74例。应用基本方(太子参、茯苓各9~12克、白术、陈皮各6~9克、鸡内金6克)日1剂水煎服,肺虚者加生黄芪12~15克、防风3~6克;肾虚者加生地、山药、女贞子、旱莲草各6~9克;在用激素足量期出现阴虚阳亢时,加知母3~6克、丹皮6~9克白茅根15~20克;同时激素长程疗法,经过3~18个月的治疗,结果缓解55例,部分缓解15例,未缓解4例;1个月内肿消、尿蛋白转阴者分别占75.5%,68.9%.随访30例中,2~7年无复发者28例。拱用森等报道在泼尼松减至半量时,治疗组70例开始服用益肾宁(淫羊藿、仙茅、熟地、补骨脂、附子等)口服液,结果表明,本法不仅能改善患者的症状,使临床总缓解量达

68.59%，较单纯激素组（30例）的46.67%为高（$P<0.05$），且使原激素依赖者中有58.3%重获缓解，血F值测定结果表明本品能促使患者受抑制的血皮质醇加速回升。王韵琴等治疗22例，采用激素长程疗法，合用黄芪枣五加片，每次2~4片/日3次，疗程1~1.5年，一年先停用激素，继续服本晶3~6月后停药：结果半年、1年、2年对照组复发率均多于本组（P均<0.01）；且本组黄芪枣五加对激素所致的肾上腺皮质功能抑制有保护作用。陈德根等治疗60例。以益气补肾为主（在初期脾虚湿困者，用防己茯苓汤加味，脾肾阳虚用真武汤加减，肝肾阴虚左归丸加减，均加活血药；大剂量激素阶段用知柏地黄汤加减．激素减量阶段及缓解期用二仙汤加味），治疗1~1.5年，结果完全缓解19例，部分缓解8例，未缓解3例，总缓解率为95例，治疗中反复13例，复发7例，经治后病情完全缓解。蒋百康等治疗小儿频繁复发型肾病综合征34例，在激素、免疫抑制剂应用的同时，应用中药黄芪、白术、防风、丹参、旱莲草、白花蛇舌草，疗程6个月，治疗后随访23~72个月，未复发者19例，复发次数减少者13例，无效2例，平均每人每年复发次数由治疗前1.74±1.02次降为0.33±0.29次，治疗前后有显著性差异（$P<0.001$）。

调理气机法：赵佐治疗153例，1周~2周用麻杏石甘汤合五苓散加味，撤素服原剂量；4周~8周用麻黄连翘赤小豆汤合五苓散加味，撤素按日90mg依次减至5mg；激素减完后，用补中益气汤五苓散加味，其中53例中治愈50例；经100例10年随访，完全缓解87例，复发8例，无效5例。金

仲达治疗激素依赖性肾病综合征21例，应用柴苓汤（柴胡、甘覃、泽泻、桂枝、黄芩、白术、党参、猪苓、茯苓、制半夏）随证加减，同时常规服用激素，结果完全缓解16例，基本缓解2例，有效3例。卢德新治疗26例，亦应用柴苓汤原方加激素，并设单用柴苓汤对照组，虽然单纯柴苓汤组与激素加柴苓汤组的有效率大致相同，然而完全缓解率前者为16.3%，后者为30%，说明柴苓汤加激素组更为有效，且显著优于单纯柴苓汤中药组。

清热解毒利湿法：曹广顺治疗35例，采用化湿清热法为主与激素等西药伍用，结果基本缓解11例，有效9例，无效5例。

（三）药物研究

目前对抗激素的毒副作用研究，多从肾虚着手。因激素类似中药"纯阳之品"．使纯阳过盛易耗阴律，而撤减时又肾阳虚衰，其机制是反馈性地抑制了下丘脑-垂体-肾上腺皮质轴系统的功能。欢自尹等观察表明：滋阴泻火药知母与激素同用，在一定程度上可桔抗激素对肾上腺皮质的抑制作用，使皮质的萎缩程度明显减轻。而长期使用激素的同时加用生地，可防止单独使用时出现垂体-肾L腺皮质轴功能及形态学的变化，使垂体肾上腺皮质轴的调节处于相对的动态平衡。在使用短程大剂量激素者以配合知母为好，而长期使用激素的同时加生地为佳。杨连卿等实验表明：滋阴牛药（生地、知母、甘草）和温阳中药（附片、肉桂、肉苁蓉、补骨脂、淫羊藿），则在一定程度上可对抗毒素对肾上腺皮质的抑制作用，使皮质的萎缩程度明显减轻。查良伦等进一步研究发现，滋阴药（生地、知母、甘草）和温阳药（附子、肉桂、茧丝子、仙灵肺）与激素合用，可减少或消除长期应用激素导致的脑垂体前叶的形态学变化，避免激素所致的肾上腺皮质的萎缩。近些年研究表明，雷公藤具有较强的非特异性抗炎作用与免疫抑制等多种作用，而在肾病结合征中的应用研究日益受到重视。时硫民等治疗肾炎型肾病11例，应用雷公演冲剂或片剂，结果平均起效时间为10.4天，疗效较为满意。李瑞林总结采用不同剂型的雷公膝分别治疗原发性肾小到肾病、儿童肾

病综合征、肾病综合征 I 型共 153 例，结果缓解 128 例，有效 17 例，无效 8 例，总有效率为 94.77%。付文录统计了近几年的 147 例，结果缓解 85 例，有效 48 例，无效 16 例，总有效率大于 90.48%，治疗时大部分与激素联合运用，剂型上多采用雷公藤片或雷公藤多苷片，或者逐渐减停自疫抑制剂加用水烃粉，或者单用雷公藤擦剂在前臂上效布。多途径、多方法给药的目的在于减轻毒副作用。雷公藤对本病的优越性还在于对激素免疫抑制剂及其他药物无效或效差的所谓"顽固性肾病综合征"有一定的效果。

肾病综合征常并发高脂血症，中医的针对性研究较少。周清发等治疗 34 例，用绞股蓝总贰片 3 片，3 次/日口服，同时配合中医辨证施治及西药对症处理，对照组不用绞股蓝总贰片，结果不仅近期总有效率为 88.24% 优于对照组（$P<0.05$）；而绞股蓝组住院时间短于对照组（$P<0.05$），治疗前后胆固醇、甘油三酯下降均有显著差异（$P<0.001$）。

（四）治法研究

肾病综合征水肿期的治疗，钟念文等认为应注意补法的运用因健脾益气、温阳利水是治疗水肿的常法，治脾常选用防己黄芪汤或参苓白术散，温肾利水常用真武汤或实脾饮化裁。而在温运淡利的同时必佐木香、槟榔、厚朴、大腹皮、陈皮、沉香之类，以助气化，可使尿量明显增多。由于邪气常是加重或病情迁延的主要因素，故此应注意疏风清热及养阴清热解毒以祛风邪，或采用扶正祛邪法。如选用玉屏风散、桂枝汤及小柴胡汤等，特别是加用补肾祛风法或活血祛风法，常可提高治疗效果；由于水肿严重者按不易，可适当选用峻逐水邪法，但应适可而止。

由于激素在肾病综合征治疗中具有确切的疗效，但其毒副作用现代医学认为却是一难题，而中医药与激素合理伍用常可达到增效减毒的双重目的。使用激素易造成肾阴虚，这是因为激素具有"燥烈阳刚"之性，类似中药"纯阳之品"。而当衰减时由于体内酵素水平降低而现肾阳虚衰之征，因而肾虚学说一直占据着主导地位，但由于其具有燥邪之性，还影响机体的气化，以及诱发热毒及瘀血证也受到研究者的重视。因而在与激素伍用时；除把着重点放在补肾的基础上，注意滋肾阴，温肾阳药的合理运用外，而及时清除湿热邪毒及重视活血化瘀法的运用都比较重要。如叶任高等治疗 39 例，首始大剂量激素阶段：阴虚阳亢为主药用地骨皮、龟板、全蝎、旱莲草、女贞子、生地知母等；激素减量阶段，减到半量时，气阴两虚为主者药用太子参、黄芪、枸杞子、桑寄生、生地、玄参、山药旱莲草、全蝎、女贞子，或到原剂量的 10% 维持期间，脾肾阴阳俱虚者用十全大补汤加减，结果总有效率为 95%，显著优于单纯西药对照组及副作用少于对照组（$P<0.001$）。通过 10 年随访观察也表明。中量激素与中医辨证论治组，完全缓解率为 92%，复发者占 8%；而单纯西药组完全缓解率只有 60%，复发者占 40%。而单纯中医辨证论治组的有效率（>76.47%）也显著低于辨证论治加激素组的有效率（88.48%，$P<0.05$），且辨证施治组（补益脾肾为主的方法）与单用柴苓汤组（调理气机）疗效无显著性差异（$P>0.05$），表明辨证论治与辨病论治具有同等的重要意义。肾病综合征缓解后的巩固治疗，对于防止病情反复、增加远期疗效具有非常重要的意义。因这时患者多有脾肾亏虚症状，宜在健脾益肾的基础上加固涩之品，坚持服药一段时间，即使无症状，各项化验指标都正常，仍要坚持服中药 3~6 个月巩固治疗。武志宏为防止肾病复发，应用健肾丸（熟地、黄芪、山黄肉、金樱子、山药、菟丝子、覆盆子、怀牛膝、枸杞、党参、白术、黄精、楮实子、木香，研粉水泛为丸）6~10 克/日 2~3 次；随访 3 年，本组复发率明显低于西药对照组（$P<0.05$）。

四、常用民间单、验方

(1) 鱼腥草（干品）100~150克，加开水1000mL，漫泡半小时后代茶饮，日1剂，3个月为一疗程。疗程间隔2~3日。用于肾病综合征的各种证型（《中医肾脏病学》）。

(2) 商陆3克、五花肉（猪颈肉）60克，加水400mL，用文火煨至300mL，一天分3次饮用（不吃肉）。适用于水肿及尿中有蛋白者（《中医肾病诊疗典要》）。

(3) 紫苏500克，煎汤，淋洗（要睡后发汗）。适用于水肿症者（《中医肾病诊疗典要》）。

(4) 玉米30粒，蝉衣3个，蛇蜕1个，加水适量煮粥吃。适用于水肿者（《中医肾病诊疗典要》）。

(5) 活田螺2~3只与盐3克，煮烂炒热，放于9厘米薄膜塑料上，敷脐下气海穴，外用绷带包扎，每日换1次。适用于有腹水症的患者（《肾脏病的饮食疗法》）。

(6) 母鸡一只约900克，黄芪120克，共炖烂，喝汤吃肉。隔日或3日吃1只鸡，每只鸡分2日食完。适用于血浆白蛋白低下显著而水肿消失缓慢者（《肾脏病的伙食疗法》）。

(7) 龙葵30克、白英30英、蛇莓30克、露蜂房9克，水煎两次，一日分服。适用于肾病蛋白尿反复不愈者（《肾病综合征》）。

(8) 梓树荚60克、炙甘草15克、大枣20枚，每日1剂水煎服。适用于水肿并有尿蛋白者（《肾病综合征》）。

(9) 生黄芪、石苇各15~30克，玉米须、白茅根各30克、川芎9克，日1剂水煎服。适用于肾病综合征各个阶段（《中国名医名方》）。

(10) 黑大豆250克、怀山药60克、苍术60克、茯苓60，共研细末，水泛为丸，每次6~9克/日2~3次。适用于肾病综合征的恢复期（《中医肾病学》）。

第六节 IgA肾病

一、概述

IgA肾病是一组具有某些共同免疫病理特点的临床综合征，即以肾小球系膜区存在IgA或以IgA为主的循环免疫复合物沉积为特征的肾小球疾病。自1968年法国学者Berger首次报告以来。世界各地已普遍报告了IgA肾病的存在。IgA肾病现已被公认为是最常见的原发性肾小球肾炎。例如：在日本和新加坡，IgA肾病的发病率约占原发性肾小球肾病的30%~40%；在法国、意大利、西班牙等占20%~52%；在荷兰、英国、加拿大、美国的发病率略低，约在10%左右：我国属于高发区，大约在26%~34%左右。IgA肾病可以发生于任何年龄，但80%发生在16~35岁，男女之比约为3：1，IgA肾病的常见临床表现为：血尿（肉眼、镜下），蛋白尿、高血压、腰痛，间或也有出现急性肾炎综合征及急性肾功能衰竭表现者。

血尿是IgA肾病最常见的症状。几乎全部病例均有持续性镜下血尿，约60%~85%的病例有肉眼血尿，常常反复发作，发作的间歇期长短不一，不发作时多有镜下血尿。儿童病例中80%患儿以突然发作的肉眼血尿起病，其余20%的儿童及大多数成年人病例起病缓慢、隐袭，主要表现为无症状性尿检异常，41%的病例以轻度尿检异常为唯一表现，常在偶然的机会被发现。肉眼血尿发作前多有非特异性上呼吸道感染，也有在胃肠道或泌尿系感染，剧烈运动、发热、注射疫苗之后出现血尿复发者，间隔时间多在 24 小时左右，一般少于 72 小时（有别于急性肾炎），随着感染控制、诱因祛除，肉眼血尿很快消失。

腰痛也是 IgA 肾病比较常见的临床表现，可见一侧，或双侧，局部无明显的叩压痛，B 超检查不一定能发现肾脏肿大或是其他形态异常。腰痛的原因现代医学迄今尚不明了，却常常是许多 IgA 肾病病人的唯一主诉。

我国 IgA 肾病见高血压者为数不多，约占 12.6%，而澳大利亚等地的发病率要高得多。一般认为合并高血压的 IgA 肾病患者预后多不良，往往引起肾功能的损害。

蛋白尿在 IgA 肾病中十分常见，可以呈单纯性蛋白尿和或血尿，且我国病例蛋白尿的发生量要比国外高。24 小时尿蛋白定量大于 3.5 克，达到肾病综合征水平者约占 16.7%。现代研究提示：大量蛋白尿亦是影响本病预后的主要因素之一。

我国 IgA 肾病表现为肾功能不全者为数不多，而且往往是渐进性，病程迁延多年，肾功能逐步恶化，很少见到西方所描述的急性病例。

本病实验室检查无特异性，约 30%～50%的病例，在疾病的某一阶段血 IgA 水平升高，IgG、C3、CH50 均在正常范围。

根据本病的临床病理特征，IgA 肾病似属于中医学"尿血""腰痛"等病证的范畴。

二、分期辨治

根据 lgA 肾病的临床病理特征以及肾穿刺活检病理与中医辨证分型的相关性研究，lgA 肾病可以分为以下两期辨证治疗。

（一）急性发作期

1. 风邪内侵、下扰肾络

本证主要由于肾阴素亏，精不化气，卫外乏源，表气不固，肾病及肺，故易反复外感。感邪之后，风热入里（或风寒入里化热），邪热下扰肾络，络损血脉，肾失封藏，故导致血尿、蛋白尿发生，甚者出现肉眼血尿。

【主症】

本证多见于上呼吸道感染（包括咽炎、扁桃腺炎）后出现血尿的患者。证见咽干、咽痛、咽红、发热，或有咳嗽、腰酸痛，尿黄短赤、甚者出现肉眼血尿，舌质红、苔薄黄，脉浮数。

【治则】

疏风清热，凉血解毒。

【方药】银蒲玄麦柑橘汤（经验方）金银花、蒲公英、玄参、麦冬、桔梗、甘草。

【方药评述】

本方是当代著名中医肾病学家时振声教授的经验方。众所周知，热毒是贯穿肾炎疾病始终的病邪之一，其临床表现有反复发作的扁桃腺炎、咽炎及皮肤疮毒等，因此，及时地清热解毒，祛除病邪，对控制病情是十分重要的。本方是在玄麦柑橘汤滋阴利咽的基础上，又增清热解毒的银花、蒲公英而成，共奏解毒养阴利咽之功。通过我们的长期临床观察，运用本方治疗急性发作期 IgA 肾病效果尚佳。

【加减】

若发热恶寒者，可加芥穗、淡豆豉、薄荷等疏风解表；咳嗽、咳痰者，加瓜蒌皮、黄芩、杏仁、陈皮、法夏等清肺化痰；尿血重者。加生地榆、茜草、大蓟、小蓟、石苇、滑石等凉血清热止血；瘀血明显者，加益母草、桃仁、红花活血化瘀。

2. 下焦湿热、邪扰肾络

本证多见于胃肠道或泌尿系感染后诱发本病发作的患者。由于湿热蕴结下焦，进一步耗损肾阴，阴虚内热、邪热灼伤肾络，而致尿血。出血多有瘀滞、瘀血阻络，血不循径，则尿血不止。肾阴亏虚，邪扰肾络。肾失封藏，也可导致血尿，蛋白尿的发生。

【主症】

腰酸腰痛、尿黄短赤，甚者尿血鲜红，尿频不爽，脘闷腹胀，纳差，大便溏而不爽，苔黄腻、脉弦细或细数。

【治则】

清利湿热、解毒通淋。

【方药】

小蓟饮子。小蓟、藕节、蒲黄、生地、当归、栀子、滑石、淡竹叶、通草、甘草。

【方药评述】

小蓟饮子是凉血止血，利水通淋的代表方剂。当代著名中医肾病学家时振声教授擅长用本方治疗肾炎血尿。时老经验凡辨证属于下焦热结，迫血妄行者，无论是急性肾炎抑或慢性肾炎的血尿均可选用。热证出血的辨证要点为发病多急骤，血色鲜红，身热烦渴，舌红脉数。方中以小蓟、生地、蒲黄、藕节凉凝血止血；通草、淡竹叶导热从小便而出；栀子清利三焦；滑石清利湿热；当归引血归经；甘草调和诸药，与滑石相配即六一散，清利湿热。只要辨证准确，运用本方常收显效。现代药理研究证实，本方具有缩短凝血时间，抑制纤溶、降低毛细血管通透性、收缩血管、抗菌、增强皮质激素等作用。

【加减】

湿热重者，加石苇、萆薢、瞿麦、萹蓄等清热化湿；尿血明显者，加生地榆、马鞭草、琥珀粉等凉血止血。

(二) 慢性进展期

本期主要表现为正虚突出，或可兼夹邪实，常分为以下几种证型。

1. 阴虚内热

本证多见于体检时发现尿检异常，经肾穿刺确诊为 IgA 肾病的患者，或急性发作期经治疗后，病情迁延难愈的患者，主要由于肾阴耗虚，肾失封藏，或瘀血、湿热扰及肾络所致。

【主症】

腰酸乏力，口干喜饮、手足心热、咽干咽痛、心烦失眠、潮热盗汗、尿黄便干、舌质红或暗红、苔薄黄或白，脉弦细或细数。

【治则】

滋阴清热。

【方药】

二至丸加减。女贞子、旱莲草、车前子、白茅根、地骨皮。

【方药评述】

二至丸为补益肝肾之剂，本方的特点为药味少，养阴而不腻滞。根据我们的临床体会凡辨证肝肾阴虚的肾炎患者，常以本方合入其属养阴之剂中应用。因旱莲草性凉而有止血之功，遇出血倾向属阴虚内热，迫血妄行者，亦可作为配伍之用，方加地骨皮清热凉血；白茅根、车前子清热利水。现代药理研究证实：本方具有抑制血小板聚集，增加血清前列环素含量，降低血清过氧化脂质含量，提高耐缺氧能力，增强免疫功能的作用。所以可以用于IgA肾病的治疗。

【加减】

若阴虚热盛者，可合用知柏地黄汤或猪苓汤加减以滋阴清热化湿；夹有湿热者，加石苇、滑石、车前草、白茅根等清热利湿；夹有瘀血者，加泽兰、益母草、桃仁、红花等活血化瘀。

2. 气虚不摄

此型多见于镜下血尿和/或尿白尿日久不愈的IgA肾病患者。系因脾气虚损，脾不摄精、脾不统血，脾不升清所致。

【主症】镜下血尿和/或蛋白尿日久不消，伴面色萎黄无华，神疲乏力，纳差腹胀，大便稀散，舌质淡暗，苔白、脉沉弱。

【治则】

益气健脾。

【方药】

补中益气汤。人参、黄芪、白术、柴胡、升麻、陈皮、当归、甘草。

【方药评述】

请参阅慢性肾炎及有关章节。

【加减】

脾虚湿盛者，可合用参苓白术散加减健脾渗湿利水；脾肾气虚者，合用五子衍宗丸等补肾健脾；若脾阳不足者，合实脾饮加减温阳健脾化湿。素易感冒者，可合用玉屏风散益气疏风解表。

3. 气阴两虚

本证是IgA肾病临床最为常见的一种证型。多见于病程较长，日久不愈的患者。气虚可有肺气虚、脾气虚、肾气虚等不同，阴虚则多为肾阴虚，也可波及肝、肺。多由于气虚或阴虚日久不愈，气损及阴，阴损及气发展而成。

【主症】

面色㿠黄，腰酸乏力，手足心热，口干喜饮，舌质略红有齿痕，舌苔薄白，脉沉细或弦细，尿检有蛋白尿和/或血尿。亦有部分患者可见畏寒或肢冷而手足心热、口干而饮水不多等气阴两虚的特殊症状。

【治则】

益气养阴。

【方药】

参芪地黄汤。人参、黄芪、生地、丹皮、茯苓、泽泻、山药、山萸肉。

【方药评述】

请参阅慢性肾炎及有关章节。

4. 气滞水停

本证多见于呈现肾病综合征表现的 IgA 肾病患者。多由于脾肾亏虚，水湿内盛，气滞水停、阻滞气机所致。

【主症】

全身浮肿较重，甚者伴有胸、腹水，脘腹痞满，纳差，尿检有大量蛋白尿等。

【治则】

宣畅三焦，行气利水。

【方药】

导水茯苓汤。赤茯苓、麦冬、泽泻、白术、桑白皮、紫苏、槟榔、木瓜、大腹皮、陈皮、砂仁、木香、灯芯草。

【方药评述】

请参阅慢性肾炎章节。

5. 瘀血内阻

本证多见于病程日久不愈的 IgA 肾病患者，特别是持续血尿不愈的患者。由于出血必有瘀滞，加之久病正虚，以及湿热诸邪、均可阻滞气机导致瘀血证的发生。

【主症】

瘀血征象明显，如舌质紫暗、瘀斑、瘀点腰痛固定、刺痛，面色晦暗，唇色青紫或暗，肢体麻木，痛经、闭经，经行不畅，经色紫暗，经血有块，脉细涩等。

【治则】

活血化瘀。

【方药】

血府逐瘀汤。生地、当归、桃红、红花、枳实、赤芍、柴胡、牛膝、川芎、桔梗、甘草。

【方药评述】

血府逐瘀汤是治疗血瘀证的有效名方。方中桃红四物汤养血活血，四逆散理气解郁，故对于气滞血瘀兼有血虚的血瘀证患者颇为常用。现代药理研究证实；本方具有抑制血小板聚集、改善血液流变性、改善微循环、抗炎等功能。值得注意的是，不仅瘀血症状明显者，应用活血化瘀法治疗，其他各型临床亦应伍用活血化瘀药。活血化瘀一可以促进利水；二可抑制免疫复合物沉积阻止 IgA 肾炎的病理改变。

6. 湿热内蕴

多见于素体阳盛而服用激素或使用温补的 IgA 肾病患者。加之 IgA 肾病。病程日久，水湿内停，郁而化热，而呈湿热内蕴证。

【主症】

湿热症状明显。如面部痤疮感染，上腹痞满，口苦口粘、尿黄而赤、舌苔黄腻、脉滑数。

【治则】

清利湿热。

【方药】

八正散。萹蓄、瞿麦、滑石、木通、车前子、大黄、栀子、甘草梢、灯芯草。

【方药评述】

请参阅慢性肾炎及有关章节。

三、现代研究

IgA 肾病的研究是近年来肾脏病研究中一个十分令人瞩目的热门课题。目前国内外学者多侧重于发病机理的研究，多数学者倾向于属于免疫复合物性肾炎，诸如 IgA 的特点，IgA 免疫复合物的形成和沉积，免疫调节功能的缺陷、免疫复合物的清除障碍等。但迄今世界对 IgA 肾病尚无任何有效的治疗方法和控制措施。随着肾穿刺活检的广泛开展，中医药治疗 IgA 肾病的报道日渐增多。

（一）辨证分型

陈以平将 IgA 肾病辨证分为气虚挟瘀和阴虚挟瘀两型。南京中医学院附院邹燕勤等将中医治疗 IgA 肾病归纳为 11 法：疏风清热、清心导赤、清泄肝火、清热凉血、健脾清利、补气养血、补气养阴、补气活血、养阴活血、补肾解毒，补肾益精。刘宏伟等通过肾穿刺活检病理与中医辨证分型的相关性研究，认为 IgA 肾病与中医的阴虚和气阴两虚密切相关，而与阳气虚关系不密切，并总结当代著名中医肾病学家时振声教授治疗 IgA 肾病的经验，将本病分为两大类：以血尿为主者，辨证分为：①风热外感，邪扰肾络：治宜疏风散热，清上治下；②阴虚内热、湿瘀互结．怡治宜滋阴益肾，化瘀清利；③脾气不摄、瘀血内阻：治宜健脾益气、活血化瘀；④胃肠湿热、邪毒壅滞；治宜苦寒清利，凉血解毒。以蛋白尿为主者，辨证分为：①脾气虚损治宜健脾益气利湿；②脾肾气虚：治宜健脾固肾；③气阴两虚：治宜益气滋肾；④气滞水停：治宜行气利水；⑤瘀血内阻：治宜活血化瘀；⑥湿热内蕴：治宜清利湿热。

（二）治法研究

刘宏伟等发现 IgA 肾病与中医的阴虚和气阴两者密切相关。结合本病多发于青少年，临床表现反复发作性血尿（肉眼或镜下），常伴腰酸痛、手足心热、头晕目涩、咽干咽痛、倦怠乏力、舌质暗红，脉弦细。所以认为中医辨证多定位在肾，常波及肺、脾、肝等，定性多为阴虚，或呈气阴两虚。因此，认为滋阴益肾是 IgA 肾病的主要治法。现代医学研究认为 IgA 肾病发病与免疫功能失调有关，而许多中医学者认为肾对免疫功能的稳定及调节起着重要的作用。近年中药研究提示滋阴益肾中药大多有免疫调节作用。这些研究结果，为滋阴益肾法的制订提供了依据。

IgA 肾病最常见的临床表现是血尿，而尿血多有瘀滞，加之本病常迁延日久，脏腑功能失调。气机不畅，血行迟缓，易于形成瘀滞。即所谓久病入络，久病多瘀。已有学者发现 IgA 肾病患者存在血液流变学异常，特别是呈现肾病综合征的病人，大都存在高凝状态。而近代中药研究表明：活血化瘀中药能够改善血液流变性、有助于免疫复合物的清除及肾小球病理组织的修复。因而活血化瘀是治疗 IgA 肾病的另一个重要治法。临床观察发现 IgA 肾病的血尿患者，不能见血止血，而应采用活血法瘀之品，使瘀化血行，血气调和，不止血而尿血自止。

众所周知，IgA肾病的发病和加重与感染密切相关，故配合清热解毒之品，有助于迅速控制上呼吸道或胃肠道感染，可以减少抗原的侵入，明显改善血尿及蛋白尿，有利于病情的缓解，从而达到邪去正安的目的。临床研究证实清热解毒与活血化瘀合用可增强疗效，且实验提示两者相合可以抑制肾小球萎缩和纤维组织的增生。因而清热解毒也是治疗IgA肾病的重要治法之一。

鉴于IgA肾病的病机复杂、临床单纯一法一方难于取效。刘宏伟等融滋肾活血清利诸法为一体，组成了滋肾化瘀清利汤，从多环节、多层次、多途径进行调节，用于治疗IgA肾病25例，结果：完全缓解10例。显著缓解8例，好转4例，无效3例。总有效率为88%，明显高于西药对照组。原方加工制成滋肾止血片，用于临床亦取得较好疗效。动物实验证实：该药具有提高红细胞免疫黏附功能、加速循环免疫复合物的清除，减轻肾小球内炎症，并可阻止免疫复合物在肾小球内形成，从而达到改善肾功能，降低蛋白尿血尿的作用。

(三) 专方研究

钱家麒等对30例IgA肾病患者，随机分为雷公藤多甙治疗组及对照组进行治疗观察，结果显示治疗组较对照组治疗后血清IgG及IgA有显著下降，尿蛋白及尿红细胞均有显著减少，而对肾功能无明显影响。其副作用是部分患者血白细胞下降；较多患者出现皮肤色素沉着及小片糜烂，指（趾）甲色泽改变，减量或停药后可以稳定或逆转；有的出现消化道症状。但大多数能够耐受；部分女性出现月经紊乱，甚至闭经，男性患者可出现精子活动或数量减少。唐氏试用茜草双酯治疗IgA肾病40例，主要观察其对血尿的影响。结果：治疗开始后尿沉清红细胞计数逐月减少，表现为显效的例数同步增加。3个月后40例治疗组中28例疗效显著，5例有效，有效率达82.5%，而对照组有效率仅为55%。邹燕勤等用养菜在30克、仙鹤草30克、白茅根30克、灵芝30克为基本方结合辨证治疗IgA肾病40例，结果显效12例，有效20例，无效8例，总有效率为80%。

（张持萍）

第六章 心脑系病症

心居胸中，心包围护其外，心主血脉，又主神明，在体合脉，其华在面，开窍于舌，在液为汗，在志为喜，其经脉下络小肠。心主血脉，故为人体生命活动的中心；又主神明，故为情志思维活动之中枢。汗为心之液，故汗出与心有密切关系。心为"君主之官"，心藏神，脑为元神之府、清窍之所，心脑功能密切相关。

心本脏之病多因内伤，如禀赋不足，脏气虚弱，或病后失调，或情志所伤以及思虑过度等。病理表现主要是血脉运行的障碍和情志思维活动的异常。脑的病理表现为髓海不足、神机失用、清窍失灵、脑脉不通。心脑病理变化主要有虚实两个方面。虚证为气血阴阳亏损，实证为痰、风、火、瘀等阻滞。又心包为心之外卫，故温邪逆传，多为心包所受；根据心的生理功能和病机变化特点，临床将心悸、胸痹心痛、心衰、不寐、健忘、多寐、癫狂、痫病、痴呆、头痛、眩晕、中风等归属为心脑系病。如正虚邪扰，心神不宁，则为心悸；胸阳不展，邪阻心脉，则为心痛；心阳虚衰，血脉瘀滞，则为心衰；阳盛阴衰，阳阴失交，则为不寐；痰气痰火扰动心神，神机失灵，则为癫狂；痰凝气郁，蒙蔽清窍，则为痴呆；又若风阳上扰，或阴血不承，则致头痛眩晕；阴阳失调，气血逆乱，上冲于脑，则为中风。

由于心为"五脏六腑之大主"，故心系病证常可引起其他脏腑功能失调，同时其他脏腑病变，也可影响到心的功能，临床上常相兼为病，临床辨治时当予兼顾。

第一节 心 悸

心悸是指心中悸动不安，甚则不能自主的一类病症。临床多呈阵发性，每因情绪波动或劳累过度而发，发作时常伴不寐、胸闷、气短，甚则眩晕、喘促、心痛、晕厥。病情较轻者为惊悸，病情较重者为怔忡。

心悸病名首见于《黄帝内经》。《素问·本病论》曰："热生于内，气痹于外，足胫酸疼，反生心悸。"《素问·气交变大论》对心悸的临床表现及脉象的变化亦有了明确的描述，如"心憺憺大动""其动应衣""心怵惕""心下鼓""惕惕然而惊，心欲动""惕惕如人将捕之"。《素问·三部九候论》曰："参伍不调者病……其脉乍疏乍数、乍迟乍疾者，日乘四季死。"最早认识到了心悸（严重脉律失常）与疾病预后的关系。在病因病机方面，认识到了宗气外泄，突受惊恐，复感外邪，心脉不通，饮邪上犯，皆可引起心悸。如《素问·平人气象论》曰："乳之下，其动应衣，宗气泄也。"《素问·举痛论》曰："惊则心无所倚，神无所归，虑无所定，故气乱矣。"《素问·痹论》曰："脉痹不已，复感于邪，内舍于心……心痹者，脉不通，烦则心下鼓。"《素问·评热病论》曰："诸水病者，故不得卧，卧则惊，惊则咳甚也。"

汉代张仲景在《伤寒杂病论》中详述了"惊悸""心动悸""心中悸""喘悸""眩悸"的辨证论治纲领，如《伤寒论·辨太阳病脉证治》曰："脉浮数者，法当汗出而愈。若下之,身重,心悸者,不可发汗,当自汗出乃解……伤寒二三日,心中悸而烦者,小建中汤主之""伤寒,脉结代,心动悸,炙甘草汤主之。"《金匮要略·血痹虚劳病脉证并治》中提到"卒喘悸,脉浮者,里虚也";《金匮要略·痰饮咳嗽病脉证并治》提到:"凡食少饮多,水停心下,甚者则悸……眩悸者,小半夏加茯苓汤主之。"《金匮要略·惊悸吐衄下血胸满瘀血病脉证治》中有"寸口脉动而弱,动即为惊,弱则为悸"。认为心悸的病因病机为惊扰、水饮、虚损、汗后受邪等,记载了心悸时结、代、促脉及其区别,所创之炙甘草汤、麻黄附子细辛汤、苓桂甘枣汤、桂甘龙牡汤、小半夏加茯苓汤等仍是目前临床辨证治疗心悸的常用方剂。

汉代以后,诸医家从心悸、惊悸、怔忡等不同方面都有所发挥,并不断补充完善了心悸的病因病机、治法方药。如宋代严用和《济生方·惊悸怔忡健忘门》首先提出怔忡病名,并对惊悸、怔忡的病因病机、病情演变、治法方药做了较详细的论述。认为惊悸乃"心虚胆怯之所致",治宜"宁其心以壮其胆气",选用温胆汤、远志丸作为治疗方剂;怔忡因心血不足所致,亦有因感受外邪及饮邪停聚而致者,惊悸不已可发展为怔忡,治疗"当随其证,施以治法"。元代朱丹溪认为"悸者怔忡之谓",强调了虚与痰的致病因素,如《丹溪心法·惊悸怔忡》中认为"怔忡者血虚,怔忡无时,血少者多。有思虑便动,属虚。时作时止者,痰因火动"。明代虞抟《医学正传·惊悸怔忡健忘证》认为惊悸怔忡尚与肝胆有关,并对惊悸与怔忡加以鉴别。提出"怔忡者,心中惕惕然,动摇而不得安静,无时而作者是也;惊悸者,蓦然而跳跃惊动,而有欲厥之状,有时而作者是也"。明代张景岳《景岳全书·怔忡惊恐》中认为怔忡由阴虚劳损所致,指出"盖阴虚于下,则宗气无根而气不归源,所以在上则浮撼于胸臆,在下则振动于脐旁",生动地描述了心悸重证上及喉、下及腹的临床表现。其在治疗与护理上主张"速宜节欲节劳,切戒酒色。凡治此者,速宜养气养精,滋培根本",提出左归饮、右归饮、养心汤、宁志丸等至今临床广为应用的有效方剂。清代王清任、唐容川力倡瘀血致悸理论,力倡活血化瘀治疗心悸。

西医学中的心律失常、心功能不全、心肌炎、神经症等,凡以心悸为主要表现者,均可参照本篇辨证论治。

一、病因病机

本病的发生既有体质因素、饮食劳倦或情志所伤,亦因感受外邪或药物所伤引发。其虚证者,多因气血阴阳亏虚,引起阴阳失调、气血失和、心神失养;实证者常见痰浊、瘀血、水饮、邪毒,而致心脉不畅、心神不宁。

1. 感受外邪

正气内虚,感受温热邪毒,首先犯肺系之咽喉,邪毒侵心,耗气伤阴,气血失和,心神失养,发为心悸,正如叶桂所说:"温邪上受,首先犯肺,逆传心包。"或感受风寒湿邪,痹阻血脉,日久内舍于心,心脉不畅,发为心悸,故《素问·痹论》云:"脉痹不已,复感于邪,内舍于心。"

2. 情志所伤

思虑过度,劳伤心脾,心血暗耗,化源不足,心失所养,发为心悸;恚怒伤肝,肝气郁结,久之气滞血瘀,心脉不畅,发为心悸,或气郁化火,炼液成痰,痰火上扰,心神不宁,发为心悸；素体心虚胆怯，暴受惊恐，致心失神、肾失志，心气逆乱，发为惊悸，日久则稍惊即悸，或无惊亦悸。正如《素问·举痛论》所云："惊则心无所倚，神无所归，虑无所定，故气乱矣。"

3. 饮食不节

嗜食肥甘厚味、煎炸炙煿之品，或嗜酒过度，皆可蕴热化火生痰，痰火扰心，心神不宁，发为心悸；或饮食不节，损伤脾胃，脾运呆滞，痰浊内生，心脉不畅，而发心悸。正如唐容川所云："心中有痰者，痰入心中，阻其心气，是以跳动不安。"

4. 体质虚弱

素体禀赋不足，阴阳失调，气血失和，心脉不畅，发为心悸；或素体脾胃虚弱，化源不足，或年老体衰，久病失养，劳欲过度，致气血阴阳亏虚，阴阳失调，气血失和，心失所养，而发为心悸。

5. 药物所伤

用药不当，或药物毒性较剧，损及于心，而致心悸。

综上所述，心悸病因不外外感与内伤，其病机或为气血阴阳亏虚，心失濡养；或邪毒、痰饮、瘀血阻滞心脉，心脉不畅，心神不宁。病机关键为阴阳失调，气血失和，心神失养。病位在心，与肺、脾、肝、肾密切相关。

本证以虚证居多，或因虚致实，虚实夹杂。虚者以气血亏虚，气阴两虚，心阳不振，心阳虚脱，心神不宁为常见；实者则以邪毒侵心，痰火扰心，心血瘀阻，水饮凌心为常见。虚实可相互转化，如脾失健运，则痰浊内生；脾肾阳虚，则水饮内停；气虚则血瘀；阴虚常兼火旺，或挟痰热；实者日久，可致正气亏耗；久病则阴损及阳，阳损及阴，形成阴阳两虚等复杂证候。

【诊断】

以"自觉心中悸动不安，神情紧张，不能自主"为主要症状，呈阵发性或持续性。可伴有胸闷不适、易激动、心烦少寐、乏力头晕等症，中老年发作频繁者，可伴有心胸疼痛，甚则喘促、肢冷汗出，或见晕厥、猝死。

或可见数、疾、促、结、代、迟、雀啄等频率、节律异常的脉象。

常由情志刺激如惊恐、紧张以及劳倦、饮酒、饱食等因素而诱发。

【相关检查】

心电图、动态心电图检查有助于心律失常的诊断；心肌酶谱检查、测血压、胸部X线、CT及心脏彩超检查等有助于病因的诊断。

【鉴别诊断】

奔豚

奔豚发作之时，亦觉心胸躁动不安。《难经·五十六难》曰："发于小腹，上至心下，若豚状，或上或下无时。"称之为肾积。《金匮要略·奔豚气病脉证治》曰："奔豚病从少腹起，上冲咽喉，发作欲死，复还止，皆从惊恐得之。"可见心悸为心中剧烈跳动，发自于心；奔豚乃上下冲逆，发自少腹。

卑惵

卑惵虽有心慌，但以神志异常为主要表现。其病因多为心血不足，神气失养。临床可见神气衰颓、怕见人、居暗处、内疚、抑郁自卑；重者自感有罪，他人错误也归自己，常欲赎罪，甚至出现妄想或精神分裂等症状。正如《证治要诀·怔忡》描述卑惵为"痞塞不欲食，心中常有所歉，爱处暗室，或倚门后，见人则惊避，似失志状"，以此与心悸不难鉴别。

【辨证论治】

辨证要点

1. 辨虚实

心悸证候特点多为虚实相兼，故当首辨虚实。虚当审脏腑气、血、阴、阳何者偏虚，实当辨痰、饮、瘀、毒何邪为主。其次，当分清虚实之程度。正虚程度与脏腑虚损情况有关，即一脏虚损者轻，多脏虚损者重。在邪实方面，一般来说，单见一种夹杂者轻，多种合并夹杂者重。

2. 辨脉象

脉搏的频率与节律异常为本病的常见征象，故尚需辨脉象。如脉率快速型心悸，可有一息六至之数脉，一息七至之疾脉，一息八至之极脉，一息九至之脱脉，一息十至以上之浮合脉。脉率过缓型心悸，可见一息四至之缓脉，一息三至之迟脉，一息二至之损脉，一息一至之败脉，两息一至之夺精脉。脉律不整型心悸，脉象可见有数时一止，止无定数之促脉；缓时一止，止无定数之结脉；脉来更代，几至一止，止有定数之代脉，或见脉象乍疏乍数，忽强忽弱之雀啄脉。临床应结合病史、症状，推断脉症从舍。一般认为，阳盛则促，数为阳热。若脉虽数、促而沉细、微细，伴有面浮肢肿，动则气短，形寒肢冷，舌质淡者，为虚寒之象。阴盛则结，迟而无力为虚寒，脉迟、结、代者，一般多属阴类脉。其中，结脉表示气血凝滞，代脉常表示元气虚衰、脏气衰微。凡久病体虚而脉弦滑搏指者为逆，病情重笃而脉散乱模糊者为病危之象。

3. 辨病与辨证相结合

对心悸的临床辨证应结合引起心悸原发疾病的诊断，以提高辨证准确性，如功能性心律失常所引起的心悸，常表现为心率快速型心悸，多属心虚胆怯，心神不宁于活动后反而减轻为特点；冠心病心悸，多为阴虚气滞，气虚气滞，或气阴两虚，肝气郁结，久之痰瘀交阻而致；病毒性心肌炎引起的心悸，初起多为风温先犯肺卫，继之热毒逆犯于心，随后呈气阴两虚、瘀阻络脉证；风湿性心肌炎引起的心悸，多由风湿热邪杂至，合而为痹，痹阻心脉所致；病态窦房结综合征多由心阳不振，心搏无力所致；慢性肺源性心脏病所引起的心悸，则虚实兼夹为患，多心肾阳虚为本，水饮内停为标。

4. 辨惊悸与怔忡

两者均归属于心悸，区别在于病因不同，病情程度上又有轻重之分。大凡惊悸发病，多与情志因素有关，可由骤遇惊恐，忧思恼怒，悲哀过极或过度紧张而诱发，多为阵发性，实证居多，但也存在内虚因素；病来虽速，病情较轻，可自行缓解，不发时如常人。怔忡多由久病体虚、心脏受损所致，无精神因素亦可发生，常持续心悸，心中惕惕，不能自控，活动后加重。病来虽渐，病情较重，每属虚证，或虚中夹实，不发时亦可见脏腑虚损症状。惊悸日久不愈，亦可形成怔忡。

【治疗原则】

心悸由脏腑气血阴阳亏虚、心神失养所致者，治当补益气血，调理阴阳，以求气血调畅，阴平阳秘，配合应用养心安神之品，促进脏腑功能的恢复。心悸因于邪毒、痰浊、水饮、瘀血等实邪所致者，治当清热解毒、化痰蠲饮、活血化瘀，配合应用重镇安神之品，以求邪去正安，心神得宁。临床上心悸表现为虚实夹杂时，当根据虚实轻重之多少，灵活应用清热解毒、益气养血、滋阴温阳、化痰蠲饮、行气化瘀、养心安神、重镇安神之法。

【分证论治】

1. 心虚胆怯

［主症］心悸不宁，善惊易恐，稍惊即发，劳则加重。

［兼次症］胸闷气短，自汗，坐卧不安，恶闻声响，失眠多梦而易惊醒。

［舌脉］舌质淡红，苔薄白；脉动数，或细弦。

［分析］心为神舍，心气不足易致神浮不敛，心神动摇，失眠多梦；胆气怯弱则善惊易恐，恶闻声响；心胆俱虚则更易为惊恐所伤，稍惊即悸；心位胸中，心气不足，胸中宗气运转无力，故胸闷气短；气虚卫外不固则自汗；劳累耗气，心气益虚，故劳则加重；脉动数或细弦为气血逆乱之象。

［治法］镇惊定志，养心安神。

［方药］安神定志丸加减。方中龙齿镇惊宁神；茯神、菖蒲、远志安神定惊；人参补益心气。可加琥珀、磁石、朱砂镇静安神。

兼见心阳不振，加附子、桂枝；兼心血不足，加熟地、阿胶；心悸气短，动则益甚，气虚明显时，加黄芪以增强益气之功；气虚自汗加麻黄根、浮小麦、瘪桃干、乌梅；气虚夹瘀者，加丹参、桃仁、红花；气虚夹湿，加泽泻、白术，重用茯苓；心气不敛，加五味子、酸枣仁、柏子仁，以收敛心气，养心安神；若心气郁结，心悸烦闷，精神抑郁，胸胁胀痛，加柴胡、郁金、合欢皮、绿萼梅、佛手。

2. 心脾两虚

［主症］心悸气短，失眠多梦，思虑劳心则甚。

［兼次症］神疲乏力，眩晕健忘，面色无华，口唇色淡，纳少腹胀，大便溏薄，或胸胁胀痛，善太息。

［舌脉］舌质淡，苔薄白；脉细弱，或弦细。

［分析］思虑劳心，暗耗心血，或脾气不足，生化乏源，皆可致心失血养，心神不宁，而见心悸、失眠多梦；思虑过度可劳伤心脾，故思虑劳心则甚；血虚则不能濡养脑髓，故眩晕健忘；不能上荣肌肤，故面色无华，口唇色淡；纳少腹胀，大便溏薄，神疲乏力，均为脾气虚之表现；气血虚弱，脉道失充，则脉细弱；肝气郁结则胸胁胀痛，善太息，脉弦。

［治法］补血养心，益气安神。

［方药］归脾汤加减。方中当归、龙眼肉补养心血；黄芪、人参、白术、炙甘草益气以生血；茯神、远志、酸枣仁宁心安神；木香行气，使补而不滞。

气虚甚者重用人参、黄芪、白术、炙甘草，少佐肉桂，取少火生气之意；血虚甚者加熟地、白芍、阿胶。若心动悸脉结代，气短，神疲乏力，心烦失眠，五心烦热，自汗盗汗，胸闷，面色无华，舌质淡红少津，苔少或无，脉细数，为气阴两虚，治以益气养阴，养心安神，用炙甘草汤加减，本方益气补血，滋阴复脉。若兼肝气郁结，胸胁胀痛，泛酸，善太息，可改用逍遥散合左金丸为煎剂，以补益气血，调达肝郁，佐金以平木。

3. 阴虚火旺

[主症] 心悸少寐，眩晕耳鸣。

[兼次症] 形体消瘦，五心烦热，潮热盗汗，腰膝酸软，咽干口燥，小便短黄，大便干结，或急躁易怒，胁肋胀痛，善太息。

[舌脉] 舌红少津，苔少或无；脉细数或促。

[分析] 肾阴亏虚，水不济火，以致心火亢盛，扰动心神，故心悸少寐；肾主骨生髓，腰为肾之府，肾虚则髓海不足，骨骼失养，故腰膝酸软，眩晕耳鸣；阴虚火旺，虚火内蒸，故形体消瘦，五心烦热，潮热盗汗，口干咽燥，小便短黄，大便干结；舌红少津，少苔或无苔，脉细数或促，为阴虚火旺之征；若肝气郁结，肝火内炽则急躁易怒，胁肋胀痛，善太息。

[治法] 滋阴清火，养心安神。

[方药] 天王补心丹或朱砂安神丸加减。阴虚心火不亢盛者，用天王补心丹。方中生地黄、玄参、麦冬、天冬养阴清热；当归、丹参补血养心；人参补益心气；朱砂、茯苓、远志、酸枣仁、柏子仁养心安神；五味子收敛心气；桔梗引药上行，以通心气。合而用之有滋阴清热，养心安神之功。汗多加山茱萸。

若阴虚心火亢盛者，用朱砂安神丸。方中朱砂重镇安神；当归、生地黄养血滋阴；黄连清心泻火。合而用之有滋阴清火，养心安神之功。因朱砂有毒，不可过剂。本证亦可选用黄连阿胶汤。

若肾阴亏虚，虚火妄动，梦遗腰酸者，此乃阴虚相火妄动，治当滋阴降火，方选知柏地黄丸加味，方中知母、黄柏清泻相火，六味地黄丸滋补肾阴，合而用之有滋阴降火之功。若兼肝郁，急躁易怒，胁肋胀痛，善太息，治法为养阴疏肝，可在六味地黄丸基础上加枳壳、青皮，常可获效。

4. 心阳不振

[主症] 心悸不安，动则尤甚，形寒肢冷。

[兼次症] 胸闷气短，面色白，自汗，畏寒喜温，或伴心痛。

[舌脉] 舌质淡，苔白；脉虚弱，或沉细无力。

[分析] 久病体虚，损伤心阳，心失温养，则心悸不安；不能温煦肢体，故面色白，肢冷畏寒；胸中阳气虚衰，宗气运转无力，故胸闷气短；阳气不足，卫外不固，故自汗出。阳虚则无力鼓动血液运行，心脉痹阻，故心痛时作；舌质淡，脉虚弱无力，为心阳不振之征。

[治法] 温补心阳。

[方药] 桂枝甘草龙骨牡蛎汤加减。方中桂枝、炙甘草温补心阳；生龙齿、生牡蛎安神定悸。

心阳不足，形寒肢冷者，加黄芪、人参、附子；大汗出者，重用人参、黄芪、浮小麦、山茱萸、麻黄根；或用独参汤煎服；兼见水饮内停者，选加葶苈子、五加皮、大腹皮、车前子、泽泻、猪苓；夹有瘀血者，加丹参、赤芍、桃仁、红花等；兼见阴伤者，加麦冬、玉竹、五味子；若心阳不振，以心动过缓为著者，酌加炙麻黄、补骨脂、附子，重用桂枝。如大汗淋漓，面青唇紫，肢冷脉微，气喘不能平卧，为亡阳征象，当急予独参汤或参附汤，送服黑锡丹，或参附注射液静脉注射或静脉点滴，以回阳救逆。

5. 水饮凌心

[主症] 心悸眩晕，肢面浮肿，下肢为甚，甚者咳喘，不能平卧。

[兼次症] 胸脘痞满，纳呆食少，渴不欲饮，恶心呕吐，形寒肢冷，小便不利。

[舌脉] 舌质淡胖，苔白滑；脉弦滑，或沉细而滑。

[分析] 阳虚不能化水，水饮内停，上凌于心，故见心悸；饮溢肢体，故见浮肿；饮阻于中，清阳不升，则见眩晕；阻碍中焦，胃失和降，则脘痞，纳呆食少，恶心呕吐；阳气虚衰，不能温化水湿，膀胱气化失司，故小便不利；舌质淡胖，苔白滑，脉弦滑或沉细而滑，为水饮内停之象。

[治法] 振奋心阳，化气利水。

[方药] 苓桂术甘汤加味。本方通阳利水，为"病痰饮者，当以温药和之"的代表方剂。方中茯苓淡渗利水，桂枝、炙甘草通阳化气，白术健脾祛湿。

兼见纳呆食少，加谷芽、麦芽、神曲、山楂、鸡内金；恶心呕吐，加半夏、陈皮、生姜；尿少肢肿，加泽泻、猪苓、防己、葶苈子、大腹皮、车前子；兼见肺气不宣，水饮射肺者，表现胸闷、咳喘，加杏仁、前胡、桔梗以宣肺，加葶苈子、五加皮、防己以泻肺利水；兼见瘀血者，加当归、川芎、刘寄奴、泽兰叶、益母草；若肾阳虚衰，不能制水，水气凌心，症见心悸，咳喘，不能平卧，尿少浮肿，可用真武汤。

6. 心血瘀阻

[主症] 心悸不安，胸闷不舒，心痛时作。

[兼次症] 面色晦暗，唇甲青紫。或兼神疲乏力，少气懒言；或兼形寒肢冷；或兼两胁胀痛，善太息。

[舌脉] 舌质紫暗，或舌边有瘀斑、瘀点；脉涩或结代。

[分析] 心血瘀阻，心脉不畅，故心悸不安，胸闷不舒，心痛时作；若因气虚致瘀者，则气虚失养，兼见神疲乏力，少气懒言；若因阳气不足致瘀者，则阳虚生外寒而见形寒肢冷；若因肝气郁结，气滞致瘀者，不通则痛，则两胁胀痛、善太息；脉络瘀阻，故见面色晦暗，唇甲青紫；舌紫暗，舌边有瘀斑、瘀点，脉涩或结代，为瘀血内阻之征。

[治法] 活血化瘀，理气通络。

[方药] 桃仁红花煎加减。方中桃仁、红花、丹参、赤芍、川芎活血化瘀；延胡索、香附、青皮理气通络；生地黄、当归养血和血。合而用之有活血化瘀，理气通络之功。

若因气滞而血瘀者，酌加柴胡、枳壳、郁金；若因气虚而血瘀者，去理气药，加黄芪、党参、白术；若因阳虚而血瘀者，酌加附子、桂枝、生姜；夹痰浊，症见胸闷不舒，苔浊腻者，酌加瓜蒌、半夏、胆南星；胸痛甚者，酌加乳香、没药、蒲黄、五灵脂、三七等。

瘀血心悸亦可选丹参饮或血府逐瘀汤治疗。

7. 痰浊阻滞

[主症] 心悸气短，胸闷胀满。

[兼次症] 食少腹胀，恶心呕吐，或伴烦躁失眠，口干口苦，纳呆，小便黄赤，大便秘结。

[舌脉] 苔白腻或黄腻；脉弦滑。

[分析] 痰浊阻滞心气，故心悸气短；气机不畅，故见胸闷胀满；痰阻气滞，胃失和

降，故食少腹胀，恶心呕吐；痰郁化火，则见口干口苦，小便黄赤，大便秘结，苔黄腻等热象；痰火上扰，心神不宁，故烦躁失眠；痰多、苔腻、脉弦滑，为内有痰浊之象。

[治法] 理气化痰，宁心安神。

[方药] 导痰汤加减。方中半夏、陈皮、制南星、枳实理气化痰；茯苓健脾祛痰；远志、酸枣仁宁心安神。

纳呆腹胀，兼脾虚者，加党参、白术、谷芽、麦芽、鸡内金；心悸伴烦躁口苦，苔黄，脉滑数，系痰火上扰，心神不宁，可加黄芩、苦参、黄连、竹茹，制南星易胆南星，或用黄连温胆汤；痰火伤津，大便秘结，加大黄、瓜蒌；痰火伤阴，口干盗汗，舌质红，少津，加麦冬、天冬、沙参、玉竹、石斛；烦躁不安，惊悸不宁，加生龙骨、生牡蛎、珍珠母、石决明以重镇安神。

8. 邪毒侵心

[主症] 心悸气短，胸闷胸痛。

[兼次症] 发热，恶风，全身酸痛，神疲乏力，咽喉肿痛，咳嗽，口干渴。

[舌脉] 舌质红，苔薄黄；脉浮数，或细数，或结代。

[分析] 感受风热毒邪，侵犯肺卫，邪正相争，故发热恶风，全身酸痛，咽喉肿痛，咳嗽；表证未解，邪毒侵心，耗气伤津，故心悸气短，胸闷胸痛，神疲乏力，口干口渴；舌红，苔薄黄，脉浮数，或细数，或结代，为风热毒邪袭表、侵心，气阴受损之征。

[治法] 辛凉解表，清热解毒。

[方药] 银翘散加减。方中金银花、连翘辛凉解表，清热解毒；薄荷、荆芥、豆豉疏风解表，透热外出；桔梗、牛蒡子、甘草宣肺止咳，利咽消肿；淡竹叶、芦根甘凉清热，生津止渴。合而用之有辛凉解表，清热解毒之功。

若热毒甚，症见高热，咽喉肿痛，加板蓝根、大青叶、野菊花、紫花地丁等清热解毒之品；胸闷、胸痛者，加丹皮、赤芍、丹参等活血化瘀之品；口干口渴甚者，加生地黄、玄参；若热盛耗气伤阴，症见神疲，气短，脉细数，或结代者，合生脉散益气养阴，敛心气。

若感受湿热之邪，湿热侵心，症见心悸气短，胸闷胸痛，腹泻，腹痛，恶心呕吐，腹胀纳呆，舌质红，苔黄腻者，治当清热祛湿，芳香化浊，方选甘露消毒丹或葛根芩连汤加减。

【转归预后】

心悸的转归预后主要取决于本虚标实的程度，邪实轻重、脏损多少、治疗当否及脉象变化情况。心悸因受惊而起，其病程短，病势轻，全身情况尚好，一般在病因消除或经过适当治疗或休息之后便能逐渐痊愈；但亦有惊悸日久不愈，脏腑受损，功能失调，气血阴阳亏虚所致心悸，则病程较长，病势较重，而成怔忡，经积极合理治疗亦多能痊愈。但如出现下列情况则预后较差：心悸而汗出不止，四肢厥冷，喘促不得卧，下肢浮肿，面青唇紫，脉微欲绝者，属心悸喘脱证，预后不佳；心悸而出现各种怪脉（严重心律失常之脉象）者；心悸突然出现昏厥抽搐者；心悸兼有心痛者。以上情况皆是病情严重之证候，均应及时治疗和监护，密切观察病情变化。

【临证要点】

1. 疏肝解郁药的应用

心悸轻证常为肝气郁结所致，特别是因情志而发者，当在辨证基础上加郁金、佛手、香附、柴胡、枳壳、合欢皮等疏肝解郁之品，往往取得良好效果。

2. 补益与通络并用

根据中医"久病必虚""久病入络"的理论，心悸日久当补益与通络并用。

3. 中西医联合应对

重症临证如出现严重心律失常，如室上性心动过速、快速心房纤颤、Ⅲ度房室传导阻滞、室性心动过速、严重心动过缓、病态窦房结综合征等危重情况，当及时运用中、西医联合加以救治。

4. 病毒性心肌炎证治

是近年来发病率较高的一种心脏疾病，初期多出现心律失常，临床表现为心悸、乏力等症状，常危及青少年的身体健康。对于这种病毒感染性心肌炎症，中医药有显著的优势。在治疗中应把握：①咽炎一日不除，病毒性心肌炎一日不辍；②气阴两虚贯穿疾病的始终；③阳气易复，阴血难复。

5. 注意日常生活调护

心悸患者每因情绪波动或劳累过度而发，故应经常保持心情愉快、精神乐观、情绪稳定，避免惊恐及忧思恼怒等不良刺激；注意劳逸结合。宜进食营养丰富而易消化吸收的食物，忌过饱、过饥、戒烟酒、浓茶。心阳虚者忌过食生冷；心阴虚者忌辛辣炙煿；痰浊、瘀血者忌过食肥甘；水饮凌心者宜少食盐。此外，注意寒暑变化，避免外邪侵袭而诱发或加重心悸。

第二节 胸痹心痛

胸痹心痛是以胸部闷痛不适，甚则胸痛彻背，短气，喘息不得卧为主症的一种病证。轻者仅感胸闷不适，呼吸欠畅；重者则有胸痛，严重者则心痛彻背，背痛彻心，持续不解，面色苍白，大汗淋漓。

胸痹心痛病证，历代文献中最早出现的病名为"心痛"，首见于《五十二病方》，《黄帝内经》也有记载，《灵枢·五邪》曰："邪在心，则病心痛。"《素问·缪刺论》中又有"厥心痛""卒心痛"之谓；对其临床表现，《素问·藏气法时论》描述曰："心病者，胸中痛……膺背肩胛间痛，两臂内痛。"《灵枢·厥病》中称有"厥心痛，与背相控……如从后触其心""痛如以锥针刺其心，心痛甚"等；对不典型部位如咽喉部疼痛也有记载，如《素问·厥论》曰："手少阴心主厥逆，心痛引喉。"而对心痛严重，并可迅速导致死亡者，《黄帝内经》称之为"真心痛"："真心痛，手足青至节，心痛甚，旦发夕死，夕发旦死。"《灵枢·厥病》还记载了运动是导致胸痹心痛的常见诱因，"心痛间，动作痛益甚"。到了汉代，张仲景首先明确提出了"胸痹"的病名，并设专篇论述，《金匮要略·胸痹心痛短气病脉证治》有云："胸痹之病，喘息咳唾，胸背痛，短气，寸口脉沉而迟，关上小紧数""胸痹不得卧，心痛彻背。"同时自汉代张仲景"九痛丸：治九种心痛"以下，至金元时期的不少医家，多从"九种心痛""心脾痛""心胃痛"论述心痛，实则多指胃脘痛而言，正如朱丹溪所云"心痛，即胃脘痛"。明代以后对胃痛与心痛做了明确的区分，如清代叶桂的《临证指南医案·心痛》中曰："心痛、胃脘痛确是二病……亦有因胃痛及心痛者。"说明心痛确有表现为胃痛者,临床亦不可忽视。特别是明清时期对"厥心痛""真心痛"又进一步加以鉴别。如明代李梴的《医学入门·寒类》中云:"真心痛,因内外邪犯心君,一日即死。厥心痛,因内外邪犯心之包络,或他脏邪犯心之支脉。"清代喻嘉言《医门法律·阴病论》中曰:"厥心痛……去真心痛一间耳。"在疼痛部位及病因病机方面又做了诸多补充。

对胸痹心痛病因病机的认识,《黄帝内经》中已有较深刻的论述。《素问·调经论》曰:"厥气上逆,寒气积于胸中而不泻,不泻则温气去,寒独留,则血凝泣,凝则脉不通,其脉盛大以涩。"《素问·脉要精微论》亦云:"涩则心痛。"说明阴寒内盛,胸阳痹阻,阴占阳位,则心脉凝泣不通,是造成心痛的主要病机。《金匮要略》则将其病因病机归纳为"阳微阴弦",清代尤在泾在《金匮要略心典》中进一步明确"阳微,阳不足也;阴弦,阴太过也……阳虚而阴干之,即胸痹而痛",所谓上焦阳气不足,胸阳不振,阴邪上乘,邪正相搏所致。明代秦景明《症因脉治·胸痛论》则提出痰凝、气滞、血瘀都可致心痛,"内伤胸痛之因:七情六欲,动其心火;刑及肺金或怫郁气逆……则痰凝气结;或过饮辛热,伤其上焦,则血积于内,而闷闷胸痛矣"。

在治疗方面,《黄帝内经》虽未列具体方药,但提出了宜食辛温类食(药)物的观点,《灵枢·五味》已有"心病者,宜食麦羊肉杏薤",同时提出了针刺的穴位和方法。《金匮要略》强调以宣痹通阳为主,至今仍是治疗胸痹心痛的重要法则,其根据阴寒、痰浊等标实之不同而创制的栝蒌薤白白酒汤、栝蒌薤白半夏汤等代表方剂充分体现了辨证论治的特点,迄今仍具有重要的临床价值。宋金元时期有关胸痹的治疗方法记载得更为丰富,如北宋王怀隐《太平圣惠方》在"治卒心痛诸方""治久心痛诸方""治胸痹诸方"等篇中收集的治疗本病的方剂中,芳香、温通、辛散之品每与益气、养血、滋阴、温阳之药相互为用,标本兼顾。元代危亦林《世医得效方·心痛门》中提出了用"苏合香丸"芳香温通的方法"治卒暴心痛",当代医家据此研制了可迅速缓解胸痛症状的冠心苏合丸、麝香保心丸等芳香温通类药物,被广泛应用于临床。明清时期医家已开始对瘀血导致胸痹心痛有了深刻认识,提出了活血化瘀的治疗方法,如明代王肯堂《证治准绳·诸痛门》提出大剂红花、桃仁、降香、失笑散等治疗气血心痛,清代陈修园《时方歌括》用丹参饮治心腹诸痛,清代王清任《医林改错》用血府逐瘀汤治疗胸痹心痛等,由此活血化瘀的方法也成为现代医家治疗胸痹心痛的研究热点,取得了诸多成就,为治疗胸痹心痛开辟了广阔的途径。

西医学的缺血性心脏病心绞痛及心肌梗死,以及有胸痛表现的如心包炎、病毒性心肌炎等均可参照本篇辨证论治。

【病因病机】

本病的发生多与寒邪内侵、饮食不当、情志失调、久坐少动、年老体虚等因素有关。

1. 寒邪内侵

素体阳虚,胸阳不足,阴寒之邪乘虚侵袭,阴占阳位,寒凝气滞,血行瘀阻,痹阻胸阳,而成胸痹心痛,诚如清代林珮琴《类证制裁·胸痹》所云:"胸痹胸中阳微不运,久则阴乘阳位,而为痹结也。"或气候突变,暴寒折阳,寒主收引,心脉挛急而发为本病,明代虞抟《医学正传》所谓"有真心痛者,大寒触犯心君"。

2. 饮食不节

过食肥甘厚味或嗜烟酒成癖,损伤脾胃,脾运失健,水谷不能化生精微,则酿湿生痰,痰阻脉络，血行不畅，或痰瘀痹阻，胸阳失展，而成胸痹心痛。

3. 情志失调

郁怒则伤肝，肝气内郁，疏泄失常，气滞血瘀；或气郁化火，灼津成痰；或横逆犯脾，脾运失健，聚湿生痰；忧思则伤脾，脾虚气结，津液不得输布，聚而成痰。无论气滞、血瘀、痰阻或交互为患，均可使血行失畅，脉络壅滞，胸阳痹阻，气机不畅，心脉挛急或滞塞而发为本病。即《杂病源流犀烛·心病源流》所谓："总之七情之由而作心痛，七情失调可致气血耗逆，心脉失畅，痹阻不通而发心痛。"

4. 年老体虚

人届中年，肾气自半，精血渐衰，肾为先天之本，元阴元阳，肾阳虚衰，不能鼓舞五脏之阳，则心阳亏虚，脾阳不振；肾阴不足，不能滋养五脏之阴，则心阴内耗，心脉失养。凡此，均可在本虚的基础上形成标实，导致痰阻、血瘀、气滞、寒凝，使胸阳痹阻，气机不畅，心脉挛急或滞塞而发为胸痹心痛。

5. 久坐少动

劳逸失宜，调摄不当，久坐少动，则气机不畅，而气行则血行，气郁则血停，故滞而成瘀；久坐少动，亦可致脾胃运化不健，易生痰湿；气滞血瘀，痰湿壅遏，则胸阳不展，发为胸痹心痛。

本病病位在心，与肝、脾、肾诸脏关系密切，乃心、肝、脾、肾诸脏的功能失调，导致寒凝、气滞、血瘀、痰浊等病理产物痹遏胸阳，或心脉失养，病机关键为心脉痹阻。在心的气、血、阴、阳不足或肝、脾、肾功能失调的基础上，兼有痰浊、血瘀、气滞、寒凝等病理产物阻于心脉，在寒冷刺激、饱餐、情绪激动、劳累过度等诱因的作用下，使胸阳痹阻，气机不畅，心脉挛急或滞塞而发，总属本虚标实之证，在本为气血阴阳的亏虚，在标为气滞、血瘀、寒凝、痰浊，且往往相互兼夹。本病形成和发展过程中，或先实后虚，或先虚后实。在临床证候方面多虚实夹杂，或以实证为主，或以虚证为主，但总以血瘀贯穿始终，本病病程较长，易反复发作。

以上病因病机往往相互交结为患，而消渴、肥满之人更易引发胸痹心痛。消渴者阴虚燥热，灼津成痰；肥人则多痰。痰浊阻于心脉，壅遏气机、血行，而成痰浊、血瘀、气滞标实之候，痹阻胸阳，发为胸痹心痛。

【诊断】

（1）膻中及左胸膺部突发憋闷疼痛，疼痛性质有闷痛、灼痛、绞痛、刺痛、隐痛等不同，也可仅表现为不适感而无明显疼痛，部位多较广泛，有时可窜及肩背、左上臂内侧、咽喉、胃脘部等。

（2）突然发病，多数在劳作当时即刻发生，或由于饱餐、寒冷刺激、情绪激动所诱发，也有部分无明确诱因或安静状态下发病者，且时作时止，反复发作，一般持续数分钟至十余分钟不等。

（3）轻者经休息即可缓解，稍重者需含服芳香温通类药物，若疼痛剧烈，持续不解，汗出肢冷，面色苍白，唇甲青紫，脉散乱或微细欲绝，甚则有心脱、心衰之虞者则属真心痛之危候，可致猝死。

（4）多见于中年以上，且吸烟、久坐少动及肥满之人，或平素罹患消渴、眩晕、头痛等疾病者更易发生。

【相关检查】

（1）冠心病心肌缺血的相关检查：心电图是最常用的检查，特别是动态观察更有临床价值，也可行心电图负荷试验或 24 小时动态心电图监测、心肌核素显影等寻找心肌缺血证据，必要时可选择冠状动脉造影以明确病因或诊断。

（2）冠心病心肌坏死的相关检查：可行血清心肌酶学、血清肌钙蛋白 T（CTNT）和 I（CTNI）等测定，尤其是重视动态观察更有临床意义。

（3）冠心病相关危险因素检查：应明确冠心病相关危险因素，可行血清脂质成分、血糖等检测，以及监测血压等。

【鉴别诊断】

1. 悬饮

胸痹心痛与悬饮都有胸痛表现，但胸痹心痛多于劳作当时发生，或因饱餐、寒冷刺激、情绪激动等诱发，呈阵作特点，历时短暂，多经休息或含服药物可以缓解，且好发于中年以上肥满、消渴、眩晕之人。悬饮则表现为胸部胀痛，持续不解，咳嗽、转侧、呼吸则诱发或加重，且多伴咳嗽、咳痰等肺系证候，可发于任何年龄。

2. 胃痛

胸痹心痛部位之不典型者亦可表现为胃脘部的疼痛，极易与其混淆，但胸痹心痛多呈阵发性，且多与劳作有关，虽也有饱餐后发生者，但多伴心悸、气短等症状，而且为时短暂，休息或药物可以缓解。胃痛则多为胀痛，胃脘局部有喜按或拒按的特点，空腹或餐后均可发生，多伴有嗳气、呃逆、呕吐、泛酸、腹胀等胃系证候。

【辨证论治】

一、辨证要点

1. 辨病情轻重

胸痹心痛多是慢性病变，往往反复发生，但若发作已成规律，病症特点、诱因等稳定不变者多属轻症，而首次发生或病症特点和诱因较以往有明显变化者则属重症；疼痛程度较轻，持续时间短暂，休息可缓解者多为轻症。疼痛程度较重，甚则胸痛彻背、背痛彻心，持续不解者多为重症；症状发作时伴汗出肢冷、气不得续、唇甲青紫，甚则晕厥者，多属危重。

2. 辨标本虚实

胸痹心痛乃本虚标实之证，发作期多以标实为主或虚实夹杂，缓解期多以本虚为主。标实当分气滞、寒凝、血瘀、痰浊之异，本虚应别气血阴阳亏虚不同，临证可根据疼痛特点和相关伴随之症加以辨别。标实中，气滞者多闷重而痛轻，容易走窜，情志变化诱发或加重，或兼胸胁胀满；寒凝者多绞痛难忍，尤其是感寒或寒冷季节容易发生或加重，同时伴有面色苍白、四肢较冷；血瘀者多呈刺痛，固定不移，夜间多发；痰浊者多窒闷而痛，同时伴有气短喘促、肢体困重。本虚中，气虚者多气短乏力，少气懒言，心悸，舌质淡胖或有齿痕，脉濡，或沉细，或结代；阳虚者则现畏寒肢冷，精神倦怠，自汗，面白，舌质淡或胖，脉沉细或沉迟；血虚者则有心悸怔忡，失眠多梦，面色淡而无华，脉细或涩；阴虚者则现心烦，口干，盗汗，舌质红，少苔，脉细数或促。

3. 真心痛

真心痛乃胸痹痛之危候，其诊治及预后与胸痹心痛有较大区别。凡疼痛剧烈，持续不解，伴大汗、肢冷、面白、唇紫、手足青至节、脉微或结代者，多属真心痛。

二、治疗原则

胸痹心痛是急症、危重症，病症发作时多以标实为主，当急则治其标，病情稳定后再缓图其本，扶正固本，必要时根据虚实标本的主次，兼顾同治。祛邪治标常以芳香温通、辛温通阳、活血化瘀、宣痹涤痰为主；扶正固本常以益气养阴、温阳补气、养血滋阴、补益肝肾等为法。祛邪尤重活血通脉，扶正当重补益心气，总的治则不外"补通"二义。

三、分证论治

1. 心血瘀阻

[主症] 胸部刺痛，固定不移，入夜加重。

[兼次症] 胸闷心悸，时作时止，日久不愈，或眩晕，或因恼怒而致心胸剧痛。

[舌脉] 舌质紫暗，或有瘀斑，苔薄白，或白腻，或黄腻；脉沉涩，或弦涩，或结代。

[分析] 瘀血阻于心脉，络脉不通，不通则痛，故见胸部刺痛，固定不移；血属阴，故入夜加重；心脉瘀阻，心失所养，故胸闷心悸；恼怒则肝气郁结，气滞则加重血瘀，故常因情志波动而疼痛加重，时作时止，日久不愈；郁久化热伤阴，肝肾阴虚，肝阳上亢，则眩晕或头痛；舌质紫暗或有瘀斑，脉沉涩，或弦涩，或结代，皆为瘀血内停，气机阻滞之候；苔白腻或黄腻，为兼痰浊或痰热内结之征。

[治法] 活血化瘀，通脉止痛。

[方药] 血府逐瘀汤加减。方中当归、赤芍、川芎、桃仁、红花等均为活血祛瘀之品；牛膝引血下行，柴胡疏肝解郁，升达清阳，桔梗开宣肺气，又合枳壳则一升一降，开胸行气，调整气机，取气行则血行之意；生地凉血清热，合当归又能养阴润燥，使瘀去而不伤阴血。

若出现苔白腻，为痰瘀互结，宜加涤痰汤等化瘀涤痰；若出现苔黄腻，为痰瘀热互结，宜加温胆汤或小陷胸汤化裁治疗。

2. 痰浊内阻

[主症] 胸闷痛如窒，痛引肩背。

[兼次症] 疲乏，气短，肢体沉重，痰多，或时有胸闷刺痛、灼痛。

[舌脉] 舌质淡，或紫暗，苔厚腻，或黄腻；脉滑，或弦滑，或滑数。

[分析] 痰为阴邪，重浊黏滞，阻于心脉，胸阳失展，气机不畅，故胸闷痛如窒；心之络脉、支脉布两肩，通背俞，因痰浊盘踞，阻滞心之脉络，故痛引肩背；痰湿困脾，脾失健运，故肢体沉重；心脾气虚则疲乏气短；痰多，舌质淡，苔腻，脉滑，皆气虚而痰浊内阻之征；久痛入络，久病必瘀，痰阻血瘀，痰瘀互结，则胸闷时刺痛，痛处不移，舌质紫暗，苔厚腻；若痰浊化热，痰热互结，则胸闷时灼痛，舌质或淡或紫暗，苔黄腻，脉滑数。

[治法] 通阳泄浊，豁痰开结。

[方药] 瓜蒌薤白半夏汤加减。方中瓜蒌宽胸散结化痰；薤白辛温通阳，散结，豁痰下气；半夏化痰降逆。本方为治痰浊内阻胸痹的代表方剂。

　　若痰浊重，舌质淡，苔白腻，脉滑者，宜加重健脾化痰之力，可合用二陈汤；若痰瘀互结，舌紫暗，苔白腻，宜加入活血化瘀之品，如桃仁、红花、川芎、丹参、郁金等；若痰热互结，舌质红，苔黄腻，脉滑数者，可合用黄连温胆汤以清化痰热。

　　3. 阴寒凝滞

　　[主症] 胸痛如绞，时作时止，感寒痛甚。

　　[兼次症] 胸闷，气短，心悸，面色苍白，四肢不温，或心痛彻背，背痛彻心。

　　[舌脉] 舌质淡红，苔白；脉沉细，或沉紧。

　　[分析] 素体阳虚，寒从中生，阴寒凝滞，胸阳阻遏，复感寒邪，可突发绞痛，因"胸痹缓急"，故时作时止；胸阳痹阻，气机不畅而胸闷，气短，心悸；阳虚生寒，不达四末，故面白而四肢不温；苔白，脉沉细，均为阴寒凝滞，阳气不运之候。若心痛彻背，背痛彻心，脉沉紧者，为阴寒凝滞之重证。

　　[治法] 辛温通阳，开痹散寒。

　　[方药] 瓜蒌薤白白酒汤加减。方中桂枝、附子、薤白辛温通阳，开痹散寒；瓜蒌、枳实化痰散结，宣痹降逆；丹参活血通络；檀香温中宽胸止痛。

　　若心痛彻背，背痛彻心，时发绞痛，身寒肢冷，喘息不得卧，此为阴寒极盛，心痛之重证，宜用乌头赤石脂丸改汤剂送服苏合香丸，宣痹通阳，芳香温通以止痛。方中蜀椒、干姜温中散寒；附子、乌头以治心痛厥逆；赤石脂入心经而固涩心之阳气，温涩调中。临床上附子、乌头很少在一起同用，可将乌头改为肉桂。

　　4. 气阴两虚

　　[主症] 胸闷隐痛，时作时止。

　　[兼次症] 心悸心烦，疲乏，气短，头晕，或手足心热，或肢体沉重，肥胖，胸憋闷而刺痛。

　　[舌脉] 舌质嫩红或有齿痕，苔少，或薄白，或舌质淡青有瘀斑，苔厚腻或黄腻；脉细弱无力，或结代，或细数，或细缓，或沉缓而涩，或沉缓而滑，或沉滑而数。

　　[分析] 心痛日久，气阴两虚。气虚无以运血，阴虚则络脉不利，均可使血行不畅，气血瘀滞，而胸闷隐痛，时作时止；气虚则疲乏气短，舌有齿痕，苔薄白，脉细弱无力；阴血虚则心悸，眩晕，手足心热，脉细数；气阴两虚重证，气不运血，血不养心，气血瘀滞，则可见脉细缓或结代；偏于气虚，脾失健运，则痰浊内生，而见肢体沉重，肥胖，苔厚腻，脉沉缓而滑；偏于阴虚则心悸，手足心热，舌质嫩红，苔少，脉细数。若兼有血瘀则胸闷而刺痛，舌质淡青有瘀斑，脉沉缓而涩。若痰浊化热则脉沉滑而数，苔黄腻。

　　[治法] 益气养阴，活血通络。

　　[方药] 生脉散合人参养荣汤加减。方中人参、黄芪、白术、茯苓、甘草健脾益气，以助生化之源；地黄、麦冬、当归、白芍滋阴养血；远志、五味子养心安神。偏于气虚者可用生脉散合保元汤，加强健脾益气之功，以补养心气，鼓动心脉；偏于阴虚者可用生脉散合炙甘草汤以滋阴养血，益气复脉而止痛；兼有瘀者，生脉散合丹参饮，以益气养阴，活血通络止痛；痰热互结者，生脉散合温胆汤，以益气养阴，清化痰热而止痛。

5. 心肾阴虚

[主症] 胸闷痛或灼痛，心悸心烦。

[兼次症] 不寐，盗汗，腰膝酸软，耳鸣，或头晕目眩，或胸憋闷刺痛，或面部烘热，汗多，善太息，胁肋胀痛。

[舌脉] 舌质红绛或有瘀斑，苔少或白；脉细数，或促。

[分析] 病延日久，阴虚而血滞，瘀滞痹阻，故见胸闷灼痛，时作时止；肾阴虚，五脏失其滋润，心肾阴虚，阴虚生内热，故见心悸心烦、盗汗、不寐、耳鸣、腰膝酸软；若水不涵木，风阳上扰，则见头晕目眩；肝肾阴虚，肝气郁结，则面部烘热、善太息、胁肋胀痛；热迫津外出则汗多；因瘀血阻滞，故时有胸憋闷刺痛；舌质红绛有瘀斑，苔少或白，脉细数或促，均为阴虚内热，瘀血阻络之征。

[治法] 滋阴益肾，养心安神。

[方药] 六味地黄丸加减。方中熟地、山茱萸、枸杞子以滋肝肾之阴；茯苓、山药、甘草健脾以助生化之源。

汗多者，重用山茱萸，加强收涩止汗之力；心悸心烦不寐者，可加麦冬、五味子、酸枣仁、夜交藤以养心安神；若胸闷且痛，可加当归、丹参、郁金以养血通络止痛；若肝肾阴虚，肝气郁结，宜合用柴胡疏肝散以滋肾疏肝。

6. 心肾阳虚

[主症] 胸闷痛，气短，遇寒加重。

[兼次症] 心悸汗出，腰酸乏力，畏寒肢冷，唇甲淡白，或胸痛掣背，四肢厥冷，唇色紫暗，脉微欲绝，或动则气喘，不能平卧，面浮足肿。

[舌脉] 舌质淡，或紫暗，苔白；脉沉细，或脉微欲绝，或沉细迟，或结代。

[分析] 心肾阳虚，胸阳不运，气机不畅，血行瘀滞，故胸闷气短，遇寒加重；心肾阳虚，则心悸汗出，腰酸乏力，畏寒肢冷，唇甲淡白，舌质淡，苔白，脉沉细；若阴寒凝聚，胸阳阻遏，复感外寒，则胸痛掣背，四肢厥冷，唇色紫暗，脉微欲绝；心肾阳虚，开阖失常，水饮凌心射肺，而动则气喘，不能平卧，面浮足肿；舌质紫暗，脉沉细迟或结代，皆为心肾阳虚，瘀血阻络，水饮凌心所致。

[治法] 益气温阳，通络止痛。

[方药] 参附汤合金匮肾气丸加减。金匮肾气丸中肉桂易桂枝。方中人参大补元气；附子、肉桂温壮心肾之阳；熟地、山茱萸补益肾精，即所谓"善补阳者，必于阴中求阳"之意。

若胸痛掣背，四肢厥冷，唇色暗，脉微欲绝者，可重用红参、附子，并加用龙骨、牡蛎以回阳救逆。同时送服冠心苏合丸，芳香温通止痛。若心肾阳虚重证，水饮凌心射肺者，可用真武汤加桂枝、防己、车前子以温阳利水。

【转归预后】

胸痹心痛病程较长，易反复发作。病之初多以实证为主，寒凝、气滞、血瘀、痰浊之间相互影响；在实证形成的过程中，则阴、阳、气、血渐虚，常交互出现，逐渐加重。若及时治疗，标本兼顾，去除诱因可稳定病情，控制疾病的发展。若病情进一步进展，可致心脉闭阻，心胸猝然大痛，而发为真心痛；若心肾阳虚，水邪泛滥，凌心射肺，可见喘脱之危候，常危及生命。

【临证要点】

1. 以通为补，通补结合

胸痹心痛虽证有不一，然总属本虚标实，不通则痛，治疗上当以通为补，以补为通，通补兼施。"通"则包括活血化瘀、辛温通阳、泄浊豁痰；"补"则包括温阳补气、益气养阴、滋阴益肾。但临证需注意补而不助其壅塞，通而不损其正气。

2. 活血化瘀贯穿始终

瘀血阻滞心脉是胸痹心痛重要的病理机制，且往往贯穿始终，因此活血化瘀法是常用治则，但瘀血的形成多由气阳不足或气阴两虚而致，也可由寒凝、痰浊、气滞发展而来，加之本病反复发作，迁延日久，因此单纯血瘀者少见，多表现为气虚血瘀或痰瘀交阻、气滞血瘀等夹杂证候，临证运用活血化瘀药时多伍以益气、养阴、化痰、理气之品，辨证用药，一般多选用养血活血之品，如丹参、鸡血藤、当归、三七、赤芍、郁金、川芎、益母草等，破血攻伐之品多药性峻猛，走而不守，久服有耗气、伤阴、动血之虞，仅短期用于淤血痹阻心脉的急重症。

3. 芳香温通类药物的应用

"阴乘阳位"乃胸痹心痛总的病机特点，无论寒凝、痰浊、血瘀等皆为阴邪，故当以辛温通阳之法急治其标，临床常用具芳香走窜、辛温通阳之功用的药物如桂心、干姜、麝香、细辛、蜀椒、檀香、降香、苏合香油等，近年来据此开发的冠心苏合丸、麝香保心丸、复方丹参滴丸、速效救心丸等多种具有芳香温通作用的速效制剂，也广泛运用于临床，并取得了此类药物可解除冠脉痉挛、增加心肌供血、减少心肌氧耗等初步证据。但芳香温通类药物多具辛散走窜之弊，久服易耗伤阳气，故多用于胸痹心痛急性发作时，当中病即止。

4. 注意平素调摄

嗜食肥甘、烟酒成癖或消渴、眩晕之疾者多因痰浊、血瘀之变而致胸痹心痛，故临证非当症状发作之时才急治其标，而当积极调摄生活，控制消渴、眩晕之症，以使气机调畅，胸阳得展。

第三节　心　衰

心衰是以心悸、胸闷气短、呼吸困难为主要临床表现的疾病。多继发于心悸、胸痹心痛等病证之后，是各种心脏疾病的最终转归，亦见于其他脏腑疾病的危重阶段。早期表现为乏力，气短，动则气喘、心悸；继而气喘加重，甚至喘不得卧，尿少肢肿，病情急剧加重者，可发生猝死。

对心衰相关症状的论述最早可见于《黄帝内经》，如《素问·逆调论》云："夫不得卧，卧则喘者，是水气之客也""若心气虚衰，可见喘息持续不已。"《灵枢·胀论》："心胀者，烦心短气，卧不安"；汉代张仲景称本病为"心水"，《金匮要略·水气病脉证并治》曰："心水者，其身重而少气，不得卧，烦而躁，其人阴肿。"其创制的真武汤、葶苈大枣泻肺汤等，至今仍在临床常用；晋代王叔和在《脉经·卷第三》中首先提出"心衰则伏，肝微则沉，故令脉伏而沉"，认为阳气虚衰水停乃心衰的主要病机，脉沉伏是心衰脉象，并提出调其阴阳，利其小便的治法；宋代赵佶《圣济总录·心脏门》曰："心衰则健忘，心热则多汗。"清代程文囿《医述·卷一》有"心主脉，爪甲不华，则心衰矣"的记载，补充了心衰的临床表现；清代唐容川在《血证论·怔忡》亦说："凡思虑过度及失血家去血过多者，乃有此虚证，否则多挟痰瘀，宜细辨之。"丰富了病因病机的认识，强调辨虚实。1997年10月国家技术监督局发布的国家标准《中医临床诊疗术语·心系病类》规范了"心衰"的病名；2014年颁布了"慢性心力衰竭中医诊疗专家共识"，进一步规范了本病的辨证分型与治疗。

本病相对应于西医学所述的心力衰竭，包括急性心力衰竭、慢性心力衰竭等，而其他原因引起的心脏负荷增加或心脏损伤增加而导致的心力衰竭亦可参考本病辨证论治。

【病因病机】

本病的发生多因外感风寒湿热、疫毒之邪，饮食不节，劳逸失度，年老久病，禀赋异常等，导致气血阴阳虚衰，脏腑功能失调，心失所养，心血不运，气滞、痰阻、血瘀、水饮遏阻心之阳气。

1. 外邪侵袭

久居潮湿之地，风寒湿邪内侵，痹阻经脉，久则内舍于心，阻遏心阳，心气鼓动乏力，心脉痹阻。或外感风湿热、疫毒之邪，内陷心包，心之阴血耗伤，阳气衰竭。

2. 饮食不节

恣食肥甘厚味，过饮过食或饥饱无常，日久损伤脾胃，运化失司，聚湿生痰，痰饮水湿上犯于心，遏阻心阳而发心衰。

3. 劳逸失度

体劳过度，损伤心气，推动无力；过逸少动，心气内虚，血运瘀滞，心阳受遏，发为心衰。

4. 年老久病

年老体虚，或久患心悸、胸痹心痛、肺胀、眩晕、消渴等病，使肾之元阴元阳亏耗，阳虚则不能鼓舞心阳，阴虚则不能上济心火，血行瘀滞，发为心衰。

5. 禀赋异常

母体在妊娠早期感染邪毒，或先天禀赋不足，精血虚于里，卫气弱于外，腠理失固，风寒湿热乘虚而入，反复感邪，诱发心衰。

归纳言之，心衰病位在心，可涉及肺、脾、肾、肝等脏。基本病机为心之气血阴阳虚衰，心血不运，血脉瘀阻。《素问·痿论》曰"心主身之血脉"，《素问·平人气象论》曰"心藏血脉之气"，心气充沛才能推动血液正常运行，使血液周流不息，发挥其濡养作用。心气虚弱、心阳不足则鼓动血脉运行无力，瘀血内停，又会阻滞气机。气滞血瘀一方面耗伤心气心阳，另一方面，更可导致痰浊水饮的产生，《血证论》中云："须知痰水之壅，由瘀血使然。"《诸病源候论》中指出："诸痰者，此由血脉壅塞，饮水结聚而不消散，故能痰也。"脾阳不振，脾失健运，水饮内停，既可凌心犯肺，又能耗伤心气，使悸喘加重。心行血，肝藏血，心阳亏虚则心血瘀阻，肝失疏泄则藏血异常，瘀结胁下，形成瘀积。

病理性质总属本虚标实，本虚为气血阴阳亏虚，标实指瘀血、痰浊、水饮、气滞。初期以气虚为主，逐步发展成气阴两虚，或心阳亏虚，进而导致阴阳两虚，最终阳气外脱。瘀血、痰浊、水饮和气滞可以出现在心衰的各个时期，与气血阴阳虚损互为因果。总之，心之阳气虚衰是其病理基础，血脉瘀滞为其中心环节。

【诊断】

（1）心悸、胸闷气短、呼吸困难、水肿为本病的主要特征。

（2）早期表现气短心悸，或夜间突发惊悸喘咳，端坐后缓解。随着病情发展，心悸频发，动则喘甚，或持续端坐呼吸，不能平卧，咳嗽咯痰，或泡沫状血痰；水肿以下肢为甚，甚则全身水肿。终末期出现胁痛，或胁下积块，面色苍白或青灰，肢冷，唇舌紫暗，脉虚数或微弱。常伴乏力、神疲、腹胀、纳呆、便溏。

（3）多有心悸、胸痹、肺胀等病史，或继发于伤寒、温病，也可见于一些危重疾病的终末期，以中老年人为多。感受外邪、饮食不节、劳倦过度、五志过极等可能导致心衰发作或加重。

【相关检查】

BNP（B型脑利钠肽）或NT—ProBNP（N末端原脑利钠肽）、心电图、动态心电图、超声心动图、X线胸片、冠状动脉造影、心脏ECT（核素心肌灌注显像）等有助于本病的诊断。

【鉴别诊断】

哮病

哮病为发作性痰鸣气喘疾患，多有伏痰宿根，复因外感、食物、花粉或情志等因素诱发。发时喉中哮鸣，呼吸困难，间歇期则如常人。

【辨证论治】

一、辨证要点

1. 辨标本虚实

本病以气虚为基础，或兼阴虚，或兼阳虚，终可至阴阳两虚；标实有痰浊、血瘀、水停、气滞。临证当结合病史病程、主症兼症、舌苔脉象，以辨别本虚标实之主次。

2. 辨脏腑病位

本病主脏在心，涉及五脏。病在心则心悸怔忡，失眠多汗，气短乏力；累及肺则咳嗽咯痰，气逆喘促；累及脾则脘腹痞满，纳呆，便溏；累及肝则胁痛，黄疸；累及肾则尿少，肢肿。

3. 辨急性慢性

急性心衰常见突发严重呼吸困难，喘促不能平卧，或咳出大量白色或粉红色泡沫样痰，面色苍白或青灰，汗出肢冷，躁扰不宁，或神昏，唇舌紫暗，脉虚数或微弱。慢性心衰由各种心脏病发展而来，起病缓慢，常见心悸、喘促，劳则加重，乏力头晕、腹胀、尿少、肢肿等症状及瘀血舌象，多呈反复发作且进行性加重。

二、治疗原则

治疗首当权衡标本主次，补虚泻实。虚证宜补益心气，温补心阳；养心为本，兼顾五脏。活血化瘀法贯穿治疗全过程，常配合理气、化痰、利水、逐饮诸法。其次，注意消除病因或诱因，坚持防治结合。

三、分证论治

1. 气虚血瘀证

[主症] 心悸气短，动则尤甚，甚则喘咳，唇甲青紫，颈脉青筋暴露。

[兼次症] 神疲乏力，自汗，面白或黯红，胁下积块。

[舌脉] 舌质紫黯或有瘀斑；脉沉细、涩或结代。

[分析] 心气不足，心失所养，心神不宁，则见心悸；心肺气虚，故气短，神疲乏力，甚则喘咳；气虚血瘀，血滞于脉，则见口唇青紫，颈脉青筋暴露，胁下积块。舌质紫黯或有瘀斑，脉沉细、涩或结代属气虚血瘀之象。

[治法] 益气活血化瘀。

[方药] 保元汤合桃红饮加减。药用人参、黄芪益气强心；桂枝、甘草、生姜助阳益气；桃仁、红花、当归、川芎活血化瘀。

血瘀重者加三七；心悸、自汗加煅龙骨、煅牡蛎；喘咳、咯痰加葶苈子、半夏；尿少肢肿加茯苓、泽泻、车前子。

2. 气阴两虚证

[主症] 心悸气短，尿少肢肿。

[兼次症] 体瘦乏力，心烦失眠，口干咽燥，小便短赤，甚则潮热盗汗，或面白无华，唇甲色淡。

[舌脉] 舌质黯红，少苔或无苔；脉细数或虚数。

[分析] 气阴两虚，心失所养，心神不宁，则心悸，心烦，失眠、气短、乏力；心阴亏虚，津液不足，阴虚内热，则口干咽燥，小便短赤，潮热盗汗；肾气亏虚，气化不行，则尿少肢肿。

[治法] 益气养阴活血。

[方药] 生脉散加减。药用人参益气强心；麦门冬、五味子滋阴养心安神。

心阴亏虚、虚烦不寐，加酸枣仁、夜交藤；面白无华、唇甲色淡，气血两虚，合用当归补血汤。心动悸、脉结代者，用炙甘草汤。

3. 阳虚水泛证

[主症] 心悸，气短喘促，动则尤甚，或端坐不得卧，尿少肢肿，下肢尤甚。

[兼次症] 形寒肢冷，面色苍白或晦暗，口唇青紫。

[舌脉] 舌淡黯，苔白；脉沉弱或沉迟。

[分析] 心肾阳虚，则心悸，气短喘促，动则尤甚，端坐而不得卧；肾阳亏虚，失于温煦，故见形寒肢冷；肾阳虚，开阖不利，不能化气行水，则尿少肢肿；面色苍白或晦暗，口唇青紫为阳虚血瘀之象。

[治法] 温阳活血利水。

[方药] 真武汤加减。药用熟附子温肾助阳，以化气行水，兼暖脾土，以温运水湿；茯苓、白术、生姜健脾利水；白芍防止附子燥热伤阴。可加泽泻、猪苓利水消肿。血瘀明显，

水肿不退,加毛冬青、泽兰、益母草活血利水。

4. 痰饮阻肺证

[主症] 心悸气急,喘促,不能平卧,肢肿,腹胀,甚则脐突。

[兼次症] 痰多色白如泡,甚则泡沫状血痰,烦渴不欲饮,胸闷脘痞,面唇青紫。

[舌脉] 舌质紫黯,舌苔白厚腻;脉弦滑或滑数。

[分析] 心肺气虚,脾肾俱病,水饮不化,壅阻于肺,气失宣降,故咳泡沫状血痰,喘促气急,不能平卧;水饮内停,则肢肿,腹胀,烦渴不欲饮;面青唇紫,舌质紫黯,舌苔白厚腻,脉弦滑或滑数为痰瘀内阻之象。

[治法] 化痰逐饮活血。

[方药] 苓桂术甘汤合葶苈大枣泻肺汤加减。药用桂枝温阳化气;茯苓、白术健脾渗湿;葶苈子、泽泻能泻肺平喘、蠲饮利水;泽兰、益母草、牛膝活血利水;大枣、甘草益气和中。

痰郁化热,喘急痰黄难咯,舌红苔黄厚腻,脉弦滑数者,宜清肺化痰,平喘止咳,可用清金化痰汤合千金苇茎汤;兼风寒束表,宜祛风散寒,温肺化饮,可用小青龙汤。

5. 阴竭阳脱证

[主症] 心悸喘憋不得卧,呼吸气促,张口抬肩,尿少或无尿。

[兼次症] 烦躁不安,大汗淋漓,四肢厥冷,颜面发绀,唇甲青紫。

[舌脉] 舌淡胖而紫;脉沉细欲绝或脉浮大无根。

[分析] 久患心疾,心阴枯竭,心阳虚脱,则心悸喘憋不得卧,大汗淋漓,四肢厥冷;心气涣散,肺气不敛,则呼吸气促,张口抬肩;阳气外脱,心液随之而泄,故见大汗淋漓,四肢厥冷。

[治法] 益气回阳固脱。

[方药] 参附注射液或四逆加人参汤加减。前方功效益气回阳救脱,后方是治亡阴利止之方。药用干姜、附子温经助阳;人参、甘草生津和阴。

阴竭加山茱萸、麦冬敛阴固脱;喘甚,加五味子、蛤蚧纳气平喘;冷汗淋漓,加煅龙骨、煅牡蛎潜阳敛汗;四肢厥冷,脉细微而迟,用麻黄附子细辛汤加人参、黄芪。

【预后转归】

心衰的总体预后很差,其长期的病亡率高,患者的生活质量较差。如能正确、及时地进行救治,可以有效缓解症状。若处理不及时,急性心衰常危及生命,若出现心悸,气喘,大汗淋漓,四肢厥冷,口唇发绀,脉微欲绝者,证属心阳欲脱之危重证候,宜中西医结合紧急救护。部分患者虽经治疗,但休息时仍有症状,且需长期、反复住院,终末期心衰预后不良。

【临证要点】

1. 重视活血化瘀法的应用

血脉瘀滞为心衰中心环节,活血化瘀法贯穿于本病治疗之始终,可联合其他治法。如活血益气,常用补阳还五汤;活血化痰,可用温胆汤或涤痰汤,与血府逐瘀汤联用;活血理气,常在活血药基础上,配伍枳壳、降香、延胡索、砂仁,或用丹参饮;活血助阳,活血药常与熟附子、桂枝、干姜、吴茱萸等配伍使用。临床还可用活血滋阴、活血利水、活血通下等法。

2. 葶苈子的应用

葶苈子与活血益气药配伍，益气以助气行，气行则血行，脉通则水调，相须为用，共治心衰。如与黄芪合用，增强黄芪补气、利水之效，且利水而不伤正，泻肺之邪，又补肺之气，双向调节。与丹参配伍应用，强心活血，消散瘀血。近年来药理作用研究表明，葶苈子水提取物具有显著强心和增加冠脉流量的作用，但不增加心肌耗氧量。

3. 心衰重在预防其根本措施

是积极治疗原发疾病，如心痛、心悸等，消除导致心衰的各种诱发因素。轻中度患者可进行适当的康复运动训练，重度心衰应严格限制下床活动。注意精神调摄，避免不良刺激。饮食要清淡，忌膏粱厚味，暴饮暴食。

第四节 癫 狂

癫狂是以精神抑郁、表情淡漠、沉默痴呆、语无伦次、静而少动，或精神亢奋、狂躁刚暴、喧扰不宁、毁物打骂、动而多怒为特征的一类病症。前者为癫，后者为狂，两者相互联系，互相转化，故常并称为癫狂，都是属于精神失常的疾病。

癫狂病名出自《黄帝内经》，该书对本病的症状、病因病机及治疗均有详细的记载。在症状描述方面，如《灵枢·癫狂》曰："癫疾始生，先不乐，头重痛，视举，目赤甚，作极已而烦心""狂始发，少卧，不饥，自高贤也，自辨智也，自尊贵也，善骂詈，日夜不休。"在病因病机方面，《素问·至真要大论》曰："诸躁狂越，皆属于火。"《素问·脉要精微论》曰："衣被不敛，言语善恶，不避亲疏者，此神明之乱也。"《素问·脉解》又云："阳尽在上，而阴气从下，下虚上实，故狂巅疾也。"指出了火邪扰心和阳明失调可以发病。《灵枢·癫狂》又有"得之忧饥""得之大怒""得之有所大喜"等记载，明确指出情志因素亦可导致癫狂的发生。汉代张仲景对本病的病因做了进一步的探讨，提出心虚而血气少，邪乘于阴则为癫，邪乘于阳则为狂的病机变化。金元时期对癫狂的病因病机学说有了较大的发展，如元代朱丹溪《丹溪心法·癫狂》曰："癫属阴，狂属阳……大率多因痰结于心胸间。"提出了癫狂的发病与"痰"有关，并首先提出"痰迷心窍"之说，这对于指导临床实践具有重要意义，也为后世许多医家所遵循。明清医家多宗痰火之说，对癫狂二病的区别分辨甚详，如明代张景岳《景岳全书·杂证谟》曰："狂病常醒，多怒而暴；癫病常昏，多倦而静。由此观之，则其阴阳寒热，自有冰炭之异。"清代王清任提出瘀血可致癫狂的理论，并认识到本病与脑有密切的关系，如清代王清任《医林改错·癫狂梦醒汤》曰："癫狂一症，乃气血凝滞脑气，与脏腑气不接，如同做梦一样。"对后世影响颇大。在治疗方面，《素问·病能论》提出了节食和服生铁落的治法。朱丹溪提出"镇心神，开痰结……如心经蓄热，当清心除烦，如痰迷心窍，当下痰宁志……狂病宜大吐大下则除之"。此外，还记有精神治疗的方法。明清医家在治法上亦有所发展，如明代虞抟《医学正传》认为狂为痰火实盛，癫为心血不足，狂宜下，癫宜安神养血，兼降痰火。明代戴元礼《证治要诀》指出治癫狂当治痰宁志。张景岳等医家主张治癫宜解郁化痰，宁心安神为主；治狂则先夺其食，或降其火，或下其痰，药用重剂。王清任创制癫狂梦醒汤治疗瘀血发狂。

西医学中精神分裂症、躁狂症、抑郁性精神病有精神失常症状者，均可参照本篇辨证论治。

一、病因病机

本病的发病原因，多以七情所伤为主，或因思虑不遂，或因悲喜交加，或因恼怒惊恐，皆能损伤心脾肝肾，导致脏腑功能失调或阴阳失于平衡，进而产生气滞、痰结、火郁、血瘀等蒙蔽心窍而引起精神失常。

1. 阴阳失调

历代医家认为阴阳的偏盛偏衰是癫狂的主要发病因素。《素问·宣明五气》曰："邪入于阳则狂，邪入于阴则痹，搏阳则为巅疾。"机体阴阳平衡失调，不能相互维系，以致阴虚于下，阳亢于上，心神被扰，神机逆乱而发癫狂。

2. 情志抑郁

怒伤肝，恐伤肾，喜伤心，恼怒惊恐损伤肝肾，肝肾阴虚则水火不济，心火独亢，扰乱心神；或肝肾阴虚致水不涵木，阴虚阳亢，生热生风，炼液为痰，痰火上扰，神机逆乱而发癫狂；或思虑过度，损及心脾，气血不足，心神失养，神无所主；或脾胃阴虚，胃热炽盛，则心肝之火上扰而发癫狂。

3. 痰气上扰

因思虑过度，损及心脾，脾失健运而聚湿成痰；或因肝气郁结，横克脾土，运化无权而生痰涎，痰随气逆，蒙蔽心窍，逆乱神明而发癫狂。

4. 气血凝滞

七情所伤，气郁渐至血凝；或因外伤以致血瘀，气血凝滞而导致脑气凝滞，使脏腑化生的气血不能正常充养元神之府，或血瘀阻滞经络，气血不能上荣脑髓，则可造成神机逆乱，发为癫狂。

此外，癫狂病与先天禀赋和体质强弱亦有密切关系。如禀赋体质健壮，阴平阳秘，虽受七情刺激亦只有短暂的情志失畅，并不为病。反之，遇有惊骇悲恐，意志不遂，则往往七情内伤，阴阳失调而发病，癫狂病患者往往有类似家族病史。

综上所述，气、痰、火、瘀导致阴阳失调，心神被扰，神机逆乱，是本病的主要病机。其病位在脑，与肝脾肾关系密切，以心神受损为主。癫属虚，狂属实，亦有虚实夹杂，两者既有区别，又可互相转化。

【诊断】

（1）癫病以精神抑郁，表情淡漠，沉默痴呆、语无伦次、静而少动为特征；狂病以精神亢奋，喧扰不宁、打人毁物、躁妄打骂、动而多怒为特征。

（2）本病多有家族史，或近期突遭变故，情志不遂，或脑外伤病史。

（3）不同年龄、不同性别均可发病。

（4）需要排除药物、中毒、热病原因所致。

【相关检查】

（1）重视病史资料的详细和完整，包括患者的生活经历、性格特征、发病时的心理背景和环境背景，有利于明确诊断。

（2）部分患者可做肝功能、肾功能、血气分析等检查，以排除其他疾病引起类似的癫狂症状。

【鉴别诊断】

1. 痫病

痫病以突然昏仆、不省人事、两目上视、口吐涎沫、四肢抽搐为特征的发作性疾病，与本病不难区别。

2. 郁证

郁证病机为气机瘀滞，脏腑功能失调。主要表现为情绪不稳定，情绪低落，心境异常，或烦躁不宁，一般兼有易激惹，善怒易哭。在精神因素的刺激下呈间歇性发作，不发作时可如常人。癫病的病机则主要为痰气郁结，蒙蔽神机；主要表现为沉默痴呆、语无伦次、静而少动。常常兼有精神抑郁，表情淡漠；极少可以自行缓解，一般已失去自我控制的能力。

3. 谵语、郑声

谵语是因阳明实热或温邪入于营血，热邪扰乱神明，而出现神志不清，胡言乱语的重证；郑声是指疾病晚期，心气内损，精神散乱而出现神识不清，不能自主，语言重复，语声低怯，断续重复而语不成句的重危征象，与癫狂病有别。

4. 痴呆参见"痴呆"篇。

【辨证论治】

一、辨证要点

1. 辨癫病与狂病

癫病的病机则主要为痰气郁结，蒙蔽神机；主要表现为沉默痴呆、语无伦次、静而少动，常常兼有精神抑郁，表情淡漠；神志情况多有感知障碍，如幻想、幻视、幻听。思维障碍，如被害妄想、关系妄想等；舌象常表现为舌红，苔白腻，或舌淡，苔薄白；脉象多弦滑或沉细无力。狂病病机则为痰火上扰，神明失主；主症多表现为喧扰不宁、躁妄打骂、动而多怒，兼有精神亢奋，打人毁物；神志方面表现为情绪高涨，易激惹；舌象多表现为舌质红绛，苔多黄腻或黄燥而垢，日久见舌质紫暗，有瘀斑或舌红少苔；脉象多表现为弦大滑数，日久脉弦细或细涩或细数。

2. 辨癫病应注重抑郁呆滞的轻重

精神抑郁，表情淡漠，寡言呆滞是癫病的一般症状。初发病时常见喜怒无常，喃喃自语，语无伦次，苔白腻，此为痰结不深，证情尚轻。若病程迁延日久，则见呆若木鸡，目瞪如愚，灵机混乱，苔渐变为白厚而腻乃痰结日深，病情转重。日久正气渐耗，脉由弦滑变为滑缓，终至沉细无力，病情演变为气血两虚，而症见神思恍惚，思维贫乏，意志减退者，则病深难复。

3. 辨痰火、阴虚的主次先后

狂病初起以狂暴无知、情感高涨为主要表现，皆由痰火实邪扰乱神明而成。病久则火灼阴液，渐变为阴虚火旺之证，这时应分辨其主次先后，来确定其治法方药。痰火为主者表现为亢奋症状突出，苔黄腻，脉弦滑数；阴虚为主者表现为焦虑、烦躁、不眠、精神疲惫，舌质红，苔少或无苔，脉细数。至于痰火、阴虚证候出现先后的判断，则需对其证候、舌苔、脉象的变化等进行动态观察。

二、治疗原则

《素问·生气通天论》云："阴平阳秘，精神乃治。"癫狂的治疗总以调整阴阳为总则，以平为期。癫病多虚，为重阴之病，主于气与痰，解郁化痰，宁心安神，补气养血为主要治法。狂病多实，为重阳之病，主于痰火、瘀血，治宜降其火，或下其痰，或化其瘀血，后期应予滋养心肝阴液，兼清虚火。

三、分证论治

（一）癫病

1. 痰气郁结

[主症] 精神抑郁，表情淡漠，沉默呆滞。

[兼次症] 心烦不寐，或多疑虑，喃喃自语，语无伦次，或生活懒散，不思饮食，大便溏软。

[舌脉] 苔白腻，或黄腻，或浊腻；脉弦滑，或滑数，或濡滑。

[分析] 因思虑太过，所愿不遂，使肝气被郁，脾失健运而生痰浊，痰浊阻闭神明，故出现抑郁，呆滞或语无伦次；痰扰心神，故心烦不寐，或多疑虑；痰浊中阻，故不思饮食，大便溏软；苔黄腻，脉滑皆为痰气郁结之征。痰有寒热不同，故有苔白腻、黄腻、浊腻，脉有弦滑、滑数、濡滑之别。

[治法] 疏肝解郁，化痰开窍。

[方药] 顺气导痰汤加木香、郁金、石菖蒲等。方中半夏、陈皮、胆南星、茯苓利气化痰；香附、木香、菖蒲等解郁开窍，甚者可用控涎丹以除胸膈之痰浊。

若痰浊壅盛，胸膈督闷，口多痰涎，脉滑大有力，形体壮实者，可暂用三圣散取吐，劫夺痰涎，吐后形神俱乏者，宜以饮食调养；神思迷惘，表情呆钝，言语错乱，目瞪不瞬，苔白腻者，为痰迷心窍，可先用苏合香丸芳香开窍，继用四七汤加胆南星、菖蒲、远志、郁金化痰行气；如见不寐易惊，躁烦不安，舌质红，苔黄腻，脉滑数者，为痰结气郁化热，痰热交蒸，上扰心神所致，宜清热化痰，可用温胆汤加黄连合白金丸；神志昏乱者，用至宝丹清心开窍；若情感淡漠、呆若木鸡，甚至目妄见，耳妄闻，自责自罪，面色萎黄，食少便溏，尿清，舌质淡体胖，苔白腻，脉细滑弱多为癫久正气亏虚，脾运力薄而痰浊困脾，心窍被蒙之气虚痰结之证，治宜益气健脾，涤痰宣窍，选方为四君子汤合涤痰汤加减。

2. 心脾两虚

[主症] 神思恍惚，魂梦颠倒，善悲欲哭。

[兼次症] 面色苍白，心悸易惊，肢体困乏，饮食量少。

[舌脉] 舌质淡，舌体胖大有齿痕，苔薄白；脉细弱无力。

[分析] 癫病日久，心血内亏，心神失养，故神思恍惚，魂梦颠倒，善悲欲哭；血少气衰，脾失健运，血不养心，故饮食量少，肢体困乏，心悸易惊；舌质淡体胖有齿痕，脉细弱无力者为心脾两虚，气血俱衰之征。

［治法］益气健脾，养血安神。

［方药］养心汤加减。方中人参、黄芪、甘草补脾益气；当归、川芎养心血；茯苓、远志、柏子仁、酸枣仁、五味子宁心神；更有肉桂引药入心，以奏养心安神之功。

见畏寒蜷缩，卧姿如弓，小便清长，下利清谷者，属肾阳不足，应加入温补肾阳之品，如补骨脂、巴戟天、肉苁蓉等。治疗癫病悲伤欲哭，精神恍惚，亦可与甘麦大枣汤合用，方中甘草缓急，浮小麦、大枣养心润燥，每可获良效。

癫病由气分而入血分，病久多瘀，常夹有瘀血之证，除癫病表现外，尚有面色晦滞，舌质紫暗，舌下络脉瘀阻，脉沉涩等瘀血见症，轻则加入桃仁、红花、归尾、赤芍等活血化瘀之品；重则血府逐瘀汤、癫狂梦醒汤诸方均可选用。

(二) 狂病

1. 痰火扰心

［主症］起病急骤，突然狂暴无知，两目怒视，面红目赤，言语杂乱，骂詈叫号，不避亲疏。

［兼次症］性情急躁，或毁物打人，或哭笑无常；头痛失眠，渴喜冷饮，便秘尿赤。

［舌脉］舌质红绛，苔多黄腻；脉弦滑数。

［分析］五志化火，鼓动阳明痰热，上扰清窍，故见性情急躁，头痛失眠；阳明独盛，扰乱心神，神机逆乱，症见突然狂暴无知，言语杂乱，骂詈不避亲疏，毁物打人；热盛于内，故渴喜冷饮，便秘尿赤；舌质绛，苔黄腻，脉弦而滑数，皆属痰火壅盛，且有伤阴之势；以火属阳，阳主动，故起病急骤而狂暴不休。

［治法］镇心涤痰，泻肝清火。

［方药］生铁落饮加减。方中生铁落重镇降逆，胆南星、贝母、橘红等清涤痰浊；菖蒲、远志、茯神、朱砂宣窍安神；麦冬、玄参、连翘养阴清热。

如痰火壅盛而苔黄腻者，加礞石滚痰丸泻火逐痰；谵语发狂，便秘尿黄者用当归龙荟丸清肝泻火，或用安宫牛黄丸清心开窍；阳明热盛，大便秘结，舌苔黄糙，脉实大者，可用大承气汤加减荡涤秽浊，清泻胃肠实火；烦渴引饮，加生石膏、知母以清热，甚者酌加龙虎丸劫夺痰火；如神志较清，痰热未尽，心烦不寐者，可用温胆汤合朱砂安神丸化痰安神。

2. 火盛伤阴

［主症］情绪焦虑、紧张，时而躁狂，久病不愈。

［兼次症］烦躁不眠，精神疲惫，形瘦面红，心悸健忘，五心烦热。

［舌脉］舌质红，少苔或无苔；脉细数。

［分析］狂乱躁动日久，必致气阴两虚，如气不足则精神疲惫，时有躁狂；阴伤而虚火旺盛，扰乱心神，故情绪焦虑、紧张，或烦躁不眠，心悸健忘；形瘦面红，五心烦热为虚火上炎之征；舌质红，少苔或无苔，脉细数，均为阴虚内热之象。

［治法］滋阴降火，安神定志。

［方药］二阴煎加减送服定志丸。方中生地滋阴降火，安神定志；麦冬、玄参养阴清热；黄连、木通、竹叶、灯心草清热泻火安神；可加白薇、地骨皮清虚热；茯神、炒酸枣仁、甘草养心安神。定志丸方用人参、茯神、石菖蒲、远志、甘草。其方健脾养心，安神定志，可用汤药送服，也可布包入煎。

若阴虚火旺，痰热未清者可用二阴煎加全瓜蒌、胆南星、天竺黄等。

3. 瘀血内阻

[主症] 情绪躁扰不安，恼怒多言。

[兼次症] 面色晦滞，胸胁满痛，头痛心悸；或呆滞少语，妄想离奇多端；或妇人经期腹痛，经血紫暗。

[舌脉] 舌质紫暗有瘀斑，苔薄白或薄黄；脉细弦、弦数，或沉弦而迟。

[分析] 本证由气血凝滞，使脑气与脏腑之气不相接续而成。若瘀兼实热，苔黄，脉弦数多表现为狂病；若瘀兼虚寒，苔白，脉沉弦而迟，多表现为癫病；均以血瘀气滞为主因。

[治法] 化瘀通窍，调畅气血。

[方药] 癫狂梦醒汤加减，送服大黄䗪虫丸。方中重用桃仁合赤芍活血化瘀，加丹参、红花、水蛭以助活血之力；柴胡、香附理气解郁；青陈皮、大腹皮、桑白皮、苏子行气降气；半夏和胃，甘草调中。

如有蕴热者可加用木通、黄芩以清之；兼寒者加干姜、附子助阳温经。

大黄䗪虫丸可祛瘀生新，攻逐蓄血。丸剂可长期服用。

【转归预后】

癫病多因痰气互结而成，若痰浊壅盛，郁久化热，则可转化为狂病；狂病多由痰火扰心而起，若治疗后郁火得以宣泄而痰气留滞，亦可转化为癫病。此外，气血凝滞者多见狂病，如病久气虚而血瘀者，则可转为癫病。癫病属痰气郁结而病程较短者，投以疏肝解郁、化痰开窍之法每可获愈。若延误治疗，迁延日久，或愈后多次复发，则病情往往加重，可转变为气虚痰结证，或心脾两虚证。病程越长，病情越重，则治疗越难，预后较差。狂病骤起先见痰火扰心之证，急投泻火逐瘀之法，病情多可迅速缓解；如治不得法或不及时，致使真阴耗伤，则心神昏乱日重，其证转化为阴虚火旺。若病久迁延不愈，可形成气血阴阳俱衰，神机逆乱，预后不良。

【临证要点】

1. 注意癫狂发病的先兆症状

癫狂病患者发病前，一般有精神异常的先兆症状，如见神情淡漠，沉默不语，或喜怒无常，坐立不安，睡眠障碍，彻夜不寐或嗜睡不寤，或有饮食变化，不食或食量倍增等，均应考虑癫狂病的可能，及时去就医，力争早期诊断、早期治疗。

2. 活血化瘀法的应用

《医林改错·脑髓说》中明确指出血瘀在癫狂病中的作用，并创癫狂梦醒汤。近代对癫狂病机较重视痰火和血瘀的理论，癫狂日久，气滞血瘀，血行不畅，导致痰瘀胶结，气血凝滞，使脑气与脏腑之气不相接续而成，常用活血化瘀法进行治疗，如破血下瘀用桃仁承气汤，理气活血用血府逐瘀汤、癫狂梦醒汤、通窍活血汤等，痰瘀互结者宜配化痰宣窍之涤痰汤等。

3. 吐下逐痰

开窍法的应用涌吐与攻下法治疗癫狂初起形神未衰者。涌吐法可使阻塞于胸口之痰涎一涌而出，常用瓜蒂6克、防风6克、藜芦3克捣成粗末，先煎三五沸，取汁300~500毫升，徐徐灌服，以吐为度，不必尽剂。瓜蒂、藜芦之类，皆属剧毒之品，切勿多服，以免中毒。

吐后形神俱乏当以饮食调养，亦可用人参适量以扶正。攻下法是荡涤痰食积滞、峻泻实热的方法，多用于狂证，药物有大黄、芒硝、牵牛子、芦荟等。也可用甘遂末1~3克装胶囊内清晨空腹服用，使大便保持在一日3~5次为佳。无论涌吐或攻下皆不宜久服，应中病即止，免伤正气。吐法，性剧烈，更应慎用。

第五节 中 风

中风是以猝然昏仆，不省人事，半身不遂，口眼歪斜，语言不利为主症的病证。病轻者可无昏仆而仅见半身不遂及口眼歪斜等症状。

由于本病发生突然，起病急骤，临床见症不一，变化多端而速疾，有晕仆、抽搐，与自然界"风性善行而数变"的特征相似，故古代医家取类比象而名之为"中风"；又因其发病突然，亦称之为"卒中"。

根据中风的临床表现特征，西医学中的急性脑血管疾病与之相近，包括缺血性中风和出血性中风，其他如短暂性脑缺血发作、局限性脑梗死、原发性脑出血和蛛网膜下腔出血等，均可参照本节进行辨证论治。

一、病因病机

（一）病因

（1）内伤积损：素体阴亏血虚，阳盛火旺，风火易炽，或年老体衰，肝肾阴虚，肝阳偏亢，复因将息失宜，致使阴虚阳亢，气血上逆，上蒙神窍，突发本病。

（2）劳欲过度：烦劳过度，耗气伤阴，易使阳气暴涨，引动风阳上旋，气血上逆，塞阻清窍；纵欲过度，房事不节，亦能引动心火，耗伤肾水，水不制火，则阳亢风动。

（3）饮食不节：嗜食肥甘厚味、辛香炙煿之物，或饮酒过度，致使脾失健运，聚湿生痰，痰湿生热，热极生风，终致风火痰热内盛，窜犯络脉，上阻清窍。

（4）情志所伤：五志过极，心火暴甚，可引动内风而发卒中，其中以郁怒伤肝为多。平素忧郁恼怒，情志不畅，肝气不舒，气郁化火，则肝阳暴亢，引动心火，气血上冲于脑，神窍闭阻，遂致卒倒无知。或长期烦劳过度，精神紧张，虚火内燔，阴精暗耗，日久导致肝肾阴虚，阳亢风动。此外，素体阳盛，心肝火旺的青壮年，亦有遇抑郁而阳亢化风，以致突然发病者。

（5）气虚邪中：气血不足，脉络空虚，尤其在气候突变之际，风邪乘虚入中，气血痹阻，或痰湿素盛，形盛气衰，外风引动内风，痰湿闭阻经络，而致㖞僻不遂。

（二）病机

中风的形成虽有上述各种原因，但其基本病机总属阴阳失调，气血逆乱。病位在心脑，与肝肾密切相关。

神明为心脑所主。病理基础则为肝肾阴虚。因肝肾的阴下虚，则肝阳易于上亢，复加饮食起居不当，情志刺激或感受外邪，气血上冲于脑，神窍闭阻，故猝然昏仆，不省人事。病理因素主要为风、火、痰、瘀，其形成与脏腑功能失调有关。如肝肾阴虚，阳亢化火生风，或五志化火动风。脾失健运，痰浊内生，或火热炼液为痰。暴怒血菀于上，或气虚无力推动，皆可致瘀血停滞。四者之间可互相影响或兼见同病，如风火相煽，痰瘀互结等。严重时风阳痰火与气血阻于脑窍，横窜经络，出现昏仆、失语、喎僻不遂。

病理性质多属本虚标实。肝肾阴虚，气血衰少为致病之本，风、火、痰、气、瘀为发病之标，两者可互为因果。发病之初，邪气鸱张，风阳痰火炽盛，气血上菀，故以标实为主；如病情剧变，在病邪的猛烈攻击下，正气急速溃败，可以正虚为主，甚则出现正气虚脱。后期因正气未复而邪气独留，可留后遗症。

由于病位浅深、病情轻重的不同，又有中经络和中脏腑之别。轻者中经络，重者中脏腑。若肝风夹痰，横窜经络，血脉瘀阻，气血不能濡养机体，则见中经络之证，表现为半身不遂，口眼歪斜，不伴神志障碍；若风阳痰火蒙蔽神窍，气血逆乱，上冲于脑，则见中脏腑重证，络损血溢，瘀阻脑络，而致猝然昏倒，不省人事。因邪正虚实的不同，而有闭脱之分及由闭转脱的演变。闭证之中腑者，因肝阳暴亢或痰热腑实，风痰上扰，见喎僻不遂，神志欠清，大便不通；中脏者，风阳痰火内闭神窍，脑络瘀阻，则见昏仆，不省人事，肢体拘急等闭证。因于痰火瘀热者，为阳闭；因于痰浊瘀阻者为阴闭。若风阳痰火炽盛，进一步耗灼阴精，阴虚及阳，阴竭阳亡，阴阳离决，则出现脱证，表现为口开目合，手撒肢冷，气息微弱等虚脱症状。由此可见，中风的发生，病机虽然复杂，但归纳起来不外虚（阴虚、血虚）、火（肝火、心火）、风（肝风、外风）、痰（风痰、湿痰）、气（气逆、气滞）、血（血瘀）六端。

恢复期因气血失调，血脉不畅而后遗经络形证。中脏腑者病情危重，但经积极抢救治疗，往往可使病人脱离危险，神志渐趋清醒，但因肝肾阴虚，气血亏损未复，风、火、痰、瘀之邪留滞经络，气血运行不畅，而仍留有半身不遂，口歪或不语等后遗症，一般恢复较难。

二、诊查要点

(一) 诊断依据

（1）具有突然昏仆，不省人事，半身不遂，偏身麻木，口眼歪斜，言语謇涩等特定的临床表现。轻症仅见眩晕，偏身麻木，口眼歪斜，半身不遂等。

（2）多急性起病，好发于40岁以上年龄。

（3）发病之前多有头晕、头痛、肢体一侧麻木等先兆症状。

（4）常有眩晕、头痛、心悸等病史，病发多有情志失调、饮食不当或劳累等诱因。

(二) 病证鉴别

（1）中风与口僻：口僻俗称吊线风，主要症状是口眼歪斜，但常伴耳后疼痛，口角流涎，言语不清，而半身不遂或神志障碍等表现，多因正气不足，风邪入脉络，气血痹阻所致，不同年龄均可罹患。

（2）中风与厥证：厥证也有突然昏仆、不省人事的表现，一般而言，厥证神昏时间短暂，发作时常伴有四肢逆冷，移时多可自行苏醒，醒后无半身不遂、口眼歪斜、言语不利等表现。

（3）中风与痉证：痉证以四肢抽搐、项背强直，甚至角弓反张为主证，发病时也可伴有神昏，需与中风闭证相鉴别。但痉证的神昏多出现在抽搐之后，而中风患者多在起病时即有神昏，而后可以出现抽搐。痉挛抽搐时间长，中风抽搐时间短。痉证患者无半身不遂、口眼歪斜等症状。

（4）中风与痿证：痿证可以有肢体瘫痪，活动无力等类似中风的表现；中风后半身不遂日久不能恢复者，亦可见肌肉瘦削，筋脉弛缓，两者应予以区别。但痿证一般起病缓慢，以双下肢瘫痪或四肢瘫痪，或肌肉萎缩为多见；而中风的肢体瘫痪多起病急骤，且以偏瘫不遂为主。痿证起病时无神昏，中风则常有不同程度的神昏。

（5）中风与痫证：痫证发作时起病急骤，突然昏仆倒地，与中风相似。但痫证为阵发性情志异常的疾病，卒发仆地时常口中作声，如猪羊啼叫，四肢频抽而口吐白沫；中风则仆地无声，一般无四肢抽搐及口吐涎沫的表现。痫证的神昏多为时短暂，移时可自行苏醒，醒后一如常人，但可再发；中风患者昏仆倒地，其神昏症状严重，持续时间长，难以自行苏醒，需及时治疗方可逐渐清醒。中风多伴有半身不遂、口眼歪斜等症，亦与痫证不同。

（三）相关检查

中风与西医急性脑血管病相近，临床可做脑脊液、眼底及 CT、MRI 等检查。短暂性脑缺血发作检查无明显异常。局限性脑梗死，患者脑脊液压力不高，常见在正常范围，蛋白质含量可高。头颅 CT 和 MRI 可显示梗死区。出血性中风在起病后 1 周 CT 能正确诊断大脑内直径在 1cm 或更大的血肿。对于脑干内小的血肿或血块已变为和脑组织等密度时，MRI 的诊断比 CT 可靠。原发性蛛网膜下隙出血主要原因为动脉瘤破裂和动静脉血管畸形，早期 CT 扫描，可显示破裂附近脑池或脑裂内有无凝血块，脑内或硬膜下血肿及是否合并脑出血。MRI 对原发性蛛网膜下隙出血的诊断并不可靠，无 CT 条件下，可谨慎进行脑脊液检查。

三、辨证论治

（一）辨证要点

（1）辨中经络、中脏腑：中经络者虽有半身不遂、口眼歪斜、语言不利，但意识清楚；中脏腑则昏不知人，或神志昏糊、迷蒙，伴见肢体不用。

（2）中脏腑辨闭证与脱证：闭证属实，因邪气内闭清窍所致，症见神志昏迷、牙关紧闭、口噤不开、两手握固、肢体强痉等。脱证属虚，乃为五脏真具阳散脱，阴阳即将离决之候，临床可见神志昏愦无知、目合口开、四肢松懈瘫软、手撒肢冷汗多、二便自遗、鼻息低微等。此外，还有阴竭阳亡之分，并可相互关联。闭证常见于骤起，脱证则由闭证恶变转化而成。并可见内闭外脱之候。

（3）闭证当辨阳闭和阴闭：阳闭有瘀热痰火之象，如身热面赤、气粗鼻鼾、痰声如拽锯、便秘溲黄、舌苔黄腻、舌绛干，甚则舌体卷缩，脉弦滑而数。阴闭有寒湿痰浊之征，如面白唇紫、痰涎壅盛、四肢不温、舌苔白腻、脉沉滑等。

（4）辨病期：根据病程长短，分为三期。急性期为发病后两周以内，中脏腑可至 1 个月；恢复期指发病两周后或 1 个月至半年内；后遗症期指发病半年以上。

（二）治疗原则

中经络以平肝熄风，化痰祛瘀通络为主。中脏腑闭证，治当熄风清火，豁痰开窍，通腑泄热；脱证急宜救阴回阳固脱；对内闭外脱之证，则须醒神开窍与扶正固脱兼用。恢复期及后遗症期，多为虚实兼夹，当扶正祛邪，标本兼顾，平肝熄风，化痰祛瘀与滋养肝肾，益气养血并用。

(三) 证治分类

1. 中经络

①风痰入络证；②风阳上扰证；③阴虚风动证。

2. 中腑脏

(1) 闭证：①痰热腑实证；②痰火瘀闭证；③痰浊瘀闭证。
(2) 脱证：(阴竭阳亡)。

3. 恢复期

①风痰瘀阻证；②气虚络瘀证；③肝肾亏虚证。

四、小结

中风病多见于中年以上患者，以发病突然，昏倒不省人事，口眼歪斜，半身不遂，或仅有口歪，半身不遂，或语言不利为临床特征。中风的形成，有原始病因和诱发因素。原始病因以情志不调，久病体虚，饮食不节，素体阳亢为主。诱发因素主要为烦劳、恼怒、醉饱无常、气候变化等。病位在脑，涉及心。病理基础为肝肾阴虚，病理因素为肝风、痰火和血瘀。病机主要为阴阳失调，气血逆乱，上冲于脑。轻者中经络，重者中脏中腑。中脏又有闭脱之分，闭证邪势盛，多见痰火内闭；脱证正气虚，可致阴竭阳亡。

中经络的治疗，一般宜平肝熄风，化痰通络。中腑宜通腑泄热。中脏之闭证治宜熄风清火，豁痰开窍；脱证治宜救阴回阳固脱。恢复阶段以经络病变为主，应配合针灸治疗，使直接作用于经络，同时加强功能锻炼，促进恢复。临床有少数中经络患者，突然半身不遂，口眼歪斜，并见恶寒发热，骨节酸痛，肢体拘急，舌苔薄白等症，属络脉空虚，风邪侵袭所致；或原系阴虚阳亢，痰湿内盛之体，复加外感风邪而发病。治以祛风通络，佐以扶正。

五、临证参考

(1) 结合辨病，掌握其预后。脑出血急性期，绝大多数表现为中脏的风阳痰火闭证，或中腑之腑实瘀热证，有的可表现为脱象。中经络的重证，多为脑梗死、脑血管痉挛。如见风阳痰火证，虽然神志清楚，仍应防其病情恶化，临证时须严密观察。

(2) 正确使用通下之法。中腑因瘀热内阻，腑气不通，邪热上扰，神机失用，应及时使用通腑泄热之法，有助于邪从下泄。中脏阳闭证，风阳痰火炽盛，内闭神机，有时因邪热搏结，亦可出现腹满，便秘，小溲不通，苔黄腻，脉弦实有力，亦应配入通下之法，使大便畅通，痰热下泄，则神志可清，危象可解。但正虚明显，元气欲脱者忌用。

(3) 出血性中风可配凉血化瘀法。脑出血或蛛网膜下隙出血，可参照血证有关内容。其出血的机制多有瘀热搏结，络伤血溢，临床有时可见面唇青紫，舌绛或紫黯，可配合凉血化瘀止血法，以犀角地黄汤为基础方治疗，瘀热以行，有助止血，但应注意活血而不破血、动血。

(4) 中风后遗症口眼歪斜的治法。中风后遗，口眼歪斜多由风痰阻于络道所致，治宜祛风、除痰、通络，方用牵正散。

方中白附子祛风、化痰、通络；僵蚕、全蝎熄风、化痰、镇痉。本方用散剂吞服较用汤剂疗效为佳。口眼瞤动者加天麻、钩藤、石决明以平肝熄风；枸杞子、山萸肉补肾益精；麦冬、石斛养阴生津；当归、鸡血藤养血和络。

第六节 头 痛

头痛是临床常见的自觉症状，可单独出现，亦见于多种疾病的过程中。本节所讨论的头痛，是指因外感六淫、内伤杂病而引起的，以头痛为主要表现的一类病证。若头痛属某一疾病过程中所出现的兼症，不属本节讨论范围。

头痛可见于西医学内、外、神经、精神、五官等各科疾病中。本节所讨论主要为内科常见的头痛，如血管性头痛、紧张性头痛、三叉神经痛、外伤后头痛、部分颅内疾病、神经官能症及某些感染性疾病、五官科疾病的头痛等，均可参照本节内容辨证施治。

一、病因病机

（一）病因

头痛之病因不外外感与内伤两类。外感多因六淫邪气侵袭，内伤多与情志不遂、饮食劳倦、跌仆损伤、体虚久病、禀赋不足、房劳过度等因素有关，分述如下。

（1）感受外邪：起居不慎，感受风、寒、湿、热之邪，邪气上犯颠顶，清阳之气受阻，气血凝滞，而发为头痛。因风为百病之长，故六淫之中，以风邪为主要病因，多夹寒、湿、热邪而发病。

（2）情志失调：忧郁恼怒，情志不遂，肝失条达，气郁阳亢，或肝郁化火，阳亢火生，上扰清窍，可发为头痛。若肝火郁久，耗伤阴血，肝肾亏虚，精血不承，亦可引发头痛。

（3）先天不足或房事不节：禀赋不足，或房劳过度，使肾精久亏。肾主骨生髓，髓上通于脑，脑髓有赖于肾精的不断化生。若肾精久亏，脑髓空虚，则会发生头痛。若阴损及阳，肾阳虚弱，清阳不展，亦可发为头痛，此类头痛临床较为少见。

（4）饮食劳倦及体虚久病：脾胃为后天之本，气血生化之源。若脾胃虚弱，气血化源不足，或病后正气受损，营血亏虚，不能上荣于脑髓脉络，可致头痛的发生。若因饮食不节，嗜酒太过，或过食辛辣肥甘，脾失健运，痰湿内生，阻遏清阳，上蒙清窍而为痰浊头痛。

（5）头部外伤或久病入络：跌仆闪挫，头部外伤，或久病入络，气血滞涩，瘀血阻于脑络，不通则痛，发为头痛。

（二）病机

头痛可分为外感和内伤两大类。外感头痛多为外邪上扰清空，壅滞经络，络脉不通。外感头痛以风邪为主，且多兼夹它邪，如寒、湿、热等。若风邪夹寒邪，凝滞血脉，络道不通，不通则痛。若风邪夹热，风热炎上，清空被扰，而发头痛。若风夹湿邪，阻遏阳气，蒙蔽清窍，可致头痛。

脑为髓海，依赖于肝肾精血和脾胃精微物质的充养，故内伤头痛之病机多与肝、脾、肾三脏的功能失调有关。头痛因于肝者，或因肝失疏泄，气郁化火，阳亢火升，上扰头窍而致；或因肝肾阴虚，肝阳偏亢而致。头痛因于肾者，多因房劳过度，或禀赋不足，使肾精久亏，无以生髓，髓海空虚，发为头痛。头痛因于脾者，或因脾虚化源不足，气血亏虚，清阳不升，头窍失养而致头痛；或因脾失健运，痰浊内生，阻塞气机，浊阴不降，清窍被蒙而致头痛。若因头部外伤，或久病入络，气血凝滞，脉络不通，亦可发为瘀血头痛。

外感头痛之病性多属表属实，病因是以风邪为主的六淫邪气，一般病程较短，预后较好。内伤头痛大多起病较缓，病程较长，病性较为复杂，一般来说，气血亏虚、肾精不足之头痛属虚证，肝阳、痰浊、瘀血所致之头痛多属实证。虚实在一定条件下可以相互转化。

二、诊查要点

（一）诊断要点

（1）以头部疼痛为主要临床表现。

（2）头痛部位可发生在前额、两颞、巅顶、枕项或全头部。疼痛性质可为跳痛、刺痛、胀痛、灼痛、重痛、空痛、昏痛、隐痛等。头痛发作形式可为突然发作，或缓慢起病，或反复发作，时痛时止。疼痛的持续时间可长可短，可数分钟、数小时或数天、数周，甚则长期疼痛不已。

（3）外感头痛者多有起居不慎，感受外邪的病史；内伤头痛者常有饮食、劳倦、房事不节、病后体虚等病史。

（二）病证鉴别

（1）头痛与眩晕：头痛与眩晕可单独出现，也可同时出现，二者对比，头痛的病因有外感与内伤两方面，眩晕则以内伤为主。临床表现，头痛以疼痛为主，实证较多；而眩晕则以昏眩为主，虚证较多。

（2）真头痛与一般头痛：真头痛为头痛的一种特殊重症，其特点为起病急骤，多表现为突发的剧烈头痛，持续不解，阵发加重，手足逆冷至肘膝，甚至呕吐如喷，肢厥、抽搐，本病凶险，应与一般头痛区别。

（三）相关检查

头痛的诊断应注重病史及临床症状特点。此外，还应常规做血压、血常规等项检查，必要时可做经颅多普勒、脑电图、脑脊液、颅脑 CT 或 MRI 等项检查以明确头痛的病因。如疑为眼、耳、鼻、口腔疾病所导致者，可做五官科相应检查。

三、辨证论治

（一）辨证要点

应详问病史，注意辨察头痛的久暂、疼痛的特点、部位、影响因素等，以利于准确辨证。

（1）辨外感头痛与内伤头痛：外感头痛因外邪致病，属实证，起病较急，一般疼痛较剧，多表现为掣痛、跳痛、灼痛、胀痛、重痛，痛无休止。内伤头痛以虚证或虚实夹杂证为多见，如起病缓慢，疼痛较轻，表现为隐痛、空痛、昏痛，痛势悠悠，遇劳加重，时作时止，多属虚证；如因肝阳、痰浊、瘀血所致者属实，表现为头昏胀痛，或昏蒙重痛，或刺痛钝痛，痛点固定，常伴有肝阳、痰浊、瘀血的相应证候。

（2）辨头痛之相关经络脏腑：头为诸阳之会，手足三阳经均循头面，厥阴经亦上会于巅顶，由于受邪之脏腑经络不同，头痛之部位亦不同。大抵太阳头痛，在头后部，下连于项；阳明头痛，在前额部及眉棱骨等处；少阳头痛，在头之两侧，并连及于耳；厥阴头痛则在颠顶部位，或连目系。

（二）治疗原则

外感头痛属实证，以风邪为主，故治疗主以疏风，兼以散寒、清热、祛湿。内伤头痛多属虚证或虚实夹杂证，虚者以滋阴养血，益肾填精为主；实证当平肝、化痰、行瘀；虚实夹杂者，酌情兼顾并治。

（三）证治分类

(1) 外感头痛：①风寒头痛；②风热头痛；③风湿头痛。
(2) 内伤头痛：①肝阳头痛；②血虚头痛；③痰浊头痛；④肾虚头痛；⑤瘀血头痛。

四、小结

头痛是临床常见病，根据致病原因的不同，可以分为外感头痛与内伤头痛两大类。外感头痛多因风、寒、湿、热等邪气，循经上扰，壅滞头窍，而发为头痛。一般起病急，病程短，多伴表证，病性属实，治疗多以祛风散邪为法。内伤头痛，多因情志、饮食、劳倦、房劳、体虚等原因，导致肝阳偏亢，痰浊中阻，瘀血阻窍，气血亏虚，肾精不足等病理改变，以致头窍失养，或清窍被扰，而发头痛。一般病程长，起病缓，多伴肝、脾、肾诸脏功能失调证候，病性复杂，有虚有实，尤易虚实夹杂，治疗多采取补虚泻实，标本兼顾的治则。切忌头痛医头，并应针对头痛部位酌配引经药物。

五、临证参考

(1) 引经药的应用：临床治疗头痛，除根据辨证论治原则外，还可根据头痛的部位，参照经络循行路线，选择引经药，可以提高疗效。如太阳头痛选用羌活、蔓荆子、川芎；阳明头痛选用葛根、白芷、知母；少阳头痛选用柴胡、黄芩、川芎；厥阴头痛选用吴茱萸、藁本等。

(2) 虫类药的应用：部分慢性头痛，病程长，易反复，经年难愈，病人可表现为头部刺痛，部位固定，面色暗滞，舌暗脉涩等症，治疗时可在辨证论治的基础上，选配全蝎、蜈蚣、僵蚕、地龙、地鳖虫等虫类药，以祛瘀通络，解痉定痛，平肝息风，可获良效。虫类药可入汤剂煎服，亦可研细末冲服，因其多有小毒，故应合理掌握用量，不可过用。以全蝎为例，入汤剂多用 3~5g，研末吞服用 1~2g，散剂吞服较煎剂为佳，蝎尾功效又较全蝎为胜。亦可将全蝎末少许置于痛侧太阳穴，以胶布固定，可止痛。

(3) 偏头痛的特点与治疗：偏头痛，又称偏头风，临床颇为常见。其特点是疼痛暴作，痛势甚剧，半侧头痛，或左或右，或连及眼齿，呈胀痛、刺痛或跳痛，可反复发作，经年不愈，痛止如常人。可因情绪波动，或疲劳过度而引发。偏头痛的病因虽多，但与肝阳偏亢，肝经风火上扰关系最为密切。偏头痛的治疗多以平肝清热，息风通络为法；若久病入络，证见面色晦滞，唇舌紫暗瘀斑者，可合入血府逐瘀汤，并酌加全蝎、蜈蚣、蟅虫等，以散瘀通络，搜剔熄风。

(4) 真头痛：起病急暴，病情危重，预后凶险，若抢救不及时，可迅速死亡。真头痛常见于现代医学中因颅内压升高而导致的以头痛为主要表现的各类危重病症，如高血压危象、蛛网膜下隙出血、硬膜下出血等临证当辨别病情，明确诊断，多法积极救治。

（王 蓉）

第七节 不 寐

一、概述

不寐，亦称失眠，或名"不得眠""不得卧""目不瞑"，是指经常不能获得正常睡眠为特征的一种病证。不寐的症情轻重不一，轻者有入寐困难，有寐而易醒，有醒后不能再寐，亦有时寐时醒等，严重者则彻夜不能入睡。

中医"不寐"，虽然只是简单的病证命名，但在疾病认识、诊疗过程中，充分体现了中医的整体观，与各科、各类疾病都有密切联系。

寐的本义，即为睡眠。《增韵》"寐者，昧也，目闭神藏"。朱骏声《说文通训定声》曰"按合目曰眠，眠而无知曰寐"。段玉裁《说文解字注》称"俗所谓睡着也"。应该说，不寐的病名较准确地反映了不能获得正常睡眠一类疾病的特征。

不寐一词，最早见于《诗经》。如《诗·邶风·柏舟》"耿耿不寐，如有隐忧"。《诗·小雅·小宛》也有"明发不寐，有怀二人"的记载。不寐之名，虽在春秋时的文学作品中已可见到，但医学文献中最早称此类病证为"不得卧"。

在现存医学文献中，有关此类病证的最早记载见于马王堆汉墓出土的帛书《足臂十一脉灸经》和《阴阳十一脉灸经》，两书始将本证称为不卧、不得卧和不能卧。如《阴阳十一脉灸经》乙本："巨阴脉是胃脉也……不食，不卧，强欠，三者同则死。"《足臂十一脉灸经》："足厥阴脉……其病，病胀瘦，多溺，嗜饮，足跗肿，疾痹……皆有此五病者……不得卧，又烦心，死。"《十问》："一夕不卧，百日不复。"

《内经》主要以不得卧、目不瞑等称名，《伤寒杂病论》以不得眠和不得卧来称名，由此基本上奠定了宋代以前病名的基础。

《素问·逆调论》："帝曰，人有逆气，不得卧而息有音者；有不得卧而息无音者；有起居如故息有音者；有得卧，行而喘者，有不得卧，不能行而喘者；有不得卧，卧而喘者。皆何脏使然？愿闻其故。岐伯曰：不得卧而息有音者，是阳明之逆也。足三阳者下行，今逆而上行，故息有音也。阳明者，胃脉也，胃者，六腑之海，其气亦下行，阳明逆，不得从其道，故不得卧也。《下经》曰：胃不和则卧不安。此之谓也。"《灵枢·营卫生会》："黄帝曰，老人之不夜瞑者，何气使然？少壮之人，不昼瞑者，何气使然？岐伯答曰：壮者之气血盛，其肌肉滑，气道通，营卫之行，不失其常，故昼精而夜瞑。老者之气血衰，其肌肉枯，气道涩，五脏之气相搏，其营气衰少而卫气内伐，故昼不精，夜不瞑。"《素问·诊要经终论》："冬刺春分，病不已，令人欲卧不能眠，眠而有见。"

《伤寒论》第61条："下之后，复发汗，昼日烦躁不得眠，夜而安静，不呕、不渴，无表证，脉沉微，身无大热者，干姜附子汤主之。"《伤寒论》第303条："少阴病，得之二三日以上，心中烦、不得卧，黄连阿胶汤主之。"《伤寒论》第319条："少阴病，下利六七日，咳而呕渴，心烦不得眠者，猪苓汤主之。"

《金匮要略·血痹虚劳病脉证并治》："虚劳虚烦不得眠，酸枣仁汤主之。酸枣仁汤方：

酸枣仁二升，甘草一两，知母二两，茯苓二两，芎䓖二两。上五味，以水八升，煮酸枣仁，得六升，内诸药，煮取三升，分三服。"

晋代王叔和《脉经》亦用了不得卧、不能卧、不得眠、不眠、卧起不安、起卧不安、卧不能安、不得睡等名。如《脉经·病不可发汗证》："少阴病，脉微，不可发其汗，无阳故也。脉濡而弱，弱反在关，濡反在颠，微反在上，涩反在下，微则阳气不足，涩则无血，阳气反微，中风汗出而反躁烦，涩则无血，厥而且寒，阳微发汗，躁不得眠。"

隋代巢元方《诸病源候论》在沿用前代称谓的基础上，又出现了诸如眠寐不安、不得卧寐、寝卧不安、睡卧不安、卧不安等。如《诸病源候论·霍乱病诸候》："霍乱后烦躁卧不安候，冷热不调，饮食不节，使人阴阳清浊之气相干，而变乱于肠胃之间，则成霍乱。霍乱之后而烦躁卧不安者，由吐下之后，腑脏虚极，阴阳未理，血虚气乱，故血气之行未复常度。内秉于腑脏，故烦躁而不得安卧也。"

唐代医学文献虽有眠卧不安等其他名称，但仍以不得眠和不得卧所用最多。如《备急千金要方·胆腑》："治虚劳不得眠方，酸枣、榆叶各等分，上二味，末之，蜜丸。服如梧子十五丸，日再。"

《外台秘要》："夫今诊时行，始于项强敕色，次于失眠发热，中于烦躁思水，终于生疮下痢，大齐于此耳。"这是在医学文献中首次提到失眠的病名。

在医学文献中，不寐之名最早见于《难经》。《难经·四十六难》曰："四十六难曰，老人卧而不寐，少壮寐而不寤者，何也？然《经》言少壮者，血气盛，肌肉滑，气道通，营卫之行不失其常，故昼日精，夜不寤。老人血气衰，肌肉不滑，营卫之道涩，故昼日不能精，夜不能寐也，故知老人不能寐也。"

然自《难经》有不寐的称谓以后的一段历史时期内，鲜有医学文献述及，直至宋元时期的一些重要医著中才重新出现不寐的病名。

《重修政和经史证类备急本草》："瓜芦苦菜，注陶云，又有瓜芦木似茗，取叶煎饮，通夜不寐。按此木一名皋芦。"

《圣济总录》："虚劳之人，气血衰少，荣卫不足，肌肉不滑，其不得眠之理，与老人同。盖虚劳为病也。"

《严氏济生方》："益荣汤，治思虑过制，耗伤心血，心帝无辅，怔忡恍惚，善悲忧，少颜色，夜多不寐，小便或浊。"

《儒门事亲》："一富家妇人，伤思虑过甚，二年不寐，无药可疗，其夫求戴人治之。戴人曰：两手脉俱缓，此脾受之也，脾主思故也。乃与其夫，以怒而激之。多取其财，饮酒数日，不处一法而去。其人大怒汗出，是夜困眠。如此者，八九日不寤。自是而食进，脉得其平。"

《卫生宝鉴》："绍兴癸丑，予待次四明，有董生者，患神气不宁，卧则梦飞扬，虽身在床而神魂离体，惊悸多魇，通宵不寐。"

《世医得效方》："癫痫至甚者，乳香、人参汤下。夜寝不寐或多乱梦，炒酸枣仁汤下。"

至明清时期，医家在以不得卧、不得眠命名的同时，不寐病名也得到广泛应用，且已有医家开始把不寐单独列为一大类疾病加以阐述。如清代陈士铎《辨证录》和洪金鼎《医方一盘珠》等书都列不寐病门。

1997年颁行的中国国家标准《中医临床诊疗术语》疾病部分，将不寐定为法定病名，而将失眠列为46个症状名称之一。

不寐类疾病，由于在古代文献中用名不一，含义也有所区别，因此在文献研读中应注意鉴别。清代医家汪必昌《医阶辨证》对寐、瞑、卧、安四证从病名含义和发病学角度进行了考辨。"不寐，夜常寤也。阴虚神清不寐，痰扰神昏不寐。不瞑，夜目不闭也。卫气不入于阴目不瞑；阳邪入于阴，烦躁不得瞑；汗后虚烦不得瞑。不得卧，身不得卧也。水气，卧则喘之，故不得卧。卧不安，反侧不得安卧也。邪热在阳明。"在一定程度上说明了古代医药文献常见4种病名的区别。比较几个病名，从文字学角度来看，目不瞑、不得眠、不得睡系用其引申义，不得卧的义项较宽泛，都不利于准确客观地反映疾病的特征，而不寐因取其字之本义来命名，指称准确，易于把握。从医学文献角度来看，自明清以后，不寐病名应用渐趋广泛，特别是近现代多以不寐作为规范的病名使用，具有较好的应用基础。

二、病因病机

历代对于不寐证的病因病机认识颇为丰富，《内经》以昼夜阴阳节律的影响力为出发点，以营卫气血运行为理论基础，确立了营卫阴阳为主要理论的睡眠生理、病理学说。从此以后，"阳不入阴"的病机理论，一直被后世医家作为不寐证的总病机。但在临证的辨证治疗过程中，后世医家又对《内经》脏腑藏神的理论大加发挥，逐步发展了以神志主导睡眠的认识，更为直接地建立了不寐证的脏腑病因病机理论。病因学特点随之发生了变化，在以营卫阴阳为主导的"阳不入阴"病机理论指导下，凡是可以影响营卫运行的一切致病因素皆为不寐证的病因，其重点多侧重于外邪和病后脏虚等继发性致病因素，而以神志主导睡眠的理论，则更加重视不寐证与精神、情志相关的发病特点，对于病因学的认识，也更为看重精神情志的致病作用。随着时代的变迁，这一病因学的特点尤为突出，现代社会中，因生活节奏加快、工作生活压力增加、人际关系冲突等造成人的心理精神紧张、情绪变化等不良刺激，已成为不寐证发病的重要致病因素。

（一）病因

1. 外感病因

《灵枢·邪客》："夫邪气之客人也，或令人目不瞑不卧出者，何气使然……今厥气客于五藏六府，则卫气独卫其外，行于阳，不得入于阴。行于阳则阳气盛，阳气盛则阳跷陷，不得入于阴，阴虚，故目不瞑。"认为外邪侵袭五脏，导致营卫不和，魂魄不安，可以导致不寐。隋代巢元方亦在此基础上，强调了正气虚弱之人，原本血气虚损，脏腑虚弱，受外邪后，导致营卫不和而发不寐。

宋代《圣济总录·胆门》中记载了因胆气虚怯出现的不寐，"论曰：胆虚不眠者……复受风邪则胆寒，故虚烦而寝卧不安也"。详细描述了外感风邪，胆气虚寒，导致不寐。

金代刘完素主张外感可致火盛，火邪上扰心神，导致烦躁不寐。明代张景岳在《景岳全书·杂证谟·不寐》中用"邪正"二字概括了导致不寐的正邪之间的关系，"不寐证虽病有不一，然惟知邪正二字，则尽之矣。盖寐本乎阴，神其主也，神安则寐，神不安则不寐，其所以不安者，一由邪气之扰，一由营气之不足耳"。

清代程国彭《医学心悟·不得卧》中将不寐发生的病因分为内伤和外感两大类，可知外感病邪容易扰乱心神，使心神不安，为外感病因之一。

2. 内伤病因

（1）情志所伤

暴怒伤肝，思虑伤脾，惊恐胆怯，过喜则心气涣散，情志过极可损伤其所属之脏，各脏腑之间又可相互影响，致心神被扰或心神失养而不寐。其中以肝失疏泄、郁而化火最为常见。明代秦景明《症因脉治·内伤不得卧》曰："肝火不得卧之因，或恼怒伤肝，肝气怫郁；或尽力谋虑，肝血所伤。肝主藏血，阴火扰动血室则夜卧不宁矣。"肝失疏泄可使肝气郁结和肝气上逆，肝气郁结则气机瘀滞，气血运行不畅，影响心神，导致夜寐不安；肝气上逆则扰乱神明，可出现不寐。此外，脾主运化，为后天之本，气血生化之源。若过度思虑则伤脾，导致脾失运化，气血生化无源，使心无所主；思虑日久，暗耗心血，最终导致心脾两虚，气血不足，神不守舍，出现不寐。而小儿、老年及体弱之人，突逢惊吓，胆气虚弱而少阳之气难于生发，也可使气机不利而致肝郁脾虚，痰浊内生，扰动心神出现不寐。如戴思恭《证治要诀·不寐》："有痰在胆经，神不归舍，亦令不寐。"朱丹溪则认为"气有余便是火""五志过极，日久化火，心主神明，心火炽盛，神无所安，且火热耗伤阴精，阴不敛阳，亦可发为不寐。"

（2）饮食不节

马王堆汉墓出土医书《阴阳十一脉灸经》中记载："太阴脉：是胃脉也……其所产病，心烦，死；心痛与腹胀，死；不能食，不能卧，强欠，三者同则死。"首次提出不寐与胃经的联系。《素问·逆调论》有云："胃不和则卧不安。"揭示了脾胃为气血生化之源，化生营卫，周养全身。故胃气受伤，脾胃化生水谷精微的功能减弱，则营卫化生不足，致营卫运行失常，阳不入阴，最终导致不寐。金代李东垣《脾胃论·饮食劳倦所伤始为热中论》"若饮食失节，寒温不适，则脾胃乃伤"，认为饮食不节，贪食寒凉，以致脾胃损伤，神无所养，也是不寐的病因之一。隋代巢元方《诸病源候论·食伤饱候》"夫食过于饱，则脾不能磨消，令气急烦闷，睡卧不安"，描述了饮食不节，损伤脾胃，以致不能安睡。

（3）劳倦失度

劳倦过度，暗耗心血，心失所养，神不守舍，出现不寐。如明代张景岳所作《景岳全书·不寐》提出："劳倦、思虑太过者，必致血液耗亡，神魂无主，所以不眠。"且劳倦日久亦可损伤肝肾之精，水不制火，虚火上炎扰心，亦致不寐。

（4）起居不调

清代程国彭所著《医学心悟·不得卧》从生活起居方面记载了不寐病因之一，"被褥冷暖太过，天时寒热不匀，皆令不得安卧"，认为生活中被褥之冷暖皆可导致不寐。

（5）体质因素

《灵枢·大惑论》中就曾记载"肠胃小，皮肤滑以缓，分肉解利，卫气之留于阳也久，故少卧焉"，首次将先天体质作为不寐病因之一，提出先天肠胃小，皮肤、肌肉与常人不同，而致卫气长留于阳，阳不交阴，而致不寐。

（6）失治误治

张仲景在《伤寒论·辨不可下脉证并治》中描述："汗后亡阳，虚阳上扰而致不得眠……若复服，汗多亡阳遂虚，恶风烦躁，不得眠也。"由此可以了解，使用发汗法以致阴液亏耗，虚阳上扰导致不寐；更甚者，亡失心阳，使心神不得潜敛，神浮于外，而致不寐。

(7) 病后体虚

隋代巢元方《诸病源候论·大病后不得眠候》曰："大病之后，脏腑尚虚，荣卫未和，故生于冷热。阴气虚，卫气独行于阳，不入于阴，故不得眠。"详细记载大病之后，脏腑之气虚弱，营卫之气不和，阴气虚，阳不入阴，可导致不寐。龚廷贤在《寿世保元·不寐》中详细记载两种不寐，"不寐有二种，有疾后虚弱，及年高人阳衰不寐者"，其中一种就是大病后或年龄过高之人阳气虚衰而不寐。

三、病机

（一）气血阴阳病机

《灵枢·大惑论》："卫气不得入于阴，常留于阳，留于阳则阳气满，阳气满则阳跷盛，不得入于阴则阴气虚，故目不瞑矣。"首次提出不寐的病机为卫阳之气不入阴。天人相应，是古代中医学家认识和解释生命现象的重要出发点之一。《内经》认为，睡眠的发生，是自然界节律在人体的体现，人体的阴阳二气的运动变化，直接受到自然界昼夜节律的影响而和自然通应，同时又决定着寤寐周期。卫气日行于阳经，从足太阳膀胱经开始，阳跷脉为膀胱经之别，此时阳跷脉气盛，使人目开而寤；卫气夜行于阴经，从足太阴肾经开始，阴跷脉为肾经之别，此时阴跷脉气盛，使人目合而寐。

这一理论是中医学最早关于不寐证的病机认识，也一直为后世医家所遵循，成为不寐病证发生的总病机。

人体正常睡眠离不开气血充盛调和。《灵枢·营卫生会》曰："壮者之气血盛，其肌肉滑，气道通，营卫之行，不失其常，故昼精而夜瞑。""老者之气血衰，其肌肉枯，气道涩，五脏之气相搏，其营气衰少而卫气内伐，故昼不精，夜不瞑。"《景岳全书》中亦提出"劳倦思虑太过者，必致血液耗亡，神魂无主，所以不眠"。人类正常的生命活动，离不开气血。唯有气机协调，血充脉和，脏腑的气血功能才能保持稳定。营血衰少，卫气浮越，夜间卫气不能按时入营，常致不寐。人体脏腑经脉、形体官窍的气血失和等均可导致不寐的发生。而外感病邪或痰饮瘀血等病理产物导致人体气血逆乱，均可成为不寐的致病原因。

（二）脏腑病机

东汉张仲景在《伤寒杂病论》中，首先论述了"脏腑经络先后病脉证"（今之《金匮要略》部分），可谓开脏腑辨证之先河。到晋唐时期，《中藏经》提出了五脏六腑"虚实寒热生死逆顺脉证之法"凡十一篇，全面论述了脏腑辨证虚实、寒热、生死、逆顺之"八纲"，标志着脏腑辨证理论的真正确立。孙思邈在《千金要方》"心脏脉论"条下曰："五脏者，魂魄宅舍，精神之依托也。魂魄飞扬者，其五脏空虚也，即邪神居之，神灵所使鬼而下之，脉短而微，其脏不足则魂魄不安。魂属于肝，魄属于肺。"可以看出，孙氏以五脏藏神（心藏神、肝藏魂、肺藏魄、脾藏意、肾藏志）的生理功能为基础，认为脏虚邪居，魂魄不安，而发不眠。

1. 不寐与心

中医学认为心藏神，为君主之官，统管着人体的精神、意识、思维活动，由此而确立了"心"在不寐病因病机中最为重要的地位。《老老恒言》云："寤则神栖于目，寐则神栖于心。"《血证论》指出："寐者，神返舍，息归根之谓也。"不寐病在心神，其病机不外乎心神受扰及心神失养两大类。五志过极，皆可化火，火热扰心，心神失宁而致不寐；他脏之病，扰乱心神，亦可致不寐。劳逸失度、外伤等耗伤气血，致心神失养，神魂无主，而致不寐。

2. 不寐与肝

肝为魂之处、血之藏，肝在五行属木、主动、主升，肝主疏泄和藏血。《内经》有云："夜卧血归于肝，肝血充则寐。"《症因脉治》提出："肝火不得卧之因，或因恼怒伤肝，肝气怫郁，或尽力谋虑，肝血有伤，肝主藏血，阳火扰动血室，则夜卧不宁矣。"《血证论》指出："肝病不寐者，肝藏魂……若浮阳于外，魂不入肝，则不寐。"《普济本事方》中亦云："今肝有邪，魂不得归，是以卧则魂扬若离体也。"足厥阴肝经是人体分布最广，联系脏腑最多的经脉。肝经循行涉及多脏的特点决定了肝病容易侵犯他脏，以致其余脏腑功能失调致不寐。肝病所致的不寐可分为疏泄失常和肝血不足两类。情志不畅等致肝气不舒，肝气血失和，肝脏刚柔失济，继而肝气上逆、肝阳亢奋、化火生风影响他脏变生等诸症，神明被扰即表现为不寐。劳逸起居失度等致肝血亏耗，肝魂不内藏，亦可致夜不成寐。"肝者，贯阴阳，统血气，居贞元之间，握升降之枢者也。"肝主疏泄与藏血，正是通调气血、交泰阴阳实现的。因此，滋养肝血及疏理肝气为常用治法。

3. 不寐与脾

脾为仓廪之官、意之所藏。脾主运化、升清、统血，脾和胃互为表里，脾胃为气血生化之源、后天之本。《类证治裁》有记载："思虑伤脾，脾血亏损，经年不寐。"《医学心悟》亦指出："胃不和则卧不安者，胃中胀闷疼痛，此食积也。"《医宗必读》云："不寐之故，大约有五，一曰气虚，一曰阴虚，一曰痰滞，一曰水停，一曰胃不和。"脾胃所致的失眠可分实证和虚证，病因多为饮食不节（洁），或过食肥甘厚腻之品，或久病体虚或劳逸失衡所致。虚者多由脾不统血或脾胃虚弱，致气血皆虚，心神无所主，出现心慌、不寐等症；实者多由于脾胃湿热积滞等致中焦交通之路堵塞或郁火痰热上扰所致。

4. 不寐与肺

《素问·六节藏象论》云："肺者，气之本，魄之处也。其华在毛，其充在皮。"明确指出肺为魄之处，气之主，在五行属金，主气司呼吸，主宣发肃降、通调水道、朝百脉而主治节。肺与大肠互为表里。《推拿抉微》引"唐容川曰：秉阴精之至灵，此之谓魄……肺主气，本阳也，而藏阴魄，阴生于阳也"。肺藏魄功能正常，魄能正常主感觉能动；魄主安卧，肺气为魄的载体，魄旺精足而寐安。若肺虚精弱，魄神失去依托，不得归藏于肺，则出现不寐。

5. 不寐与肾

肾为阴阳之本、生命之源、先天之本。肾在五行属水，主藏精，主生长、发育、生殖和水液代谢，肾主骨生髓。肾与膀胱互为表里。正常睡眠与肾关系密切，清代《冯氏锦囊》提出"人之神，寤则栖心，寐则归肾，故寐者，心神归于肾舍也……壮年人肾阴强盛，则睡熟而长"。《难经》曰："老人卧而不寐，少壮寐而不寤。"故不寐的产生与肾的生理功能有关。《冯氏锦囊》提出："老年人阴气衰弱，则睡轻微易知。""故不寐、健忘两证，虽似心病，实由肾虚也。"《内经》论老年人"不夜寐"的病因病机为："老者之气血衰，其肌肉枯，气道涩，五藏之气相搏，其营气衰少而卫气内伐，故昼不精，夜不瞑。"肾与不寐的关系多表现为心肾之间的阴阳失衡。肾水下亏、心阳上亢、阳跷脉满，不成寐。肾主水，主封藏，肾阴为人体真阴，是人体阴精之根本，肾阴亏损，一不能滋养肝肾，使肝血虚，虚则生风上扰而不寐；二不能制约心阳，使心火独亢，上扰神明而不寐。

综上所述，不寐的原因很多，但不外与五脏六腑及气血阴阳失调有关。其病理变化，总属阳盛阴衰，阴阳失交。血之来源，由水谷之精微所化。上奉于心，则心得所养；受藏于肝，则肝体柔和；统摄于脾，则生化不息；调节有度，化而为精，内藏于肾，肾精上承于心，心气下交于肾，则神志安宁。若暴怒、思虑、抑郁、劳倦等伤及诸脏，精血内耗，彼此影响，每多形成顽固性不寐。

四、临床表现

不寐，亦称失眠，或名不得眠、不得卧、目不瞑，是指经常不能获得正常睡眠为特征的一种病证。不寐的证情轻重不一，轻者有入寐困难，有寐而易醒，有醒后不能再寐，亦有时寐时醒等，严重者则整夜不能入寐。不寐一证，既可单独出现，也可与头痛、眩晕、心悸、健忘等证同时出现。

《素问·刺热》有"不得安卧"的记述："肝热病者，小便先黄，腹痛，多卧，身热。热争则狂言及惊，胁满痛，手足躁，不得安卧。"

《伤寒论》中多处论及不寐之症，如第61条："下之后，复发汗，昼日烦躁不得眠，夜而安静，不呕、不渴，无表证，脉沉微，身无大热者，干姜附子汤主之。"第112条："伤寒脉浮，医以火迫劫之，亡阳，必惊狂、卧起不安者，桂枝去芍药加蜀漆牡蛎龙骨救逆汤主之。"第139条："太阳病，二三日，不能卧，但欲起，心下必结，脉微弱者，此本有寒分也。反下之，若利止，必作结胸；未止者，四日复下之，此作协热利也。"第300条："少阴病，脉微细沉、但欲卧、汗出不烦、自欲吐，至五六日自利，复烦躁不得卧寐者，死。"第303条："少阴病，得之二三日以上，心中烦、不得卧，黄连阿胶汤主之。"第319条："少阴病，下利六七日，咳而呕渴，心烦不得眠者，猪苓汤主之。"第344条："伤寒发热，下利厥逆，躁不得卧者，死。"

《金匮要略·百合狐惑阴阳毒病脉证治》指出："狐惑之为病，状如伤寒，默默欲眠，目不得闭，卧起不安，蚀于喉为惑，蚀于阴为狐，不欲饮食，恶闻食臭，其面目乍赤、乍黑、乍白。蚀于上部则声喝，甘草泻心汤主之……"

《丹溪手镜·不得卧三十七》有论："眠者，常睡熟也。不得眠者，虽睡不熟，且安静不烦也。卧者，欲睡着而复醒也。不得卧者，欲安卧而烦闷不能安也。二者皆由汗吐下而生。胃虚则不得眠，心虚则不得卧。汗吐下后不得眠，栀豉主之。日烦夜静，姜、附主之。不眠，少阴病，心烦不得眠，宜黄连阿胶汤。大热错语不眠，宜黄连解毒汤。下利而渴不眠，宜猪苓汤利其水。吐下后，虚烦不得眠，酸枣仁汤导其热。下后不眠同前。不卧，身热目疼，不卧有汗，亦桂枝柴胡汤；无汗，宜麻黄加白虎。误服青龙，汗多亡阳，先与防风白术牡蛎散，收其汗，次用小建中，养其心血。风温误汗不卧者死。热病余热入心包络，不卧，宜知母麻黄汤小汗之。次用小柴胡、乌梅栀子汤，散心经之热。差后，阴未复不卧，宜栀子乌梅汤。"

清代医家吴澄将不寐按其临床表现之不同列为12个证候类型。《不居集·不寐》："忡悸不寐：劳伤心脾，思虑太过，则惊悸怔忡，气虚精陷，而不成寐者，宜资成汤。恐怖不寐：血气耗损，惊惧恐畏，精亏气弱，神无所依，而不寐者，宜和中理阴汤，或培土养阴汤。昼夜不寐：荣卫不足，气血大坏，精神失守，神魂无主，而昼夜不寐者，宜十全大补汤，或理脾益荣汤合中和理阴汤。夹邪不寐：劳伤心脾，中气不足，清阳不升，兼夹外邪，而为寒为热不寐者，宜升补中和汤。烦热不寐：劳心焦思，耗血损气，致动心火，而为烦热不寐干渴者，宜天王补心丹，或资成汤。怔忡不寐：心虚火盛，烦热内热，怔忡不寐者，宜理脾益营汤，或古方安神丸。痰涎不寐：精血虚耗，痰涎内蓄，而为怔忡、夜卧不安者，宜资成汤合理阴汤。忿怒不寐：忿怒太过，肝气上逆，内邪留滞，烦扰不寐者，宜畅郁汤，或逍遥散、解肝煎、化肝煎俱可。饮浓茶不寐：茶性阴寒，心气被伐，元气受伤，神志消索而不寐者，宜养阴中之阳，宜理脾益荣汤、理脾阴正方。心事烦扰不寐：心为事扰，神动不安，精气耗散而不寐者，人参养荣汤，或培土养阴汤。产后不寐：凡病后及妇人产后不得眠者，皆气血虚，而心脾二脏不足也。虽有痰火，不宜过于攻治，仍当以补养为君，佐以清痰降火之药。其不因病后而不寐者，虽以痰火处治，亦必佐以养血补虚之药，方为当也。"

可见对于不寐一类病证的记载，早期多作为兼见证或继发证载于文献中，对于不寐病证的临床表现有一定的记录和阐述。

五、辨证论治

《内经》等早期文献对于不寐一类病证辨证的内容较少。张仲景《伤寒杂病论》虽然并未对不寐类病证的治法进行总结，但书中所包含的治法已相当丰富。如清宣郁热法，代表方为栀子豉汤；交通心肾法，代表方为黄连阿胶汤；养阴清热法，代表方为猪苓汤；滋养心肺、凉血清热法，代表方为百合知母汤、百合地黄汤、百合鸡子黄汤；养血清热、宁心安神法，代表方为酸枣仁汤；潜阳安神法，代表方为桂枝去芍药加蜀漆牡蛎龙骨救逆汤；和解潜镇法，代表方为柴胡加龙骨牡蛎汤。

至隋代《诸病源候论》初立简单分型体系，如"虚劳不眠""伤寒病后不得眠"等。《诸病源候论·虚劳病诸候上》："大病后不得眠候，大病之后，脏腑尚虚，荣卫未和，故生于冷热。阴气虚，卫气独行于阳，不入于阴，故不得眠。若心烦不得眠者，心热也；若但虚烦而不得眠者，胆冷也。"

金代张子和《儒门事亲》首以不寐独立列证，成为不寐证独立病证体系的肇端。《儒门事亲》卷十一治法杂治之"火热二门"和"风门"中，还分别论述了由于女子血滞、男子肾精不足所致的睡卧不安等证，主张先用吐、下，然后方可用补，其方法独具特色。

明代以后，关于不寐的辨证论治渐趋完善。

明代医家戴思恭《证治要诀》把杂病不寐分为两大类辨证论治：阳衰不寐与痰在胆经。《证治要诀·虚损门》："不寐有二种，有病后虚弱及年高人阳衰不寐，有痰在胆经，神不归舍，亦令不寐。虚者，六君子汤加炒酸枣仁、炙黄芪各半钱。痰者，亦温胆汤，减竹茹一半，加南星、炒酸枣仁各半钱，下青灵丹。伤寒不寐，当于《活人书》中求之。自惊悸以后诸证，亦可用温胆汤加减同金银煎竹茹，则随其寒热虚实而去取之；导痰汤加石菖蒲半钱尤治。大抵惊悸、健忘、怔忡、失志、不寐、心风，皆是胆涎沃心，以致心气不足。若用凉心之剂，太过则心火愈微，痰涎愈盛，病愈不减，惟当以理痰气为第一义。"

孙志宏《简明医彀》从病机分析的角度辨证论治。《简明医彀·不寐》："然而又有思虑过极，心阳独亢者；有心气耗伤，血不育养者；有神明失养，真阴不升者；有肺受火炎，膈上痰壅者。寸脉浮滑痰火，洪大阴虚阳盛，涩为血亏。治当养阴抑阳，清痰降火，安神宁心。主方：当归身、生地黄、黄连、橘红、半夏（制）、茯神、人参、麦门冬、酸枣仁、柏子仁、炙草各一钱。上加龙眼肉、竹茹、生姜、灯心，水煎成，调辰砂，临睡服。朱砂安神丸，治心虚有热，夜卧不安，神气不宁。黄连二两，甘草（炙）两半，生地、当归身各八钱，朱砂（水飞）一两，一半为衣。上为细末，入朱砂，蒸饼糊和丸粟米大，朱衣。每服一钱，临睡灯心汤下。温胆汤：宁神豁痰（二陈汤加竹茹、枳实）。竹叶石膏汤（伤寒）。天王补心丹（虚损）。"

张介宾在《景岳全书》中首先将不寐证分为虚实二证：认为如伤寒、伤风、疟疾等为外邪入侵，如痰、火、寒、水、饮食、忿怒等为内邪滞逆，为实证，治宜祛邪泻实。以思虑劳倦、惊恐忧疑等引起阴虚血虚，导致阴阳不交或血不养神者，为虚证，治宜养血安神。

李中梓将不寐分5型论治。《医宗必读·不得卧》："《内经》及前哲诸论详考之，而知不寐之故，大约有五，一曰气虚，六君子汤加酸枣仁、黄芪。一曰阴虚，血少心烦，酸枣仁一两，生地黄五钱，米二合，煮粥食之。一曰痰滞，温胆汤加南星、酸枣仁、雄黄末。一曰水停，轻者六君子汤加菖蒲、远志、苍术，重者控涎丹。一曰胃不和，橘红、甘草、石斛、茯苓、半夏、神曲、山楂之类。大端虽五，虚实寒热，互有不齐，神而明之，存乎其人耳！"

秦景明《症因脉治》对不寐的辨证分型作了系统归纳。《症因脉治·不得卧论》："秦子曰，不得卧之症，诸经皆有，主热者多。在外感门，有表热、里热、半表半里热，有气分热、血分热，有余热未尽，汗下太过诸条。在杂症门，则里热多而无表热者也。今注外感者七条，内伤者六条。"

明代医家徐春甫主张以快脾发郁、清痰抑火为治疗不寐的主要方法。同时提出要首先分清标本虚实，然后施治。

汪绮石《理虚元鉴》关于虚损性疾病的论治经验极为丰富，提出虚劳初起，多由于心肾不交所致。认为心主血而藏神，肾主志而藏精。以先天生成之体论，则精生气，气生神，以后天运用之主宰论，则神役气，气役精。以心肾之功能与相互关系，很好地阐释了精、气、神三者之间的关系。从而提出治疗不寐的"安神必益其气，益气必补其精"治疗法则，其所创养心固本丸，以石莲肉与肉桂配伍，能交通心肾于顷刻。这些关于虚劳病证的认识与发挥，在一定程度上拓展了虚证不寐的辨证治疗，因而具有重要的临床意义。

《理虚元鉴·心肾不交与劳嗽总论》："在心肾不交之初，或梦泄、滑精、体倦、骨痿、健忘、怔忡；或心脾少血，肝胆动焰，上冒下厥。种种诸症，但未至伤肺络成蒸热者，可用养心丸，或归脾丸主之。其养心丸内以石莲、肉桂，交心肾于顷刻；归脾丸内以龙眼、木香，甘温辛热之品，直达心脾，主补中而生血，引经文主明下安之义，以补火为治……"

王清任《医林改错·血府逐瘀汤所治症目》对于不眠、夜睡梦多、夜不安等证应用活血化瘀之血府逐瘀汤治疗："夜不能睡，用安神养血药治之不效者，此方若神。"对后世影响极大，至今仍有不少医家以其方加减治疗顽固性不寐证。

现代医家对于不寐辨证治法的总结更为丰富，并多验之临床观察其治疗效果。较为通行的分法一般分为6或7个证型，即虚证三型分别为心脾两虚、心胆气虚、阴虚火旺，实证3或4个证型分别为心火亢盛、肝郁化火、痰热内扰或胃腑不和。治法如安神十法、治胃五法、治肝六法、疏肝理气活血法、平肝潜阳活血安神法、解郁安神法、辛散行气法、益气温阳法、升阳化湿法、调理阴阳法、阴阳分调法、双向调节法等。

中医学博大精深，百家争鸣，时至今日，不寐的辨证论治不仅不囿于固定的辨证论治，还在丰富与创新中不断前行。

六、经典方剂

1. 半夏秫米汤（《灵枢·邪客》）

【组成】半夏五合，秫米一升。

【主治】不寐。

【用法】以流水千里以外者八升，扬之万遍，取其清五升煮之，炊以苇薪，火沸，置秫米一升，治半夏五合，徐炊，令竭为一升半，去其滓，饮汁一小杯，日三，稍益，以知为度。故其病新发者，覆杯则卧，汗出则已矣。久者，三饮而已也。

2. 酸枣仁汤（《金匮要略·血痹虚劳病脉证并治》）

【组成】酸枣仁二升，甘草一两，知母二两，茯苓二两，芎䓖二两（《深师》有生姜二两）。

【主治】肝血不足，虚热扰神证，见失眠虚烦，心悸不安，头晕目眩，口燥咽干，舌红，脉弦细者。

【用法】上五味，以水八升，煮酸枣仁，得六升，内诸药，煮取三升，分温三服。

3. 温胆汤（《三因极一病证方论》）

【组成】半夏汤洗七次，竹茹、枳实（麸炒，去瓤）各二两，陈皮三两，甘草一两（炙），茯苓一两半。

【主治】大病后，虚烦不得眠，此胆寒故也，此药主之。又治惊悸。

【用法】上为锉散。每服四大钱，水一盏半，姜五片、枣一枚，煎七分，去滓，食前服。

4. 归脾汤（《严氏济生方·惊悸怔忡健忘门》）

【组成】白术、茯苓（去木）、黄芪（去芦）、龙眼肉、酸枣仁（炒，去壳）各一两，人参、木香（不见火）各半两，甘草（炙）二钱半。

【主治】思虑过度，劳伤心脾，健忘怔忡。

【用法】上㕮咀，每服四钱，水一盏半，生姜五片，枣一枚，煎至七分，去滓温服，不拘时候。

5. 黄连阿胶汤（《伤寒论》）

【组成】黄连四两，黄芩二两，芍药二两，鸡子黄二枚，阿胶三两（一云三挺）。

【主治】少阴病，得之二三日以上，心中烦，不得卧。

【用法】上五味，以水六升，先煮三物，取二升，去滓，内胶烊尽，小冷，内鸡子黄，搅合相得，温服七合，日三服。

6. 大竹叶汤（《外台秘要·虚劳下二十九门》）

【组成】甘草二两（炙），小麦五合（完用），黄芪二两，人参二两，知母二两，大枣二十枚（擘），半夏三两（洗），栝楼根一两，粳米一升，黄芩一两，当归二两，生姜二两，前胡二两，芍药二两，麦门冬六合（去心），龙骨三两，桂心三两，竹叶一升（切）。

【主治】虚劳客热，百病之后，虚劳烦扰，不得眠卧，骨间劳热，面目青黄，口干烦躁，偃僵不自安，短气乏少，食不得味，纵食不生肌肤，胸中痰热，烦满愦闷。

【用法】上十八味，切，用东流水二斗，煮取五升，去滓，分服一升，日三夜二，不过两剂，如汤沃雪，效。忌海藻、菘菜、羊肉、饧、生葱。

7. 鳖甲丸（《证治准绳·类方》）

【组成】鳖甲、酸枣仁、羌活、牛膝、黄芪、人参、五味子各等分。

【主治】虚烦不得眠，四肢无力。

【用法】上为细末，炼蜜杵为丸，如桐子大。每服三四十丸，温酒送下。

8. 栀子豉汤（《外台秘要·伤寒下二十一门》）

【组成】肥栀子十四枚（擘），香豉四合（绵裹）。

【主治】伤寒发汗若吐下后，虚烦不得安眠，剧则反复颠倒，心内苦痛懊憹者。

【用法】上二物，以水四升，先煮栀子取二升半，去滓，纳豉，分温再服，得吐止后服。

9. 大乌梅汤（《小品方·治百病后虚烦扰不得眠诸方》）

【组成】大乌梅十四枚（擘），好豉七合。

【主治】被下之以后，虚烦躁不得眠，剧者颠倒，心中懊憹。

【用法】凡二物，以水四升煮梅，令得二升半，纳豉令四五沸，得一升半，分二服。

10. 千里流水汤（《千金方·胆腑》）

【组成】半夏、麦门冬各三两，茯苓四两，酸枣仁二升，甘草、桂心、黄芩、远志、萆薢、人参、生姜各二两，秫米一升。

【主治】虚烦不得眠。

【用法】上十二味㕮咀，以千里流水一斛煮米，令蟹目沸，扬之万过，澄清取一斗煮药，取二升半，分三服。

11. 安神丸（《兰室秘藏·杂病门》）

【组成】黄连一钱五分（酒洗），朱砂一钱（水飞），酒生地黄、酒当归身、炙甘草各五分。

【主治】心神烦乱，怔忡，兀兀欲吐，胸中气乱而热，有似懊恼之状。

【用法】上除朱砂水飞外，捣四味为细末，同和匀，汤浸蒸饼为丸，如黍米大每服十五丸，津唾咽下，食后。

12. 定志小丸（《千金翼方·中风上》）

【组成】远志（去心）、菖蒲各二两，茯苓、人参各三两。

【主治】心气不定，五脏不足，忧悲不乐，忽忽遗忘，朝瘥暮极，狂眩方。

【用法】上四味，捣筛为末，炼蜜和丸如梧子，饮服二丸，日三，加茯神为茯神丸，散服亦佳

13. 天王补心丹（《校注妇人良方》卷六）

【组成】生地黄四两，酸枣仁（炒）、柏子仁、麦门冬（去心）、天门冬、当归（酒

浸)、五味子各一两，人参（去芦）、玄参、丹参、桔梗、茯苓、远志各五钱。

【主治】主治阴虚血少，神志不安证。心悸怔忡，心烦失眠，神疲健忘或梦遗，手足心热，口舌生疮，大便干结，舌红少苔，脉细数。

【用法】上为末，炼蜜为丸，如梧子大，用朱砂为衣，每服二三十丸，临卧，竹叶煎汤送下。

14. 引寐汤（《伤寒辨证录》卷四）

【组成】白芍一两，当归五钱，龙齿末二钱（煅），菟丝子三钱，巴戟天三钱，麦冬五钱，柏子仁二钱，炒枣仁三钱，茯神三钱。

【主治】神气不定，卧则魂梦飞扬，身虽在床，而神若远离，闻声则惊醒而不寐，通宵不能闭目。

【用法】水煎服。

【方论】此方皆是补肝、补心之药，而用之甚奇者，全在龙齿。古人谓治魄不宁者，宜以虎睛；治魂飞扬者，宜以龙齿，正取其龙齿入肝而能平木也。夫龙能变化动之象也，不寐非动乎，龙虽动而善藏，动之极，正藏之极也。用龙齿引寐者，非取其动中之藏乎。此亦古人之所未言，余偶及之，泄天地之奇也。

15. 安睡丹（《伤寒辨证录》卷四）

【组成】白芍、生地、当归各五钱，甘草一钱，熟地一两，山茱萸、枸杞各二钱，甘菊花三钱。【主治】人有忧愁之后，终日困倦，至夜而双目不闭，欲求一闭目而不得者。

【用法】水煎服。

16. 养心汤（《不知医必要》卷二）

【组成】熟地二钱，生地（酒炒）一钱，党参（去芦）、枣仁（即炒杵）、麦冬（去心）各一钱五分，归身、茯苓各一钱，炙草七分。

【主治】体质素弱，或病后思虑过多，心虚惊悸不寐。

【用法】加五味子十五粒，灯心一团煎。

17. 安枕无忧散（《良朋汇集经验神方》卷二）

【组成】陈皮、半夏（制）、白茯苓、枳实（炒）、竹茹、麦冬（去心）、圆眼肉、石膏各一两五分，人参五钱，甘草一钱。

【主治】心胆虚怯，昼夜不得眠。

【用法】水二盏，煎八分，温服，渣再煎服。

18. 状元丸（《良朋汇集经验神方》卷二）

【组成】人参、柏子仁（去油）各二钱，当归（酒洗）、酸枣仁（炒）、麦冬（去心）、远志（去心）、龙眼肉、生地（酒洗）、玄参、朱砂、石菖蒲（去毛）各三钱，茯神三钱。

【主治】健忘怔忡、不寐等症。

【用法】上为末，猱猪心血为丸，如绿豆大，金箔为衣。每服二三十丸，糯米汤下。

19. 孔子大圣枕中方（《良朋汇集经验神方》卷二）

【组成】龟板，龙骨，远志（去心），石菖蒲（去毛）。

【主治】令人聪明。【用法】上各等分，为末，酒调二钱，一日三服。

20. 柏子养心丸（《虚损启微》卷下）

【组成】柏子仁（鲜白不油者，以纸包，槌去油）、白茯神、酸枣仁、生地黄、当归身各二两，五味子、辰砂、犀角（镑）、甘草各半两。

【主治】心劳太过，神不守舍，合眼则梦，遗泄不常。

21. 坎离既济丹（《古方汇精》卷一）

【组成】川连二两，肉桂一两，炙甘草五钱。

【主治】心肾不交，彻夜无寐，骨蒸汗泄，阴阳两亏诸症。

【用法】各取净末，蜜丸。每晚服三钱，酒下。

22. 血府逐瘀汤（《医林改错》上卷）

【组成】当归三钱，生地三钱，桃仁四钱，红花三钱，枳壳二钱，赤芍二钱，柴胡一钱，甘草一钱，桔梗一钱半，川芎一钱半，牛膝三钱。

【主治】夜不能睡，用安神养血药治之不效者。

七、当代医方

1. 宁心安神汤（《常青内妇科临证精华》常青）

【组成】酸枣仁15g，远志10g，夜交藤60g，合欢皮30g，生地30g，丹参30g，茯苓30g，青龙齿30g，琥珀10g，铁扫帚30g，钩藤15g，炙甘草15g，马宝3g（分吞）。

【功效与主治】清热平肝，宁心安神。主治肝郁日久化热所致少寐、不寐、郁证及妇人脏燥等。

【方论】酸枣仁、远志、夜交藤、合欢皮养心安神；生地清热凉血，养阴生津；丹参养血安神，清热除烦；茯苓益心脾而宁心安神；青龙齿、琥珀重镇安神；钩藤清热平肝；铁扫帚清热祛痰；马宝为马科动物马胃肠中的结石，具有镇惊安神、清热解毒之效。纵观全方，全方位、多靶点，用于此类病证有奇效。

2. 乌菟汤（《山东中医药大学九大名医经验录系列·刘献琳》）

【组成】蒸首乌15g，菟丝子15g，桑椹子15g，桑叶10g，菊花10g，炒酸枣仁15g，远志6g，生龙骨、生牡蛎各30g，五味子10g。

【功效与主治】滋下清上，宁志安神。主治神经衰弱，顽固性失眠。症见头晕头痛，心悸失眠，烦躁易怒，腰膝酸软，舌红，苔薄黄，脉沉弦细，属肝肾阴虚、虚火上扰者。

【方论】蒸首乌、菟丝子、桑椹子、五味子滋补肝肾，填精益髓；桑叶、菊花清上平肝；酸枣仁、远志、生龙骨、生牡蛎宁志安神。若肾阴虚甚者，加熟地、女贞子；头痛甚者，加川芎；眩晕甚者，加天麻、钩藤；失眠甚者，加夜交藤；食欲不振者，加陈皮、焦三仙、鸡内金。

3. 进退黄连温胆汤（《中国当代名医名方录》薛盟）

【组成】川连5g，天麻10g，竹沥半夏10g，陈皮9g，辰茯苓12g，姜竹茹9g，炒枳实9g，珠母30g，琥珀6g。

【功效与主治】清热除痰，利胆安神。主治胆虚痰热壅阻，上扰神明，焦虑幻想，惊悸夜游，虚烦不得眠；或酒毒攻心，口苦，呕哕频作，胸中嘈杂灼热，水谷不进。

【方论】胆为中精之府，与肝相为表里，分属厥阴、少阳二经，内寄相火，若相火妄动上扰则伤神。五志过极，痰火并盛，肝胆受之而为虚。肝胆之虚，莫不由气阴之虚所形成。此痰热为标，正虚为本，所以当出现心悸、胆怯、不寐以及痫症和一切精神异常的证候，导痰清肝则胆自安。本方以温胆汤为基础，二陈祛痰顺气，黄连、枳实降火泻实，益以天麻、珍珠母镇痉息风，因势利导，用之可奏效。

4. 除痰降火方（《千家名老中医妙方秘典》印会河）

【组成】柴胡9g，黄芩15g，半夏12g，青皮9g，枳壳9g，竹茹9g，珍珠母50g（先下），龙胆草9g，栀子9g，夜交藤15g。

【功效与主治】除痰降火。主治痰火郁结型失眠。症见失眠，多梦，头脑昏涨而痛，心烦易怒，胁胀胃堵，白天困倦思眠，但不能睡，晚间精神倍增，无睡意。脉弦滑或数，舌略红，苔白腻或黄腻，便干，多思善虑。

5. 百麦安神饮（《首批国家级名老中医效验秘方》路志正）

【组成】百合30g，淮小麦30g，莲肉15g，夜交藤15g，大枣10g，甘草6g。

【功效与主治】益气养阴，清热安神。主治神经衰弱，神经症，以神志不宁、心烦急躁，悲伤欲哭，失眠多梦，善惊易恐，心悸气短，多汗，时欲太息，舌淡红或嫩红，脉细弱或细数无力为主症。中医辨证属心阴不足，虚热内扰，或气阴两虚，心神失养者。

【用法】上药以冷水浸泡0.5h，加水至500mL，煮沸20min，滤汁，存入暖瓶内，不计次数，作饮料服用。

【方论】取《金匮要略》甘麦大枣汤与百合汤之义，再加莲肉、夜交藤。以淮小麦、甘草、大枣益心脾之气；以莲肉、百合、大枣养血和营；以百合微寒之性，清内蕴之虚热；且淮小麦、百合、莲肉、夜交藤、大枣诸药均有安神定志的作用。诸药合用，共奏养心阴、益心气、清虚热、缓诸急、安神定志之功。兼气郁者，加合欢花30g；兼痰浊者，加竹茹9g、生姜6g；兼湿邪阻滞者，加藿香梗、荷梗各10g。

6. 潜阳宁神汤（《首批国家级名老中医效验秘方》张琪）

【组成】夜交藤30g，熟酸枣仁20g，远志15g，柏子仁20g，茯苓15g，生地20g，玄参20g，生牡蛎25g，生赭石（研）30g，川黄连10g，生龙骨20g。

【功效与主治】滋阴潜阳，清热宁心，益智安神。主治心烦不寐，惊悸怔忡，口舌干燥，头晕耳鸣，手足烦热，舌红苔薄，脉象滑或弦数。

【方论】临证观察不寐多由五志过极，心阴暗耗，心阳亢奋所致。本方用黄连以清心火，生地、玄参滋阴潜阳，更用龙骨、牡蛎、赭石以潜镇阳气，使阳入于阴。然此病日久，思虑过度，暗耗心阴，故再加远志、柏子仁、酸枣仁、夜交藤养心安神。不寐常见初睡之时忽然跳跃，似惊而醒，有似心虚胆怯而实非，乃阳亢阴亏，初入之时交合浅而脱离快，自然阴阳不能相济而复醒。因此，除滋阴潜阳外，必须用黄连以直折心火，从而达到泻南补北、心肾相交、阴平阳秘之目的。若阴亏甚，舌红少苔或无苔者，可加麦冬15g、百合20g、五味子10g；情怀抑郁，烦躁易怒者，可加合欢花15g、柴胡15g，以解郁安神；兼大便秘者多为胃家郁热，所谓"胃不和则卧不安"，可加小量大黄以泻热和胃。

7. 理消汤（《千家名老中医妙方秘典》刘春圃）

【组成】川厚朴，槟榔片，焦麦芽，藿香，广木香，陈皮，夜交藤，杭芍，神曲。

【功效与主治】理气消食，和中安眠。主治肝胃不和，失眠多梦，中脘胀满疼痛，不思饮食，胸闷不舒，眩晕疲困，舌苔白厚，质红，脉弦，右关有力。如伤肉食加山楂、白豆蔻。

8. 百合夏枯草汤（《千家名老中医妙方秘典》魏长春）

【组成】百合36g，夏枯草16g。

【功效与主治】滋阴清热，泻火安神。主治长时间失眠，神情不安，心悸，烦躁，脉弦，舌苔薄而舌质红。

【方论】肝肾不足，加枸杞子、制首乌；虚烦心悸不安，加柏子仁、酸枣仁；食欲不馨，加广木香、红枣。注意：若肝阳炽盛，湿火内蕴，烦躁头痛失眠，舌质深红，苔黄，大便闭，宜泻肝降火，非此方所能治。

9. 复方丹参酒（《千家名老中医妙方秘典》陈树森）

【组成】丹参50g，石菖蒲50g，延胡索50g，五味子30g。

【功效与主治】安神除烦，益心止悸。心烦意乱，不能入睡，睡亦不深，多梦易醒者。

【用法】上药共研粗粉，加白酒500mL，泡2周后，需要时睡前服5~10mL。注意：对酒精过敏，有胃炎及溃疡病者忌服。易心悸，健忘神疲者加生晒参50g。

10. 枣仁安神散（丸）（《千家名老中医妙方秘典》）陈树森

【组成】酸枣仁100g，琥珀50g，延胡索50g。

【功效与主治】镇静安神。主治心烦意乱，不能入睡，睡亦不深，多梦易醒，不能饮酒者。

【用法】研细末，每服2~3g，睡前温开水和服，或研细末后炼蜜为丸，每粒1g，每服2~3粒，睡前温开水送下。注意：有效即停，不能久服。以后需要时再服仍效。神疲乏力者用人参叶6g，开水泡1~2h后送服本方。

11. 痰饮不寐方（《千家名老中医妙方秘典》张梦侬）

【组成】半夏、陈皮、炙甘草、炒枳壳、瓜蒌皮、炒蕤仁、竹茹各10g，茯苓10g，薏苡仁15g，高粱米（秫米）60g，生姜3片。

【功效与主治】化痰饮，决壅塞，通经络，和阴阳。主治入夜张目不瞑，经常失眠，形体一般较胖。脉多弦滑寸大。虽常服安神镇静之剂，效均不显。

【用法】水煎，分3次服，5剂为1个疗程。如病未痊愈，可续服5剂。

12. 惊恐不寐方（《千家名老中医妙方秘典》张梦侬）

【组成】炒酸枣仁、生甘草、朱寸冬、陈皮、郁李仁、远志肉、枳实、法半夏各10g，朱茯苓、丹参、龙骨粉、牡蛎粉、猪胆皮（酒炒）各15g。

【功效与主治】镇静安神，祛痰涤饮。主治白日猝然受惊，入夜常不能寐，寐则惊悸而寤。故白日常感头目眩晕胀闷。

【用法】水煎，分3次温服，5剂为1个疗程。

13. 健脾柔肝汤（《千家名老中医妙方秘典》蒲辅周）

【组成】人参3g，茯神6g，白术4.5g，炙甘草3g，黄精9g，炒酸枣仁9g，山药6g，山萸肉4.5g，桑寄生9g，木瓜4.5g，龙眼肉6g，松节9g，地骨皮9g。

【功效与主治】养阴柔肝，健脾和胃。主治失眠证。症见失眠，耳鸣，疲劳和月经来潮前则更甚，时有头晕疼，神疲，纳差无味，腹胀噫气，大便日行三四次，舌淡苔白腻，脉两寸沉细、左关弦大、右关沉迟、尺沉弱。

14. 加味交泰丸（《千家名老中医妙方秘典》程门雪）

【组成】肉桂心1.2g，姜川连0.9g，制半夏6g，北秫米9g（包煎），云茯苓9g，炙远志3g，炒酸枣仁9g，淮小麦12g，广陈皮4.5g，春砂壳2.4g，炒川楝子6g，煅瓦楞12g，佛手柑2.4g，炒香谷芽12g，片姜黄2.4g。

【功效与主治】疏肝和胃，养心安神。主治不寐。症见纳呆，脘中不舒，胃纳不香，泛泛欲恶；不寐，心悸不安，夜半发烦，脉数。

15. 滋肝安神汤（《千家名老中医妙方秘典》程门雪）

【组成】阿胶珠9g，酒炒大白芍6g，珍珠母15g（先煎），抱茯神9g，酸枣仁9g，川连0.9g（同炒），炒杜仲6g，炒潼蒺藜、炒白蒺藜各9g，炒川续断9g，桑寄生9g，金锁固精丸12g（包煎）。

【功效与主治】滋肾柔肝，清心安神。主治不寐，症见失眠日久，口苦，舌麻辣，后脑热，头痛耳鸣，腰酸痛，遗泄，苔薄，脉弦细。

16. 和胃安神汤（《千家名老中医妙方秘典》程门雪）

【组成】制半夏6g，北秫米9g（包煎），炙远志3g，佛手柑4.5g，云茯苓9g，白蔻壳2.4g，煅瓦楞12g，生薏苡仁12g，广陈皮4.5g，紫苏梗4.5g，炒谷芽、炒麦芽各9g。

【功效与主治】和胃化痰，疏肝和胃，化湿消痰。主治不寐，症见不寐胸闷，心悸不安，时噫，纳食不香，苔薄脉濡。

17. 安眠汤（《千家名老中医妙方秘典》孔伯华）

【组成】磁石9g（辰砂4.5g同先煎），知母9g，黄柏9g，生龙骨12g，生牡蛎12g，石决明12g，朱莲心6g，龙胆草9g，鲜石斛15g，茯神木45g，夜交藤60g，炒六曲9g，柏子仁9g，旋覆花12g，代赭石9g，藕30g，鸡内金12g，焦栀子9g，厚朴花9g，荷叶1个。

【功效与主治】镇心安神，交通心肾。主治失眠，症见彻夜失眠，脑力迟顿，脉象弦大。

18. 镇心汤（《千家名老中医妙方秘典》孔伯华）

【组成】生牡蛎12g（先煎），生龙骨9g，代赭石4.5g，夜交藤30g，旋覆花4.5g，地骨皮12g，磁朱丸9g（先煎），石决明30g，川牛膝9g，黛蛤粉9g（布包先煎），莲子心4.5g，胆南星4.5g，知母9g，郁李仁6g，石菖蒲3g，琥珀6g，藕30g。

【功效与主治】重镇安神，交通心肾。主治失眠，症见夜不能寐，惊悸不宁，烦躁，胸闷，脘腹痞满，脉弦滑而数。

19. 清滋安神汤（《千家名老中医妙方秘典》施今墨）

【组成】干石斛10g，大生地6g，生龙骨10g，鲜石斛10g，鲜生地6g，生牡蛎10g，云茯苓10g，酒黄芩6g，云茯神10g，酒黄连3g，磁朱丸（北秫米不寐12g同布包）6g，炒栀子6g，炒远志10g，白蒺藜10g，青竹茹6g，佩兰叶10g，陈皮炭6g，半夏曲6g，建神曲6g。

【功效与主治】清肝泻火，养阴安神。主治失眠，症见繁劳熬夜劳神，咽痛喉干，纳食不佳，胸胁均胀，极易烦躁，失眠不安，时时惊醒，二便正常，舌苔黄垢，六脉弦、左关独盛。

20. 柴胶汤（《千家名老中医妙方秘典》施今墨）

【组成】醋柴胡 4.5g，杭白芍 10g，全当归 10g，生地、熟地各 10g，春砂仁 4.5g，炒白术 4.5g，朱茯神 10g，川杜仲 10g，酒川芎 4.5g，朱寸冬 10g，真续断 10g，蕲艾叶 4.5g，阿胶珠 10g，炒远志 10g，磁朱丸（北秫米 10g 同布包）6g，炙甘草 3g。

【功效与主治】调经理血疏肝。主治失眠，症见郁闷不舒，烦躁易怒，入夜易醒或彻底不眠，多梦，腰酸腹胀，经期提前，血块甚多，疲倦无力，饮食无味，二便正常，六脉弦，左关独盛。

21. 枣仁琥珀汤（《千家名老中医妙方秘典》施今墨）

【组成】炒酸枣仁 10g，云茯苓 10g，白蒺藜 10g，生酸枣仁 10g，云茯神 10g，炒远志 10g，肥知母 6g，酒川芎 4.5g，清半夏 10g，北秫米（磁朱丸 6g 同布包）10g，生牡蛎（生龙骨 12g 同布包）12g，紫贝齿（紫石英 10g 同布包）10g，东白薇 6g，炙甘草 3g，鹿角胶 10g（另烊化，兑服），血琥珀 3g（分 2 次冲）。

【功效与主治】养心潜阳，清热疏肝。主治失眠。

22. 七子丸（《千家名老中医妙方秘典》施今墨）

【组成】补骨脂 60g，紫贝齿 30g，生龙骨 30g，生牡蛎 30g，蛇床子 30g，大熟地 30g，枸杞子 30g，菟丝子 30g，覆盆子 30g，车前子 30g，五味子 15g，五倍子 30g，巴戟天 20g，淫羊藿 30g，鹿衔草 30g，制首乌 30g，紫河车 30g，朱茯神 30g，炒远志 30g，节菖蒲 15g，蝉蜕 15g，炙甘草 30g，鹿角胶 30g。

【功效与主治】补肾填精安神。主治失眠，症见体弱，头晕，耳鸣，多梦，腰酸，梦遗早泄，阳痿，记忆减退，思维难于集中，常彻夜不能入睡，精神萎靡，面色无华，舌质淡、苔薄，六脉均弱、两尺尤甚。

【用法】共研细末，金樱子膏 420g，炼蜜为丸，如梧桐子大，每日早晚各服 10g，白开水送下。

23. 加味四五汤（《千家名老中医妙方秘典》施今墨）

【组成】别直参 30g，生地、熟地各 30g（酒炒），醋柴胡 15g，炒远志 30g，野於术 30g，酒当归 30g，生龙骨 30g，川厚朴 15g，朱茯苓 30g，紫河车 30g，生牡蛎 30g，陈广皮 15g，川附片 30g，鹿角胶 30g，五味子 15g，酒川芎 15g，淡干姜 15g，陈阿胶 30g，益智仁 15g，怀山药 60g，酒杭芍 20g，炙甘草 30g，砂仁壳 15g，焙内金 30g。

【功效与主治】益气养血，养心疏肝。主治神经衰弱，症见心悸，气短，头晕，烦躁，睡眠不宁，食不知味，大便溏，手足心热，时自汗，记忆力减退，健忘，乏力，面色苍白，舌质淡，脉沉数。

【用法】共研细末，溶化二胶，再加炼蜜 600g 合为丸，如小梧桐子大，每日早、晚各服 10g。白开水送服。

24. 滋阴健脾汤（《千家名老中医妙方秘典》黄文东）

【组成】生地12g，麦冬6g，甘栀子6g，杭菊6g，牡丹皮4.5g，牡蛎30g，炙远志3g，山药9g，党参9g，白术9g，炒谷麦芽各12g，陈皮4.5g。

【功效与主治】育阴清肝，调理脾胃。主治神经衰弱，症见头晕目眩，曾昏仆数次，精神疲乏，形体消瘦，夜寐不安，面热汗出，胃纳不香，大便不实，日行2~3次，气短心慌，动则更甚，舌尖红，苔薄腻，脉弦细数。

25. 镇肝汤（《千家名老中医妙方秘典》黄文东）

【组成】石决明9g，天麻2.4g，杭菊9g，稆豆衣9g，潼蒺藜、白蒺藜各9g，女贞子9g，制狗脊9g，川续断9g，杜仲9g，牡蛎30g。

【功效与主治】育阴潜阳。主治神经衰弱，症见头晕有时失眠，转侧时头晕较甚，脊臀觉痛，舌质红，脉细重按带弦，过去经常头痛，常服止痛药。

八、中成药

1. 归脾丸（参考《中国药典》2020版）

【组成】党参80g，炒白术160g，炙黄芪80g，炙甘草40g，茯苓160g，制不痲远志160g，炒酸枣仁80g，龙眼肉160g，当归160g，木香40g，大枣（去核）40g。

【功效与主治】益气健脾，养血安神。主治心脾两虚，气短心悸，失眠多梦，头昏头晕，肢倦乏力，食欲不振，崩漏便血。

【用法】用温开水或生姜汤送服。水蜜丸一次6g，小蜜丸一次9g，大蜜丸一次1丸，一日3次。

2. 人参首乌胶囊（参考《中国药典》2020版）

【组成】红参400g，制首乌600g。

【功效与主治】益气养血。主治气血两虚所致的须发早白、健忘失眠、食欲不振、体疲乏力；神经衰弱见上述证候者。

【用法】口服。一次1~2粒，一日3次。饭前服用。

3. 三宝胶囊（参考《中国药典》2020版）

【组成】人参20g，鹿茸20g，当归40g，山药60g，醋龟甲20g，砂仁（炒）10g，山茱萸20g，灵芝20g，熟地60g，丹参100g，五味子20g，菟丝子（炒）30g，肉苁蓉30g，首乌40g，菊花20g，牡丹皮20g，赤芍20g，杜仲40g，麦冬10g，泽泻20g，玄参20g。

【功效与主治】益肾填精，养心安神。主治肾精亏虚、心血不足所致的腰酸腿软、阳痿遗精、头晕眼花、耳鸣耳聋、心悸失眠、食欲不振。

【用法】口服。一次3~5粒，一日2次。

4. 天王补心丸（参考《中国药典》2020版）

【组成】丹参25g，当归50g，石菖蒲25g，党参25g，茯苓25g，五味子50g，麦冬50g，天冬50g，地黄200g，玄参25g，制远志25g，炒酸枣仁50g，柏子仁50g，桔梗25g，甘草25g，朱砂10g。

【功效与主治】滋阴养血，补心安神。主治心阴不足，心悸健忘，失眠多梦，大便干燥。

【用法】口服。水蜜丸一次 6g，小蜜丸一次 9g，大蜜丸一次 1 丸，一日 2 次。

5. 古汉养生精片（参考《中国药典》2020 版）

【组成】人参，炙黄芪，金樱子，枸杞子，女贞子（制），菟丝子，淫羊藿，白芍，炙甘草，炒麦芽，黄精（制）。

【功效与主治】补气，滋肾，益精。主治气阴亏虚、肾精不足所致的头晕、心悸、目眩、耳鸣、健忘、失眠、阳痿遗精、疲乏无力；脑动脉硬化、冠心病、前列腺增生、更年期综合征、病后体虚见上述证候者。

【用法】口服。一次 4 片，一日 3 次。

6. 宁神补心片（参考《中国药典》2020 版）

【组成】丹参 112.5g，地黄 75g，酒女贞子 150g，熟地 112.5g，墨旱莲 112.5g，煅珍珠母 750g，石菖蒲 37.5g，夜交藤 187.5g，合欢皮 112.5g，五味子 56.25g。

【功效与主治】养血安神，滋补肝肾。主治肝肾阴血不足所致的头昏、耳鸣、心悸、健忘、失眠。

【用法】口服。一次 4~6 片，一日 3 次；或遵医嘱。

7. 益心宁神片（参考《中国药典》2020 版）

【组成】人参茎叶总皂苷 10g，藤合欢 1000g，五味子 500g，灵芝 500g。

【功效与主治】补气生津，养心安神。用于心气不足、心阴亏虚所致的失眠多梦、心悸、记忆力减退；神经衰弱见上述证候者。

【用法】口服。一次 5 片（小片），或一次 3 片（大片），一日 3 次。

8. 枣仁安神胶囊（参考《中国药典》2020 版）

【组成】炒酸枣仁 1425g，丹参 285g，醋五味子 285g。

【功效与主治】养血安神。用于心血不足所致的失眠、健忘、心烦、头晕；神经衰弱症见上述证候者。

【用法】口服。一次 5 粒，一日 1 次，临睡前服用。

9. 安神补脑液（参考《中国药典》2020 版）

【组成】鹿茸 3g，制首乌 62.5g，淫羊藿 50g，干姜 12.5g，甘草 6.25g，大枣 12.5g，维生素 B_1 0.5g。

【功效与主治】生精补髓，益气养血，强脑安神。主治肾精不足、气血两亏所致的头晕、乏力、健忘、失眠；神经衰弱症见上述证候者。

【用法】口服。一次 10mL，一日 2 次。

10. 解郁安神颗粒（参考《中国药典》2020 版）

【组成】柴胡 80g，大枣 60g，石菖蒲 80g，姜半夏 60g，炒白术 60g，浮小麦 200g，制远志 80g，炙甘草 60g，炒栀子 80g，百合 200g，胆南星 80g，郁金 80g，龙齿 200g，炒酸枣仁 100g，茯苓 100g，当归 60g。

【功效与主治】疏肝解郁，安神定志。主治情志不畅、肝郁气滞所致的失眠、心烦、焦虑、健忘；神经症、更年期综合征见上述证候者。

【用法】开水冲服。一次 1 袋,一日 2 次。

11. 乌灵胶囊(参考《中国药典》2020 版)

【组成】乌灵菌粉 330g。

【功效与主治】补肾健脑,养心安神。主治心肾不交所致的失眠、健忘、心悸心烦、神疲乏力、腰膝酸软、头晕耳鸣、少气懒言、脉细或沉无力;神经衰弱见上述证候者。

【用法】口服。一次 3 粒,一日 3 次。

12. 刺五加氟桂利嗪合剂(参考《中国药典》2020 版)

【组成】刺五加浸膏 25g,五味子流浸膏 25mL。

【功效与主治】健脾补肾,宁心安神。主治心脾两虚、脾肾不足所致的心神不宁、失眠多梦、健忘、倦怠乏力、食欲不振。

【用法】口服。一次 10mL,一日 2 次。

13. 泻肝安神丸(参考《中国药典》2020 版)

【组成】龙胆 9g,黄芩 9g,栀子 9g(姜炙),珍珠母 60g,牡蛎 15g,龙骨 15g,柏子仁 9g,炒酸枣仁 15g,制远志 9g,当归 9g,地黄 9g,麦冬 9g,蒺藜 9g(去刺盐炙),茯苓 9g,盐车前子 9g,盐泽泻 9g,甘草 3g。

【功效与主治】清肝泻火,重镇安神。主治肝火亢盛,心神不宁所致的失眠多梦,心烦;神经衰弱症见上述证候者。

【用法】口服。一次 6g,一日 2 次。

14. 复方阿胶浆(参考《中国药典》2020 版)

【组成】阿胶,红参,熟地,党参,山楂。

【功效与主治】补气养血。主治气血两虚,头晕目眩,心悸失眠,食欲不振及白细胞减少症和贫血。

【用法】口服。一次 20mL,一日 3 次。

15. 养心清脑丸(参考《中国药典》2020 版)

【组成】当归 405.6g,川芎 405.6g,白芍 324.3g,熟地黄 324.3g,钩藤 810.8g,鸡血藤 810.8g,夏枯草 810.8g,决明子 810.8g,珍珠母 810.8g,延胡索 405.6g,细辛 80.8g。

【功效与主治】养血平肝,活血通络。主治血虚肝旺所致的头痛眩晕、心烦易怒、失眠多梦。

【用法】口服。一次 1 袋,一日 3 次。

16. 脑乐静(参考《中国药典》2020 版)

【组成】甘草浸膏 35.4g,大枣 125g,小麦 416g。

【功效与主治】养心安神。主治心神失养所致的精神忧郁、易惊不寐、烦躁。

【用法】口服。一次 30mL,一日 3 次;小儿酌减。

九、单方

苦竹叶治虚烦不睡,煮服之(《本草》)。

小麦治烦热少睡,煮服之(《本草》)。

酸枣仁睡多则生用，不得睡则炒熟用之（《本草》）。

榆白皮治不睡。嵇公云榆令人瞑是也。初生荚仁以作糜羹，服之令人多睡（《本草》）。

林檎治不睡。多食令人好睡（《本草》）。

木槿煮作饮服之，令人得睡（《本草》）。

蕨食之令人多睡（《本草》）。

沙参治多睡常欲眠。煮服，或作齑食之。（……）

通草疗脾疸常欲眠，煮服之（《本草》）。

乌梅治不眠。作茶饮，令得睡（《本草》）。（《东医宝鉴·内景篇卷之二》）

不寐，灯草煎汤代茶饮，即得睡。每日向晚以后，勿饮茶，勿多言，静养。或用人参、当归、远志肉各一钱，白茯神一钱半，枣仁（炒黑），炙鳖甲各二钱，水煎服。（《文堂集验方·卷二虚损》）

灯草煎服，或用白糖含卧，皆忌茶水。

又，治怔忡不寐，心虑舌衄。人参（炒，研）、黄连（盐水炒黑）等分，桂圆肉五七层裹入，卧时噙口中，令其汁自出，徐徐咽之，自寐。谓之噙咽参连法。（《疑难急症简方·卷二怔忡喜忘不寐》）

十、验方

1. 失眠内服方（一）（《中医验方汇编第1辑·内科》）

【组成】鲜百合一斤，酸枣仁五钱（炒）。

【主治】虚烦不寐（神经衰弱失眠症）。

【用法】取鲜百合一斤，用清水泡24h，取出洗净，然后将酸枣仁用水煎好去渣，再加入百合煮熟食之。

2. 失眠内服方（二）（《中医验方汇编第1辑·内科》）

【组成】茯神五钱，生鸡子黄一枚。

【主治】失眠。

【用法】将茯神用一杯半水煎取一杯，稍停，兑生鸡子黄一枚搅匀备用。临睡前，先以温水洗脚10min，然后将鸡子黄趁热服下，时间不久即可安眠。

3. 多梦内服方（《中医验方集第1辑·内科》）

【组成】桂圆肉六钱，朱砂五分。

【主治】多梦。

【用法】将桂圆肉水煎，冲朱砂服。

4. 失眠内服方（《中医验方集第1辑·内科》）

【组成】玄参三钱，带心莲子三钱，姜制黄连五分，炒酸枣仁一两，夏枯草三钱，肉桂三分，生姜三片。

【主治】不寐。【用法】将上药用水二碗，煎八分。

5. 安眠养心汤（一）（《失眠嗜卧专辑·单方验方》）

【组成】竹茹三钱，竹叶二钱，连翘三钱，栀子三钱，龙齿三钱，麦冬五钱。枣仁五钱

（炒），龙眼肉三钱，杏仁一钱五分，甘草二钱。

【主治】因过度劳神伤脑所致的头眩，心悸，失眠。

【用法】水三茶盅，煎剩一茶盅，临卧温服。药渣再煎，翌晨服。

6. 安眠养心汤（二）（《失眠嗜卧专辑·单方验方》）

【组成】琥珀五钱，朱砂二钱半。

【主治】失眠心悸。

【用法】共为细末，每晚服一钱，开水送下。

7. 安眠养心汤（三）（《失眠嗜卧专辑·单方验方》）

【组成】圆肉十个，莲子二十个，补心丹二丸。

【主治】失眠症。

【用法】水煎前二味，临睡送补心丹一粒。

8. 安眠养心汤（四）（《失眠嗜卧专辑·单方验方》）

【组成】党参二钱半，白术一钱，茯神一钱，远志钱半，酸枣仁五钱，当归身钱半，菖蒲一钱，炙芪二钱，血琥珀一钱，炙草一钱，砂仁五分，灯心为引。

【主治】失眠症。

9. 安眠养心汤（五）（《失眠嗜卧专辑·单方验方》）

【组成】陈皮二钱，半夏三钱，茯苓五钱，枳壳三钱，竹茹二钱，麦冬三钱，圆肉五钱，石膏三钱，人参一钱，甘草一钱。

【主治】不眠症。

10. 怔忡失眠（一）（《失眠嗜卧专辑·单方验方》）

【组成】淫羊藿二两，白酒半斤。

【主治】神经衰弱（头眩、心悸、失眠）。

【用法】浸酒内七日。每次一盅，日三次（本方系酒药，由于量的多少，可能镇静也可能兴奋，用时宜根据病情，适当增减）。

11. 怔忡失眠（二）（《失眠嗜卧专辑·单方验方》）

【组成】茯神五钱，远志四钱，龙胆草五钱，青皮五钱，川芎五钱，云苓五钱，栀子五钱，白芷五钱，枳壳四钱，炒枣仁五钱，双皮一两，寸冬五钱，花粉四钱，生地五钱，牡丹皮四钱，当归五钱，柏仁五钱（茯神散）。

【主治】虚弱失眠，怔忡健忘，头痛眩晕。

【用法】共为细末。每日 2 次，每次一钱，白开水送下。

12. 怔忡失眠（三）（《失眠嗜卧专辑·单方验方》）

【组成】酸枣仁五钱，龙齿一两，牡蛎一两，川连钱半，菖蒲二钱，远志三钱，天冬三钱，甘草一钱。

【主治】心虚失眠。

【用法】水煎，临睡前 2h 温服。

十一、其他疗法

(一) 针灸疗法

针灸疗法有着悠久的历史，历代典籍关于针灸治疗不寐的记载和论述也相当丰富。在《内经》中对于不寐一类病证的针灸治疗比药物治疗内容更为丰富。

《素问·刺热》对于肝热病引起的（狂言及惊、胁满痛、手足躁）不得安卧，提出"刺足厥阴、少阳"，以泻其热邪。《灵枢·热病》对于热病引起的（嗌干多饮，善惊）卧不能安，提出"取之肤肉，以第六针，五十九"，即刺肉分，用九针中的第六种针（员利针），在59个治疗热病的与肌肉有关的穴位上施针。《灵枢·癫狂》对于狂证引起的少卧不饥等，提出了取手阳明、太阳、太阴、舌下、少阴等处的穴位，选其充盛者针刺出血。

晋代皇甫谧《针灸甲乙经》："惊不得眠，善龁，水气上下，五脏游气也，阴交主之。不得卧，浮郄主之。身肿皮痛，不可近衣，淫泺胻获，久则不仁，屋翳主之。"

宋代王执中的《针灸资生经》卷四"不卧"一证，其下治法载："神庭治惊悸不得安寝。气冲、章门治不得卧。期门：治大喘不得卧。太渊：治咳嗽烦怒，不得卧。白环俞：治腰脊冷疼，不得久卧。隐白、天府、阴陵泉：治不得卧。神庭：疗风痫惊悸，不得安寝。太渊、肺俞、上管、条口、隐白：疗不可卧。譩嘻、环跳：岐伯云，疗卧伸缩回转不得。大椎：疗卧不安。气海、阴交、大巨：主惊不得卧……攒竹等，主不得卧。"

明代杨继洲《针灸大成》，是明代最为重要的针灸学著作之一，书中广泛收载前人的针灸著述，并结合作者个人体验，对相关的针灸理论与治法作了精确的阐述，在针灸学发展史上具有承前启后的作用。书中卷八心脾胃门下，也列有"烦闷不卧""不得卧"等不寐类病证的治疗主穴，称"烦闷不卧，太渊、公孙、隐白、肺俞、阴陵泉、三阴交"，"不得卧，太渊、公孙、隐白、肺俞、阴陵、三阴交"。

清代廖润鸿《针灸集成》是清代一部较为著名的针灸学著作。卷二"眠睡"条载："不得安卧，不能睡，皆心热也。昏睡困怠，肾、脾虚热之致也。治心、脾、肾经穴……无睡：阴交，在脐下一寸，灸百壮；譩嘻（在第六椎下，两旁相去各三寸半，以手按之则病者言譩嘻），二七壮至百壮。"（《勉学堂针灸集成·眠睡》）

(二) 外治法

元代忽思慧《饮膳正要》即载有不寐外治："塔剌不花（一名土拨鼠），味甘，无毒，主野鸡瘘疮。煮食之宜人。生山后草泽中，北人掘取以食，虽肥，煮则无油，汤无味，多食难克化，微动气。皮作番皮，不湿透，甚暖。头骨，去下颏肉，令齿全，治小儿无睡，用法为悬之头边，即令得睡。"（《饮膳正要·兽品》）明代李时珍《本草纲目》中也载有以熨、枕等外治法治疗不寐证的内容。熨法：大豆用新布火炙，熨目。枕法：蒸大豆，用新布包枕。吴尚先《理瀹骈文》中载有膏药、糁药、熨、枕等多种不寐证的外治法，创造性地发展了不寐证的外治疗法。

(三) 精神疗法

古人很早就认识到不寐和精神情志密切相关，并相应产生了一些精神心理疗法。

宋代《圣济总录》卷四之"治法"条下，提出"凡以形体之乖和，神先受之，则凡治病之术，不先致其所欲，正其所念，去其所恶，损其所恐，未有能愈者也"的主张，明确了精神心理活动在疾病治疗中的重要意义，这一治疗理念，也深刻地影响了不寐的辨证治疗。

金代医家张子和非常重视情志因素的致病作用，在不寐证的治疗上提出以五行相胜之理治之的治疗原则。《儒门事亲·九气感疾更相为治衍二十六》认为："故悲可以治怒，以怆恻苦楚之言感之，喜可以治悲，以谑浪亵狎之言娱之；恐可以治喜，以恐惧死亡之言怖之；怒可以治思，以污辱欺罔之言触之；思可以治恐，以虑彼忘此之言夺之。凡此五者，必诡诈谲怪，无所不至，然后可以动人耳目，易人听视。"子和认为，不寐为思气所致，可以怒气胜之。在不寐证条下载有其以"怒胜思"之法，治愈一病妇经年难愈的不寐证。

曹庭栋在《老老恒言》"安寝"中记载的操纵之法及其主张，当是不寐证较为有效的心理和行为疗法，基本上与现代医学行为治疗中的冥想或松弛疗法相同。而他提出的最忌心欲求寐的主张，也具有重要的心理学意义，是不寐证心理治疗的重要内容和方法。书中对卧房、床、帐、枕、席、被、褥、便器等都有详细的论述，对于现代仍具有很好的借鉴意义。摘录如下。

少寐乃老年大患，《内经》谓卫气不得入于阴，常留于阳，则阴气虚，故目不瞑。载有方药，罕闻奏效。邵子曰：寤则神栖于目，寐则神栖于心。又曰：神统于心。大抵以清心为切要，然心实最难把捉。必先平居静养，入寝时将一切营为计虑，举念即除，渐除渐少，渐少渐无，自然可得安眠。若终日扰扰，七情火动，辗转牵怀，欲其一时消释得乎？

《南华经》曰：其寐也，魂交。养生家曰：先睡心，后睡目。俱空言拟议而已。愚谓寐有操纵二法。操者，如贯想头顶，默数鼻息，返观丹田之类，使心有所着，乃不纷驰，庶可获寐。纵者，任其心游思于杳渺无朕之区，亦可渐入朦胧之境。最忌者，心欲求寐，则寐愈难。盖醒与寐交界关头，断非意想所及，唯忘乎寐，则心之或操或纵，皆通睡乡之路。

《语》曰：寝不尸。谓不仰卧也。相传希夷安睡诀：左侧卧则屈左足，屈左臂，以手上承头，伸右足，以右手置右股间，右侧卧反是。半山翁诗云：华山处士如容见，不觅仙方觅睡方。此果其睡方耶？依此而卧，似较稳适，然亦不得太泥，但勿仰卧可也。

《记·玉藻》曰：寝恒东首。谓顺生气而卧也。《保生心鉴》曰：凡卧，春夏首宜向东，秋冬首向西。愚谓寝处必安其常，《记》所云恒也。四时更变，反致不安。又曰：首勿北卧。谓避阴气。《云笈七签》曰：冬卧宜向北。又谓：乘旺气矣。按：《家语》曰，生者南向，死者北首，皆从其初也。则凡东西设床者，卧以南首为当。

卧不安，易多反侧；卧即安，醒时亦当转动，使络脉流通。否则半身板重，或腰肋痛，或肢节酸者有之。按：释氏戒律，卧唯右侧，不得转动，名吉祥睡。此乃戒其酣寐，速之醒也。与老年安寝之道正相反。

胃方纳食，脾未及化，或即倦而欲卧，须强耐之。《蠡海集》曰：眼眶属脾，眼开眶动，脾应之而动。又曰：脾闻声则动，动所以化食也。按：脾与胃同位中州，而膜联胃左，故脉居右而气常行于左。如食后必欲卧，宜右侧以舒脾之气。《续博物志》云：卧不欲左胁，亦此意，食远则左右胥宜。

觉须手足伸舒，睡则不嫌屈缩。《续博物志》云：卧欲足缩是也。至冬夜，愈屈缩则愈冷。《玉洞要略》曰：伸足卧，一身俱暖。试之极验。杨诚斋《雪》诗云：今宵感叹卧如弓。所谓愈屈缩愈冷，非耶！

就寝即灭灯，目不外眩，则神守其舍。《云笈七签》曰：夜寝燃灯，令人心神不安。

《真西山卫生歌》曰：默寝暗眠神宴如。亦有灭灯不成寐者，锡制灯龛，半边开小窦以通光，背帐置之，便不照耀及目。

寝不得大声叫呼。盖寝则五脏如钟磬不悬，不可发声。养生家谓多言伤气，平时亦宜少言，何况寝时！《玉笥要览》曰：卧须闭口，则元气不出，邪气不入。此静翕之体，安贞之吉也。否则令人面失血色。

头为诸阳之首，《摄生要论》曰：冬宜冻脑。又曰：卧不覆首。有作睡帽者，放空其顶，即冻脑之意。终嫌太热，用轻纱包额，如妇人包头式，或狭或宽，可趁天时，亦唯意所适。

腹为五脏之总，故腹本喜暖。老人下元虚弱，更宜加意暖之。办兜肚，将蕲艾捶软铺匀，蒙以丝绵，细针密行，勿令散乱成块。夜卧必需，居常亦不可轻脱。又有以姜、桂及麝诸药装入，可治腹作冷痛。段成式诗云：见说自能裁袙肚，不知谁更着帩头（注：袙肚即今之兜肚）。

兜肚外再加肚束，腹不嫌过暖也。《古今注》谓之腰彩。有似妇人袜胸，宽七八寸，带系之。前护腹，旁护腰，后护命门，取益良多，不特卧时需之。亦有以温暖药装入者。

解衣而寝，肩与颈被覆难密。制寝衣如半臂，薄装絮，上以护其肩，短及腰，前幅中分，扣钮如常，后幅下联横幅，围匝腰间，系以带，可代肚束，更缀领以护其颈。颈中央之脉，督脉也，名曰风府，不可着冷。领似常领之半，掩其颈后，舒其咽前，斯两得之矣。穿小袄卧，则如式作单者加于外。《说丛》云：乡党必有寝衣，长一身有半。疑是度其身而半之。如今着小袄以便寝，义亦通。（《老老恒言·安寝》）

（四）饮食疗法

现代相关研究极为丰富，除综合性著作中不寐证的食疗方外，仅不寐证的食疗专著就数量众多。总结了治疗不寐证的药膳、药粥、药茶、药酒、糖饮、醋饮方数千首，极大地丰富了不寐证饮食疗法的内容。

《太平圣惠方》："治心脏烦热，躁渴不得睡卧，酸枣仁粥方：酸枣仁一两，捣为末；粳米二合。上煮米作粥，临熟，下酸枣仁末半两，搅匀食之。"（《太平圣惠方·食治烦热诸方》）

夜不合眼，难睡。灯草煎汤代茶饮，即得睡。（《濒湖集简方·心系病证方》）

（五）导引、沐浴等疗法

古代的导引、气功、呼吸吐纳等养生的功法与术式，以及广涉衣、食、住、行、睡等的养生保健理论主张与实践，包含着丰富的预防治疗与调养的知识，既是不寐证气功、导引、按摩等传承发展的基础，也与不寐证现代的认知疗法、行为疗法、运动疗法、音乐疗法、沐浴疗法等的发展有着密切的联系。现代临床对于不寐证的预防与调护，实际上也是在综合了古人的养生主张与实践的基础上，并结合现代的多种药物与非药物疗法而形成与发展起来的。

明代周履靖《赤凤髓》"华山十二睡功总诀"及《玄门宝典》"睡卧"管窥中华文化之博大精深。

1. 华山十二睡功总诀（《赤凤髓·华山睡功十二图诀》）

夫学道修真之士，若习睡功玄诀者，于日间及夜静无事之时，或一阳来之候，端身正坐，叩齿三十六通，逐一唤集身中诸神，然后松宽衣带，而侧卧之，诀在闭兑，目半垂帘，赤龙头抵上腭，并膝，收一足，十指如钩，阴阳归窍，是外日月交光也；然后一手掐剑诀，掩生门，一手掐剑诀，曲肱而枕之，以眼对鼻，鼻对生门，合齿，开天门，闭地户，心目内观，坎离会合，是内日月交精也。功法如鹿之运督，鹤之养胎，龟之喘息。夫人昼夜有一万三千五百息，行八万四千里气，是应天地造化，悉在玄关橐籥，使思虑神归于元神，内药也。内为体，外为用。体则含精于内，用则法光于外，使内外打成一块，方是入道工夫。行到此际，六贼自然消灭，五行自然攒簇，火候自然升降，酝就真液，浇养灵根。故曰：

玄牝通一口，睡之饮春酒。朝暮谨行持，真阳永不走。

凡睡之功毕，起时揩摩心地，次揩两眼，则心身舒畅。

行住坐卧，大要聚气凝神。神住则气住，气住则精住，精住则形固，若神住则无思虑，气住则无呼吸，精住则无淫欲。然后三元归一，八脉还源，七宝无漏，血化为膏，始得长生久视。修真之要，性静则情逸，心动则神疲。盖神去则气散，气散则精耗，精耗则形枯，形枯则死矣。故世人之生死，皆一梦幻。如至人则不然。至人无妄，无妄则无梦。苟有梦，亦得其真，非情欲之梦也。故其心常虚明，神常澄湛，无来无去，不生不灭，安有此轮回哉！世人妄妄不息，情欲交炽，心被万缘所染，神无一刻宁静，茫茫乎昼亦梦也，夜亦梦也，寤亦梦也，寐亦梦也……只以爱欲贪嗔痴为乐，岂知乐是苦因……此乃人盗万物，万物盗人，一切由心之所造也。故心者，神之宅；神者，身之主。修行人修个甚么？无过精、气、神三宝而已。神为君，气为臣，精为民。故五贼侵，而精神耗乱；五贼泯，而国泰民安。民安，则无治可以长久。先要外伏魔精，内安真性，炼精化气，炼气化神，炼神还虚。此是为物归三，三归二，二归一，一归空。是为仙道逆行，常灵常存。如尘世间众生日用，则神化气，气化精，精化形，形化生物，是一生二，二生三，三生万物。此乃人道顺行，有生有死，其生死皆在心之所欲也。至于修仙之人，心要如如不动，如龙之养珠，鸡之抱卵，蜣螂之滚毬，蠮螉之咒子，蚌含明月，兔子怀胎，鳖之射影，犀之望星。功到则如禾之凝露，瓜之脱蒂，是神之运用。神者，气之母；精者，气之子。神气相抱，精身归源。凝结不散，即婴孩由父母之所生也。妙在存神于斯中，始得二气交感于黄庭，三华混一于元窍，圣胎成而真神蜕化，出离生死，超然成道。如此行持，一百日龟息，三百日成丹，二年身轻心灵，上开八门七孔，及眉心一门，三年飞升，以达希夷。要在笃志虔恪，修持不息，自有妙验。故曰："工夫第三章其他疗法不到不方圆。"有等修真之士，虽下苦功，未得真传，以致忘本逐末，盲修瞎炼，或执顽空，或泥幻相，何异于痴猫守于空窟，终不得其鼠也。

已上睡功秘法，天机之妙，务在真师心授，不得私意揣度。或得遇者，谨而行之，勿示非人，恐遭天宪，慎之慎之！

2. 睡卧（《玄门宝典·丹亭传道密集》）黄帝《素问》曰："久卧伤气，劳于肺也。"

《千金要方》曰："不可当风卧，不可令人扇，皆得病也。"又曰："上床坐，先脱左足。卧，勿当舍脊下。卧讫，勿留灯烛，令魂魄及六神不安，多愁怨，头边勿安火炉，日久引火气，头重、目赤、睛昏及鼻干。"又曰："凡人卧，勿以脚踏高处，久成肾水损房足冷。"又曰："不得昼眠，令人失气。"又曰："暮卧常习闭口，口开即失气，且邪恶从口入，久成消渴及失血色。"又曰："屈膝侧卧，益人气，力胜，正偃卧。按孔子寝不尸，故曰：睡不厌踡，觉不厌舒。"又曰："凡卧先卧心，后卧眼，一夜当作五度反覆，常要如之。"又曰："勿湿头卧，使人头风眩闷、发秃面黑、齿痛耳痛、头生白屑。"

巢氏《病源》曰："凡卧觉，勿饮水更眠，令水作水癖。"

《琐碎录》云："夜卧或侧或仰，屈一足，则无梦泄之患。"又云："临卧用黄柏蜜炙，含少许，一生不患咽喉。"又云："雷鸣，勿仰卧。"

《云笈七签》云："多睡令人目盲。"

《正一修真要旨》曰："暮卧先诵《黄庭内景玉经》一遍，及卧使人魂魄自然制炼。常行此法，二十八年，亦成仙也。"又曰："饱食便卧，损寿也。"

《云笈七签》云："人若睡，必须侧卧拳跼，阴魄全也。一觉便展两足，叉两手，令气通遍，浑身阳气布也。"

《四时养生论》曰："夜眠，自颈以下常须覆薄被，不如此，则风毒潜入，血气不行，直至觉来，顿痹瘫痪、脚偏风，因兹交至。"

《墨子秘录》曰："麻黄末五分，日中面向南杵之，水调方匕，日可三服，即不睡。若要睡，用糯米粥、葵菜汤解之依旧。此炼丹守炉之秘法也。"又曰："通草茗汁饮之，不睡也。"

《琐碎录》曰："决明子置枕中，最明目。"又曰："不可用菊花为枕，久之，令人脑冷。"

《云笈七签》曰："神枕法，用五月五日、七月七日，取山林柏木为枕，长一尺二寸，高四寸，空中，容一斗二升，以柏心赤者为盖，厚二分，盖缝令密，盖上钻三行，行四十孔，凡一百二十孔，令粟米大，内实芎䓖、当归、白芷、辛夷、杜衡、白术、藁本、木兰、蜀椒、桂、干姜、防风、人参、桔梗、白薇、荆实、肉苁蓉、飞廉、柏实、薏苡、款冬、白衡、秦椒、蘼芜，凡二十四味，以应二十四气，加毒者八味，以应八风，乌头、附子、藜芦、皂荚、茵草、礜石、半夏、细辛。右共三十二味，各一两，皆㕮咀，以毒者上安满枕中，用布囊以衣。枕百日，面有光泽，一年，体中所疾及有风疾者，一一皆愈，而身尽香；四年，白发变黑，齿落更生，耳目聪明。神方极验。此方未卧，仍宜用布囊重裹，卧时脱去，方不走药气。"又曰："益眼者，无如磁石，以为益枕，可老而不昏。"

梦魇洗沐：

《千金要方》曰："夜梦恶，不须说，但以水面东噀之，咒曰：'恶梦著草木，好梦成宝玉。即无咎也。'"《琐碎录》曰："夜停烛而寝，招恶梦。"又云："枕麝香一具于颈间，辟水注之来，绝恶梦也。"

巢氏《病源》曰："人魇勿烛，唤之，魇死。止宜暗唤及远唤。"

《琐碎录》曰："夜魇之人，急取梁尘吹鼻中，即醒。"

《墨子秘录》曰："取雄黄一具带之，不魇。"葛洪《肘后方》曰："人不寤，勿以灯，照之杀人。但痛啮拇指甲际而唾其面则活。取韭捣汁，饮鼻中。薤汁亦可。冬用韭根汁灌口中。"

华佗《中藏经》曰："浴冷水则生肾痹之疾。"

《千金要方》曰："凡居家不欲数沐浴，若沐浴必须密室，不得大热，亦不得大寒，皆生百疾。"又曰："饥忌浴，饱忌沐。沐讫，须尽少许食，乃可出。"又云："常以晦日浴，朔日沐，吉。"

《琐碎录》云："人能终日断沐，永无目疾。"又云："有目疾者，切忌酒后澡沐，令人目盲。"

方勺《泊宅编》曰："旧说眼疾不可沐，沐则病甚，至有失明者。白彦良云，未壮之前，岁岁患赤眼。一道人劝其断沐头，则不复病此。彦良不沐，今七十余，更无眼疾。"

《云笈七签》曰："五香沐浴者，青木香也。青木华五节，五五相结，故辟恶气，检魂魄。"

《沐浴身心经》曰："沐浴用五种香汤，一者白芷，能去三尸；二者桃皮，能辟邪气；三者柏叶，能降真仙；四者零陵，能集灵圣；五者青木香，能消秽召真。"

《洞神经》曰："上元斋者，用云水三斛、青木香四两、真檀七两、玄参二两，四种各煮，一沸澄清，温寒适宜。先沐后浴。此难辨者，用桃皮、竹叶刳之。"

《琐碎录》云："盛热时自日中来，不得用冷水沃面，恐成目疾。"

十二、古代医家临证经验

（一）薛己

《经》曰：阳明，胃脉也。胃者，六腑之海，其气亦下行，阳明逆，不得从其道，故不得卧也。又曰：胃不和则卧不安。夫人身之卫气，昼则行于阳，夜则行于阴。阳主动，阴主静，寤则魂魄志意散于腑脏，发于耳目，动于肢体而为人身指使之用，寐则神气各归五官，而为默运之妙矣。若脾胃气盛，则脏腑调和，水谷之精，各各融化，以为平和之气。若胃气一逆，则气血不得其宜，脏腑不得其所，不寐之症，由此生焉，当用四君、远志、酸枣仁。肝肾虚热者，六味丸。心血不足者，真珠母丸。思虑过度者，归脾汤。精神短乏者，人参养荣汤。病后余热者，酸枣仁汤。胆虚不得眠者，人参竹叶汤。肝火不宁者，加味小柴胡汤。振悸不得眠者，四君加生姜、酸枣仁。夜啼惊哭不寐，各详别症，当参求之。

【治验】

小儿痢后，不食少寐，或兼盗汗，先用异功散加升麻、当归，饮食渐进，佐以补中益气汤，稍得寐。四年后，因用心记诵，患自汗不寐，饮食甚少，用补中益气汤、五味异功散而愈。

一小儿十四岁，勤于功课，彻夜不寐，饮食无味，早间用补中益气汤，午后用异功散，饮食渐有味，夜稍得寐，仍用补中益气汤、八味汤而愈。毕姻后不寐，兼遗精盗汗，用补中益气汤六味地黄丸而愈。

小儿痘后作痒，夜甚不寐。此脾经气血俱虚，用四君、归、芪数剂而止。

一小儿患疮溃后，饮食少思，倦怠不寐，先用四君、茯神、当归、陈皮，饮食顿加，乃佐以八珍散为末，时服钱许，渐得寐。又因惊汗出，发热不寐，用异功散加柴胡、山栀，汗热顿止；仍服四君、八珍之药，得寐。后又饮食停滞，腹痛吐痰，不寐汗出，用六君、柴胡、升麻、山楂而安。

1. 仲景酸枣汤

治虚劳虚烦不得眠。

酸枣仁（炒）一钱，甘草、知母（炒）、茯苓、芎䓖、生姜各五分。

上水煎服。

2. 《本事》鳖甲丸

治胆虚不得眠，四肢无力。

鳖甲、酸枣仁（炒）、羌活、黄芪（炒）、牛膝（酒炒）、人参各一两，五味子。

上为末，炼蜜丸梧子大。每服三四十丸，温酒下。

《圣惠》治骨蒸劳热，烦心不得眠，用酸枣仁三钱，水煎熟，下地黄汁一蛤蜊，食之。

3. 《本事》真珠母丸

治肝胆二经，因虚内受风邪，卧则魂散而不守，状若惊悸。

真珠三分（另研细），当归、熟地黄各一两半，人参、酸枣仁（炒）、柏子仁各一两，犀角、茯神、沉香、龙齿各半两。

上为末，炼蜜丸小豆大，辰砂为衣。每服二十丸，白汤下，日午夜卧各一服。

4. 人参竹叶汤

治虚烦不得寐。

人参、竹叶、甘草各二钱，半夏、小麦、麦门冬各一钱半。

上每服二三钱，姜二片，粳米一撮，水煎服。（《保婴撮要·不寐》）

(二) 徐春甫

1. 不寐为痰火思虑所致

春甫谓：痰火扰乱，心神不宁，思虑过伤、火炽痰郁而致不眠者，多矣。有因肾水不足，真阴不升，而心阳独亢，亦不得眠，有脾倦火郁夜卧，遂不疏散，每至五更，随气上升而发燥，便不成寐。此宜快脾发郁、清痰抑火之法也。

2. 伤寒大病之后多有不寐

《伤寒书》云：伤寒瘥后不得眠者，何也？盖热气与诸阳相并，阴气未复，所以不得眠。津液，心血虚而神不宁，亦不眠。又谓：汗下后过亡津液，心血虚而神不宁，亦不眠。

脉候：不眠，脉微涩，为血虚。寸口浮大有火，兼滑为痰。两尺弦大，为肾虚，相火炎上。

治法：治不眠要分虚实。体气素盛偶不眠，为痰火所致，宜先用滚痰丸，次用安神丸、清心、凉膈之类。

体气素弱，或因过劳，或因病后，此为不足，宜养血、安神、补心之类。

3. 治病后不眠与寻常不眠者殊异

凡病后及妇人产后不得眠者，此皆血气虚，而心脾二脏不足，虽有痰火，亦不宜过于攻治，仍当以补养为君，而略佐以清痰火之药。其不因病后而不寐者，须以痰火处治，亦必少佐以养血补虚之药，方为当也。

4. 不寐候治不眠贵知标本

凡人劳心思虑太过，必至血液耗亡，而痰火随炽，所以神不守舍，烦躁而不寐也，导痰清火以治其标，稍得效验，仍须养血收神，兼之静定，以治其本，则不再复以竭其真也。此心元之主，神思之病，不可不慎。每见轻浅视之，渐至元神俱竭，而不可救者，有矣。

5. 药方

补虚诸剂

（1）养心汤：治体质素弱或兼病后思虑过多，而不寐者。

当归身、生地黄、熟地黄、茯神各一钱，人参、麦门冬各钱半，五味子十五粒，柏子仁、酸枣仁各八分，甘草炙四分。

水盏半，加灯心、莲子，煎八分，食远服。

（2）酸枣仁汤：治大病后气血俱虚，内亡津液，烦渴心躁，诸虚烦热不得眠者，宜用此药。

酸枣仁（微炒）、人参各一钱，麦门冬三钱，竹茹二钱。

右水二盏，龙眼肉五枚，煎七分，无时服。

（3）《局方》茯苓补心汤：治思虑过多，心神愦乱，烦躁不寐。

白茯苓、白茯神、麦门冬、生地黄、陈皮、半夏曲、当归各一钱，甘草五分。

右水、竹叶、灯心同煎服。

（4）《秘验》琥珀多寐丸：治健忘恍惚，神虚不寐。

真琥珀、真羚羊角（细镑）、人参、白茯神、远志（制）、甘草各等分。

上为细末，猪心血和蜜丸，如芡实子大，金箔为衣。每服一丸，灯心汤嚼下。

（5）《和剂》辰砂妙香散：治心气不足，精神恍惚，虚烦不眠。方见虚烦门。

清痰火诸剂

（1）温胆汤：治病虚烦，心胆惊怯，自汗有痰不寐者。方见惊悸门。

（2）《养生》滚痰丸：治痰火、实火、无故不寐。方见痰饮门。

调和诸剂

（1）《灵枢》秫米半夏汤：《灵枢经》中有此方，世医鲜用之。久病不寐者，神效。

秫米一升、半夏五合。

千里长流水一斗，扬之万遍，取清者五升，煮秫米数沸，炊以苇薪，令竭至一升半，去秫米、半夏，取汁饮之。每服一小杯，日三服。其新病者，覆杯即卧，汗之即已；久病者，三日三饮而已也。

（2）东垣安神丸：治血虚心火，神乱不眠。方见惊悸门。

（3）《活人》竹叶石膏汤：治病后烦躁不眠。

（4）栀子乌梅汤。同前方治。

（5）《局方》归脾汤：治病后及思虑心脾两虚而不寐者。

（6）《道藏》天王补心丹：治心肾两虚，水火不济，致夜不寐，心悸口干，烦躁不定。此治本之要药也。二方并见虚损门。（《古今医统大全·不寐候》）

（三）张景岳

1. 论证三条

不寐证虽病有不一，然惟知邪正二字则尽之矣。盖寐本乎阴，神其主也，神安则寐，神不安则不寐，其所以不安者，一由邪气之扰，一由营气之不足耳。有邪者多实证，无邪者皆虚证。凡如伤寒、伤风、疟疾之不寐者，此皆外邪深入之扰也；如痰、如火，如寒气、水气，如饮食忿怒之不寐者，此皆内邪滞逆之扰也。舍此之外，则凡思虑劳倦，惊恐忧疑，及别无所累而常多不寐者，总属真阴精血之不足，阴阳不交而神有不安其室耳。知此二者，则知所以治此矣。

饮浓茶则不寐，心有事亦不寐者，以心气之被伐也。盖心藏神，为阳气之宅也，卫主气，司阳气之化也。凡卫气入阴则静，静则寐，正以阳有所归，故神安而寐也。而浓茶以阴寒之性，大制元阳，阳为阴抑，则神索不安，是以不寐也。又心为事扰则神动，神动则不静，是以不寐也。故欲求寐者，当养阴中之阳及去静中之动，则得之矣。

凡治病者，服药即得寐，此得效之征也。正以邪居神室，卧必不宁，若药已对证，则一匕入咽，群邪顿退，盗贼甫去，民即得安，此其治乱之机，判于顷刻，药之效否，即此可知。其有误治妄投者，反以从乱，反以助虐，必致烦恼懊憹，更增不快，知者见几，当以此预知之矣。

2. 论治共二条

无邪而不寐者，必营气之不足也。营主血，血虚则无以养心，心虚则神不守舍，故或为惊惕，或为恐畏，或若有所系恋，或无因而偏多妄思，以致终夜不寐，及忽寐忽醒，而为神魂不安等证。皆宜以养营养气为主治。若思虑劳倦伤心脾，以致气虚精陷，而为怔忡、惊悸、不寐者，宜寿脾煎或归脾汤。若七情内伤，血气耗损，或恐畏伤肾，或惊惧伤胆，神以精亏而无依无寐者，宜五福饮、七福饮，或三阴煎、五君子煎择而用之。若营卫俱伤，血气大坏，神魂无主而昼夜不寐者，必用大补元煎加减治之。若劳倦伤心脾，中气不足，清阳不升，外感不解而寒热不寐者，补中益气汤。若思虑过度，心虚不寐而微兼烦热者，养心汤或酸枣仁汤。若焦思过度，耗心血，动心火，而烦热干渴不寐者，天王补心丹。若心虚火盛，烦乱内热而怔忡不寐者，安神丸。若精血虚耗，兼痰气内蓄而怔忡夜卧不安者，秘传酸枣仁汤；痰盛者十味温胆汤。凡人以劳倦思虑太过者，必致血液耗亡，神魂无主，所以不寐，即有微痰微火，皆不必顾，只宜培养气血，血气复则诸证自退。若兼顾而杂治之，则一曝十寒，病必难愈，渐至元神俱竭而不可救者有矣。余治周公不寐医按，附后三消门。

有邪而不寐者，去其邪而神自安也。故凡治风寒之邪必宜散，如诸柴胡饮及麻黄、桂枝、紫苏、干葛之类是也；火热之邪必宜凉，如竹叶石膏汤及芩、连、栀、柏之属是也。痰饮之邪宜化痰，如温胆汤、六安煎、导痰汤、滚痰丸之属是也；饮食之邪宜消滞，如大和中饮、平胃散之属是也，水湿之邪宜分利，如五苓散、五皮散，或加《金匮》肾气丸之属是也；气逆之邪宜行气，如排气饮、四磨饮之属是也；阴寒之邪宜温中，如理阴煎、理中汤之属是也。诸如此类，亦略举大概，未悉其详，仍当于各门求法治之。

3. 述古

徐东皋曰：痰火扰乱，心神不宁，思虑过伤，火炽痰郁而致不眠者多矣。有因肾水不足，真阴不升而心阳独亢者，亦不得眠。有脾倦火郁，不得疏散，每至五更，随气上升而发躁，便不成寐，此宜用健脾解郁、清痰降火之法也。有体气素盛，偶为痰火所致不得眠者，宜先用滚痰丸，次用安神丸、清心凉膈之类。有体素弱，或因过劳，或因病后，此为不足，宜用养血安神之类。凡病后及妇人产后不得眠者，此皆血气虚而心脾二脏不足，虽有痰火，亦不宜过于攻治，仍当以补养为君，或佐以清痰降火之药，其不因病后而不寐者，虽以痰火处治，亦必佐以养血补虚之药，方为当也。

4. 不寐论列方

寿脾煎

白术二三钱，当归二钱，山药二钱，炙甘草一钱，枣仁钱半，远志制三五分，干姜（炮）一二三钱，莲肉（去心，炒）二十粒，人参急者用一两，随宜一二钱。

水二盅，煎服。

归脾汤

人参、黄芪、白术、茯苓、枣仁各二钱，远志、当归各一钱，木香、炙甘草各五分。水二盅，加龙眼肉七枚，煎七分，食远服。愚意此汤之用木香，特因郁结疼痛者设，如无痛郁等证，必须除去木香以避香燥，岂不于气虚血动者为尤善乎？又远志味辛，气升而散，凡多汗躁热者，亦宜酌用。

五福饮

人参随宜（心），熟地随宜（肾）、当归二三钱（肝），白术（炒）一钱（肺），炙甘草一钱（脾）。

水二盅，煎七分。食远温服。或加生姜三五片。

七福饮

即前方加枣仁二钱、远志三五分制用。

三阴煎

当归二三钱，熟地三五钱，炙甘草一钱，芍药（酒炒）二钱，枣仁二钱，人参随宜。水二盅，煎七分。食远服。

五君子煎

人参二三钱，白术、茯苓各二钱，炙甘草一钱，干姜（炒黄）一二钱。

水一盅半，煎服。

大补元煎

人参（补气、补阳以此为主）少则用一二钱，多则用一二两，山药（炒）二钱，熟地（补精、补阴以此为主）少则用二三钱，多则用二三两，杜仲二钱，当归二三钱（若泄泻者去之），山茱萸二钱（如畏酸、吞酸者去之），枸杞二三钱，炙甘草一二钱。

水二盅，煎七分。食远温服。

东垣补中益气汤

人参、黄芪（炒）、白术（炒）、甘草（炙）各钱半，当归一钱，陈皮五分，升麻、柴胡各三分。

上加姜、枣，水煎，空心午前服。

医统养心汤

归身、生地、熟地、茯神各一钱，人参钱半，麦冬钱半，枣仁、柏子仁各八分，炙甘草四分，五味子十五粒。

加灯心、莲子，水煎八分服。

酸枣仁汤

枣仁（微炒）、人参各一钱，麦冬三钱，竹茹二钱。

加龙眼肉五枚煎服，无时。

秘传酸枣仁汤

枣仁（炒）、远志、黄芪、白茯苓、莲肉（去心）、当归、人参、茯神各一钱，陈皮、炙甘草各五分。

水一盅半，加生姜三片、枣一枚，煎七分，日一服，临卧一服。

仲景竹叶石膏汤

石膏一两，竹叶二十片，半夏、甘草各二钱，麦冬、人参各三钱，粳米一撮（此系今方分量，非仲景旧法）。

水二盅，姜三片煎服（一方云石膏二钱、人参一钱，其他以递减之。用者当酌宜也）。

六安煎

陈皮一钱半，半夏二三钱，茯苓二钱，甘草一钱，杏仁（去皮、尖，切）一钱，白芥子五七分（老年气弱者不用）。

水一盅半，加生姜三五七片，煎七分。食远服。

济生导痰汤

陈皮，半夏，茯苓，甘草，南星，枳壳（炒）。

上等份，每服六钱，水二盅，姜五片或十片，煎七分。食后服。

隐君滚痰丸

礞石硝（煅金色）一两，大黄（酒蒸），黄芩（去朽者）各半斤，沉香五钱。

上为细末，滴水为丸桐子大。每服三五十丸，量人强弱加减。凡服滚痰丸之法，必须临卧就床，用热水一口许，只送过咽，即便仰卧，令药徐徐而下，服后须多半日，勿饮食起坐，必使药气除逐上焦，痰滞恶物过膈入腹，然后动作，方能中病。或病甚者，须进二三次，或壮人病实者，须多至百丸，多服无妨。

大和中饮

陈皮一二钱，枳实一钱，砂仁五个，山楂二钱，麦芽二钱，厚朴一钱半，泽泻一钱半。

水一盅半，煎七八分。食远温服。

《局方》五皮散

五加皮，地骨皮，大腹皮，茯苓皮，生姜皮等份。

上咀，每服五六钱，水一大盅，煎八分，不拘时温服，日三次，忌生冷、油腻、坚硬之物。

排气饮

陈皮一钱五分，木香七分或一钱，藿香一钱五分，香附两钱，枳壳一钱五分，泽泻二钱，乌药二钱，厚朴一钱。

水一盅半，煎七分，热服。

四磨饮子

沉香，乌药，枳实，槟榔。上四味，用白汤共磨服，或下养正丹尤佳（一方用白酒磨。《济生方》用人参，无枳实）。

理阴煎

熟地三、五、七钱或一二两，当归二三钱或五七钱，炙甘草一二钱，干姜（炒黄色）一、二、三钱，或加肉桂一二钱。水二盅，煎七八分，热服。此方加附子即名附子理阴煎，再加人参即为六味回阳饮，治命门火衰、阴中无阳等证。

仲景理中丸（即名人参理中汤）

人参、白术（炒）、干姜（炒）、炙甘草各三两。

上四味，捣筛为末，蜜丸如鸡黄大，以沸水数合和一丸，研碎。温服之，日三四，夜二服。腹中未热，益至三四丸，然不及汤。汤法：以四物依两数切，用水八升，煮取三升，去滓。温服一升，日三服。（《景岳全书·杂证谟·不寐》）

（四）李中梓

眠，安卧也。吐下后不眠，酸枣仁汤。吐下后懊憹不眠，栀子豉汤。大热，呕，错语不眠，黄连解毒汤。少阴病二三日以上，心烦不眠，黄连鸡子汤。太阳大汗，胃干不眠，欲饮水者，少少与之。若下后渴而不眠，猪苓汤。脉浮，小便不利，不眠，五苓散。下后复发汗，不眠，无表证，脉沉，干姜附子汤。（《医宗必读·不得眠》）

《经》曰：卫气不得入于阴，常留于阳，留于阳则阳气满，阳气满则阳跷盛，不得入于阴则阴气虚，故目不瞑矣（行阳则寤，行阴则寐，此其常也。失其常则不得静而藏魂，目不得瞑）。胃者六腑之海，其气下行，阳明逆不得从其道，故不卧下。《经》曰：胃不和则卧不安，此之谓也（寤从阳而主上，寐从阴而主下）。

胃气上逆则壅于肺而息有音，不得从其阴降之道，故卧不安也。又曰：卧则喘者，水气之客也。夫水者循津液而流肾者，水藏主津液，主卧与喘也（卧则喘者，亦不得卧也。水病者其本在肾，其末在肺，故为不得卧。卧则喘者，标本俱病也）。

【愚按】《内经》及前哲诸论，详考之而知不寐之故大约有五：一曰气虚（六君子汤加酸枣仁、黄芪）；一曰阴虚（血少心烦，酸枣仁一两、生地黄五钱、米二合煮粥食之）；一曰痰滞（温胆汤加南星、酸枣仁、雄黄末）；一曰水停（轻者六君子汤加菖蒲、远志、苍术，重者控涎丹）；一曰胃不和（橘红、甘草、石斛、茯苓、半夏、神曲、山楂之类）。大端虽五，虚实寒热，互有不齐，神而明之，存乎其人耳。

六君子汤：见真中风。

温胆汤、控涎丹：俱见惊。

酸枣汤：治虚劳虚烦不得眠。

酸枣仁一两，甘草一钱，知母、茯苓、芎䓖各二钱。

水二钟，煎八分服。

鳖甲丸：治四肢无力，胆虚不眠。

鳖甲、酸枣仁、羌活、牛膝、黄芪、人参、五味子各等分。

为末，蜜丸梧子大，每服三钱，酒下。

羌活胜湿汤：治卧而多惊，邪在少阳、厥阴。

羌活、独活、藁本、防风各一钱，蔓荆子三钱，川芎二分，甘草（炙）五分。

水二盏，煎一盏，食后服。（《医宗必读·不得眠》）

（五）张璐

《灵枢》云：卫气不得入于阴，当留于阳。留于阳，则阳气满，阳气满，则阳跷盛；不得入于阴，则阴气虚，故目不瞑（卫气行阳则寤，行阴则寐，此其常也，失其常则不得静而藏魂，所以目不得瞑也）。壮者之气血盛，其肌肉滑，气道通，营卫之行不失其常，故昼精而夜瞑。老者之气血衰，其肌肉枯，气道涩，五脏之气相搏，其营气衰少，而卫气内伐，故昼不精，夜不瞑。《素问》云：阴虚故目不瞑。补其不足，泻其有余，调其虚实，以通其道，而去其邪，饮以半夏汤一剂，阴阳已通，其卧立至。病新发者，覆杯则卧，汗出则已矣，久者三饮而已也。胃不和，则卧不安也，卧则喘者，是水气之客也。

不寐有二：有病后虚弱，有年高人血衰不寐；有痰在胆经，神不归舍，亦令人不寐。虚者，六君子加枣仁；痰者，《灵枢》半夏汤。虚劳烦热得眠，酸枣汤，或酸枣仁一两炒研，水煎绞取汁，下米二合煮糜，以生地五钱捣汁入，更煮过，时时服之。大病后虚烦不得眠，竹叶石膏汤。水停心下不得眠，茯苓甘草汤。妇人肥盛多郁不得眠者吐之，从郁结痰火治。大抵胆气宜静，浊气痰火扰之则不眠，温胆汤，用猪胆汁炒半夏曲加柴胡三钱、炒枣仁一钱五分，立效。盖惊悸、健忘、失志、心风不寐，皆是痰涎沃心，以致心气不足；若凉心太过，则心火愈微，痰涎愈盛，惟以理痰顺气为第一义，导痰汤加石菖蒲。有寐中觉魂魄飞荡惊悸，通夕不得安眠，是肝虚受邪也，其人易怒，魂不归肝，是以飞扬，独活汤、珍珠母丸，次第服之。喘不得卧，以喘法治之，苏子、橘红、甘草、桔梗、竹茹。厥不得卧，以脚气法治之，牛膝、牡丹皮、木通、沉香、官桂。虚劳咳嗽，形脱不得卧，不可治。烦不得卧，诸药不效者，栀子豉汤下朱砂安神丸；不应，用益元散加牛黄；更不应，虚火用事也，补中益气汤下朱砂安神丸，间进六味丸，恒服方效。有病久余热不止，久不得卧者，六味丸滋真阴，自然热止安卧矣。脉数滑有力不眠者，中有宿滞痰火，此为胃不和，则卧不安也；心下硬闷，属宿滞，半夏、白术、茯苓、川连、枳实。病后及汗下后，与溃疡不得眠，属胆虚，人参、茯苓、炒枣仁、陈皮、麦冬、龙眼肉为主。有火，脉数口干，加知母、川连、竹茹；心烦用炒黑山栀。

石顽曰：平人不得卧，多起于劳心思虑，喜怒惊恐，是以举世用补心安神药，鲜克有效。曷知五志不伸，往往生痰聚饮，饮聚于胆，则胆寒肝热，故魂不归肝而不得卧，是以《内经》用半夏汤涤其痰饮，则阴阳自通，其卧立至。一少年因恐虑两月不卧，服安神补心药无算，余与温胆汤倍半夏、柴胡，一剂顿卧两昼夜，竟尔霍然。复有一人遗精烦扰不得卧，与六味丸料加枣仁，数服而安寝如常。更有一人，溃疡久不收敛而不得卧，疡医不能疗，令用大剂十全大补而安。大抵因病不得卧，当详所因，亦不专主胆病也。（《张氏医通·杂门》）

（六）程国彭

问曰：不得眠，何以是阳明腑症？答曰：不得眠，阴阳皆有之，其狂乱不得眠者，阳明胃热故也。《经》云：胃不和，则卧不安。胃受热邪，故不和，不和故不眠也。若初时目痛，鼻干，不得眠者，阳明经病也，葛根汤主之。若蒸热自汗，燥渴脉洪，不得眠者，阳明经腑同病，散漫之热也，白虎加人参汤主之。若潮热自汗，便闭谵语，不得眠者，阳明腑病，结聚之热也，调胃承气汤下之。若伤寒邪气已解，或因食复，遂至烦闷干呕、口燥呻吟、不得眠者，以保和汤加芩连主之。又问曰：不眠固属热症，有投寒药转甚者，何也？答曰：因汗下重亡津液，心蕴虚烦，致不得眠，宜用酸枣仁汤，或真武汤主之。不眠似属寻常，若少阴脉沉细，自利，厥逆，烦躁不得眠者，为难治也。（《医学心悟·阳明腑病》）

有胃不和卧不安者，胃中胀闷疼痛，此食积也，保和汤主之。有心血虚卧不安者，皆由思虑太过，神不藏也，归脾汤主之。有风寒邪热传心，或暑热乘心，以致躁扰不安卧者，其人梦中惊跳怵惕是也，安神定志丸主之。有湿痰壅遏，神不安者，其症呕恶气闷，胸膈不利，用二陈汤导去其痰，其卧立至。更有被褥冷暖太过，天时寒热不匀，皆令不得安卧，非关于病，医家慎勿误治也。

保和汤：治伤食心痛。

麦芽、山楂、卜子、厚朴、香附各一钱，甘草、连翘各五分，陈皮一钱五分。

水煎服。

安神定志丸：

茯苓、茯神、人参、远志各一两，石菖蒲、龙齿各五钱。
炼蜜为丸如桐子大，辰砂为衣。每服二钱，开水下。
二陈汤：
陈皮、茯苓、半夏（姜汁炒）、甘草（炙）各一钱五分。
姜一片，大枣二枚，水煎服。（《医学心悟·不得卧》）

（七）陈士铎

人有昼夜不能寐，心甚躁烦，此心肾不交也。盖日不能寐者，乃肾不交于心；夜不能寐者，乃心不交于肾也。今日夜俱不寐，乃心肾两不相交耳。夫心肾之所以不交者，心过于热而肾过于寒也。心原属火，过于热则火炎于上而不能下交于肾；肾原属水，过于寒则水下沉于下而不能上交于心矣。然则治法，使心之热者不热，肾之寒者不寒，两相引而自两相合也。方用上下两济丹。

人参五钱，熟地一两，白术五钱，山茱萸三钱，肉桂五分，黄连五分。
水煎服，一剂即寐。

盖黄连凉心，肉桂温肾，二物合用，原能交心肾于顷刻。然无补药以辅之，未免热者有火燥之虞，而寒者有过凉之惧。得熟地、人参、白术、山萸以相益，则交接之时，即无刻削之苦，自有欢愉之庆。然非多用之则势单力薄，不足以投其所好，而厌其所取，恐暂效而不能久效耳。此证用芡莲丹亦佳。

人参、茯苓、玄参、熟地、生地、莲子心、山药、芡实各三钱，甘草一钱。
水煎服，四剂安。

人有忧愁之后，终日困倦，至夜而双目不闭，欲求一闭目而不得者，人以为心肾不交也，谁知是肝气之太燥乎？夫忧愁之人未有不气郁者也。气郁既久，则肝气不舒；肝气不舒，则肝血必耗；肝血既耗，则木中之血上不能润于心，而下必取汲于肾。然而肝木大耗，非杯水可以灌溉，岂能堪日日之取给乎？于是肾水亦枯而不能供肝木之涸矣。其后，肾止可自救其焦釜，见肝木之来亲，有闭关而拒矣。肝为肾之子，肾母且弃子而不顾，况心为肾之仇，又乌肯引火而自焚乎？所以坚闭而不纳也。治法必须补肝血之燥，而益肾水之枯，然可以自养木，而肝可以交心也。方用润燥交心汤。

白芍一两，当归一两，熟地一两，玄参一两，柴胡三分，菖蒲三分。
水煎服，一剂而肝之燥解，再剂而肝之郁亦解，四剂而双目能闭而熟睡矣。

此方用芍药、当归以滋其肝，则肝气自平；得熟地以补肾水，则水足以济肝，而肝之血亦旺；又得玄参以解其心中之炎，而又是补水之剂；投之柴胡、菖蒲解肝中之郁，引诸药而直入心宫，则肾肝之气自然不交而交也。此证用安睡丹亦妙。

白芍、生地、当归各五钱，甘草一钱，熟地一两，山茱萸、枸杞各二钱，甘菊花三钱。
水煎服。二剂即闭目矣，十剂痊愈。

人有夜不能寐，恐鬼祟来侵，睡卧反侧，辗转不安，或少睡而即惊醒，或再睡而恍如捉拿，人以为心肾不交，而孰知乃胆气之怯也。夫胆属少阳，其经在半表半里之间，心肾交接之会也。心之气由少阳以交于肾，肾之气亦由少阳以交于心。胆气既虚，至不敢相延心肾二气而为之介绍，心肾乃怒其闭门而不纳，两相攻击，故胆气愈虚，惊悸易起，益不能寐耳。治法宜补少阳之气，然补少阳，又不得不补厥阴也。盖厥阴肝经与少阳经为表里，补厥阴之肝，正补少阳之胆耳。方用肝胆两益汤。

白芍一两，远志五钱，炒枣仁一两。

水煎服。一剂而寐安，二剂而熟睡，三剂而惊畏全失。

此方白芍入肝入胆，佐以远志、枣仁者，似乎入心而不入胆，不知远志、枣仁既能入心，亦能入胆，况同白芍用之，则共走胆经，又何疑乎？胆得三味补益，则胆汁顿旺，何惧心肾之相格乎？此证用无忧汤亦甚妙。

白芍五钱，竹茹（炒）三钱，枣仁三钱，人参三钱，当归五钱。

一剂睡宁，四剂痊愈。

人有神气不安，卧则魂梦飞扬，身虽在床，而神若远离，闻声则惊醒不寐，通宵不能闭目。人以为心气虚也，谁知是肝经受邪乎？夫肝主藏魂，肝血足则魂藏，肝血虚则魂越，游魂亦因虚而变也。今肝血既亏，肝脏之中无非邪火之气，木得火而自焚，魂将安寄？自避出于躯壳之外，一若离魂之证，身与魂分为两也。然而离魂之证与不寐之证又复不同。离魂者，魂离而能见物；不寐而若离魂者，魂离而不能见物也。其所以不能见物者，阴中有阳，非若离魂之证纯于阴耳。治法祛肝之邪，而先补肝之血，血足而邪自难留，邪散而魂自归舍矣。方用引寐汤。

白芍一两，当归五钱，龙齿末（火煅）二钱，菟丝子三钱，巴戟天三钱，麦冬五钱，柏子仁（炒）二钱，枣仁三钱，茯神三钱。

水煎服。一剂而寐矣。连服数剂，梦魂甚安，不复从前之飞越也。

此方皆是补肝、补心之药，而用之甚奇者，全在龙齿。古人谓：治魄不宁者宜以虎睛，治魂飞扬者宜以龙齿，正取其龙齿入肝而能平木也。夫龙能变化animate动之象也，不寐非动乎？龙虽动而善藏，动之极正藏之极也。用龙齿以引寐者，非取其动中之藏乎？此古人之所未言，余偶及之，泄天地之奇也。此证用濯枝汤亦效。

炒栀子三钱，甘草一钱，白芍、当归、炒枣仁各五钱，丹砂一钱，远志八分，柴胡三分，半夏一钱。

水煎服。四剂愈。

人有心颤神慑，如处孤垒而四面受敌，达旦不能寐，目眵眵无所见，耳聩聩无所闻，欲少闭睫而不可得。人以为心肾之不交也。谁知是胆虚而风邪袭之乎？夫胆虚则怯，怯则外邪易入矣，外邪乘胆气之虚，既入于胆之中，则胆气无主，一听邪之所为，胆欲通于心而邪不许，胆欲交于肾而邪又不许，此目之所以　　而耳之所以聩聩也。心肾因胆气之不通，亦各退守本宫而不敢交接，故欲闭睫而不可得也。夫胆属少阳，少阳者木之属也。木与风同象，故风最易入也，风乘胆木之虚，居之而不去，则胆畏风之威，胆愈怯矣，胆愈怯而又无子母之援，何啻如卧薪尝胆之苦，又安得悠然来梦乎？治法必补助其胆气，佐以祛风荡邪之品，则胆气壮而风邪自散，庶可高枕而卧矣（批：胆虚而邪入，邪入而胆益虚，不补胆以祛邪，此世人之所以无效也）。方用祛风益胆汤。

柴胡二钱，郁李仁一钱，乌梅一个，当归一两，川芎三钱，麦冬五钱，沙参三钱，竹茹一钱，甘草一钱，白芥子二钱，陈皮五分。

水煎服。连服三剂而颤慑止，再服二剂而见闻有所用，人亦熟睡矣。

此方绝不治心肾之不交，而惟泻胆木之风邪，助胆木之真气，则胆汁不干，可以分给于心肾，自然心肾两交，欲不寐得乎？此证亦可用助勇汤。

荆芥、当归各三钱，防风、天花粉各一钱，川芎、竹茹各二钱，枳壳、独活各三钱。

水煎服，二剂愈。(《辨证录·不寐门》)

（八）薛雪

阳气上扰不下，交于阴，汗出不寐。《经》言：阳跷陷，阴虚目不瞑。用半夏汤者，取义引阳入阴也。

川连，半夏，茯苓，秫米，枳实。

痰饮乃阴浊所化，阻遏阳气，不入于阴，夜不熟寐。《灵枢经》用半夏秫米汤，谓通阳交阴。饮邪不聚，天王补心丹。一派寒凉阴药，适与浊邪树帜。仲圣云：凡饮邪当以温药和之。

半夏，茯苓，秫米。

烦渴不寐，不食。

白虎汤加竹叶。

劳动太过，冲和变为壮火，寤不能寐，少阳胆液，都而不舒，法当补阴土泄阳木。

四君子加桑叶、丹皮。

夜不能寐，因惊而起，肝阳冲阳上逆，丑寅是阳明少阳旺时，气聚欲胀，先与两和肝胃。

钩勾，桑叶，牡丹皮，茯苓，薏苡仁，黑栀，降香。

肝阳化风，上燔心热。消渴，如饥不食，不寐，因惊忧所致。

生地，阿胶，知母，麻仁，天冬。

操持太过，肝血胆液内耗，致伤二气，上冒入巅，外泄汗淋，阳跷穴满，阴跷络虚，目不得瞑，茎痿不举，最防暴仆寒厥之虞。

小麦，炙草，白芍，山萸肉，白石英，南枣。

阳升巅顶，心有狐疑。阳不下潜，入夜心事交集，寤不成寐，潜阳益阴主治。

生地，知母，茯苓，炙甘草，浮小麦，丹参。

操持太过，肝肾阳浮，夜不能寐，用《金匮》酸枣仁汤。

酸枣仁，茯苓，川芎，黑草，知母。

右脉平和，左寸关弦，劲甚锐。面色带赤，体质清癯。禀乎木火之形，自然多动少静。加以操持烦虑，五志之阳无有不炽，宜乎寤多寐少。内风不熄，眩晕自至。《经》云：阳气下陷，入阴中阴跷满，乃得卧。谋虑不决，火动阴伤，肝阳独行，乏阴和协而魂不藏，寐亦少安矣。议补心丹，兼和肝阳主治。

人参，丹参，远志，天冬，玄参，生地，茯神，枣仁，桔梗，川连，麦冬，羚羊角，琥珀，白芍，石菖蒲，炼蜜为丸。

不寤少寐，痰多噫气，全属胃家不和。初因嗔怒，木乘土也。

温胆汤去草，加川石斛。(《碎玉篇·莲舫秘旨·不寐》)

（九）沈金鳌

不寐，心血虚而有热病也。然主病之经虽专属心，其实五脏皆兼及也。盖由心血不足者，或神不守舍，故不寐（宜归脾汤、琥珀养心丹）。有由肝虚而邪气袭之者，必至魂不守舍，故卧则不寐，怒益不寐，以肝藏魂，肝主怒也（宜珍珠母丸）。有由真阴亏损，孤阳漂浮者，水亏火旺，火主乎动，气不得宁，故亦不寐。何者？肺为上窍，居阳分至高，肾为下窍，居阴分最下；肺主气，肾藏气，旦则上浮于肺而动，夜则下入于肾而静。仙家所谓子藏母胎，母隐子宫，水中金也。若水亏火旺，肺金畏火，不纳肾水，阴阳俱动，故不寐。法宜清热（宜六味丸加之柏）。有由胃不和者，胃之气本下行，而寐亦从阴而主下，非若寤之从阳主上。今胃气上逐，则壅于肺而息有音，不得从其阴降之道，故亦不寐（宜橘红、甘草、金石斛、茯苓、半夏、神曲、山楂）。总之，不寐之由，在肝则不快之状多见左，在肺则不快之状多见右，在心则不快之状多见于上部之中，在胃则不快之状多见于胸腹之中，在肾则不快之状多见于下部之中，须分经而治。若因杂证所致，及传经移邪，又当细究。试详言之：劳心之人多不寐（宜养心汤治之），年高之人多不寐（宜四君子汤加黄芪、枣仁）。痰多之人多不寐（宜温胆汤），虚烦之人多不寐（宜酸枣仁汤），此其大较也。而亦有通宵不寐者（宜安卧如神汤），有寐即惊醒者（宜鳖甲羌活汤），有喘不得寐者（宜苏子竹茹汤），有虚劳烦热不寐者（宜枣半汤），有肝虚惊悸不寐者（宜四君子汤加白芍、枣仁），有大病后虚烦不寐者（宜二陈汤加芡实、竹茹），有方卧即大声鼾睡，少顷即醒，由于心肺有火者（宜加味养心汤），有不能正偃，由于胃不调和者（宜和胃汤），兼肺气盛，必泻肺（宜参白散）。有劳心胆冷、夜卧不寐者（宜定志丸加枣仁、柏子仁，朱砂、乳香为衣或加味温胆汤），有癫狂病发，火盛痰壅不寐者（宜辰砂散），有伤寒吐下后，虚烦不寐者（宜酸枣仁汤），有心胆虚怯，触事易惊，梦多不详，虚烦不寐者（宜温胆汤），有失志郁抑，痰涎沃心，怔忡不寐者（宜温胆汤、加味温胆汤、加味二陈汤），有思虑过度，因脾主思，致脾经受邪，两手脉缓，经年累月不寐者（宜益气安神汤），有神气不宁，每卧则魂魄飞扬，觉身在床而神魂离体，惊悸多魇，通夕不寐者，此名离魂证，由肝藏魂，肝虚邪袭，魂无所归，故飞扬离体也（宜前后服珍珠母丸、独活汤）。不寐之症状，固如此其多矣，盖可忽乎哉。总之，怔忡以下诸病，都缘痰涎沃心，心气不足，以致变生种种。若凉心太过，则心火愈微，痰涎愈盛，渐至难治，故必以理痰顺气、养心安神为第一义。

1. 不寐原由形症

《灵枢》曰：壮者之气血盛，其肌肉润，气道通，荣卫之行不失其常，故昼不精而夜不眠。《内经》曰：人有卧而有所不安者，藏有所伤，及精有所倚，人不能知其病，则卧不安。又曰：肺者藏之盖也，肺气盛则肺大，不能偃卧。又曰：胃不和则卧不安，夫不得卧而喘也，是水气之害也。郑康成曰：口鼻之呼吸为魂，耳目之聪明为魄，以耳目与口鼻对言，则口鼻为阳，耳目为阴。以耳目口鼻与脏腑对言，则耳目口鼻为阳，脏腑为阴。以耳目口鼻皆受阳气，所以能知觉视听动作而寤矣。阳气行阴分二十五度于脏腑之内，则耳目口鼻无阳气运动，所以不能知觉而寐矣。《回春》曰：伤寒及杂病多睡者，阳虚阴盛也。无睡者，阴虚阳盛也。喜明属阳，元气实也。喜暗者属阴，元气虚也。睡向外者属阳，元气实也。睡向壁者属阴，元气虚也。《纲目》曰：人卧则血归于肝，今血不静，卧不归肝，故惊悸而不得卧也。

梦者神与魂魄病也。心藏神，中虚不过径寸，而神明居焉。故心者，神明之舍，而神即精气之所化成。《灵枢》曰：两精相搏谓之神，随神往来谓之魂，并精出入谓之魄。是神、魂、魄三者，固非判然不相属也。自人心多欲，神明外驰，因而气散于内，血随气行，荣卫纷乱，魂魄不安，于是乎百疾作。疾作者，神离故也。故太上贵养神，其次才养形，凡欲神之存乎舍也，凡欲神之存乎舍而百疾不作也。若夫梦者，亦神不安之一验耳。凡人形接则为事，神遇则为梦，神役乎物，则魂魄因而不安，魂魄不安，则飞扬妄行，合目而多梦。又况七情忧之，六淫感之，心气一虚随感而应。谚云：日之所接，夜之所梦，洵有然也（宜别离散，益气安神汤）。若古之真人，其寝不梦，非神存之故哉。梦而魇，则更甚者，或由心实，则梦惊扰奇怪之事而魇（宜静神丹）；或由心虚，则梦恍惚幽昧之事而魇（宜清心补血汤）；甚有精神衰弱，当其睡卧，魂魄外游，竟为鬼邪侵迫而魇者，此名鬼魇（宜雄朱散）。另详邪祟条中。甚矣，梦非细故也，其知太上之养神而可哉。

2. 治不寐方二十五

归脾汤、六味丸、六君子汤、温胆汤、酸枣仁汤（略）

琥珀养心丹（心血少）

琥珀，龙齿，石菖蒲，远志，人参，茯神，枣仁，当归，柏子仁，黄连，生地，朱砂，牛黄，猪心血。

丸，黍米大，金箔为衣，灯心汤下二钱。

珍珠丸（肝虚）

珍珠、麝香各三钱，熟地、当归各半两，枣仁、人参、柏子仁各一两，犀角、茯神、沉香各五钱，冰片一钱，虎睛一对。

蜜丸，朱砂、金箔为衣，日午夜卧，各用薄荷汤下五十丸。

养心汤（劳心）

当归，黄芪，茯苓，茯神，川芎，半夏，远志，炙草，人参，肉桂，五味，柏子仁，姜，枣。

安卧如神汤

茯苓、茯神、白术、山药、寒水石、煅枣仁各一钱，远志、炙草各七分，朱砂五分，人参四分。

鳖甲羌活汤

鳖甲，枣仁，羌活，独活，川芎，防风，人参，甘草，黄芪，牛膝，五味，蔓荆子。

苏子竹茹汤

苏子，竹茹，橘皮，桔梗，甘草。

枣半汤

枣仁二两，研极细，入水二杯取汁；半夏二合，煮烂，入地黄汁一合更煮。

时时呷之。

加味养心汤

茯苓、茯神、黄芪、半夏、归身、川芎各二钱半，炙甘草二钱、柏子仁、远志、肉桂、人参、五味子、枣仁各一钱二分。

姜、枣，加羚羊角、犀角俱磨冲。

泻白散

桑皮，地骨皮，黄芩，灯心，马兜铃，山栀，黄连，桔梗，竹叶，大青，玄参，连翘。

加味温胆汤

香附二钱四分，橘红一钱二分，半夏、竹茹、枳实各八分，人参、柴胡、麦冬、桔梗各六分，甘草四分，姜三片，枣二枚。

辰砂散

上好辰砂一两，乳香（光莹者）、炒枣仁各五钱。

共为细末。先量病人酒量几何,置病人静室中,以药作一服,温酒调下,饮至沉醉,但令勿吐,如不饮,随量取醉,服讫令卧,盖好。病浅者半日至一日,病深者三日熟睡,令家人潜伺之,勿惊勿唤,待自醒即神魂定矣。万一惊觉,不可复治。

人参益气汤

黄芪一钱半,人参、防风、升麻各七分,熟地六分,生地、白芍各五分,生草一分,炙甘草三分,五味子二十粒,肉桂二分。

清暑益气汤

蜜炙黄芪一钱,人参六分,姜炒白术、麻油炒苍术、醋炒升麻、神曲、陈皮各五分,炙草、当归、麦冬、黄柏各三分,五味子九粒(酒煨),葛根、泽泻、青皮各三分。

沈氏葳蕤汤

葳蕤、茯苓、枣仁、石膏各一钱,人参七分。

热服。此余自制方也,用之颇效。

三黄泻心汤

大黄、黄连各二钱,黄芩一钱。

共作粗末,以麻沸汤一盏,浸之良久,去滓,分温再服。

雄黄锐散

雄黄、青葙子、苦参、黄连各二钱,桃仁一钱。

共为末,以生艾汁和如枣核大,丝绵裹,纳下部。如无生艾,即以干艾五钱煎浓汁代之。

黄连犀角汤

黄连、犀角、乌梅、木香、桃仁各一钱。空心服。

治惑桃仁汤

桃仁、生槐子、碎艾叶各二钱。(《杂病源流犀烛·心》)

(十) 汪蕴谷

不寐一证,责在营卫之偏胜,阴阳之离合。医家于卫气不得入阴之旨,而细心体会之,则治内虚不寐也,亦何难之有哉?夫卫气昼行于阳二十五度而主寤,夜行于阴二十五度而主寐。平入夜卧之时,呵欠先之者,以阳引而升,阴引而降,阴阳升降,然后渐入睡乡矣。若肝肾阴亏之辈,阳浮于上,营卫不交,神明之地,扰乱不宁,万虑纷纭,却之不去。由是上则两颧赤,中则胃脘胀,下则小便数,而坐以待旦,欲求其目瞑也,得乎?又尝见初睡之时,忽然跳跃似惊而醒,医以为心虚胆怯而始有此,孰知有大谬不然者。何也?缘阳升而阴降,阴阳交合,有造化自然之妙。奈营弱卫强,初入之时,契合浅而脱离快,升者复升,降者复降,形体之间,自不觉如有所坠,而斯时复寤矣。明乎此,则治阴虚不寐者,必须壮水之主以镇阳光。盖水壮则火熄,心静则神藏。乙癸同源,而藏魂之脏,亦无相火妄动之患。倘其人本体阳虚,虚阳浮越而不寐,又宜归脾、八味之属,阴阳相济,益火之源。盖阳生则阴长,逆治则火藏,而心神自安其位耳。至于外感时疫而不寐者,乃邪气之耗扰;内伤停滞而不寐者,乃胃中之乖戾。更有喘咳不休,诸痛不止,疟痢不愈而不寐者,无非本证之累及,但治其受困之由,而无有不酣睡者矣。虽然,治外因者投药易治,内因者投药难效。先君子于阴不维阳,达旦不寐一证,专用纯甘之味,加入犀角、羚羊角、龟甲、虎睛、琥珀、龙齿、珍珠之属,以物之灵,两相感召,神有凭依,诚法中之善者也。彼逍遥散之疏肝,补心丹之安神，温胆汤之化痰，未为不善，是在用之者为何如耳。

头头是道，言言入理，步步有法，至哉。

余夜梦同一道者谈医，于不寐证犹记几句。云：火熄则气平，心静则神敛，营卫交而心肾通，万虑消而魂魄藏。心依于息，息依于心，高枕安卧矣。醒时思之，觉卫气不得交于阴之旨确乎不易也。（《杂症会心录·不寐》）

（十一）王清任

血府逐瘀汤所治之症目。

夜睡梦多是血瘀，此方一两付痊愈，外无良方。

不眠，夜不能睡，用安神养血药治之不效者，此方若神。

夜不安者，将卧则起，坐未稳又欲睡，一夜无宁刻。重者满床乱滚，此血府血瘀，此方服十余付可除根。

血府逐瘀汤

当归三钱，生地三钱，桃仁四钱，红花三钱，枳壳二钱，赤芍二钱，柴胡一钱，甘草二钱，桔梗一钱半，川芎一钱半，牛膝三钱。

水煎服。（《医林改错·血府逐瘀汤所治症目》）

（十二）董西园

不得卧者，先评营卫出入常经；卧难偃者，多由痰饮喘促为患。咳嗽莫卧，肺因寒闭火冲；谵胀无眠，胃必热淫滞实。夜乱不眠者，阴受传邪；清夜惘然者，阴阳不足。

半夏秫米（汤），通引阴阳必用。茯苓（丸）定喘（汤），开消痰饮堪施。气促者，虚进六君煎汤，实用导痰（汤）三子（养亲汤）。痰咳者，寒投杏麻姜蔻，火施知贝芩连。白虎玄明除胃热，一阴（煎）导赤治传邪。养营酸枣安神，元虚不卧者宜调。补元（煎）六味补中，阴阳不足者酌与。亡血不眠宜鹿角（胶丸），无眠多汗进参芪。列条辨治，撮要宜和。

凡卧则目合，必得卫气归阴，而后乃得阖。此营为阴气，卫为阳气，阴阳出入，开阖因之，此常经也。其有热甚昏睡者，卫热入阴也。胆热多眠者，热留半里而莫之出也。如热甚于卫，不得从阴，则目不能阖，而断不得卧。若欲卧难偃，及夜不成眠者，须审痰饮喘咳寒火，实滞传邪阴虚诸候。篇中条晰详明，按法可循。（《医级·杂病》）

十三、《医方辨难大成》

天地有捭阖以神其造化，生人有寤寐以交其阴阳。可知天地无心而捭阖有定时，故造化有不息之源；生人有心而寤寐无定候，斯阴阳失消长之正，此理甚明，最易悉也。何人之论不寐者，第知六气淫人，气血与邪争之而日夜无安卧之顷；五志过极（心在志为喜，肝在志为怒，脾在志为思，肺在志为忧，肾在志为恐。极言用志太过也），营卫以欲之而永夜无酣眠之候。且饮食忿怒，因滞逆胀满而难寝；水气痰火，因喘呼咳嗽而多惊。更或思虑过度而烦热不安；精血虚耗而怔忡不宁。惊恐忧疑之人徒辗转反侧于床褥，丛脞纷扰之辈任驰思骋想于寝室。诸如此类，或论有邪，或论无邪，或论年衰，或论少壮，或论外扰，或论内冲。或驱邪，或清火，或益阳，或滋阴，或补气行血，以使气血之合和，或安魂定魄，以令魂魄之守舍。多心者命之自一其心，任事者为之暂舍其事。论证论治诚不惮缕晰矣，然其中列举过多，足乱阅者之目，曷即内外之义易以动静之名，即有邪无邪之辨更以有动无动之分。盖人之寐，阴象也。而所以能寐者，主乎神。神安则寐，不安则不寐也。神之名，阳象也。而顾令能寐者，主乎血。血足则寐，血亏则不寐也。夫神何以不安？必有动之者也；血何以致亏？亦必有动之者也。动之者何？势必有内因也，有外因也，有不内外因也。然则，盖治不寐者，其令抱病之众能外焉而静其身、静其口、静其耳目、静其手足，内焉而静其心、静其念、静其志意、静其气息，斯血无不足，不寐也。何幸世皆识此，静养则勿药有喜焉，夫岂别少壮衰老哉？

（一）不寐因外感所致者何治

人身卫中之气昼行于阳，夜行于阴。行于阳则其气宣发而为动象，故人多寤；行于阴则其气内敛而为静象，故人多寐。是寤寐固属阴阳消长之端倪，寤寐即属昼夜捭阖之元妙也。人必阴阳之气合和流行而无间，更得动静之机，往来交养而无害。斯当寤则寤，不至以寤反为寐；当寐则寐，不至以寐反为寤也。乃人竟有病不寐者，或因风寒偶伤乱其气，或因暑湿浸淫扰其正，或以疟疾之寒热际夜辄发，而使人永夜无安卧之时，或以燥火之熏蒸，夜多阳热而使人长夜无宁谧之候。凡此外邪之感人，合其卫阳而致卫中之阳满，无由内交于阴，均能令人不寐者也。临证用治须知邪胜乎卫，辅其正，除其邪，邪去正复，自必得寐而无他变证之生矣。如前著风寒暑湿及疟疾专门，对证取方，主治自无不阶，兹不赘述。

（二）不寐因过思所致者何治

人之所以善寐喜寤者，大抵由心之清，神之安也。盖心清则气血之往来各如其常，而无逆滞燥烈之为害；神安则阴阳之升降各协其正，而无颠倒变乱之为殃。是以气血与阴同归于静，则夜以分而得寐，气血与阳同归于动，则昼以判而得寤。寤与寐有自然之妙用，寤与寐有自然之节度。寤寐有无过无不及之妙，必气血有不偏亦不倚之道也。自人不知阴阳调燮之理，复多血气消耗之候，证成不寐，有如多思之人，或驰思于名利之场，或聘想于顺逆之境，或妄思其力之所不及，或苦思其智之所不能。种种思之所结，致令神之散乱。初则辗转反侧于寝处，而犹有稍得安眠之一时；终则烦扰懊憹于床褥，而绝无合目酣梦之一候。不寐之证至是，是其为多思之伤脾也可知矣。特为申明治法：凡不寐因思所致如上论者，扶阳快中散主之，更宜令之自静其心，凝其神，待心静神归而病自渐瘥矣。临证宜知。或以范思养中煎，如法与服更协。

扶阳快中散

上肉桂（盐水浸、炒）三钱（直入肾中以壮火），当归（炙甘草煎汁，炒）三钱（补血不虑其沉寒），洋参（黄芪煎汁，炒）三钱（固气之力无或歉），厚朴（姜汁炒）三钱（消胀闷以助运化之力），枳壳（姜汁炒）三钱（开胸膈以清道），白术（土炒焦）三钱（温中土以防湿），白芍（酒炒）二钱（平木使无侮土。无腹痛者不用），砂仁（姜汁炒）三钱（散郁去寒）。

煨姜引，水煎，温服。火太衰者，可加制附片二三钱，以赎真阳，更妙。

范思养中煎

上肉桂（去皮）二钱，制附片二钱（壮元阳以使土气之温暖），当归三钱，熟地三钱（滋元阴以使土气之清润），陈皮二钱，厚朴（姜汁炒）二钱（散逆滞以使土气之条畅），白术（土炒）三钱，甘草（炙）二钱，炮姜一钱（散寒气以使中气之滋荣）。

水煎，温服。或加入人参、黄芪随宜。

（三）不寐因多事纷心所致者何治

人生之精神，果知善用而无妄用害，则一日用之而有余，即百年用之而无不足。盖人之元阳，本所以生阳而主动，当宜动之时而动之以驭事，亦何所害于阳？人之元阴，本所以生阴而主静，当宜静之候而静以息事，自无所伤于阴。非值此也，元阳必有元阴之交济之会，而后阴消阳长，各得其正；元阴必有与元阳媾育之顷，而后阳升阴降各如其常。否则，际元阳发生之机，而乃使阴气之有所障蔽；值元阴交合之际，而乃使阳气之有所伐贼，凡此阴阳之变乱，皆能令气血之消耗者也。即如不寐之证，有因多事纷心而致者，或因事之万难而百计图维之不当，或因事之两歧而一成不易之无力，甚或事有可惊可疑之杂出，而心以苦用之不静，甚或事有可畏可惧之当前，而神以散漫之不收。种种事机之纷乘，致令心神无归。初则多寤而犹有寐时，终则不寐而纯为寤候。不寐之证至于斯，临证可不知所主治欤？特为申明治法：凡不寐之因多事纷心所致如上论者，范思养中煎、扶阳快中散皆可对证取用，尤宜令之自舍其事，自清其心，多方调治，汤药连进，庶必渐愈。

（四）不寐因饮食忿怒所致者何治

人身之气，无形者也，无形之气宜宣发封固之各得其正，不可使稍有疏泄，反令无形之邪气得以乘人而为殃；人身之血，有形者也，有形之血宜滋补流行之各如其常，不可使稍有凝滞，反令有形之浊秽得以壅聚而贾祸不宁。惟是无形之邪气深入之而浸淫内犯，亦能使有形之血立变蒸腾，有形之浊秽壅塞之而团结中留，亦能使无形之气立见其亏败。是以人生之气血贵顺不贵逆，贵通不贵塞，否则变证迭出矣。即如不寐之证，有因饮食忿怒而成者：饮食偶失其节则多填塞太阴之虞，忿怒过伤其气则多逆制厥阴之害，人既不知保护，或值饮食初入之际而重之以忿怒，或值忿怒未解之顷而复强之以饮食，或饮食停蓄于中宫而无忿怒之兼证，或忿怒固结于中怀而无饮食之并著。证见其气凝滞而为痛，其腹胀满而难安，甚至坐卧不宁，夜不假寐，夫固有必至也。窃为申明治法：凡不寐之证属饮食忿怒所致如上论等证者，夺怒解哕煎加楂肉、枳壳、神曲、麦芽涤饮化食主之，或更按前饮食篇中所列治法，对证加减主之亦宜。

夺怒解哕煎

青皮（去穰）三钱，陈皮三钱（散气之逆），白芍（酒炒）三钱（制木之横），大沙参三钱（清金之燥），白术（土炒）二钱，甘草（炙）三钱（温中之气），当归三钱（酒炒。滋阴血以降气之盛），柿蒂三钱，大白槟榔二钱（破气之结以止气之结），木香一钱（酒炒。行气之滞以止痛）。

水煎，温服。姜汁一盅、蜂蜜一匙引，或对证加入厚朴（姜汁炒）以去胀，枳实（姜汁炒）以除满，或加洋参以固气，略加黄芩以清火。因证而应，不可执滞。

（五）不寐由水气痰饮所致者何治

人身阳入于阴中而内与阴合则成寐，人身阳出于阴分而内与阴分则成寤，此寤寐之机缄，能决人阴阳之盛衰也。故人当阳与阴合之候，不可使阳中稍有逆滞之为殃；人当阴与阳交之际，不可使阴分稍有凝结之贾祸。良以阴阳之气失其正，则寤寐之道必有反其常者也，即如不寐之证有因水气痰饮所致者。夫水气浸射其正气之常道，则多令人喘乎之难安；痰饮变乱其清气之流行，则多令人咳嗽之不静。兹之不寐而为水气所浸淫，势必阳欲与阴交而水气壅以为喘，则阴阳复至各离也；不寐而为痰饮所搅扰，势必阴欲与阳会而痰饮泛以为咳，则阴阳复至决裂也。不寐之属水气与痰饮者其所由致如此，此亦可知用治之下，但知涤其水气，去其痰饮而诸证自平，人自得寐矣。特制清源安寐煎，凡不寐之证属水气、痰饮所致如上论等证者，是方主之。

半夏五钱（姜汁炒），茯苓五钱（渗水即以化痰），白术（土炒）五钱（燥土即以逐水），洋参（黄芪煎汁，炒）三钱，枳实（姜汁炒）三钱（破痰以固气）。

生姜引，水煎，温服。

如有邪热可加杏仁、苏叶以去之，如有中寒可加制附子、炮姜以温之，或加故纸、胡桃以温肾化痰而止喘，或加陈皮、苍术以散逆去饮而止哕。临证加减，须审脉证之虚实以从事，不可执滞。更宜按前伤寒所列水饮治法，与前著痰饮治法合观而酌加减，尤协。

（六）不寐因心血虚而神乱者何治

人身之神喜清肃，不喜浊滞之相扰，人身之血喜温润，不喜燥热之相乘。盖神有所扰而不清，则神不归舍而阴阳不交；血有所乘而不润，则血不荣心而水火不济。凡此皆能使人气血之变乱，即能使人癔寐之愆期者也。即如不寐之证，其所致之由不一，或因事物之纷扰，或因思虑之固结，或纵心于酒色之会，或驰情于名利之场，或五志六淫之为害，或六欲七情之为殃。种种纷心乱神之端，一有伤之过甚，则初以心劳而不成寐，终以病生而不能寐，甚或心之血虚则发为烦热躁扰之难安，心之血虚则变为痰火咳逆之不靖。凡此不寐之证，固无不因虚损之贾祸，而有反为内热之熏蒸者，则又不得与凡为不寐之证一例而视也。窃为申明治法：凡不寐因痰火咳逆如上论者，宜按前"痰饮咳嗽篇"中所列治法对证取用，更制清心和寐煎，凡不寐因心血甚亏，转见烦热等证，是方主之。

丹参二钱，玄参二钱（清邪热以宁心），柏子仁（炒，去油）二钱，丹皮（去核）一钱五分（去除热以清心），桂圆肉三钱，当归（酒洗）三钱（活血源以润心），寸冬（去心）三钱，天冬（去心）一钱五分（除烦热以镇心），大沙参三钱，辰砂五钱（除肺热以安魂）。

水煎，温服。或加灯心、竹叶以散烦，或加黄连、知母以除热，或加枣仁、志肉以养之，或加甘杞、枣皮以固之，临证加减随宜。

（七）不寐有见于大病之后者何治

人之能寐固无不赖神之安，心之静也。然神之所由能安，心之所由能静，则既赖气之充足，辅其神以精明，而后神无昏倦之虞。即寐时究有善癔之药，更赖血之荣养，助其心以宁谧，而后心无烦躁之变，至寐时始得善癔之道。否则气多亏败而阳少舒畅之妙，血多消耗而阴少湿润之常，势必心与神离合无定候，斯癔与寐往来无定时也。即如不寐之证，有见于大病之后及妇人产难之余，或因血气值邪气之扰，邪初平而气血未复，或因血气值亏损之甚，证虽去而气血不变，或气血多逆滞枯竭之为殃，或气血多屈陷滞涩之贾祸。凡此气血之乱皆能令人癔寐之失度者也。临证用治须知气陷者升之，血竭者润之，气滞者行之顺之，血燥血寒者滋之温之。如补中益气汤、扶阳快中散、旋左济阴煎、旋右养阳煎皆可对证取用，或加祛痰化气、清热行滞之品。有是证宜是药，对证加减随宜，慎不可专行消导，不知补泻兼施，致令轻病增重，重病至危为是悯也。

旋左济阴煎

怀熟地一两（上桂煎汁浸，蒸。滋阴中之阳，以密汗窍），枣皮三钱（固阴中之气以塞汗流），茯苓三钱（使南北之相济），山药五钱（土炒黄。调中土以防水热之浸害），枸杞五钱，菟丝子（盐水炒半，蜜炒半。壮肾气即以尽气之源流），甘草（炙）三钱（随阴药入阴分以救阳），当归三钱（滋血源以相养），龟胶三钱（无胶以败龟甲酥炙代之。力救真阴）。水三升煎服。酌病证之久暂，进服药之多寡，自无不愈。

旋右养阳煎

制附片三钱，厚肉桂（去皮）三钱（壮肾中之真阳），鹿胶三钱（无胶以茸代之，酥炙用。滋真精以补元阳之损），熟地八钱，当归三钱（补阳益阴，水火无偏胜之虞），鲜桑叶（蜜炒）五钱，玉竹参（蜜炒）五钱（封其汗出之窍），茯苓二钱，山药（炒）五钱（渗湿强脾，生金济水），甘枸杞五钱（秘精即以止汗），川牛膝一钱（酒洗。滑泻者不用。载药下行）。

水煎，温服。亦宜量证久暂，进药多寡为协。

（八）不寐因惊恐所致者何治

人身肾中之真阳，所以代心君而神其辅相之妙者也，人身胆中之真阳，所以代心君而神其决断之才者也。故人得肾阳充足则精神强健，虽万事并举而心不病于劳；人得胆阳壮盛则谋虑周密，虽万事纷乘而心不病于烦。非第此也，阳足自可生阴，而阴阳之调燮无或欤，阳盛必自和阴，而阴阳之交济无或愆，是以人得神之清、气之爽，即得心之畅、体之安，而寤寐皆觉恬然自得，无他变证之著也。否则一有所亏，皆能为病，即如不寐之证有由大惊、大恐所致者。夫恐畏伤肾，惊惧伤胆。肾气为恐所夺则心不能独静，胆气为惊所泄则入亦不能独安。兹之不寐而出于惊者，势必阴方济于阳而暂寐，而阴为惊所散黜，时寐时惊，时惊仍时寤也。不寐之证如是，是则肾与胆之阳神飞越，无由各得其所也。窃为申明治法：凡不寐由惊恐所致如上论者，扶阳快中散或旋右养阳煎皆可。对证加入赭石、竹茹主之。更宜察其致恐，致惊之由，多方拂解，多方勇壮以镇静之，使之心神渐静，内外两解尤妙。

（九）不寐属衰老之候者何治

不寐之证虽百出不一，然在少壮之辈，或因六气之扰，或因七情之伤，或因六欲之害，或因酒色乱其心志，或因惊恐乱其神魂，或因思虑乱其内念，证或见痰饮咳嗽之为殃，或见烦躁懊憹之不靖，或胀满滞逆之难安，或痛苦呻吟之难忍，或肿胀喘呼之不宁，或火热熏蒸之莫释。有是诸证之常见而兼见不寐则治法须知：属外者去其邪，邪除而自得安眠之乐矣；属内伤者辅其正，正复而自得偃息之候矣。惟不寐之证有得衰老之候者，夫人至老则阴气多消耗之虞，阳气多亏败之变。阴耗则阴不能媾于阳，而阳苦其独，阳亏则阳不济于阴，而阴伤其孤。是以阳不与阴合，阴不与阳氤氲，而寤寐乖其度，甚则不寐，有由来也。窃为申明治法：凡不寐在衰老之候得之者，急宜以扶阳快中散或旋左济阴煎、旋右养阳煎、范思养中煎，皆可对证取用大剂多服。即有痰饮咳嗽、烦热逆滞等证之并著，皆宜主以温养，酌证微加消导清理之品，俟标去而本仍宜峻固，不可久服，使暂虽得快而气血再为损耗，终至阴阳散广，为可悯也。（《医方辨难大成·不寐证治全篇》）

（张　丽）

第七章 肿　瘤

第一节　食管癌

一、概　述

食管癌是主要起源于食管鳞状上皮和柱状上皮的恶性肿瘤，其中鳞癌约占90%，腺癌约占10%。食管癌大约占所有恶性肿瘤的2%。食管癌在欧、美和大洋洲各国的发病率一般在2~5/10万（但法国例外，达13.6/10万），俄罗斯的中亚地区达100/10万以上。亚洲国家的发病率为1.2~32/10万，但伊朗的黑海沿岸地区则高达100/10万以上。而南非的特·斯凯则高达357.2/10万。我国是食管癌的高发区，也是食管癌病死率最高的国家之一，其发病率及病死率仅次于胃癌，居第2位，年死亡率超过100/10万人以上者有19个县（市、区），年死亡率最高者达303.37/10万人。发病年龄多在40岁以上，男性多于女性，但近年来40岁以下发病者有增长趋势。食管癌最典型的临床表现为进行性吞咽困难。

中医古代文献中并无食管癌的病名，但有丰富的类似该病的描述。食管癌在中医文献中多属"噎膈""反胃"等病症范围，也有文献称本病为"膈噎""噎塞"等。早在2000年前中医文献就有噎膈的描述，《内经》中有"三阳结谓之膈""饮食不下，膈噎不通，食则吐"的记载。后对本病认识又有不断发展，如《医贯》说："噎膈者，饥欲得食，但噎塞迎逆于咽喉胸膈之间，中胃口之上，未曾入胃即带痰涎而出。"具体阐明了本病的发病部位及典型临床表现。食管癌是以吞咽困难，饮食受阻于食管，饮食不下，或食入即吐为主症的病症。噎即噎塞，指吞咽不畅或困难；膈即格拒，指饮食难下，或食入即吐。噎可单独为病出现，亦可为膈之前驱，但临床多噎膈并见。多因情志失和，饮食所伤，年老体弱，脏腑失调，以致津血枯槁，气血痰瘀互结填塞胸膈，阻于食道而成。

二、病因病机

1. 病因

中医学认为本病的发生和饮食因素与情志等有密切关系。

（1）饮食不节

嗜食腌制熏烤之物或进食过热、过快，或食物粗糙、食物发霉等因素刺激食管，损伤络脉，久而食管受损；或嗜酒无度、过食肥甘、恣食辛辣，可助湿生热，酿成痰浊，阻塞食道；或津伤血燥，失于濡润，食道干涩，均可引起咽下噎塞而成本病。

（2）情志内伤

七情内伤，忧思伤脾，脾伤则气结，脾失健运，津液失布，运化失司，水湿内停，滋生痰浊，痰气相搏，阻于食道；恼怒伤肝，肝伤则气郁，气郁则血停，瘀血阻滞食道，致使气滞、痰阻、血瘀郁结食道，饮食噎塞难下而成本病。

(3) 正气虚损

脏腑阴阳失调，正气虚损是患病的主要内在原因。嗜烟日久、热伤津液、房事不节、年高体弱或久病失治，均可致气血不足，阴津耗损，食管失于濡养，久而发为本病。

2. 病机

噎膈以内伤饮食、情志不遂为主因，且相互影响，互为因果，共同致病，使气滞、痰阻、瘀血三种邪气阻于食道，而致食管狭窄。也可造成津伤血耗，失于濡润，食道干涩，食饮难下。本病以气滞、痰阻、血瘀为标实，津枯血燥为本虚，在病理性质上表现为本虚标实。噎膈病位在于食道，属胃气所主，所以其病变脏腑关键在胃；又与肝、脾、肾有密切关系，因三脏与胃、食道皆有经络联系，脾为胃行其津液，若脾失健运，可聚湿生痰，阻于食道。胃气之和降，赖肝之条达，若肝失疏泄，则胃失和降，气机郁滞，甚则气滞血瘀，食管狭窄，发为噎膈。肝脾肾功能失调，导致气、痰、血互结，津枯血燥而致食管狭窄、食管干涩是噎膈的基本病机。

总之，中医学认为，本病之发生多因忧思郁怒，情志不遂，七情郁结，或嗜酒无度，恣食辛香燥热等物，损伤脾胃，以致气不布津，津液聚而为痰，痰气交阻于食管而成；或致津伤血燥，相火渐炽，日久成毒，咽管干涩，食不行入；或气滞血瘀、痰湿不化、痰瘀交结，积聚成块；或气血两亏，高年衰老，阴阳不和，水火失调，正不胜邪，瘤邪乘虚而入，成为本病。

三、辨证论治

(一) 辨证要点

本病的辨证主要在于辨病位、辨虚实、辨在噎在膈。

1. 辨病位

本病病位在食管，但与脾、胃、肝、肾密切相关。一般而言，吞咽困难，梗阻不顺，胸膈憋闷，随情志变化而有所增减者，病在食管、胃与肝；食物难下，艰涩不顺，形体消瘦，口咽干燥，舌红少津者，病在食管、肝与肾；病变日久，吞咽困难日重，呕吐清水，面白肢冷，病在食管、脾与肾。

2. 辨虚实

病初多实，继则虚实夹杂多见，终致气衰阳微，正气大虚。吞咽梗阻不顺，胸脘痞闷，痰多食少，苔腻脉滑者，为早期偏于气结，血瘀未甚，证属痰气交阻，多表现为邪实正不衰；饮食难下，呕吐物色如赤豆汁，胸膈疼痛，肌肤枯燥，舌紫有瘀点、瘀斑，脉细涩者以及食入不下，入而复出，形体消瘦，口干咽燥，烦热便干，舌红少津，脉细弦数者，均为中期痰瘀交阻、津伤热结，证属瘀血内结、津亏热结，表现为虚实夹杂；水饮不下，呕吐黏液，畏寒肢冷，面浮肢肿，舌胖脉弱者，为后期阴津枯竭，气血两伤，证属气虚阳微，多表现以虚为主。

3. 辨在噎在膈

噎以食物吞咽受阻为特征，或食物尚可咽下。膈是由噎逐渐发展而成，食物格拒不下，由不能咽下固体食物发展到不能咽下流质饮食，胸骨后疼痛，大便不通，并伴有神衰消瘦、面容憔悴等全身衰竭表现。

（二）治疗要点

本病的治疗应权衡本虚标实的程度，酌情处理。初期重在治标，宜行气、化痰、祛瘀、散结、清热、解毒为主，并以滋阴润燥之法辅之；后期正气大虚，重在治本，当补虚扶正，法宜滋阴养血润燥，或补气温阳为主，兼用攻邪之法；虚实夹杂者，当攻补兼施，权衡用药。并在整个治疗过程中，注意固护胃气。

（三）分证论治

食管癌的辨证分型治疗中医文献记载甚多，各家分型方法虽不一致，但大同小异，大都由阴阳气血，虚实寒热及脏腑功能出发，从不同角度反映了食管癌病情演变的某些规律，对祛邪扶正，调节机体生理功能平衡，改善临床症状，减轻放化疗不良反应，促进术后恢复，延长病人生存时间，提高生存质量等方面起到积极作用。分型的目的是临床治疗用药的参考。在一个病人身上，可能以某一型为主，某一型为辅；也可能同时几型都存在；可能这一段时间是这一型，而到另一段时间又是那一型。故必须根据不同病人，不同阶段的不同主症，不断发展变化的机体功能状态，气、瘀、痰、虚和舌象、脉象等的不同症候表现，噎、痛、吐、弱的主要症状及现代检查技术的客观结果，把辨证与辨病，整体证候与局部病理指征结合起来，针对每个病人的不同病理、证型，灵活准确得当地辨证施治，以提高临床治疗效果。治法则以开郁理气、滋阴润燥为原则，并根据标本虚实之轻重缓急辨证论治。

1. 综合治疗前

（1）肝郁气滞型

【主证】吞咽不畅，嗳气不适，胸胁苦闷，或胸骨后异物感，头痛目眩，烦躁易怒，怒后症状加剧，舌质淡，苔白或薄黄，脉多弦。本型多属早期食管癌。

【治则】疏肝解郁，行气和胃，软坚散结。

【方药】

①开郁散加减

由夏枯草30g，代赭石30g，当归15g，杭芍15g，猪苓15g，茯苓15g，郁金12g，柴胡10g，焦白术10g，草河车10g，白芥子10g，僵蚕10g，旋覆花10g，全虫3g组成。加减：上腹部胀闷，加厚朴、枳壳；烦躁易怒加丹皮、栀子。水煎，每日1剂，分3次服。

②理气化瘀通关汤

由半枝莲30g，莪术30g，瓜蒌30g，丹参30g，急性子20g，王不留行20g，清半夏20g，荷叶20g，郁金10g，黄药子10g，檀香10g，砂仁10g，酒大黄10g，柿蒂6g，刀豆子6g组成。上药为1剂量。腹胀，加厚朴、佛手；呕吐黏痰，加青礞石、海浮石；痰中夹血或吐鲜血，加三七、云南白药；胃脘灼热，加北沙参、建莲子、玉竹；痛不可忍，加木鳖子、没药、九香虫；流食难咽下，加守宫半枝莲酒（守宫10条，半枝莲100g，白酒2kg，装入瓷罐内，放入锅内隔水蒸7次，再放入冷水内浸泡1昼夜，日夜频服）。水煎服。每剂煎汁400mL，昼夜连续频服，每次不限量，60日为1个疗程。疗效好原方改为散剂，每日2次，每次10g。疗效不满意，服汤剂最多不超过2个疗程。

③旋覆代赭汤

由代赭石 30g，大枣 30g，旋覆花 10g，党参 10g，法半夏 10g，甘草 10g，生姜 6g 组成。气虚加黄芪 30g、黄精 10g；血虚加当归、熟首乌各 10g；阴虚加沙参 15g，麦冬 15g；阳虚去法半夏，加熟附片 10g，桂枝 6g；胸痛加延胡索 10g，山楂 10g，谷芽 20g，麦芽 20g；大便溏泄去代赭石加白术 15g，茯苓 30g，扁豆 30g。水煎，每日 1 剂，分 3 次服。

④旋代夏枯草汤

由煅牡蛎、海藻、海带、急性子、旋覆花、代赭石、夏枯草、蜣螂、川楝子、广木香、川朴、沉香曲、姜半夏、姜竹茹、公丁香、南北沙参、当归、石斛组成。上药均为常用剂量，水煎，每日 1 剂，每剂煎 2 次，和匀分服。胃气上逆者，加降香、豆蔻、炙九香虫、刀豆子、藿香、青皮；泛吐痰涎者，加南星、山豆根、青礞石、板蓝根；胸部隐痛者，加延胡索、制乳香、制没药、郁金、丹参、桃仁；呕血便血者，加白及、蒲黄、仙鹤草、藕节；体虚乏力者，加太子参、黄芪、白术、熟地。软坚消症有时加石见穿、徐长卿、黄药子、七叶一枝花。

(2) 毒滞血瘀型

【主证】吞咽困难，胸背刺痛，烦热口渴，形体消瘦，大便燥结，小便黄赤，面色瘀滞，肌肤甲错。舌质青紫或有瘀斑点，舌苔黄微腻，脉弦细而略数。

【治则】活血化瘀，开关通膈，补托解毒。

【方药】

①复元活血汤合参赭培气汤加减

由党参 30g，代赭石 30g，肉苁蓉 30g，半枝莲 30g，当归 20g，天冬 15g，莪术 15g，半夏 15g，知母 15g，红花 10g，桃仁 10g，山甲 10g，酒军 10g，柿霜 10g，干蟾皮 9g 组成。水煎，每日 1 剂，分 3 次服。加减：呕吐物为咖啡色或大便隐血阳性者，加三七粉、仙鹤草；腰背痛重时，加丹参、郁金、元胡。

②芪竭活瘀扶正冲剂

由黄芪、当归、血竭、水蛭、赤芍、延胡索、枸杞果、山萸肉、黄芩、薏米、莪术、甘草组成。上药制成冲剂。口服，每次 16g，每日 2 次。连用 7 周为 1 个疗程。

③治膈散

由山慈菇 200g，硼砂 80g，沉香 50g，冰片 30g，硇砂 20g，三七 20g 组成。上药共研极细末，每日 4 次，每次 10g，10 日为 1 个疗程。服完 1 疗程后改每日 2 次，每次 10g，以巩固疗效。呕吐血性物质加云南白药或白及粉；大便困难加大黄苏打片；食管有炎症口服庆大霉素片或 5%链霉素液；贲门痉挛服 6%颠茄酊；气虚乏力加人参蜂王浆或双宝素；严重梗阻予补液疗法：静脉滴注 10%葡萄糖或复方氨基酸。

④三子化瘀汤

由石打穿 90g，石见穿 90g，藤梨根 60g（先煎 2 小时），半枝莲 60g，急性子 30g，水红花子 30g，留行子 30g，天龙 9g，石斛 9g，莪术 9g 组成。水煎，每日 1 剂，分 3 次服。

(3) 热毒伤阴型

【主证】吞咽困难，哽噎较重，胸骨后灼痛，虚热盗汗，五心烦热，口干咽燥，形体消瘦，大便干，小便黄。舌质暗红，或紫绛，或裂纹，舌苔黄薄或少苔，脉弦数或弦滑。

【治则】滋阴清热，扶正解毒。

【方药】

①归芍地黄汤加减

由白花蛇舌草30g,半枝莲30g,枸杞子30g,花粉20g,生地15g,赤芍15g,丹皮15g,玄参15g,知母15g,猪苓15g,茯苓15g,地骨皮15g,石斛15g,山萸肉10g,干蟾皮9g组成。水煎,每日1剂,分3次服。加减:潮热盗汗者,加煅牡蛎、银柴胡;胸背疼痛者,加香附、郁金;噎重时,可加急性子、威灵仙、硇砂。

②芦根解毒汤

由鲜芦根(去节)250~500g,忍冬藤30~120g,金银花15~30g,连翘15~30g,蒲公英30~90g,紫花地丁30g,甘草15g组成。水煎,每日1剂,分3次服。胃气上逆不降,呕吐便秘者,加清半夏12~90g,生姜9~30g,大黄6~9g(后下);化湿加蔻仁6g,砂仁9g(均后下);化浊加白芷6~9g,佩兰叶12~15g(均后下);止痛加乳香6~9g,没药6~9g(均后下),延胡索3g;肢体逆冷加熟附片6g,肉桂3~6g;止嗽加桔梗6~9g,紫菀15g,款冬花15~30g,杏仁9~15g;制酸加红豆蔻12g;呕吐甚加伏龙肝120g(布包先煎,取澄清汁煎药);偏寒呕用丁香3g,柿蒂9g;右胁疼加吴茱萸3g,川连6g。

③沙参麦冬汤加减

由天花粉15g,玉竹15g,沙参15g,麦冬15g,桑叶12g,扁豆12g,甘草6g组成。水煎,每日1剂,分3次服。肠燥失润,大便干结,可加火麻仁、瓜蒌仁、何首乌;腹中胀满,大便不通,胃肠热盛,可用大黄甘草汤,但应中病即止,以免重伤津液;胃火盛,饮食格拒不入,加黄连、栀子、竹茹;食管干涩,口燥咽干,可饮五汁安中饮。

④复方八角金盘汤

由八月札30g,石见穿15g,急性子15g,半枝莲15g,生山楂12g,丹参12g,青木香10g,八角金盘10g组成。水煎,每日1剂,分3次服。

⑤参麦滋阴汤

由生赭石30g,党参12g,麦冬15g,天冬15g,淮山药15g,知母10g,天花粉10g,当归10g,法半夏10g,枸杞子10g,蒌仁10g,土鳖虫10g组成。水煎,每日1剂,分3次服。胸背疼痛,胸膈满闷者,加檀香、沉香、台乌药、郁金;舌质瘀斑明显者,加桃仁、红花、蒲黄、花蕊石、三七、蜈蚣、茜草;口燥咽干便秘者,去土鳖虫,加桂圆肉、石斛、苁蓉、生地、火麻仁、黑芝麻、柿饼、醋川军;颈部瘰疬(淋巴结肿大),选加海藻、昆布、牡蛎、龙葵、半枝莲、夏枯草、鬼针草;涎多者,加法半夏、浮石、贝母、黄药子;气阴两亏者,去土鳖虫,加炙黄芪、白术、茯苓、灶心土、人参易党参或另服人参,徐徐咽下;食管异物感、咽痛者,加用射干、山豆根、鬼针草、连翘、半枝莲。体质壮实者,合蜈蛸散(蜈蚣3g,全蝎3g,蛴螬3g);体质一般,或服蜈蛸散呕吐者,合含化丸(三七30g,桃仁15g,硼砂18g,百部茎15g,甘草12g,共研细末,炼蜜为丸,每丸重6g,每日3次,每次含化1丸)。身体羸瘦,食入则吐者先以参麦滋阴汤,待体质渐复,再辅以丸、散。

(4)脾虚痰湿型

【主证】噎梗严重,胸脘痞闷,痰涎壅盛,浊气上逆,时有呕恶,甚则不进食也呕吐黏液。肢体困倦,头眩心悸。舌质暗,苔白腻或灰腻,舌胖、边有齿痕,脉滑细或沉滑。本型多属晚期食管癌。

【治则】健脾益气,涤痰解毒。

【方药】

①保元汤合开关利隔丸加减

由生黄芪30g, 炙黄芪30g, 半枝莲30g, 当归15g, 半夏15g, 人参（或党参）10g, 甘草10g, 酒大黄10g, 枳壳10g, 槟榔10g, 降香10g, 白芥子10g, 干蟾皮9g, 硇砂0.1g组成。水煎, 每日1剂, 分3次服。加减：呕吐痰涎者, 加代赭石、旋覆花、姜半夏; 食少纳差者, 加焦山楂、麦芽。

②补气运脾汤

由黄芪30g, 白术15g, 茯苓15g, 陈皮15g, 半夏12g, 人参10g（冲兑）, 砂仁6g, 甘草6g组成。水煎, 每日1剂, 分2~3次服。1个月为1个疗程, 一般连用2~3个疗程。脾阳虚加附子、干姜; 气阴两虚加石斛、麦冬、沙参。

③右归丸

由杜仲15g, 熟地15g, 山萸肉15g, 山药15g, 枸杞子15g, 鹿角胶12g, 菟丝子12g, 当归10g, 附子（先煎）6g, 肉桂（后下）1.5g组成。水煎, 每日1剂, 分2~3次服。1个月为1个疗程, 一般连用2~3个疗程。中气下陷, 少气懒言可用补中益气汤; 脾虚血亏, 心悸气短可用十全大补汤加减。

④南星半夏汤

由代赭石30g, 石打穿30g, 急性子30g, 生南星30g, 生半夏30g, 瓜蒌20g, 黄药子10g, 旋覆花10g, 天龙3g, 蜈蚣3g组成。见肝郁气滞者, 加藤梨根30g, 八月札30g, 菝葜30g, 枳壳15g, 王不留行子15g, 绿萼梅10g, 川朴10g, 贝母10g, 桔梗10g, 山豆根10g, 竹茹10g, 川楝子10g, 青皮10g, 陈皮10g, 橘叶6g, 橘核6g; 伴瘀凝正虚者, 加生黄芪30g, 威灵仙30g, 白屈菜30g, 鸡血藤30g, 丹参15g, 莪术15g, 鹤虱12g, 干蟾皮12g, 炙鳖甲10g, 炙山甲10g, 当归10g, 西洋参6g（另服）, 制马钱子3g; 伴脾肾阳虚者, 加白术30g, 猪苓30g, 茯苓30g, 生熟薏米30g, 白扁豆30g, 党参15g, 淫羊藿15g, 菟丝子15g, 补骨脂15g, 谷芽15g, 麦芽15g, 陈皮10g, 姜半夏10g, 鸡内金12g, 桂枝10g, 橘络6g, 干姜6g。水煎, 每日1剂, 分2~3次服。

（5）气血亏虚型

【主证】进食便噎日久, 食水难下, 泛吐清涎, 消瘦无力, 面色萎黄, 形寒肢冷, 面浮足肿, 自汗盗汗, 舌质淡白, 苔薄白, 脉虚细无力。多属晚期食管癌。

【治则】益气养血, 养心健脾。

【方药】

①当归地黄汤加减

由生山药40g, 炙鳖甲30g, 猪苓30g, 茯苓30g, 鸡血藤30g, 生黄芪30g, 炙黄芪30g, 冬凌草20g, 当归15g, 生地15g, 地龙15g, 熟地15g, 石见穿15g, 僵蚕10g, 杜仲10g, 山萸肉10g。加减：形寒气短、面浮足肿者, 加肉桂、制附片; 干呕者, 加砂仁、代赭石。

②当归补血汤加味

由黄芪30g, 党参15g, 白术12g, 茯苓12g, 姜半夏12g, 阿胶（烊化）10g, 肉苁蓉12g, 当归6g, 陈皮6g, 硇砂（研末醋制另服）1g, 大枣10枚, 生姜3片组成。水煎, 每日1剂, 分3次服。自汗盗汗, 加煅龙骨、煅牡蛎、浮小麦。

③养血益气固本汤

由重楼30g, 当归20g, 生黄芪20g, 桂圆肉20g, 白术20g, 白芍15g, 露蜂房15g, 柿霜（嚼化）15g，茜草15g，玫瑰花12g，延胡索12g，西洋参10g，仙鹤草10g，鳖甲10g组成。上药为1剂量，水煎服。每剂煎汁400mL，昼夜连续频服，每次不限量，60日为1个疗程。疗效好原方改为散剂，每日2次，每次10g。疗效不满意，服汤剂最多不超过2个疗程。

④扶正抗癌汤

由土茯苓、半枝莲、制半夏、黄芪、党参、白术、茯苓、薏米、仙鹤草、陈皮组成。以上药物用量均为常用剂量。吞咽不顺者，加急性子、枳壳；纳呆腹胀者，加鸡内金、焦楂曲、炒谷麦芽；恶心呕吐者，加降香、炒竹茹；脘腹疼痛者，加白芷、煨木香；便溏腹泻者，加炒苍术、淮山药；消化道出血者，加地榆、旱莲草；有淋巴结转移者，加海藻、昆布、煅牡蛎；放疗后阴津亏虚者，加南沙参、麦冬；术后血虚者，加当归、干地黄；放疗后白细胞下降者，加补骨脂、枸杞子、鸡血藤。随证加减，水煎，每日1剂，分3次服。

2. 手术治疗后

（1）痰浊内蕴型

【主证】咳嗽痰多，胸闷或痛，气促，身热不畅，脘闷纳呆，头昏身重，腹胀，尿黄便秘，或泄而不畅，舌淡红或红，苔白腻或黄腻，脉滑或滑数。

【治则】芳香化浊，清热利湿。

【方药】甘露消毒丹加减

由绵茵陈20g，鱼腥草20g，桔梗15g，藿香15g（后下），神曲15g，泽泻12g，川贝母12g，白术12g，石菖蒲12g，黄芩10g，射干10g，白蔻仁9g组成。水煎，每日1剂，分3次服。

（2）气血两虚型

【主证】精神疲惫，少气乏力，纳少，头晕眼花，面色少华，自汗，语声低微，大便排出乏力，舌淡，苔白，脉细弱。

【治则】健脾开胃，益气养血。

【方药】八珍汤加减

由鸡血藤30g，党参20g，黄芪20g，云苓20g，枸杞子20g，白术15g，当归15g，白芍15g，布楂叶15g，鸡内金15g，砂仁12g（后下）组成。水煎，每日1剂，分3次服。

（3）气阴两虚型

【主证】神疲乏力，气短，口干咽燥，咳嗽少痰或干咳，或午后潮热，盗汗，食欲不振，大便干结，舌红，少苔或无苔，脉细或细数。

【治则】益气养阴，开胃。

【方药】益胃汤加减

由太子参20g，生黄芪20g，云苓20g，麦冬15g，玉竹15g，生地15g，白术15g，布楂叶15g，鸡内金15g，砂仁12g（后下），沙参12g，川贝12g，百部12g组成。水煎，每日1剂，分3次服。

手术后病人以气血两虚证型常见，治疗中应谨记"开胃健脾"，只要用药精当，能使患者迅速行以康复。

3. 放射治疗后

（1）气阴两虚型

【主证】咳嗽少痰或干咳，口干，食欲不振，五心烦热，多梦，语声低微，头晕，短气乏力，或午后潮热，盗汗，大便干结，舌边尖红，苔薄，脉细或细数。

【治则】益气开胃，养阴润燥。

【方药】麦门冬汤加减

由葛根30g，麦门冬20g，生黄芪20g，云苓20g，北杏仁15g，白术15g，沙参15g，鸡内金15g，石斛12g，百部12g，砂仁12g（后下），西洋参10g（另炖）组成。水煎，每日1剂，分3次服。

（2）气虚血瘀型

【主证】神疲乏力，咳嗽，痰难咯出，胸痛有定处，体瘦，饥不欲食，口干而饮水不多，面色晦暗，大便乏力，舌青紫或有瘀斑，苔薄，脉细涩。

【治则】益气活血。

【方药】复元活血汤加减

由太子参20g，生黄芪20g，葛根20g，延胡索20g，薏苡仁20g，白花蛇舌草20g，白术15g，桔梗15g，花粉15g，柴胡12g，郁金12g，红花10g，桃仁10g，田七10g组成。水煎，每日1剂，分3次服。

放射线作为一种热毒之邪，伤阴耗气，甚或加重血瘀之症。故在食道癌患者接受放疗期间或之后，根据不同情况选用益气、养阴、活血或解毒中药治疗，往往获得增加疗效、减轻副作用的效果。

4. 化学治疗后

（1）脾胃不和型

【主证】恶心欲呕，或呕吐，厌食，胸腹胀闷，神疲乏力，大便溏泻或秘结，舌淡红，苔白腻或白厚，脉缓弱或细缓。

【治则】开胃健脾，和胃降逆。

【方药】香砂六君子汤加减

由党参20g，云苓20g，白术15g，法半夏15g，佛手15g，麦芽30g，藿香15g（后下），佩兰15g（后下），砂仁12g（后下），木香12g（后下）组成。水煎，每日1剂，分3次服。

（2）气血两虚型

【主证】精神疲惫，少气乏力，纳少，头晕眼花，面色少华，自汗，语声低微，大便排出乏力，舌淡，苔白，脉细弱。

【治则】健脾开胃，益气养血。

【方药】

①芪精扶正抗癌汤

由黄芪30g，黄精30g，天花粉15g，鸡内金10g，陈皮6g，炙甘草6g组成。固定方配合化疗（MOFⅢ方案）。化疗期间，能进食者，水煎，每日1剂，分3次服。连服10日为1个疗程。滴水不进的患者，化疗后从能进饮食开始服用，服法同前。化疗间隙期间服10～20剂。

②八珍汤加减

由鸡血藤30g，党参20g，黄芪20g，云苓20g，枸杞子20g，白术15g，当归15g，白芍15g，布楂叶15g，鸡内金15g，砂仁12g（后下）组成。水煎，每日1剂，分3次服。

③参术蛇舌草汤

由党参（或黄芪）、白术、白花蛇舌草、薏米、甘草、石见穿、北豆根（后改蛇葡萄藤）组成。根据具体情况或化疗反应进行加减，一般不超过1/3。扶正为主，佐以抗癌，合并中小剂量联合化疗加强抗癌，常用环磷酰胺、氟尿嘧啶。部分病例加用肿节风片、猴菇菌片等。化疗引起纳呆或脘胀者，加陈皮、枳壳、白豆蔻、木香、焦云仙；胃阴不足者，加石斛、麦冬、北沙参；恶心呕吐者，加生半夏、茯苓、代赭石粉；有寒象者，加生姜、吴茱萸；有热象者加竹茹、黄连；白细胞减少者，加黄芪、白术；肾亏者加女贞子、补骨脂，或再加茜草、苦参、鸡血藤、刺五加片、鹅血片；血小板减少者，加仙鹤草、卷柏、酸模根等；梗阻严重者加生半夏、生南星、急性子等，并大量使用冬凌草和冬凌草冲剂。

（3）气虚阳微型

【主证】饮食不下，面色苍白，精神疲惫，形寒气短，泛吐涎沫，面浮足肿，腹胀，舌胖大，色淡白，苔白滑或白腻，脉沉细或细弱。

【治则】温补脾肾。

【方药】实脾饮加减

由淮山30g，薏苡仁30g，黄芪20g，云苓20g，杜仲15g，白术15g，党参15g，法半夏12g，郁金12g，巴戟天10g，附子10g，干姜9g组成。水煎，每日1剂，分3次服。

食道癌患者接受化疗，要么为配合手术或放疗而进行，要么病情已比较晚期。此时患者正气已大伤，加之化疗药物本属攻伐之品，极易耗气伤正，故宜选用扶正固本之品以培补元气，切忌过用"攻邪"峻剂。

（四）单方验方

中医学在食管癌的治疗中积累了丰富的经验，创制了许多治疗食管癌的有效方剂，至今临床上还选用，如张仲景的旋覆代赭汤、严用和的五膈散、《和剂局方》的五膈宽中散、《苏沈良方》的导气散、《仁斋直指》的枳术二陈汤等。近些年来，广大医务工作者在探索更有效的治疗食管癌的方法中，又创制了许多有较好疗效的单方验方。

1. 复方斑蝥丸

由草河车50g，生黄芪40g，人参30g，莪术30g，白术30g，急性子30g，田三七30g，半夏30g，炮山甲30g，云苓30g，茜草25g，沉香25g，补骨脂25g，甘草20g，大枣（去核）30枚，斑蝥（去毒烧炼）10~16枚组成。胸背痛者加威灵仙20g，炮山甲12g，炒刺猬皮9g，田三七6g，花蟾皮6g，血竭6g；口气腐臭秽味者选加生苡仁40g，紫花地丁25g，鱼腥草20g，金银花炭20g，土茯苓20g，大黄炭6g；气虚选加淮山药30g，女贞子30g，生地黄25g，太子参20g，天门冬20g；气血虚选加鸡血藤30g，生黄芪30g，熟地20g，当归身15g。配制：选个大无虫蛀的全斑蝥，去头、足、翅、胸甲后纳入去核之大枣肉，用线缠扎，烘干研末与上述其他药物研末后混匀，炼蜜为丸，每丸重10g，内服，每日3次，每次2丸。3个月为1个疗程。服药期间忌食小米。本方具有健脾补肾，破瘀散结功效。适用于中、晚期食管癌、贲门癌。

2. 鲜半夏丸

由鲜半夏适量组成。将鲜半夏剥去外皮，捣成糊状制丸。每丸2g，每日3~4次，每次2g，置于舌根部咽下。用药时间不超过30日。

3. 止痛抗癌丸

由芦根20g，三七10g，重楼10g，元胡10g，黄药子10g，川乌6g，冰片6g，紫皮大蒜100g，麝香适量组成。将上述药物，共为细末，过100目筛，用大蒜汁将药物调成丸剂，每丸3g，每次1丸，每日2次。适用于食管癌疼痛患者。

4. 南星参斛丸

由生南星30g，金银花30g，代赭石（先煎）15g，党参10g，石斛10g，枇杷叶10g，生麦芽10g，枳实10g，青黛3g，生甘草3g组成。痰涎壅盛者加白芥子10g，姜半夏10g。水煎，每日1剂，分3次服。15剂为1个疗程。适用于食管癌梗阻患者。

5. 复方乌七散

由川乌30g，黄药子30g，重楼30g，元胡30g，芦根30g，山慈菇30g，冰片6g组成。共为细末，每次3g，每日3次，温开水送服。适用于食管癌疼痛患者。

6. 复方止痛散

由代赭石25g，没药15g，元胡15g，五灵脂15g，麝香（另包）2g组成。上药除麝香外共研细末，过80目筛后配入麝香，装瓶密封。每次1~2g，每日3次。适用于食管癌疼痛患者。

7. 补瘘散

由黄芪30g，白及30g，生乌贼骨30g，马勃30g，象皮15g，枯矾10g，煅珍珠6g，麝香1g。上述药物共研细末，装瓶密封。临用时先用藕粉或山药粉15~20g加水30mL，用文火制成稠糊状，然后取补瘘散4~5g，放入糊内搅匀，不烫时服用。徐徐吞咽，不可吞之过快，每日3次，临睡前服药最佳，服药后不用水冲。本方具有益气养血，生肌敛孔功效。适用于食管癌穿孔患者。

8. 牛黄散

由威灵仙60g，板蓝根30g，猫儿草30g，制南星9g，人工牛黄6g，硇砂3.9g。上药共研粉末，口服，每日3次，每次1.5g。连续服用1个月以上。本方具有清热解毒，消肿散结功效。适用于中、晚期食管癌。

（五）穴位疗法

1. 穴位针法Ⅰ

【主穴】天鼎、天突、膻中、上脘、中脘、下脘、内关、足三里。

【配穴】病灶在食管上段加期门、不容；痰多便秘加丰隆、大肠俞；胸痛引背加心俞及胸背阿是穴；进食困难重刺内关，胸脘痞闷加大陵。

【针法】每次取主穴3~4穴，实证用泻法，虚证用补法。均用平补平泻法，每日1次，10日为1个疗程。

2. 穴位针法 Ⅱ

主位：①廉泉、鸠尾、巨阙。②上脘、中脘、下脘。③健里、胃上（双）。④璇玑、华盖、紫宫。⑤玉堂、膻中、中庭。⑥不容（双）、承满（双）。⑦梁门（双）、关门（双）、太乙（双）、滑肉门（双）。

【针法】用26号2寸（5cm）毫针，手法用提插手法，不留针。体弱者小提插，10~20次，刺激时间10~20秒；体强者，大提插，30~40次，时间30~40秒；一般用中提插，20~30次，时间20~30秒。每次针1组，依次轮流使用，每周3次，15次为1个疗程，休息2周，继续治疗。本法具有健脾和胃，行气开膈，降逆止呕，调和阴阳功效。通过针刺，增强机体免疫功能，激活抗体，达到抑制或杀灭癌细胞。

3. 穴位针法 Ⅲ

主位：①膈俞、膈关、胃俞、内关。②天突、中脘、足三里、公孙。

【配穴】痰多便秘者，加半隆、大肠俞、天枢。胸痛引背者，加心俞及胸背部阿是穴。痞塞、噫气者，加大棱。

【针法】两组主穴间日交替运用1次，休息3日，再间日交替运用1次，共3次（即15日）为1个疗程。中下段食管癌或贲门癌可使用第一组选方，中上段食管癌可使用第二组选方。均用平补平泻手法，捻转行针20~30分钟，同时让患者配合吞咽动作或饮水30~50mL。

4. 穴位针法 Ⅳ

【主穴】天突、膻中、足三里。

【针法】行强刺激，留针20分钟。本法具有强壮补益功效，能使食管蠕动增强，内腔直径增宽。

5. 穴位针法 Ⅴ

【主穴】天鼎、天突、膻中、上脘、内关、足三里、膈俞、合谷。

【配穴】病灶在颈段者加扶突、气舍、大杼、风门等；在中段者加气户、俞府、承满、肺俞、心俞等；在下段者加期门、不容、承满、梁门等。如兼胸骨后痛配华盖；背痛配外关、后溪；进食困难或滴水不入者重刺内关；食管内出血者，配尺泽、列缺、曲泽；痰多者灸大椎、中府、中魁，针大杼、风门、肺俞、列缺、合谷。

【针法】采用毫针刺，平补平泻法，每日1次。

第二节　胃　癌

一、概　述

胃癌是起源于胃上皮的恶性肿瘤，是消化系统最常见的恶性肿瘤。近20年来，全球胃癌发病率出现下降趋势，可能与社会经济的发展、饮食结构的改变及医疗技术水平的提高等因素有关，但死亡率变化不明显。我国每年胃癌新发病数约占全球的1/3，我国胃癌的高发地区集中在新疆、甘肃、青海、陕西、山西、宁夏、内蒙古、辽宁、江苏、浙江、福建等地。全国年均约22.7万人死于胃癌，年死亡率23.14/10万人，居恶性肿瘤之冠，占23.5%。胃癌的高发年龄为50~60岁，男性多于女性，为2.3~3.6∶1。近年来我国城市胃癌死亡率呈下降趋势，而农村胃癌死亡率仍居第1位。胃癌的早期可无症状或无特殊症状，晚期可有上腹不适、饱胀或疼痛、食欲减退、恶心呕吐、贫血、消瘦及黑便等症状。

中医学没有胃癌的病名，对其论述主要记载在"胃痛""胃脘痛""反胃""胃反""翻胃""伏梁""积聚""噎膈""癥瘕"等疾病中。张仲景《金匮要略》谓："朝食暮吐，暮食朝吐，宿谷不化，名曰胃反。"《临证指南医案》曰："食不良久出，或膈宿吐出者，名曰反胃。"元代朱丹溪对"噎膈反胃"做了详细叙述："其近咽之下，水饮可引，食物难入，名曰噎；其槁在下，与胃为近。食虽可入，良久复出，名之曰膈。"《素问·邪气脏腑病形篇》谓："胃病者腹胀，胃脘当心而痛……膈咽不通食不下。"与胃癌临床特点相似。《医宗金鉴》对胃癌的发病原因、临床现象更有详细描述："三阳热结，谓胃、小肠、大肠三腑热结不散，灼炼津液……贲门干枯，则纳入水谷之道路狭隘，故食不能下，为噎塞也；幽门干枯，则放出腐化之门道路狭隘，故食入反出，为翻胃也。"

二、病因病机

中医认为胃癌的发生是多种因素综合作用的结果，病因可以分为外感、内伤两类。外因由六淫邪毒所致，内因与饮食不节，情志失和，禀赋不足，正气虚弱等诸多因素有关。内外因素导致胃失和降，气滞血瘀痰结，最终聚而成形，导致胃癌。《丹溪心法》归结为："翻胃，大约有四：血虚、气虚、有热、有痰。"

1. 外感因素

六淫毒邪内侵，正气不足以祛邪，致使脏腑气机阻滞，气血不畅，痰湿内生，瘀血留滞，发为本病。《灵枢·五变》篇曰："邪气稍至，蓄积留止，大聚乃起，由寒气在内所生也，气血虚弱，风邪搏于脏腑，寒多则气涩，气涩则生积聚也。"外邪通过肌表内侵，及于脏腑，导致气机阻滞，瘀血、痰浊内生，最终形成积块。

2. 情志因素

忧思伤脾，气结而津液不能输布，聚而成痰；大怒伤肝，气郁而血行不畅，积而为瘀。痰瘀互结，阻碍胃气，引起进食噎塞不畅。肝气郁滞，逆犯脾胃，肝胃不和；气郁过久，化火伤阴，损及脉络，而见胃痛、吐血、便黑。《素问·通评虚实论》曰："隔塞闭绝，上下不通，则暴忧之病也。"

3. 饮食因素

饮酒过度，或过食辛香燥热之品，胃有积热，致阴液亏损，津枯血燥，瘀热停聚，胃脘干槁，发为本病。饮食不节，脾失运化，气血两亏，久则阳气衰微，而见脾胃虚寒，不能消化谷物，也可发为本病。《素问·痹论》篇曰："饮食自倍，肠胃乃伤。"

4. 正气虚弱

素体虚弱，脾胃虚寒；或劳倦过度，久病伤正，均可导致中焦受纳运化无权，气滞血瘀、痰浊食积共同为患。《临证指南医案》曰："夫反胃乃胃中无阳，不能容受食物，命门火衰，不能熏蒸脾土，以致饮食入胃，不能运化，而为朝食暮吐，暮食朝吐。"

中医学认为，本病发生多因忧思恼怒，情志不遂或饮食不节，损伤脾胃，导致肝胃不和；或正气不足，尤其是脾胃虚衰，加之情志、饮食损伤，痰凝气滞，热毒血瘀，交阻于胃，积聚成块而发病。胃为水谷之海。胃癌的病位在胃，与肝、脾、肾关系密切；病性本虚标实，以标实为主；病机特点是气滞血瘀，痰浊互结。

三、辨证论治

(一) 辨证要点

对胃癌辨证要分清虚与实的关系，虚是以脾胃气虚为主，还是以胃阴不足为主，脾虚是否及肾等；实则要分清食积、气结、热蕴、痰凝、血瘀何者为患，或协同为患。本病辨证尤需注意舌苔的变化，苔乃胃气所附，苔厚口臭乃食积不化之象；苔白而腻、口黏且干，乃湿邪为患；苔黄口燥则有化热之势；苔花剥则胃阴伤矣。临床观察胃癌的舌苔以厚腻苔或花剥苔多见，舌质则以裂纹舌、淡黯舌为多，脉象多沉缓、濡，提示胃癌辨证以脾气虚、胃阴不足、痰湿夹瘀多见。

(二) 治疗要点

胃癌病在脾胃，健脾开胃理气应贯穿始终。早期以攻为主，中期攻补兼施，晚期以补为主。胃癌用药应平和，以免用药太过，反伤脾胃。

(三) 分型论治

胃癌临床表现复杂而多变，目前尚无公认的辨证分型标准，各种报道中多将胃癌分为3~6个证型：如有分为肝胃不和型、脾胃虚寒型、湿热瘀毒型、气血双亏型等型；亦有分为痰气凝滞型、肝胃不和型、气滞血瘀型、脾胃气虚型、脾肾两虚型、湿毒内蕴型等型。尽管临床分型不尽一致，但不外乎本虚、标实，实以气滞、食结、痰凝、瘀结为主，虚以气虚、阴虚、阳虚、气血两虚为主。治疗宜扶正与祛邪相结合，扶正重在补气健脾益肾；祛邪重在疏肝理气，和胃降逆，化痰软坚，清热解毒，活血化瘀。根据具体病人的具体情况分清轻重缓急，用好攻与补。综合各家所言，辨证分型当以下列证型为主。

1. 综合治疗前

(1) 肝胃不和型

【主证】胃脘胀满，时时作痛，可触及肿块，痛引两胁，情志不舒则痛愈剧，食少，嗳气酸腐，或呃逆，呕吐，大便干结，进行性消瘦，口苦心烦。舌质红，苔薄白或薄黄，脉弦带数。

【治则】疏肝和胃，降逆止痛。

【方药】

①逍遥散合参赭培其汤加减

由党参、天门冬、代赭石、清半夏、知母、柴胡、当归、赤芍、白芍、焦白术、茯苓、川楝子、郁金、半枝莲、黄药子、焦三仙、炙甘草、生姜组成。水煎，每日1剂，分3次服。

②四逆散加减

由白花蛇舌草30g，郁金15g，穿破石15g，白芍15g，代赭石15g，肿节风15g，法半夏10g，柴胡10g，枳壳10g，旋覆花（包）10g，竹茹10g，炙甘草6g组成。水煎，每日1剂，分3次服。若纳差，不思饮食者，加白术、云苓、焦三仙；女性月经不调者，加香附、泽兰；大便干结者，加火麻仁、大黄、芒硝。

③柴胡疏肝汤加减

由白花蛇舌草 30g，仙鹤草 30g，代赭石 15g，旋覆花（包）10g，白芍 10g，柴胡 10g，枳壳 10g，吴茱萸 6g，陈皮 6g，香附 6g，郁金 6g，延胡索 6g，生姜 6g，丁香 6g 组成。水煎，每日 1 剂，分 3 次服。

④柴胡三仙汤

由莱菔子 15g，八月札 15g，柴胡 10g，香附 10g，木香 10g，枳壳 10g，法半夏 10g，焦三仙 10g 组成。兼腑实便结加槟榔 15g，厚朴 12g，大黄 10g；火热内郁加栀子 12g，黄芩 12g，黄连 10g。水煎，每日 1 剂，分 3 次服。

(2) 胃热阴伤型

【主证】胃脘灼热，嘈杂不舒，食后痛剧，纳食不香，消瘦，潮热盗汗，心烦口渴，便秘溲黄，舌红绛，少苔，甚则舌面如镜，脉细数。

【治法】清胃滋阴，清热生津。

【方药】

①麦门冬汤合竹叶石膏汤加减

由北沙参 30g，仙鹤草 30g，白花蛇舌草 30g，薏苡仁 20g，淮山药 15g，茯苓 15g，麦冬 15g，南沙参 12g，生地 12g，竹叶 10g，半夏 10g，石斛 10g，焦三仙各 10g，甘草 6g 组成。口渴甚者，加白芍 10g，乌梅 10g。水煎，每日 1 剂，分 3 次服。

②麦门冬汤合玉女煎加减

由菝葜 30g，白屈菜 30g，半枝莲 30g，麦冬 20g，煅瓦楞 15g，刺猬皮 15g，干蟾皮 15g，炙甘草 15g，半夏 10g，党参 10g，乌贼骨 10g，元胡 10g 组成。水煎，每日 1 剂，分 3 次服。1 个月为 1 个疗程，一般连用 2~3 个疗程。

③洋参益胃汤

由西洋参 15g（或太子参 30g），麦冬 15g，白扁豆 15g，玉竹 15g，大枣 15g，生地 15g，麦芽 12g，炙甘草 10g，姜半夏 5g 组成。水煎，每日 1 剂，分 3 次服。1 个月为 1 个疗程，一般连用 2~3 个疗程。

④麦冬竹叶汤

由白屈菜 30g，丹参 30g，藤梨根 30g，沙参 20g，莪术 15g，干蟾皮 15g，麦冬 10g，玉竹 10g，蒲黄 10g，五灵脂 10g，没药 10g 组成。水煎，每日 1 剂，分 3 次服。1 个月为 1 个疗程，一般连用 2~3 个疗程。

⑤沙麦瓜蒌汤

由干瓜蒌 20g，太子参 15g，茯苓 15g，白芍 10g，沙参 10g，麦冬 9g，竹叶 9g，玉竹 9g，石斛 9g，知母 9g，花粉 9g，麻仁 9g 组成。水煎，每日 1 剂，分 3 次服。适用于有自主神经功能失调，血液流变学改变，血黏度增高者。

(3) 脾胃虚寒型

【主证】胃脘疼痛，喜温喜按，呕吐频频，或朝食暮吐，口泛清水，四肢不温，神疲乏力，畏寒肢冷，面色苍白，便溏薄。舌淡而胖，苔白而滑，脉沉细缓。

【治法】健脾和胃，温中散寒。

【方药】

①附桂理中丸加味

由党参 15g，白术 15g，肿节风 15g，穿破石 15g，吴茱萸 10g，法半夏 10g，附子 10g，炙甘草 6g，干姜 6g，陈皮 6g，砂仁（后下）6g，肉桂（焗服）3g 组成。水煎，每日 1 剂，分 3 次服。1 个月为 1 个疗程，一般连用 2~3 个疗程。便溏者，加石榴皮、罂粟壳；腹胀者，加大腹皮、莱菔子；胃脘痛者，加延胡索、台乌、降香。

②附子理中汤合旋覆代赭汤加减

由代赭石 30g，土贝母 30g，菝葜 30g，藤梨根 30g，半枝莲 30g，生苡仁 30g，茯苓 20g，焦白术 15g，党参 15g，补骨脂 15g，陈皮 12g，旋覆花 10g，半夏 10g，甘草 10g，干姜 9g，附子 6g 组成。水煎，每日 1 剂，分 3 次服。1 个月为 1 个疗程，一般连用 2~3 个疗程。

③黄芪建中汤合理中汤加减

由仙鹤草 30g，薏苡仁 30g，白花蛇舌草 30g，黄芪 20g，茯苓 12g，白芍 12g，白术 12g，半夏 12g，炒谷芽 12g，炒麦芽 12g，陈皮 10g，干姜 10g，吴茱萸 6g，橘皮 6g，甘草 6g 组成。便溏严重、五更泻者，加菟丝子 10g，制附片 6g。水煎，每日 1 剂，分 3 次服。

④人参荜拨汤

由生芪 30g，半夏 15g，人参 10g，白术 10g，云苓 10g，荜拨 10g，娑罗子 10g，陈皮 10g，良姜 6g，甘草 6g，紫蔻 6g 组成。水煎，每日 1 剂，分 3 次服。1 个月为 1 个疗程，一般连用 2~3 个疗程。

⑤参枣干姜汤

由党参 30g 或红参 10g，红枣 20g，白术 12g，炙甘草 10g，草豆蔻 10g，法半夏 10g，厚朴 10g，干姜 5g，公丁香 3g 组成。痛甚加五灵脂 10g，良姜 10g，三棱 10g。水煎，每日 1 剂，分 3 次服。1 个月为 1 个疗程，一般连用 2~3 个疗程。

（4）痰湿凝结型

【主证】胃脘痞满，隐隐作痛，食欲不振，厌恶肉食，吞咽困难，呕吐痰涎，食少纳呆，腹胀便溏，面色苍黄，喜卧懒言。舌质淡，苔厚腻，脉沉缓或濡。

【治法】健脾燥湿，化痰散结。

【方药】

①海藻玉壶汤合健脾丸加减

由白花蛇舌草 30g，仙鹤草 30g，茯苓 15g，淮山药 15g，炒白术 12g，海藻 10g，昆布 10g，制半夏 10g，浙贝母 10g，当归 10g，川芎 10g，木香 10g，焦三仙各 10g，陈皮 9g 组成。水煎，每日 1 剂，分 3 次服。

②平胃散合茯桂术甘汤加减

由野葡萄藤 30g，生苡仁 30g，茯苓 20g，白术 15g，苍术 15g，龙葵 15g，急性子 15g，莱菔子 15g，藿香 15g，陈皮 12g，厚朴 10g，甘草 10g，桂枝 10g，半夏 10g，黄药子 10g，砂仁 6g，硇砂 0.3g 组成。水煎，每日 1 剂，分 3 次服。

③楂曲牡蛎汤

由煅瓦楞 30g，生牡蛎 30g，仙鹤草 30g，海藻 25g，夏枯草 25g，炒山楂 20g，焦六曲 20g，焦麦芽 20g，延胡索 15g，丹参 15g，蒲黄炭 15g，桃仁 15g，赤芍 12g，党参 12g，黄芪 12g，枳壳 12g，川楝子 12g，白芍 12g，生鸡内金 9g，陈皮 9g，木香 9g，白及 9g 组成。经常反复出血加槐花、地榆、贯众、藕节、大小蓟等。水煎，每日 1 剂，分 3 次服。

④旋代牡蛎汤

由生牡蛎 60g（先煎），半枝莲 30g，石见穿 30g，白花蛇舌草 30g，昆布 25g，海藻 25g，煅瓦楞 15g，僵蚕 15g，炮甲片 10g，山慈菇 10g，守宫 10g，旋覆花 10g（包煎），代赭石 10g，番木鳖 1.8g，生半夏 1.8g 组成。发热加鳖血炒柴胡、青蒿梗；脘部痞闷加佛手片、绿萼梅、代代花、玫瑰花；脾虚腹胀加砂仁、蔻仁、茯苓、白术、陈皮；恶心呕吐加柿蒂、竹茹；疼痛加金铃子散、生川草乌；纳谷不馨加谷麦芽；大便不畅加制大黄、番泻叶、麻仁丸；体虚加人参、黄芪。以上方药中，番木鳖、生半夏之剂量应从1.8g开始（儿童酌减），每服 5～10 剂后各加 0.3g，可加至 10g。其他药物一般为常用量。每日1剂，水煎2次，和匀分服。

(5) 瘀毒内阻型

【主证】胃脘刺痛，心下痞硬，恶心纳呆，口苦口臭，大便干结，或大便色黑，甚则呕血，小便短赤，肌肤甲错，面色晦暗。舌质紫暗或有瘀斑，脉沉细涩。

【治法】活血化瘀，解毒止痛。

【方药】

①失笑散合膈下逐瘀汤加减

由干蟾皮 30g，夏枯草 30g，当归 15g，水红花子 15g，八月扎 15g，莪术 15g，陈皮 12g，元胡 12g，香附 12g，五灵脂 10g，桃仁 10g，甘草 10g，枳壳 10g，香橼 10g，鸡内金 10g，蒲黄 6g，水蛭 3g 组成。水煎，每日1剂，分3次服。

②桃红失笑汤

由侧柏叶 20g，茯苓 15g，麦冬 10g，沙参 10g，归尾 9g，赤芍 9g，桃仁 9g，红花 9g，蒲黄 9g，五灵脂 9g，延胡索 9g，郁金 9g，川楝子 9g 组成。水煎，每日1剂，分3次服。本方适用于血液处于高凝状态，有巨大癌性溃疡者。

③茵陈蛇草汤

由茵陈 30g，白花蛇舌草 30g，半枝莲 20g，龙葵 20g，赤茯苓 15g，车前子 15g，泽泻 15g，栀子 12g，大黄 10g，莪术 10g，延胡 10g 组成。水煎，每日1剂，分3次服。重症者加安宫牛黄丸或用清瘟败毒散。

④猫人参茵陈汤

由猫人参 15g，金银花 15g，白英 10g，蒲公英 10g，连翘 10g，对坐草 10g，银柴胡 10g，青蒿 10g，北沙参 10g，天花粉 10g，佛手 10g，茵陈 10g，八月札 10g，广郁金 10g 组成。水煎，每日1剂，分3次服。泌尿道感染、发热不退者加板蓝根、萆薢、土茯苓、扁蓄、滑石、车前子等。

⑤芎龙汤

由川芎 30g，葛根 30g，三棱 30g，牛膝 30g，地龙 15g 组成。水煎，每日1剂，分3次服。本方适用于紫舌、转移、肿块较大未能全切除，以及剖腹探查后正气虚者。

(6) 气血双亏型

【主证】腹痛绵绵，纳差恶心，腹胀纳呆，乏力懒言，心悸气短，头晕目眩，自汗盗汗，虚烦不寐，面色无华，唇淡色白。舌质淡，苔薄或光剥，脉沉细无力。

【治法】补气养血。

【方药】

①十全大补汤加减

由菝葜 30g，鸡血藤 30g，生苡仁 30g，白花蛇舌草 30g，茯苓 20g，焦白术 15g，白芍

15g，熟地 12g，当归 12g，黄芪 15g，炙甘草 10g，川芎 10g，焦三仙各 10g，人参 6g，肉桂 6g，生姜 3g 组成。加减：呕吐较重，加旋覆代赭汤；胃脘疼痛，加元胡、佛手、香橼、绿萼梅、刺猬皮、九香虫等；呕血、便血，服白及大黄三七粉，或汤药中加用花蕊石、炒蒲黄炭、三七等；泛酸较重，酌加左金丸、煅瓦楞、乌贼骨等。水煎，每日 1 剂，分 2~3 次服。1 个月为 1 个疗程，一般连用 2~3 个疗程。

②八珍汤加减

由黄芪 30g，麦芽 30g，首乌 25g，黄精 25g，党参 15g，茯苓 15g，白术 15g，熟地黄 15g，白芍 15g，肿节风 15g，女贞子 15g，紫河车 15g，阿胶（烊化）15g 组成。水煎，每日 1 剂，分 2~3 次服。1 个月为 1 个疗程，一般连用 2~3 个疗程。若口干津少者，加石斛、知母；呕吐者，加丁香、竹茹；颈部肿核者，加猫爪草、海蛤壳、炮山甲等。

③参芪河车汤

由黄芪 30g，谷芽 20g，麦芽 20g，党参 15g，熟地 15g，杭芍 15g，黄精 15g，白术 10g，茯苓 10g，当归 10g，阿胶 10g（烊化），陈皮 10g，淫羊藿 10g，人参 10g（另煎），甘草 6g，紫河车 3g（冲）组成。水煎，每日 1 剂，分 3 次服。

④大补元煎加味

由太子参 20g，黄芪 20g，枸杞 20g，山药 15g，熟地 15g，山萸肉 15g，当归 15g，白芍 15g，杜仲 12g，炙甘草 10g 组成。水煎，每日 1 剂，分 3 次服。

⑤参芪黄精汤

由生地 20g，熟地 20g，鸡血藤 20g，生黄芪 15g，茯苓 15g，党参 12g，黄精 12g，白术 12g，当归 9g，杭芍 9g，人参或西洋参 6g，甘草 3g 组成。水煎，每日 1 剂，分 2~3 次服。1 个月为 1 个疗程，一般连用 2~3 个疗程。

⑥升血汤

由生黄芪 30g，鸡血藤 30g，太子参 15g，女贞子 15g，菟丝子 15g，枸杞子 15g，白术 10g，茯苓 10g 组成。水煎，每日 1 剂，早晚分服，6 周为 1 个疗程。

2. 手术治疗后

（1）气血两虚型

【主证】精神疲惫，少气乏力，纳少，头晕眼花，面色少华，自汗，语声低微，大便排出乏力，或便溏，舌淡，苔白，脉细弱。

【治则】健脾开胃，益气养血。

【方药】

①八珍汤加减

由鸡血藤 30g，党参 20g，黄芪 20g，云苓 20g，枸杞子 20g，白术 15g，当归 15g，白芍 15g，布楂叶 15g，鸡内金 15g，砂仁 12g（后下）组成。水煎，每日 1 剂，分 3 次服。

②呕吐泄泻方

由小金丹（吞）1 粒，炙黄芪 15g，黑附子块 12g，党参 9g，制半夏 9g，钩藤 9g，干姜 6g，乌药 4.5g 组成。水煎，每日 1 剂，分 3 次服。适用于阳气虚弱，浊阴凝结之证。

③胃癌术后方

由生黄芪 30g，生三仙各 30g，党参 15g，石斛 15g，陈皮 10g，枳壳 10g，半夏 10g，厚朴 10g，砂仁 10g，鸡内金 10g，甘草 3g 组成。水煎，每日 1 剂，分 3 次服。具有健脾益气，理气化痰功效。

(2) 气阴两虚型

【主证】神疲乏力，气短，口干咽燥，心烦梦多，或午后潮热，盗汗，食欲不振，大便干结，舌红，少苔或无苔，脉细或细数。

【治则】益气养阴，开胃健脾。

【方药】

①益胃汤加减

由太子参20g，生黄芪20g，云苓20g，白术15g，麦冬15g，玉竹15g，生地15g，布楂叶15g，鸡内金15g，沙参12g，砂仁12g（后下）组成。水煎，每日1剂，分3次服。

②腹胀便秘方

由半枝莲15g，急性子15g，半硫丸9g，枳实9g，厚朴9g，生大黄6g，干姜3g，丁香1.5g组成。水煎，每日1剂，分3次服。

(3) 肝胃不和型

【主证】嗳气，泛酸，畏灼热感，胃脘灼痛，或痛及两胁，腹胀，纳少，或饥不欲食，易怒，舌边尖红，苔薄白或黄，脉弦。

【治则】疏肝理气，和胃降逆。

【方药】

①柴胡疏肝散加减

由珍珠母30g，云苓20g，旋覆花15g，神曲15g，柴胡15g，佛手15g，白芍15g，郁金12g，泽泻12g，白术12g，丹皮10g组成。水煎，每日1剂，分3次服。

②小陷胸汤加味

由竹沥（冲）30g，石见穿25g，太子参9g，石菖蒲9g，姜半夏9g，瓜蒌皮9g，藕节9g，红硇砂（冲）6g，炒枳壳6g组成。水煎，每日1剂，分3次服。

③乌梅丸方加味

由党参9g，当归9g，黄柏9g，附子9g，乌梅6g，干姜6g，桂枝6g，黄连6g，甘草6g，吴茱萸4.5g，蜀椒3g组成。水煎，每日1剂，分3次服。

3. 化学治疗后

(1) 脾胃不和型

【主证】恶心，呕吐，纳差，脘闷腹胀，便溏或结，身倦乏力，舌淡红，苔白厚或腻，脉细。

【治则】开胃健脾，和胃降逆。

【方药】

①香砂六君子汤加减

由麦芽30g，党参20g，云苓20g，佛手15g，藿香15g（后下），佩兰15g（后下），白术15g，法半夏15g，砂仁12g（后下），木香12g（后下）组成。水煎，每日1剂，分3次服。

②胃癌化疗方

由生黄芪30g，鸡血藤30g，云苓20g，太子参20g，黄精15g，白术15g，沙参15g，女贞子15g，枸杞子15g，菟丝子15g，焦三仙各15g，半夏12g组成。水煎，每日1剂，分3

次服。本方具有健脾和胃，滋补肝肾功效。可减轻化疗毒副反应，增加体重，提高血清促胃液素含量。

(2) 气血两虚型

【主证】精神疲惫，少气乏力，纳少，头晕眼花，面色少华，自汗，语声低微，大便排出乏力，舌淡，苔白，脉细弱。

【治则】健脾开胃，益气养血。

【方药】八珍汤加减

由鸡血藤30g，党参20g，云苓20g，黄芪20g，枸杞子20g，白术15g，当归15g，白芍15g，布楂叶15g，鸡内金15g，砂仁12g（后下）组成。水煎，每日1剂，分3次服。

(3) 气虚阳微型

【主证】饮食不下，面色苍白，精神疲惫，形寒气短，泛吐涎沫，面浮足肿，腹胀，舌胖大，色淡白，苔白滑或白腻，脉沉细或细弱。

【治则】温补脾肾。

【方药】实脾饮加减

由淮山30g，薏苡仁30g，黄芪20g，云苓20g，杜仲15g，白术15g，党参15g，法半夏12g，郁金12g，附子10g，巴戟天10g，干姜9g组成。水煎，每日1剂，分3次服。

4. 放射治疗后

【主证】恶心，呕吐，纳差，脘闷腹胀或痛，便溏，身倦乏力，舌淡红或红，苔厚或腻，脉细。

【治则】开胃健脾，和胃降逆。

【方药】

①香砂六君子汤加减

由麦芽30g，党参20g，云苓20g，白术15g，法半夏15g，佛手15g，藿香15g（后下），佩兰15g（后下），砂仁12g（后下），木香12g（后下）组成。水煎，每日1剂，分3次服。

②胃癌放疗方

由北沙参30g，鸡血藤30g，麦冬15g，石斛15g，竹茹15g，女贞子15g，玉竹10g，橘皮10g，木瓜10g，内金10g，砂仁6g，甘草6g组成。水煎，每日1剂，分3次服。本方具和胃降逆，养阴和胃作用，可减轻放疗反应。

(四) 穴位疗法

1. 穴位针法Ⅰ

【主穴】阳陵泉、足三里、内关。

【配穴】胃俞、膈俞、太冲。

【针法】每次取穴2~3穴，采用平补平泻法，留针20~30分钟。适用于各期胃癌。可配合中药同时治疗。

2. 穴位针法Ⅱ

【主穴】内关、足三里。

【配穴】期门、太冲、中脘、脾俞、中脘、肾俞、太溪。

【针法】以提插补泻为基础，稍加变通，留针15~20分钟。隔日1次，15次为1个疗程，疗程间可根据患者具体情况休息7~10日。适用于各期胃癌。

3. 穴位针法Ⅲ

【主穴】中脘、章门及相应的背俞。

【配穴】足三里、三阴交、膈俞、脾俞、公孙。

【针法】采取提插捻转补泻法，使针感传向病所或沿经络上下传导，留针20分钟。中间行针2次，或用6805治疗仪通电20分钟。隔日治疗1次，20次为1个疗程。适用于各期胃癌。

4. 穴位针法Ⅳ

【主穴】中脘、下脘、章门、脾俞、胃俞、膈俞、足三里、三阴交。

【配穴】丰隆、公孙、肾俞。

【针法】采用平补平泻法，留针30分钟，每日1次。适用于各期胃癌疼痛者。

5. 穴位针法Ⅴ

【主穴】内关、足三里、迎香、缺盆。

【针法】采取平补平泻法，留针40分钟，每日1次。适用于各期胃癌疼痛者。

6. 耳针疗法

【主穴】膈、胃、肝、脾、交感。

【配穴】神门、皮质下、肾上腺。

【针法】采取中度刺激并留针，每次选用2~3穴。隔日1次，或每日1次。适用于各期胃癌呃逆者。

7. 穴位封闭法

【主穴】内关（双侧）、足三里（双侧）。

【治法】用维生素B_1、B_{12}各2mL，或甲氧氯普胺20mg，作穴位封闭，有效率在95%以上。适用于各期胃癌呃逆者。

8. 穴位外敷法

【主穴】胃俞。

【治法】用冰片（研末）1g左右，均匀地撒在鲜蟾皮上（揭取皮时尽量不破坏毒腺），外敷在涂有蒜汁的胃俞上，每日2次。一般用药10~30分钟起效，持续时间5~8小时。适用于各期胃癌疼痛者。

（五）外治疗法

1. 丁香樟脑膏

由樟脑、山柰、丁香、重楼组成。上药共研细末。药末薄薄撒于胶膏上，贴在腹部肿块的相应部位，再用热水袋敷，每日2~3次。本方具有软坚散结止痛功效。适用于胃癌的一般辅助治疗。

2. 蟾蜍消肿膏

由蟾蜍、生川乌、细辛、七叶一枝花、红花、冰片等20余种中草药组成。研为末，制成药膏。外贴于癌肿疼痛区域，随肿块及疼痛范围而决定治疗范围大小。先将皮肤洗净擦干，再将膏药贴在疼痛部位，一般每隔24小时调换1次。遇有过敏性皮疹不宜继续使用，停药后皮疹会自行消退。本方具有活血止痛，化瘀消肿功效。适用于晚期恶性肿瘤疼痛。

3. 止痛抗癌膏

由紫皮大蒜100g，芦根20g，三七10g，重楼10g，元胡10g，黄药子10g，冰片9g，川乌6g，麝香适量组成。大蒜取汁，余药研为细粉过100目筛，用大蒜汁将药粉调成膏剂贴于痛点，或经络压痛部位，每日1贴。止痛效果好，无不良反应。

4. 蟾酥膏

由蟾酥、丁香、肉桂、细辛、生川乌、两面针、七叶一枝花、红花等组成。制成橡皮膏，外贴癌性疼痛处，24小时换药1次，7日为1个疗程。

5. 金仙膏

由苍术、白术、川乌、生半夏、生大黄、五灵脂、生延胡、枳实、当归、黄芩、巴豆仁、莪术、三棱、连翘、防风、芫花、大戟等百余种中药组成。将上药制成的药膏，按病情用药，分次摊膏纸上，外敷病处或选穴外贴。

（王羽超）

第三节　直肠癌

20世纪80年代之前，直肠癌发病率明显高于结肠癌，此后男女性结直肠癌发病率均在上升，但结肠癌发病的速度反超直肠癌。1973—2005年上海市男女性结肠癌标化发病率分别由6.09/10万和5.7/10万上升至14.7/10万和14.35/10万，直肠癌分别由7.68/10万和6.51/10万上升至11.45/10万和8.28/10万。全国的流行病学特点与上海略有差别，1988—2002年中国10个市县大肠癌新发病例占全部恶性肿瘤的9.27%，居第4位。结肠癌发病率（10.77/10万）稍高于直肠癌（9.33/10万），城市和农村的结肠癌与直肠癌发病率之比分别为1∶0.78和1∶1.60，说明城市结肠癌发病率高于直肠癌，农村则相反。1988—1992年和1993—1997年，直肠癌死亡率均高于结肠癌，而1998—2002年结肠癌死亡率高于直肠癌。1988—1992年、1993—1997年、1998—2002年的结肠癌与直肠癌发病率之比分别为1∶0.94、1∶0.87和1∶0.81，死亡率之比分别为1∶1.16、1∶1.04和1∶0.93。一般认为直肠癌和结肠癌的这些流行病学变化，是我国人民生活和饮食结构日益城市化、西方化的产物，是环境因素影响肿瘤发生发展的最有力证据，因为人类基因不可能在这样短的时间发生如此大的变化。

结直肠癌的发病与年龄密切相关，通常约40岁开始发病，50岁后每增加10岁发病率约翻1倍。1998—2002年，我国男女性结直肠癌的平均发病年龄由57~60岁推迟到66~70岁。在某医院，直肠癌40~60岁的患者明显多于结肠癌患者，而70岁以上的结肠癌患者明显多于直肠癌患者，再次说明结直肠癌分开统计的重要性。

直肠癌症状较为明确，自出现症状至就诊的时间较短，贫血少见，结合肛诊常可初步诊断。结肠癌临床表现缺乏特异性，贫血及不明原因的远处转移多见并因此更易误诊，更多地需要CEA和肠镜检查。

中下段直肠癌在整个直肠癌中占3/4，治疗难度大、术式多，预后明显劣于结肠癌。

1988—1992年和1993—1997年，直肠癌死亡率均高于结肠癌，而1998—2002年结肠癌死亡率高于直肠癌，城市和农村结肠癌与直肠癌死亡率之比分别为1:0.90和1:2.19。结直肠癌死亡率的这些变化仍是疾病本身的规律使然。

直肠癌治疗容易造成排便和泌尿生殖功能损伤，局部复发远较结肠癌常见，放疗在直肠癌中有重要价值，但在结肠癌中很少应用。直肠癌肝或肺转移的疗效似乎明显差于结肠癌。Ⅱ期直肠癌患者术前放化疗后，无论病理结果如何，均推荐术后进行辅助化疗，而同期的结肠癌有高危因素才进行术后辅助化疗。

由上可见，直肠癌和结肠癌是不同的疾病，美国国立综合癌症网（National Comprehensive Cancer Network，NCCN）将结直肠癌分别介绍，反映了认识的深入。直肠癌和结肠癌仍采用相同的TNM分期系统，建立在国外研究基础上的治疗原则多来自结肠癌研究结果。由于西方国家直肠癌发病率低，这种外推未必可靠。

一、检查、诊断及分期

（一）检查

除血、尿及大便常规、生化检查、血清CEA测定外，还需常规行肛门指检、肠镜检查和活检以及相关影像学检查。

【肛门指检】指检通常可触及距肛缘7cm以内的直肠壁及其周围脏器组织，应当注意肿瘤是否有蒂及基底部大小，肿瘤下缘距肛缘的距离，肿块的大小、质地、占肠壁周径的范围、活动度、肛门括约肌的紧张性，以及肿瘤肠外浸润情况。女性患者可配合双合诊了解阴道壁是否受侵犯。肛门指检因受医师经验影响，有时将子宫后倾、前列腺肥大、干粪块等误为肿瘤。

【肠镜检查】包括直肠镜和全结肠镜检查，前者主要目的是活检和确定肿瘤所在直肠的位置，后者主要目的是排除伴发的结肠肿瘤。NCCN指南推荐使用硬质直肠镜，欧洲肿瘤内科学会推荐加用MRI。

【MRI】MRI图像上肿瘤与周围脂肪存在较强的对比，它显示直肠周围侵犯情况比CT更清晰，能准确显示直肠系膜的软组织结构包括直肠系膜的筋膜，因此能为直肠癌提供环周切缘（circumferential resection margin，CRM）术前评估。直肠内MRI进行T分期的准确性和直肠内超声（endorectal ultrasound，EUS）相似，但需要专门的直肠内线圈且操作麻烦、价格高昂，我国尚未普及。MRI对直肠癌N分期的准确性低于80%，超小超顺磁性氧化铁增强MRI可提高N分期的准确性。

【直肠内超声及腹部超声】EUS在直肠癌T分期中是准确性较高的影像学检查手段。EUS将直肠由内到外分为5层：黏膜层、黏膜肌层、黏膜下层、固有肌层和直肠周围脂肪，T分期准确性可达75%~95%，但肿瘤周围炎性反应增生及活检后改变可能导致T分期过高，而一些微小的浸润可能难以发现。EUS对直肠癌N分期准确性为62%~83%。EUS诊断准确性很大程度上取决于检查者的经验和技能，这影响了检查结果的稳定性；EUS对直肠癌新辅助治疗后疗效评价准确性较差，它很难区分治疗后瘢痕和残留肿瘤组织；EUS对于超出探测器以外的淋巴结如髂血管旁、肠系膜或腹膜后淋巴结及远处脏器转移无能为力。腹部超声可作为肝脏及腹膜后淋巴结转移的初筛。

【CT】CT可能发现局部肠壁的增厚，了解直肠肿瘤与周围脏器的关系，特别是有无骶骨侵犯。患者因梗阻或其他原因致结肠镜检查不满意时，CT仿真内镜可作为替代检查。CT判断局部浸润深度不可靠，对直肠癌T分期准确性不理想。

【X线】胸部X线平片可用于了解肺部有无转移病灶。气钡双重造影在直肠癌中的价值不如结肠癌，一般不推荐使用。

【PET-CT】对直肠癌术前分期价值不大，主要用于直肠癌肝转移灶可切除或者潜在可切除患者术前检查，目的是避免不必要的手术。PET-CT有助于鉴别肿瘤复发、残存还是手术或放疗引起的瘢痕组织。

【分子标志物】检查及临床应用借鉴于结肠癌。

(二) 诊断

便血和排便习惯改变是直肠癌的基本临床表现，癌肿侵犯周围组织器官，如膀胱或前列腺可致排尿困难、尿频、尿痛等症状，侵及骶前神经丛会出现局部疼痛。通过病史询问、直肠指检和肠镜检查，直肠癌诊断通常不难。少数情况下，直肠癌可能与以下疾病混淆。

【痔】一般多为无痛性便血，血色鲜红不与大便相混合，直肠癌便血常伴有黏液而出现黏液血便和直肠刺激症状。对便血患者必须常规行直肠指诊，痔和直肠癌误诊常因未行认真体检。

【肛裂】肛门出血，血色鲜红，量不多，排便时及排便后肛门疼痛。肛门视诊可见皮肤裂伤和前哨痔，指检有时可触及肥大肛乳头。

【肛瘘】患者常有肛旁脓肿史，局部红肿疼痛，常由肛窦炎演变而来。

【阿米巴肠炎】常表现为腹痛、腹泻，粪便为暗红色或紫红色血液及黏液。肠炎慢性刺激可致肉芽及纤维组织增生，使肠壁增厚，容易误诊为直肠癌，需借助纤维结肠镜检查及活检加以鉴别。

【直肠息肉】主要表现为便血，肿块一般较软，需借助活检来鉴别。

【直肠和盆腔内其他肿瘤】如直肠淋巴瘤、黑色素瘤和间质瘤等；宫颈癌侵犯直肠和直肠癌侵犯宫颈有时不易区分。

(三) 分期

直肠癌和结肠癌均采用相同的TNM分期系统。尽管EUS和直肠内MRI使得直肠癌术前分期和术后病理分期一致性得到提高，但是分期过高或过低的情况难以避免。对于可手术患者，分期应以病理检查为依据。直肠癌同样强调淋巴结检测数目不得少于12个。

采用新辅助治疗的Ⅱ期和Ⅲ期直肠癌，术后病理要评价其疗效。肿瘤消退分级推荐用改良的Ryan分级方法：0级（完全反应）无活的癌细胞残留；1级（中度反应）单个或小簇癌细胞残留；2级（轻度反应）残留癌灶，间质纤维化；3级（反应不良）仅少数或未见癌细胞消退。CRM是评价全直肠系膜切除（total mesorectal excision，TME）手术效果的重要指标，指整个直肠肿瘤和直肠系膜沿冠状面连续切片，观察其整个CRM是否有肿瘤侵犯，肿瘤距切缘>1mm被视为阴性，≤1mm则视为阳性。外科学将盆筋膜脏层包绕直肠周围的脂肪、结缔组织、血管、神经和淋巴组织统称为直肠系膜，TME术的范围是从第3骶椎前方至盆膈直肠后方及双侧固定直肠的疏松结缔组织，解剖学上并无此名词。

二、治疗

【Ⅰ期】单纯根治性手术可获得较满意的长期生存率,术后一般无须进行辅助治疗。NCCN 直肠癌指南建议 cT1~T2N0 经腹切除,其中部分 cT1N0 者也可选择经肛门切除。部分经过选择的Ⅰ期低位直肠癌可通过局部切除±术后放疗,在保肛的同时获得与根治性手术相仿的疗效。

【Ⅱ期和Ⅲ期】可切除者首选术前放化疗后行根治手术,术后再给予 5-Fu 为基础的辅助化疗;不可切除的术前同步放化疗有可能为部分患者争取到手术机会,至少可望起到缓解症状的作用。卫计委《结直肠癌治疗规范》认为术前放化疗仅适用于距肛门<12cm 的直肠癌。

【初治Ⅳ期】建议化疗±原发病灶放疗,治疗后重新评估可切除性;转移灶必要时行姑息减症放疗。

【术后和放疗后复发】直肠癌根治术后局部复发率为 3%~11%,明显高于结肠癌。复发最常见部位为吻合口、会阴部、骨性骨盆、盆内邻近脏器、淋巴结及腹膜,依据肿瘤生长和浸润的范围可分为如下类型。①中央型:肿瘤局限浸润盆腔器官组织,但并未到达或浸润盆骨。②骶骨型:肿瘤生长在骶前并浸润骶骨。③侧壁型:肿瘤生长在盆侧壁,并浸润闭孔或坐骨神经等。④复合型:兼有骶骨型和侧壁型。其中,肿瘤侵犯骶骨及侧壁者手术切除率低,预后不良。复发后再次手术适应证如下:①患者全身情况良好。②仅有会阴部复发而没有无法切除的远处转移。③会阴部复发肿瘤局限,未浸润盆壁,无下肢水肿、坐骨神经痛(多为骶神经根受侵)等表现。以前认为双侧输尿管梗阻、肾盂积水为手术禁忌证,但再次手术解除梗阻后肾功能多能恢复。

不能直接切除的复发病灶酌情放化疗,未放疗者照射野包括复发肿瘤、高危区域、区域淋巴结引流区(真骨盆区),放疗剂量为 45~50Gy,对肿瘤病灶可局部加量。有放疗史者再程放疗能使约 50% 的复发患者获得再次手术的机会,一般要求两次放疗间隔>6 个月,只需照射复发肿瘤病灶即可,再程放疗的总剂量 30~40Gy 较为安全,三维适形放疗可以减少正常组织的受量。

(一) 手术

可手术直肠癌不仅依据病期,还要考虑到部位。直肠上端与乙状结肠相接。起自第 3 骶椎平面,下端在齿状线处与肛管相连,长 12~15cm。中下段直肠癌是指距齿状线 10cm 以内,位于直肠中下 2/3 的肿瘤;低位直肠癌是发生在直肠下 1/3,距齿状线 5cm 以下的肿瘤;距齿状线 10cm 以上者为上段直肠癌。中上段直肠癌推荐行低位前切除术;中下段直肠癌须在根治肿瘤的前提下,尽可能保持肛门括约肌功能、排尿和性功能;低位直肠癌推荐腹会阴切除术 (ARP) 或有选择的保肛手术。无论何种术式,切缘距离肿瘤应≥2cm,直肠系膜远切缘距离肿瘤≥5cm,下段直肠癌远切缘距肿瘤 1~2cm 者,需要术中冰冻病理检查证实切缘阴性。

合并肠梗阻的直肠新生物,临床高度怀疑恶性而无病理诊断,可耐受手术的患者建议剖腹探查,酌情行Ⅰ期切除,或行经腹直肠癌切除、近端造口、远端封闭手术 (Hartmann 手术),或造瘘术后Ⅱ期切除。

低位直肠癌保肛术的适应证如下。①肿瘤下缘距肛缘 4~8cm。②直肠指诊肿瘤活动度好，瘤体局限在直肠壁内。③肿瘤分化较好，如为高度恶性的低分化直肠癌应慎行保肛术。④不因保肛术影响生存时间，增加术后复发的概率。有强烈保肛意愿拒绝手术的患者，放疗或同步放化疗不失为一种选择。

肿瘤侵犯周围器官时可以考虑联合脏器切除。

直肠癌术式远较结肠癌复杂多变，经常使用如下。

【经肛切除术】必须同时满足以下条件方可实施：①$cT_1N_0M_0$。②侵犯肠周径<30%。③切缘阴性（镜下距肿瘤边界>3mm）。④肿瘤活动，不固定。⑤距肛缘<8cm（内镜微创手术除外）。⑥无血管淋巴管浸润或神经浸润。⑦高-中分化。⑧治疗前影像学检查无淋巴结肿大的证据。局部切除术后如果病理检查发现预后不良的因素，如 T_2、肿瘤分化差、切缘阳性、脉管浸润或神经浸润，则推荐再次经腹或 ARP 手术，若不能行根治术则需行放疗。$cT_2N_0M_0$ 局部切除术后局部复发率高达18%，所以在2010年及以后的 NCCN 直肠癌指南中，该期不再作为局部切除的适应证。

【低位前切除术】即 Dixon 手术，常用于肿瘤下缘距肛缘>8cm 的中上段直肠癌。该术式最大的优点是保留了直肠下段、肛管、肛提肌及肛门内括约肌，故术后肛门功能好。

【Parks 术】即肛管袖套内结肠肛管吻合术，适用于肿瘤下缘距肛缘>5cm 的直肠癌。

【腹会阴切除术】即 Miles 手术，指征如下：①肿瘤与括约肌之间无间隙。②肿瘤已侵及括约肌。③肿瘤与盆底固定。④远切端与括约肌之间距离<1cm。⑤患者原有排便控制功能不全。

【Hartmann 手术】适用于因全身一般情况差，不能耐受 Miles 手术或者急性梗阻不宜进行 Dixon 手术的直肠癌患者。Hartmann 手术虽然创伤小，但是容易有肿瘤残留。

【经会阴前平面超低位直肠前切除术】2008年 Williams 首先实施一种新的低位直肠癌保肛术式，即经会阴前平面超低位直肠前切除术（anterior perineal plane for ultra-low anterior resection of the rectum, APPEAR）。该手术可以游离出常规手术无法显露的下端直肠，从而为保肛创造了必要的条件。初步研究结果显示 APPEAR 术后肛门功能较好，远期疗效仍需要大样本的临床试验加以证实。

【腹腔镜手术】腹腔镜下直肠癌根治术的优点除了微创外，还表现在腹腔镜具有放大作用，手术视野更广阔，这对保护直肠括约肌有很大的帮助。腹腔镜术尚适用于肿瘤下缘距肛缘>4cm 的中低位直肠癌保肛。但它也存在如下不足：直肠的位置相对深在，解剖复杂，需要较高的手术技巧；缺乏触觉反馈；肿瘤远切缘难以准确确定；超低位离断困难等。腹腔镜直肠癌手术的随机试验数据尚有限。NCCN 指南中仍认为腹腔镜手术仅适用于临床研究，并不推荐其常规开展。

（二）放疗及放化疗

【Ⅰ期】一般无须术后辅助治疗，但有以下因素之一建议术后放疗：①术后病理分期为 T2。②肿瘤最大直径>4cm。③肿瘤占肠周>30%。④低分化腺癌。⑤神经侵犯或脉管瘤栓。⑥切缘阳性或肿瘤距切缘<3mm。

【可切除的Ⅱ期和Ⅲ期】术前或术后放疗均比单纯手术明显降低局部复发率，但是否改善总生存（overall survival, OS）文献报道不一。

术前放疗或可使大部分术前判断需做 ARP 的病例完成保肛手术；若肿瘤位置接近齿状线，则可使保留肛门括约肌的手术由原来的不可能变为可能；可降低盆腔淋巴结分期，减少肿瘤的局部复发率。多组统计资料表明，术前放疗者局部复发率为8%~17%，而单纯手术组为30%左右。

术前放疗有两种方案可供选择。一是传统的长程放疗，即每天照射1次（1.8~2.0Gy），共25次，总剂量45~50Gy，5周完成，放疗期间同步5-FU和醛氢叶酸化疗，放疗结束休息4~6周后手术。如身体状况不允许，可仅予放疗。另一方案是短程放疗（short course radio therapy，SCRT），每天照射1次（5Gy），共5次，总剂量25Gy，等效生物学剂量约40Gy，放疗期间不行化疗，放疗结束后1周进行手术。两种方法在OS和远期副反应上差异无显著性，长程放疗配合化疗在肿瘤降级方面有明显优势，对于T病灶较大的T4病变更具优势，在美国应用较多；而SCRT时间短、患者依从性好、短期副反应轻，在欧洲应用广泛。

卡培他滨与静脉输注5-Fu有等同的疗效，替吉奥理论上和卡培他滨疗效没有不同。术前放疗同步给予奥沙利铂或伊立替康联合5-Fu在肿瘤降级方面并不优于单药5-Fu。然而，直肠癌仅有约70%对放化疗有反应，目前尚无有效预测放化疗疗效的工具，这有可能延误患者的治疗时机。另一个极端是术前放化疗可使10%~20%的患者临床完全缓解（clinical complete response，CCR），对于这部分患者是单纯的临床观察，还是局部切除，或是仍然进行根治性切除仍存在争议。多数学者认为，CCR中有60%的患者存在隐匿性癌巢，18%的CCR患者存在淋巴结转移，因此无论术前放化疗的反应如何，都应当接受根治性手术。除非患者年龄大，手术风险高或预期生存时间有限。NCCN指南更是建议，术前放化疗达到CCR的Ⅱ期和Ⅲ期患者需要行术后辅助化疗。

对各种原因未行术前放疗的Ⅱ~Ⅲ期直肠癌患者术后均建议行辅助放疗，放疗剂量45~50Gy/25f/5周。术后放疗可显著降低直肠癌术后局部复发率，但多不能改善OS。

术前放化疗较术后辅助放化疗有更多优势，在德国经典的CAO/ARO/AIO94试验中，局部复发率分别为6%、13%，保肛率分别为39%、19%。术后放疗的不利因素还有术后瘤床组织缺氧降低放疗疗效；小肠与盆腔粘连，增加了放疗副作用。但术后放疗因有病理分期依据，可避免部分Ⅰ期直肠癌不必要的术前放疗。

【不可切除的Ⅱ期和Ⅲ期】术前放化疗可能使肿瘤分期降期、提高保肛率和手术切除率，并降低局部复发率。治疗原则和方法与可切除者相同。

照射范围应根据肿瘤所在直肠位置而定。上段直肠癌包括原发肿瘤、高危复发区域或瘤床、直肠系膜区和骶前区，中低位直肠癌靶区还应包括坐骨直肠窝；区域淋巴引流区包括真骨盆内髂总血管淋巴引流区、直肠系膜区、髂内血管淋巴引流区和闭孔淋巴结区。照射剂量为45~50.4Gy/25~28f/5~5.3周，术后肿瘤残留、不能手术或不愿手术者，全盆腔照射后局部缩野追加10~20Gy。

在NCCN直肠癌指南中，调强放疗和图像引导放疗只用于临床试验或肿瘤复发后的再放疗。

【姑息性放疗】可以有效地控制肿瘤引起的疼痛、出血，缓解肿瘤性梗阻，放疗的剂量和放射野取决于患者的一般状况、病灶大小等因素。

【化疗及新靶点药物治疗】基本是从结肠癌或结直肠癌的临床试验外推而来。

（郑　伟）

第八章 老年常见病中西医结合护理

第一节 呼吸衰竭

一、概述

【定义】

呼吸衰竭（respiratoryfailure）简称呼衰，是指各种原因引起的肺通气和（或）换气功能严重障碍，以致不能进行有效的气体交换，导致缺氧或伴二氧化碳潴留，从而引起一系列生理功能和代谢紊乱的临床综合征。在海平面大气压、静息状态下、呼吸空气时，动脉血氧分压（PaO_2）低于 8kPa（60mmHg），或伴有二氧化碳分压（$PaCO_2$）高于 6.7kPa（50mmHg），并排除心内解剖分流和原发性心排血量降低等因素，即为呼吸衰竭。老年人随着年龄的增长，肺脏的生理功能逐渐减退，机体的免疫功能及对刺激的反应能力均下降，又常有多种慢性疾病，极易发生呼衰，如不及时处理，常危及患者生命。

本病按临床有无二氧化碳潴留分为Ⅰ型呼吸衰竭（PaO_2<8.0kPa，$PaCO_2$降低或正常）和Ⅱ型呼吸衰竭（PaO_2<8.0kPa，$PaCO_2$>6.65kPa）。根据病程可分为急性和慢性呼吸衰竭。中医学从发病及临床特征来看，当属"喘证"、"喘脱"之范畴。

【病因和病机】

（一）病因

呼衰的病因繁多，常见的有如下几方面。

（1）呼吸道病变：气管支气管炎症、痉挛、分泌物、肿瘤、异物等引起气道阻塞，以致通气不足，或伴气体分布不匀导致通气/血流（V/Q）比例失调，发生缺氧和二氧化碳潴留。

（2）肺组织病变：肺炎、重度肺结核、肺气肿、肺水肿、弥漫性肺纤维化、急性呼吸窘迫综合征、矽肺等，可引起肺容量及有效弥散面积减少、肺顺应性减低，肺内右至左分流增加，V/Q 比例失调，导致缺 O_2 或伴 CO_2 潴留。

（3）肺血管病变：肺栓塞、肺血管炎、肺毛细血管瘤、多发性微血栓形成等，使 V/Q 比例失调和部分静-动脉分流，引起低氧血症。

（4）胸廓胸膜病变：如胸廓外伤、畸形、手术创伤、大量气胸或胸腔积液等，影响胸廓活动和肺脏扩张，导致通气减少，吸入气体分布不匀，影响换气功能。

（5）神经中枢及其传导系统和呼吸肌疾患：脑血管病变、脑炎、脑外伤、电击、药物中毒等直接或间接抑制呼吸中枢，脊髓灰质炎、多发性神经炎以及重症肌无力等导致呼吸肌疲劳无力均可引通气不足。

（6）其他：糖尿病酮症酸中毒和高渗性昏迷，严重黏液性水肿，碱血症，严重低钠、低钾血症及低渗血症、电击、溺水、蛇咬伤、过量吸毒、过量麻药、农药中毒等，均可引起呼衰或使其进一步恶化。

(二) 病机

中医学认为急性呼吸衰竭邪热壅肺，则肺气郁闭，宣降失常；热传阳明，则热结胃肠，腑气不通，浊气上逆；热入营阴，则肾阴受伤，元气耗损；肾不纳气，呼多吸少。

慢性呼吸衰竭最初多为肺脏自病而生，久之则影响其他脏腑，其病虽在肺脏，但与心、肝、脾、肾密切相关，以肺、脾、肾虚损为本，以热毒、淤血和痰浊为标，系本虚标实，虚实相兼的病症。

【临床表现】

(1) 呼吸困难：急性呼吸衰竭早期表现为呼吸频率增加，病情严重时出现呼吸困难，辅助呼吸肌活动增加，可出现三凹征。慢性呼衰表现为呼吸费力伴呼气延长，严重时呼吸浅快，并发 CO_2 麻醉时，出现浅慢呼吸或潮式呼吸。

(2) 发绀：为缺 O_2 的典型表现。当动脉血氧饱和度（SaO_2）低于90%时，出现口唇、指甲和舌发绀。

(3) 精神神经症状：急性呼衰可迅速出现精神紊乱、躁狂、昏迷、抽搐等症状。慢性呼衰随着 $PaCO_2$ 升高，出现先兴奋后抑制症状。

(4) 循环系统症状：多数病人出现心动过速，严重缺氧和酸中毒时，可引起周围循环衰竭、血压下降、心肌损害、心律失常甚至心脏骤停。CO_2 潴留者出现体表静脉充盈、皮肤潮红、温暖多汗、血压升高；慢性呼衰并发肺心病时可出现体循环淤血等右心衰竭表现。

(5) 消化和泌尿系统症状：严重呼衰除对肝、肾功能有影响外，还可导致胃肠道黏膜充血水肿、糜烂渗血或应激性溃疡，引起上消化道出血。

【中医辨证常见证候要点】

(一) 急性呼吸衰竭

(1) 痰热壅盛证：喘促气急，喉间痰鸣，痰稠且黄，发热口渴，烦躁不安，时有抽风，口干；舌质红苔黄厚，脉滑数。

(2) 热犯心包证：喘促气急，高热夜甚，谵语神昏，心烦不眠，口不甚渴；舌质红绛，脉细数。

(3) 阳明腑实证：发热不恶寒，喘促气憋，腹胀满痛，大便秘结，小便短赤；舌苔黄燥，脉洪数。

(4) 气阴两竭证：呼吸微弱，间断不续，或叹气样呼吸，时时抽搐，神志昏沉，精神萎靡，汗出如油；舌质红无苔，脉虚细数。

(二) 慢性呼吸衰竭

1. 缓解期

(1) 肺气虚弱，痰热内阻证：咳喘短气，少气不足以息，动则加甚，痰白清稀，声低气怯，乏力，自汗，面色萎黄；舌质黯淡，苔薄白，脉濡软无力。

(2) 气阴两虚，兼见痰热、瘀血证：咳喘气促，痰稠厚，色黄或见血痰，咳吐不易，神疲乏力，潮热盗汗，口咽干燥；唇舌青紫，苔少，脉虚数无力。

(3) 脾肾阳虚，兼夹痰饮瘀滞证：咳喘气促，动则尤甚，纳呆便溏，痰多而稀，畏寒，四肢不温，小便清长或四肢浮肿，小便不利，面色晦暗；苔薄白，脉沉细或结代。

2. 急性期

（1）痰浊蒙闭证：咳喘痰鸣，痰多稀白，精神恍惚或见嗜睡，甚则昏迷；舌质紫黯，苔腻，脉弦滑或弦数。

（2）痰火扰心证：气促咳喘，痰厚色黄，烦躁，面赤，或见发热，谵语甚则神昏，便秘，小便短赤；舌紫绛，苔黄厚，脉滑数。

（3）痰热动风证：咳喘气促、鼻翼翕动，甚则张口抬肩，不能平卧，颤抖或四肢抽搐，烦躁不安甚则神志不清；舌紫红，苔黄，脉弦滑数。

【诊断】

有导致呼吸衰竭的病因或诱因；有低氧血症或伴高碳酸血症的临床表现；在海平面大气压下，静息状态呼吸空气时，$PaO_2<60mmHg$，或伴 $PaCO_2>50mmHg$，在排除心内解剖分流或原发性心排血量降低后，呼吸衰竭的诊断即可成立。

【鉴别诊断】

（1）心源性肺水肿：心源性肺水肿时的呼吸困难与体位有关，咯泡沫样血痰，对强心利尿剂等治疗效果较好，肺水肿的啰音多在肺底部。呼吸衰竭引起的呼吸困难多与体位关系不大，血气分析有低氧和二氧化碳潴留的表现。

（2）重症自发性气胸：重症自发性气胸如张力性气胸出现呼吸困难症状常突然发作，伴一侧胸痛，病人紧张，胸闷，甚至心率快，心律失常，强迫坐位，发绀，大汗，意识不清等。患侧胸部隆起，呼吸运动和语颤减弱，叩诊鼓音，听诊呼吸音减弱或消失。X线显示气胸征为确诊依据。

（3）急性呼吸衰竭和慢性呼吸衰竭：急性呼吸衰竭常因脑外伤、脑炎、电击、化学中毒等引起，呈突然发作症状，慢性呼吸衰竭常因支气管—肺疾患加重引起，临床当有原发病史与体征；故二者亦不难鉴别。

【常见并发症】

肺性脑病是呼衰的主要并发症和死亡的主要原因。慢性呼衰常合并慢性肺源性心脏病、右心功能不全，急性加重时可合并消化道出血、休克和多器官功能衰竭等。

【治疗要点】

呼吸衰竭的治疗原则是保持呼吸道通畅，迅速纠正缺氧，改善通气，积极治疗原发病，消除诱因，加强一般支持治疗和对其他重要脏器功能的监测与支持，预防和治疗并发症。中医护治应以扶阳固脱，震慑肾气，同时保持呼吸道通畅，予以氧气吸入，注意保暖。

二、护理

【护理评估】

（1）呼吸衰竭的程度、类型。

（2）神志、血压、呼吸、脉搏、尿量等。

（3）中医临床辨证、舌象、脉象及情志变化。

【一般护理】

（1）按内科系统及本系统疾病的一般护理常规执行。

（2）提供安静、整洁、舒适的环境。

（3）急性发作时，护理人员应保持镇静，减少病人焦虑。缓解期病人应进行呼吸运动和活动，协作他们适应生活，根据身体情况，做到自我照顾和正常的社会活动。

（4）给予高蛋白、高热量、多维生素、易消化的饮食。少量多餐。

（5）密切观察呼衰程度及血压、脉搏、尿量和神志变化。

（6）严格限制探视，防止交叉感染。

【常见症状/证候施护】

（一）呼吸困难

（1）保持环境安静，避免噪音，保持空气流通、清新，保证休息，减少活动量。

（2）根据病情，可采取半坐卧位或坐位身体前倾的体位，并维持患者舒适。

（3）进易消化、不易发酵的食物，控制体重，避免便秘、腹部胀气及肥胖，禁烟酒，避免接触可能的过敏原，减少呼吸困难的诱因。

（4）氧疗护理，Ⅰ型呼吸衰竭应给予较高浓度吸氧，Ⅱ型呼衰应低浓度持续给氧，注意观察氧疗效果。

（5）维持患者呼吸道通畅，对意识清醒、能自行咳嗽、咳痰者，应协助其翻身、叩背，指导其有效咳嗽、排痰的动作；痰多且黏稠时，可服祛痰药或行雾化吸入，必要时给予吸痰。

（6）严密观察病情并记录。观察呼吸频率、节律、形态的改变及伴随症状的严重程度等；及时分析血气结果，判断呼吸困难的程度。

（7）掌握各种药物的正确使用方法，注意药物不良反应，掌握药物配伍禁忌。

（8）保持心情愉快，适当休息，避免劳累，减少谈话。

（二）发绀

（1）建立安全、舒适的良好环境，避免不适当的探视。

（2）严重呼吸困难出现发绀时宜取半卧位，减少回心血量，减轻肺淤血。

（3）给予高维生素、高蛋白、易消化、不发酵的营养饮食。

（4）正确合理掌握吸氧的浓度和流量，高浓度吸氧时间不宜过长，可与低浓度氧交替吸入，以免引起肺损害和氧中毒。

（5）观察用药情况，观察用药后的疗效及毒副作用。

（6）注意保暖，忌用热水袋直接给患者取暖，以免烫伤。

（7）加强心理护理，树立正确的观念，让患者保持稳定乐观的情绪。

【健康教育】

（1）疾病知识指导：向病人及家属讲解疾病的发生、发展和转归。可借助简易图片进行讲解，使病人理解康复保健的意义与目的。与病人一起回顾日常生活中所从事的各项活动，根据病人的具体情况指导病人制订合理的活动与休息计划，教会病人避免氧耗量较大的活动，并在活动过程中增加休息。指导病人合理安排膳食，加强营养，改善体质。避免劳累、情绪激动等不良因素刺激。

（2）康复指导：教会病人有效呼吸和咳嗽咳痰技术，如缩唇呼吸、腹式呼吸、体位引流、拍背等方法，提高病人的自我护理能力，延缓肺功能恶化。指导并教会病人及家属合理的家庭氧疗方法及注意事项。鼓励病人进行耐寒锻炼和呼吸功能锻炼、如用冷水洗脸等，以提高呼吸道抗感染的能力。避免吸入刺激性气体，劝告吸烟病人戒烟。告诉病人尽量少去人群拥挤的地方，避免与呼吸道感染者接触，减少感染的机会。

（3）用药指导与病情监测：出院时应将病人使用的药物、剂量、用法和注意事项告诉病人，并写在纸上交给病人以便需要时使用。若有气急、发绀加重等变化，应尽早就医。

【药膳食疗方】

（1）猪肺汤，猪肺1只，洗净，加水适量，煮七成熟。放入适量生姜、葱、食盐，文火煨熬至熟。可经常食用。

（2）银杏2个（打碎），蜂蜜30g。每日临睡前用水煎好，去渣服下，连服5天；胡桃肉50g，冰糖100g，一起捣烂，分5次用开水冲服，每天1次。

第二节 慢性支气管炎

一、概述

【定义】

慢性支气管炎（chronicbronchitis）简称慢支，是气管、支气管黏膜及其周围组织的慢性非特异性炎症。临床上以咳嗽、咳痰为主要症状，每年发病持续3个月，连续2年或2年以上。排除具有咳嗽、咳痰、喘息症状的其他疾病，如肺结核、肺尘埃沉着症、肺脓肿、心脏病、心功能不全、支气管扩张症、支气管哮喘、慢性鼻咽炎、胃食管反流病等。

根据本病的临床表现，可将其归属于中医"咳嗽"等病症的范畴。

【病因和病机】

（一）病因

本病的病因尚不完全清楚，可能是多种环境因素与机体自身因素长
期相互作用的结果。

（1）吸烟：吸烟为最重要的环境发病因素，吸烟者慢性支气管炎的患病率比不吸烟者高2~8倍。烟草中的焦油、尼古丁和氢氰酸等化学物质具有多种损伤效应，如损伤气道上皮细胞和纤毛运动，使气道净化能力下降；促使支气管黏液腺和杯状细胞增生肥大，黏液分泌增多；刺激副交感神经而使支气管平滑肌收缩，气道阻力增加；使氧自由基产生增多，诱导中性粒细胞释放蛋白酶，破坏肺弹力纤维，诱发肺气肿形成等。

（2）职业粉尘和化学物质：接触职业粉尘及化学物质，如烟雾、变应原、工业废气及室内空气污染等，浓度过高或时间过长时，均可能促进慢性支气管炎发病。

（3）空气污染：大气中的有害气体如二氧化硫、二氧化氮、氯气等可损伤气道黏膜上，使纤毛清除功能下降，黏液分泌增加，为细菌感染增加条件。

（4）感染因素：病毒、支原体、细菌等感染是慢性支气管炎发生发展的重要原因之一。病毒感染以流感病毒、鼻病毒、腺病毒和呼吸道合胞病毒为常见。细菌感染常继发于病毒感染，常见病原体为肺炎链球菌、流感嗜血杆菌、卡他莫拉菌和葡萄球菌等。这些感染因素同样造成气管、支气管黏膜的损伤和慢性炎症。

（5）其他因素：免疫功能紊乱、气道高反应性、年龄增大等机体因素和气候等环境因素均与慢性支气管炎的发生和发展有关。如老年人肾上腺皮质功能减退，细胞免疫功能下

降，溶菌酶活性降低，从而容易造成呼吸道的反复感染。寒冷空气可以刺激腺体增加黏液分泌，纤毛运动减弱，黏膜血管收缩，局部血循环障碍，有利于继发感染。

(二) 病机

咳嗽为脏腑功能失调，内邪干肺。不论邪从外入，或自内而发，均可引起肺失宣肃，肺气上逆作咳。

【临床表现】

缓慢起病，病程长，反复急性发作而病情加重。主要症状为咳嗽、咳痰，或伴有喘息。急性加重是指咳嗽、咳痰、喘息等症状突然加重。急性加重的主要原因是呼吸道感染，病原体可以是病毒、细菌、支原体和衣原体等。

(1) 咳嗽：一般晨间咳嗽为主，睡眠时有阵咳或排痰。

(2) 咳痰：一般为白色黏液和浆液泡沫性，偶可带血。清晨排痰较多，起床后或体位变动可刺激排痰。

(3) 喘息或气急：喘息明显者常称为喘息性支气管炎，部分可能伴发支气管哮喘。若伴肺气肿时可表现为劳动或活动后气急。

【中医辨证常见证候要点】

(1) 痰湿蕴肺：咳嗽反复发作，咳声重浊，痰多易咳，黏腻或稠厚成块或稀薄，色白或带灰色，晨间或食后咳痰甚，进肥甘食物加重，因痰而嗽，痰出咳平，伴胸闷，脘痞，呕恶，食欲缺乏，腹胀，乏力，大便时溏，舌苔白腻，脉濡滑。

(2) 痰热郁肺：咳嗽气粗，或喉中有痰声，痰多质黏或稠黄，咯吐不爽，或有热腥味，或咯血痰，伴胸胁胀满，咳时引痛，面赤，或有身热，口干而黏欲饮，舌质红，苔薄黄腻，脉滑数。

(3) 肝火犯肺：气逆咳嗽阵作，咳时面红目赤，烦热咽干，咳引胸痛，可随情绪波动增减，常感痰滞咽喉，量少质黏难咳，或痰如絮条，口干口苦，胸胁胀痛，舌红或舌边红，苔薄黄少津，脉弦数。

(4) 肺阴亏耗：干咳，咳声短促，痰少黏白，或痰中夹血丝，或声音逐渐嘶哑，伴口干咽燥，或午后潮热，颧红，手足心热，夜寐盗汗，神疲乏力，日渐消瘦，舌红少苔，脉细数。

【诊断】

依据咳嗽、咳痰，或伴有喘息，每年发病持续3个月，连续2年或2年以上，并排除其他可引起类似症状的慢性疾病。

【鉴别诊断】

(1) 支气管哮喘：部分哮喘患者以刺激性咳嗽为特征，灰尘、油烟、冷空气等容易诱发咳嗽，常有家庭或个人过敏史。对抗生素治疗无效，支气管激发试验阳性。

(2) 嗜酸粒细胞性支气管炎：临床症状类似，X线检查无明显改变或肺纹理增加，支气管激发试验多阴性，临床上容易误诊。诱导痰检查嗜酸粒细胞比例增加（≥3%）可以诊断。

(3) 肺结核：常有发热、乏力、盗汗及消瘦等症状。痰液查找抗酸杆菌及胸部X线检查可鉴别。

(4) 支气管肺癌：多数有数年吸烟史，顽固性刺激性咳嗽或过去有咳嗽史，近期咳嗽性质发生改变,常有痰中带血。有时表现为反复同一部位的阻塞性肺炎,经抗生素治疗未能完全消退。痰脱落细胞学、胸部 CT 及纤维支气管镜等检查可明确诊断。

(5) 特发性肺纤维化:临床经过多缓慢,开始仅有咳嗽、咳痰,偶有气短。仔细听诊在胸部下后侧可闻爆裂音(Velcro 啰音)。血气分析示动脉血氧分压降低,而二氧化碳分压可不升高。高分辨螺旋 CT 检查有助诊断。

(6) 支气管扩张:典型者表现为反复大量咯脓痰或反复咯血。X 线胸部拍片常见肺野纹理粗乱或呈卷发状。高分辨螺旋 CT 检查可确定诊断。

【常见并发症】

阻塞性肺气肿、支气管肺炎、支气管扩张症等。

【治疗要点】

(一) 西医治疗

1. 急性加重期的治疗

(1) 控制感染:抗菌药物治疗可选用喹诺酮类、大环内酯类、α-内酰胺类或磺胺类口服。

(2) 祛痰镇咳:可用复方甘草合剂;或复方氯化铵合剂;也可用祛痰药溴己新、盐酸氨溴索、桃金娘油;干咳为主者可用镇咳药,如右美沙芬、那可丁或其合剂等。

(3) 平喘:有气喘者可加用解痉平喘药,如氨茶碱;或用茶碱控释剂;或长效 α_2 受体激动剂加糖皮质激素吸入。

2. 缓解期治疗

(1) 戒烟,避免有害气体和其他有害颗粒的吸入。

(2) 免疫调节剂或中医中药如细菌溶解产物、卡介菌多糖核酸、胸腺素等。

(二) 中医治疗

咳嗽主脏在肺,除直接护治肺脏外,应注意肝、脾、肾等整体调节,忌见咳止咳。

二、护理

【护理评估】

(1) 咳嗽、咳痰情况并观察痰的量、性质、颜色和气味。

(2) 中医临床辨证、舌象、脉象及情志状态。

【一般护理】

(1) 按内科及本系统疾病的一般护理常规执行。

(2) 保持室内空气清新及温、湿度适宜,减少刺激性气体或物质的接触,如烟味、特殊香味的花草、香粉,以除去呼吸道刺激性因子。

(3) 指导并协助病人采取舒适且符合治疗原理的体位,如侧卧屈膝位、半坐卧位或坐位,注意休息,避免劳累。

(4) 饮食以清淡、易消化、富营养为原则,避免摄取刺激性食物。忌肥甘厚味、辛辣刺激之品,戒烟酒。多食新鲜果蔬。鼓励患者多饮水。

(5) 观察咳嗽的时间、节律、性质、声音以及加重因素,痰液的色、质、量、味及咳痰情况等。有无发热、呼吸困难等症状。

(6) 遵医嘱给予祛痰止咳口服药，宜空腹服，并观察服药后咳嗽、咳痰情况。
(7) 病情较长者，予以安慰和鼓励，增强康复信心。保持心情舒畅，避免情绪激动。

【常见症状/证候施护】

咳嗽、咳痰

(1) 观察咳嗽的时间、节律、性质及加重因素。
(2) 鼓励患者有效咳嗽，先漱口或饮少量水湿润咽部，先深吸一口气，屏气1~2秒，再用力咳嗽，将深部的痰咳出。
(3) 痰黏难咳时，协助患者取半卧位，定时翻身，轻叩背部；或遵医嘱用金银花、桔梗、远志各30g煎剂，行超声雾化吸入。
(4) 痰多、呼吸有浊气者，加强口腔护理，可用温水或20%一支黄花液或银花甘草液漱口，每日3~4次。
(5) 遵医嘱指压肺俞、脾俞、太渊、尺泽、曲池、丰隆等穴，以宣肺化痰。
(6) 痰湿蕴肺者，可取中脘、丰隆、肺俞穴，用闪火法拔罐，以健脾利湿。

【健康教育】

(1) 平时注意气候变化，防寒保暖，防外感。
(2) 发病期间，保持室内洁净、空气新鲜。注意口腔清洁，被褥轻软，衣服宽大合身。饮食有节，富营养，忌辛辣香燥肥甘之品，戒烟限酒。
(3) 缓解期加强锻炼，如散步、呼吸操、太极拳、游泳等。对于虚寒体质、慢性支气管炎等患者，提倡冬病夏治与扶正固本。

【药膳食疗方】

(1) 北杏炖雪梨：北杏10个、雪梨1个、白砂糖50g。将北杏、雪梨、白砂糖同放炖盅内，加清水半碗，急火隔水炖1小时。每日2次，食雪梨饮汤。
(2) 海带粥：海带10~15g，粳米100g，猪瘦肉适量，同煮粥，用适量食盐（或白糖）调味食用。有降压、利尿作用，适用于高血压，动脉硬化及慢性支气管炎咳喘等症。
(3) 莲子百合猪肉汤：莲子、百合、北沙参各50g，猪瘦肉250g同煮汤，加适量食盐调味食用。有润肺益脾，除虚热，养心神作用。适用于病后体虚，失眠心慌，肺结核，低烧干咳，慢性支气管炎等症。

第三节 冠状动脉粥样硬化性心脏病

一、概述

冠状动脉粥样硬化性心脏病是动脉粥样硬化导致器官病变的最常见类型，也是严重危害人类健康的常见病。据世界卫生组织2011年资料显示，我国冠心病死亡人数已列世界第二位。

【定义】

冠状动脉粥样硬化性心脏病指冠状动脉粥样硬化使血管腔狭窄、阻塞和（或）因冠状动脉功能性改变（痉挛）导致心肌缺血缺氧或坏死而引起的心脏病，统称冠状动脉性心脏病，简称冠心病，亦称缺血性心脏病。

【病因和病机】

本病病因尚未完全明确，目前认为是多种因素作用于不同环节所致的冠状动脉粥样硬化，这些因素亦称为危险因素，主要有如下因素。

(1) 年龄、性别：本病多见于40岁以上人群，49岁以后进展较快，男性与女性相比，女性发病率较低，但在更年期后发病率明显增加。近年来，发病年龄有年轻化趋势。

(2) 血脂异常：脂质代谢异常是动脉粥样硬化最重要的危险因素。总胆固醇（TC）、甘油三酯（TG）、低密度脂蛋白（LDL）或极低密度脂蛋白（VLDL）增高；高密度脂蛋白增高都被认为是危险因素。

(3) 高血压：血压增高与本病密切相关。60%~70%的冠状动脉粥样硬化病人有高血压，高血压病人患本病较血压正常者高3~4倍，收缩压和舒张压增高都与本病关系密切。

(4) 吸烟：吸烟可造成动脉壁氧含量不足，促进动脉粥样硬化的形成。吸烟者与不吸烟者比较，本病的发病率和病死率增高2~6倍，且与每天吸烟的支数成正比，被动吸烟也是冠心病的危险因素。

(5) 糖尿病和糖耐量异常：与无糖尿病病人比较，糖尿病病人心血管疾病风险增加2~5倍，且动脉粥样硬化进展迅速，未来10年发生心肌梗死危险高达20%。糖耐量减低也常见于本病病人。

次要的危险因素包括：①肥胖。②缺少体力活动。③进食过多的动物脂肪、胆固醇、糖和钠盐。④遗传因素。⑤A型性格等。

近年来发现的危险因素还有：①血中同型半胱氨酸增高。②胰岛素抵抗增强。③血中纤维蛋白原及一些凝血因子增高。④病毒、衣原体感染等。

【临床分型】

根据病理解剖和病理生理变化的不同，本病有不同的临床分型。1979年世界卫生组织曾将之分为无症状性心肌缺血、心绞痛、心肌梗死、缺血性心肌病、猝死五型。本节重点介绍"心绞痛"和"心肌梗死"。

二、心绞痛

【定义】

心绞痛亦称劳力性心绞痛，是在冠状动脉狭窄的基础上，由于心肌负荷的增加而引起心肌急剧的、暂时的缺血与缺氧的临床综合征。其典型表现为发作性胸骨后压榨性疼痛，可放射至心前区和左上肢尺侧，常发生于劳力负荷增加时，持续数分钟，休息或用硝酸酯制剂后消失。

综合本病的临床表现，心绞痛属中医"心痛""胸痹"的范畴，严重者可归为"真心痛""厥心痛"。

【病因和病机】

（一）病因

本病的基本病因是冠状动脉粥样硬化。正常情况下，冠状循环血流量具有很大的储备力量，其血流量可随身体的生理情况有显著的变化，在剧烈体力活动、情绪激动等对氧的需求增加时，冠状动脉适当扩张，血流量增加（可增加6~7倍），达到供求平衡。当冠状动脉粥样硬化致冠状动脉狭窄或部分分支闭塞时，其扩张性减弱，血流量减少，当心肌的血供减少到尚能应付平时的需要，则休息时无症状。一旦心脏负荷突然增加，如劳累、激动、心力衰竭等使心脏负荷增加，心肌耗氧量增加时，对血液的需求增加，而冠脉的供血已不能相应增加，即可引起心绞痛。

（二）病机

本病主要因年老体虚，心、脾、肾亏损，阴阳失衡而引起，并与过食肥甘厚味、七情内伤、思虑劳倦、寒邪侵袭等因素密切相关。心脉痹阻不通，不通则痛为病机关键。发作时以标实表现为主，如血瘀、阴寒和痰浊；平素又以心气虚、心阳虚常见。以上病因病机可同时并存，互相影响，使病情进一步发展。

（1）心血瘀阻：年老气血阴阳渐衰，气血虚少则血运行迟缓，气损及阳则阳虚寒凝，气血运行滞涩；或情志内伤，肝气郁滞，气滞血瘀；或久病入络而成。

（2）寒凝心脉：年老阳气多有不足，常在冬春寒冷季节，因寒邪乘虚内侵，客于心脉而诱发或加重本病。

（3）痰浊内阻：平素脾虚，过食肥甘，水湿失运，痰浊内生，痹阻心脉而发心绞痛。多见于体力活动较少和形体肥胖之人。

（4）心气虚弱：年过半百，肾气渐衰，或脾失健运，化源不足，或劳心、劳力过度均可引起心气不足，血运无力，痹阻不通，而出现心绞痛。

（5）心肾阳虚：多由心气虚弱及心肾阴虚发展而来，肾阳不能鼓动五脏之阳，心阳不振，血脉失于温煦，鼓动无力，痹阻不通而发病。

【临床表现】

1. 症状

以发作性胸痛为主要临床表现，典型疼痛特点如下。

（1）部位：主要在胸骨体中、上段之后，或心前区，界限不很清楚，常放射至左肩、左臂尺侧达无名指和小指；偶有或至颈、咽或下颌部。

（2）性质：胸痛常为压迫样、憋闷感或紧缩样感，也可有烧灼感，偶伴濒死感。发作时，病人往往不自觉地停止原来的活动，直至症状缓解。

（3）诱因：体力劳动、情绪激动、饱餐、寒冷、吸烟、心动过速、休克等。

（4）持续时间：疼痛出现后常逐渐加重，持续3~5分钟，休息或含服硝酸甘油可迅速缓解，可数天或数周发作1次，亦可1天内发作多次。

2. 体征

心绞痛发作时，病人面色苍白、出冷汗、心率增快、血压升高。心尖部听诊有时出现"奔马律"，可有暂时性心尖部收缩期杂音，是乳头肌缺血以致功能失调引起二尖瓣关闭不全所致。

【中医辨证常见证候要点】

（1）心血瘀阻证：心胸疼痛剧烈，如刺如绞，痛有定处，甚则胸痛彻背，或痛引肩背，伴有胸闷，可因暴怒而加重；舌质黯红，或黯紫，有瘀斑，舌下瘀筋，苔薄，脉涩或结、代、促。

（2）寒凝心脉证：卒然心痛如绞，或心痛彻背，背痛彻心，或感寒痛甚，心悸气短，形寒肢冷，冷出自出；汗自出；舌质淡，苔薄白，脉沉紧，均为阴寒凝滞，阳气不运之候。

(3) 痰浊内阻证：胸闷重重而心痛轻，形体肥胖，痰多气短，遇阴雨天易发作或加重，伴有倦怠乏力，纳呆便溏，口黏，恶心；苔白腻或白滑，脉滑。

(4) 气虚血瘀证：心胸刺痛、绞痛，固定不移，或心胸隐痛，时作时止，心悸气短，神疲乏力；舌质紫黯或淡紫，脉沉弦或细涩。

(5) 心肾阳虚证：胸闷、心痛不著，气短，心悸怔忡，自汗，动则更甚，神倦怯寒，四肢欠温；舌质淡胖，苔白滑，脉沉迟者。

【诊断】

(1) 心电图：是发现心肌缺血，诊断心绞痛最常用的检查方法。约有半数病人静息心电图为正常，可有陈旧性心肌梗死的改变或非特异性 ST 段和 T 波异常。心绞痛发作时，多数病人出现暂时性心肌缺血引起的 ST 段压低（≥0.1mV），有时出现 T 波倒置，在平时有 T 波持续倒置的病人，发作时可变为直立。运动负荷试验及 24 小时动态心电图可显著提高缺血性心电图的检出率。

(2) X 线检查：心脏 X 线检查可无异常发现，若已伴发缺血性心肌病可见心影增大、肺充血等。

(3) 放射性核素检查：利用放射性铊心肌显像所示灌注缺损提示心肌供血不足或血供消失，对心肌缺血诊断较有价值。

(4) 冠状动脉造影：选择性冠状动脉造影可使左、右冠状动脉及主要分支得到清楚的彰显，具有确诊价值。

(5) 其他检查：二维超声心动图可探测到缺血区心室壁的运动异常；多排螺旋 CT 对诊断具有重要价值。

【治疗要点】

(一) 西医治疗

心绞痛治疗原则是避免诱发因素；改善冠状动脉的血供和降低心肌的耗氧，减轻症状和缺血发作；治疗动脉粥样硬化，预防心肌梗死和猝死，改善生存，提高生活质量。

(二) 中医治疗

针对本病病机为虚实夹杂，本虚标实，故治疗时发作期以标实为主，缓解期以本虚为主。疼痛发作之际，采用芳香温通、活血化瘀、宣痹通阳、豁痰开窍等治法以急解其疼痛，防止发生变证。缓解期本虚宜补，但仍应重视活血通络、理气化痰。由于通则不痛，故活血通络法在不同的证型中可视病情，随证配用，但要注意活血化瘀药的种类、分量、用药时间等，并注意有无出血倾向或征象，一旦发现立即停用，并予相应处理。因本病多虚实夹杂，故要做到补虚勿忘泻实，驱邪勿忘补虚，权衡标本虚实之多少，审定补泻法度之适宜。

【护理评估】

(1) 疼痛部位、性质、持续时间、缓解方式。

(2) 血压、心率、心律的变化，注意病人的面色，有无大汗、胸闷、心悸、恶心及呕吐。

(3) 定期检测心电图变化。

(4) 中医临床辩证，情志及心理状态，舌脉象及二便情况。

【一般护理】

(1) 按内科系统及本系统的一般护理常规执行。

(2) 保持环境安静，室内空气新鲜。

(3) 心绞痛发作时应立即就地休息、停止活动。

(4) 饮食给予高维生素、低热量、低动物脂肪、低胆固醇、适量蛋白质、易消化的清淡饮食，少量多餐，避免过饱及刺激性食物与饮料，禁烟酒，多吃蔬菜、水果。

(5) 掌握心绞痛患者典型的临床症状和体征，及时进行处理，发作时嘱患者停止活动，休息、口服硝酸甘油，监测心电图的变化。

(6) 硝酸甘油是目前治疗心绞痛发作的首选药物。使用时应注意：静脉用药严格按医嘱调节滴速。心绞痛发作时立即含服，若症状缓解，应继续静坐片刻。对于心绞痛发作较频繁者，大便前可含半片硝酸甘油片。

(7) 帮助患者加强个性、情感修养，学会克制。对情绪易激动，易紧张焦虑的病人，多与患者交流沟通，使患者感到被重视，被尊重，缓解紧张焦虑。

【常见症状/证候施护】

（一）胸闷、胸痛

(1) 胸痹发作时可用中药宽胸气雾剂，用时将瓶倒置，喷口对准口腔部，在患者做吸气动作时喷数下，以助缓解不适之症。或予亚硝酸异戊酯 0.3mL，将安瓿打碎于手帕或纱布上用鼻吸入，以缓解疼痛。

(2) 运用中药离子导入法，利用透皮吸收原理，达到活血化瘀，温经通络止痛的作用。选用当归、丹参、红花、桃仁、钩藤、络石藤、羌活组成制剂。将药物浸在酒中，30天后使用导入治疗。

(3) 砭石疗法：将砭石放置中水中逐渐加热到 50~60°C 后取出，令患者仰卧位，将砭石放置在胸前顺筋络熨或推或划补法；或在背俞、巨阙、内关、通里等紧按慢提或温补法。

(4) 耳穴埋籽：取耳穴的心、冠状动脉区、小肠穴、前列腺穴位，以扩冠状动脉而缓解心绞痛，改善心肌缺血。每日可自行按揉 50~100 次。以有痛为层；每穴留置 2~3 天，至下次治疗，更换穴位，更换王不留行籽，两耳交替进行。一般 10 次为一疗程，大部分 2~3 个疗程可显效。

（二）便秘

保持大便通畅。多吃新鲜蔬菜水果，可每日饮蜂蜜水 1 杯，养成每日定时排便的习惯。避免用力排便而诱发胸痹发生。

（三）夜寐不安

睡前用温水洗脚，嘱患者双手交替按摩涌泉穴 60~100 次，以助者入睡，缓解紧张的情绪。必要时晚睡前 30~60 分钟内遵医嘱予患者口服促进睡眠的药物。

【健康教育】

(1) 适寒温，慎起居，预防外感，特别是体虚患者。合理调整饮食，适当控制进食量，忌烟、酒、浓茶和咖啡，宜低盐、低脂、低胆固醇饮食，多食新鲜蔬菜水果。肥胖者注意控制食量，以减轻体重。保持大便通畅。避免紧张、劳累、情绪激动、便秘、感染等诱发因素。注意适当休息，坚持力所能及的活动，做到动中有静，保证充足的睡眠。

(2) 发作期指导患者立即卧床休息，待病情缓解后再适当活动。指导患者及家属在病情突然变化时的简易应急措施。教会患者及家属在胸痹发作时的缓解方法。指导患者若胸痛剧烈，可遵医嘱迅速用药，如速效救心丸。

（3）康复期指导患者在适当进行康复锻炼，如散步、打太极拳等方法。积极防治有关疾病，如感冒、消渴、眩晕等，定期门诊复查。指导患者出院后坚持服药，自我监测药物的毒性反应。自备急救药物，易取，易用，呼叫器放在伸手可及之处。

【药膳食疗方】

（1）山楂饮：山楂片15~30g，水煎去渣，亦可与荷叶同煎水，加糖适量，代茶饮。

（2）干姜粥：干姜、高良姜各3g、粳米250g，浸泡，每次饭前饮服10mL，每日2~3次。

三、心肌梗死

【定义】

心肌梗死是心肌长时间缺血导致的心肌细胞死亡。为在冠状动脉病变的基础上，发生冠状动脉血供急剧减少或中断，使相应心肌严重而持久的急性缺血导致的心肌细胞死亡。急性心肌梗死（AMI）临床表现有持久的胸骨后剧烈疼痛、发热、白细胞计数和血清心肌坏死标志物增高以及心电图进行性改变；可发生心律失常、休克或心力衰竭。

心肌梗死属中医的"真心痛"、"厥心痛"、"厥脱"等病证范畴。

【病因和病机】

（一）病因

本病的基本病因是冠状动脉粥样硬化（偶为冠状动脉栓塞、炎症、先天性畸形、痉挛和冠状动脉口阻塞所致），造成一支或多支血管管腔狭窄和心肌供血不足，而侧支循环尚未充分建立。一旦血供急剧减少或中断，使心肌严重而持久的急性缺血达20~30分钟以上，即可发生AMI。心肌梗死的原因多数是不稳定冠脉粥样硬化斑块破溃，继而出血或管腔内血栓形成，使血管腔完全闭塞，少数情况是粥样斑块内或其下发生出血或血管持续痉挛，也可以使冠状动脉完全闭塞。

促使粥样斑块破溃出血及血栓形成的诱因有：①晨起6时至12时交感神经活动增加，机体应激反应增强，心肌收缩力、心率、血压增高，冠状动脉张力增高。②饱餐特别是进食多量高脂饮食后，血脂增高，血黏度增高。③重体力活动、情绪过分激动、血压剧升或用力排便时，左心室负荷明显加重，心肌需氧量猛增。④休克、脱水、出血、外科手术或严重心律失常，使心排血量骤降，冠状动脉灌流量锐减。

（二）病机

外感六淫、内伤七情、饮食失调、肾元渐衰等因素，导致血行不畅，心阳痹阻，胸阳不展而发病。其病变以心为主，涉及肝、肾、脾、肺等脏，病理性质多为本虚标实。本病常并发其他变证：如心之气血不能接续则出现脉结代；阳气匮乏，水气凌心射肺则出现喘息不得卧；严重者出现心阳暴脱之危重症；或因气血阴阳不得顺接而出现厥证。

（1）气虚血瘀：年老正衰，久病劳倦，心气不足，无力推动，气血运行滞涩，瘀阻心脉，不通则痛。

（2）痰瘀交阻：素体肥胖，或过食肥甘，痰浊内生，瘀阻心脉，心脉不通，可见突发心肌梗死。

(3) 气阴两虚：老年气阴两虚，气虚无以行血，阴虚则脉络不利，致血脉运行不畅，心失所养而病。

(4) 心肾阳虚：年老心肾阳虚，阳虚内寒，寒主收而引病；或阳虚不能化气行水，水饮凌心犯肺。

【临床表现】

与梗死的部位、大小、侧支循环情况密切相关。

(1) 先兆：50%~81.2%的病人在发病前数天有乏力、胸部不适、活动时心悸、气急、烦躁、心绞痛等前驱症状，以新发生心绞痛或原有心绞痛加重最为突出。心绞痛发作较以往频繁、性质较剧、持续时间长，硝酸甘油疗效差，诱发因素不明显。心电图示ST段一时性明显抬高或压低，T波倒置或增高，即不稳定型心绞痛情况。及时发现、处理心肌梗死先兆，可使部分病人避免发生心肌梗死。

(2) 症状

1) 疼痛：为最早出现的最突出的症状，多发生于清晨，尤其是晨运和排便时。疼痛的性质和部位与心绞痛相似，但程度更剧烈，多伴有大汗、烦躁不安、恐惧及濒死感，持续时间可达数小时或数天，休息和服用硝酸甘油不缓解。部分病人疼痛可向上腹部放射而被误诊为急腹症或因疼痛向下颌、颈部、背部放射而误诊为其他疾病。少数病人无疼痛，一开始即表现为休克或急性心力衰竭。

(2) 全身症状：一般在疼痛发生后24~48小时出现，表现为发热、心动过速、白细胞增高和血沉增快等，由坏死物质吸收所引起。体温可升高至38°C左右，很少超过39°C，持续约1周。

3) 胃肠道症状：疼痛剧烈时常伴恶心、呕吐、上腹胀痛，与迷走神经受坏死心肌刺激和心排血量降低组织灌注不足等有关。肠胀气亦不少见，重者可发生呃逆。

4) 心律失常：见于75%~95%的病人，多发生在起病1~2天，24小时内最多见。各种心律失常中以室性心律失常最多，尤其是室性期前收缩，如室性期前收缩频发（每分钟5次以上），成对出现或呈非持续性室性心动过速，多源性或落在前一心搏的易损期时（RonT），常为心室颤动的先兆。室颤是AMI早期，特别是入院前主要的死因。下壁心肌梗死易发生房室传导阻滞及窦性心动过缓；前壁心肌梗死易发生室性心律失常，如发生房室传导阻滞表明梗死范围广泛，情况严重。

5) 低血压和休克：疼痛发作期间血压下降常见，但未必是休克，如疼痛缓解而收缩压仍低于80mmHg，且病人表现为烦躁不安、面色苍白、皮肤湿冷、脉细而快、大汗淋漓、少尿、神志迟钝，甚至晕厥者则为休克表现。一般多发生在起病后数小时至1周内，约20%的病人会出现，主要为心源性休克，为心肌广泛坏死，心排血量急剧下降所致。

6) 心力衰竭：发生率为32%~48%，主要为急性左心衰竭，可在起病最初几天内发生，或在疼痛、休克好转阶段出现，为心肌梗死后心脏舒缩力显著减弱或不协调所致。表现为呼吸困难、咳嗽、发绀、烦躁等症状，重者可发生肺水肿，随后可发生颈静脉怒张、肝大、水肿等右心衰竭表现。右心室心肌梗死者可一开始就出现右心衰竭表现，伴血压下降。

(3) 体征 心率多增快，也可减慢，心律不齐；心尖部第一心音减弱，可闻及"奔马律"除急性心肌梗死早期血压可增高外，几乎所有病人都有血压下降。

【中医辨证常见证候要点】

(1) 气虚血瘀证：胸闷胸痛，动则加重，伴短气、乏力、汗出、心悸；舌体胖大，有齿痕、瘀斑或瘀点，或舌黯淡，苔薄白，脉细无力或结代。

(2) 痰瘀交阻证：突发胸痛，胸闷如窒，肢冷，甚则晕厥，恶心呕吐、或形体肥胖，喜食肥甘厚味；舌质黯，边有瘀点，苔厚腻，脉滑或涩。

(3) 气阴两虚证：胸闷胸痛，气短乏力，口咽干燥，大便干，或有低热；舌黯红，苔薄少，脉细数无力或结代。

(4) 心肾阳虚证：卒然心痛，胸闷气短，四肢不温，平素畏寒肢冷，腰酸耳鸣，夜尿清长，唇甲淡白；舌紫黯，或舌淡苔白，脉沉细或结代。

【诊断】

(1) 典型的临床表现：疼痛剧烈，持续时间长，无诱因，服用硝酸甘油不能缓解，病人常伴有烦躁不安，出汗，恐惧，有濒死感；或伴随发热，体温在38°C以下；或发病早期伴恶心，呕吐，上腹部胀痛。若老年人突发原因不明的休克、心力衰竭、严重的心律失常应考虑本病。

(2) 实验室检查

1) 血清心肌酶谱：天冬氨酸转氨酶 (AST)、肌酸磷酸激酶 (CPK)、乳酸脱氢酶 (LDH)、肌钙蛋白 (CTN) 升高并有动态的变化。

2) 白细胞升高，C反应蛋白 (CRP) 增高，血沉加快。

3) 心电图：病理性Q波或QS波，ST段抬高，T波倒置。

4) 放射性核素：能较好显示心缺血区域及严重程度。

5) 冠状动脉造影：可见狭窄，阻塞的冠状动脉血管。有典型的临床表现、特征性的心电图和心肌酶谱的动态变化基本可诊断，有条件的应做冠状动脉造影以确诊。老年人的临床及心电图的表现常不典型，如只有一项指标明显异常，也应考虑本病，按急性心肌梗死处理，密切观察其病情变化，反复做心电图、心肌酶谱检查以明确诊断。

【鉴别诊断】

(1) 心绞痛：发作时间一般持续在15分钟以内，不伴恶心呕吐、休克、心力衰竭和严重的心律失常，也不伴心肌酶谱的异常，心电图无改变或ST段暂时抬高或压低。

(2) 急性心包炎：可伴有剧烈的疼痛和心电图异常。但发病的同时已有发热和白细胞升高，深呼吸或咳嗽时疼痛加剧，有心包摩擦音。

(3) 急性肺动脉栓塞：可引起胸闷、气急、休克，发热和白细胞升高在发病24小时内发生，有右心负荷急剧增加的表现。

(4) 急腹症：可有上腹部的疼痛，伴恶心呕吐、休克。可据病史、体格检查、心电图、血清酶检查，明确诊断。

【常见并发症】

最常见的有心律失常、心力衰竭和休克。其他并发症主要有乳头肌功能失调和断裂、心脏破裂、心室壁瘤、栓塞、心肌梗死综合征。

【治疗要点】

(一) 西医治疗

对ST段抬高的AMI，强调早发现、早入院治疗，加强入院前的就地处理，并尽量缩短病人就诊、检查、处置、转运等时间。治疗原则是尽早使心肌血液再灌注（到达医院后30分钟内开始溶栓或90分钟内行经皮冠状动脉介入治疗），以挽救濒死的心肌，防止梗死面积扩大和缩小心肌缺血范围，保护和维持心脏功能，及时处理严重心律失常、泵衰竭和各种并发症，防止猝死，注重二级预防。

（二）中医治疗

虚证治宜温阳、益气、养阴，重者阳脱阴竭，治宜益气回阳、敛明固脱为法；实证治宜化瘀、豁痰、行气法；临床常见虚实相兼，多通补同用，但应分清主次而施治。

【护理评估】

（1）对疾病有关知识的了解程度。

（2）自理程度。

（3）心理状态。

（4）有无潜在并发症的发生。

（5）情志、舌脉象及二便以及有无形寒肢冷、体倦乏力，神疲自汗、惊惕不安、面色无华等阳虚弱之象。

【一般护理】

（1）按内科系统及本系统的一般护理常规执行。

（2）将患者置于单人抢救室或心血管监护室，保持病室安静，限制探视。

（3）绝对卧床休息3~7天，避免不必要的翻动，减少交谈，防止情绪波动。取半卧位，24小时连续监测心电、呼吸、血压的情况。

（4）第1周应给予清淡流质或半流质饮食，少食多餐，伴心功能不全者应适当限制钠盐。

（5）当病人突然疼痛发作，原有心绞痛程度加重，心电监护有心肌缺血表现时应立即通知医师，嘱患者绝对卧床休息，注意保暖，并遵医嘱给予硝酸异山梨酯、严重者可选用吗啡等。

（6）三大并发症观察

1）心律失常：发生室性早搏，频发室性早搏，每分钟超过5次，多源性室性早搏或室性早搏呈二联律，室性心动过速或心室颤动时必须及时给予处理。

2）心源性休克：患者出现休克征象时，应立即将患者头部及下肢分别抬高30°~40°，高流量吸氧，密切观察生命体征。

3）心力衰竭：突然出现呼吸困难、咳嗽，咳粉红色泡沫样痰，心率加快，提示急性肺水肿，立即让病人取端坐位，给氧，遵医嘱对症处理。

（7）密切观察生命体征的变化，预防并发症，如乳头肌功能失调或断裂、心脏破裂、室壁瘤、栓塞等。

（8）尿激酶加入液体中应以输液泵匀速滴入，30分钟滴完。溶栓开始后密切观察患者胸痛缓解情况，监护仪上心律及心率的变化及有无出血倾向。

（9）静脉给予硝酸甘油，询问有无青光眼病史。在用药的最初数分钟内，应密切观察血压及病人生命体征；含服硝酸甘油时，宜取坐位。

（10）与患者建立良好的人际关系，使患者保持情绪稳定，积极配合治疗，同时提高自我护理能力，增强战胜疾病的信心。

【常见症状/证候施护】

胸痛

(1) 病室内空气新鲜，阳光充足，温湿度适宜，避免冷风的刺激，保持病室安静，注意休息。

(2) 饮食忌寒凉及油腻，心脉瘀阻者多食桃仁粥、木耳粥等行气活血之品；心肾阳虚者宜进清淡而富于营养温补之品，限制动物脂肪及高胆固醇食物的摄入。忌浓茶、咖啡、生冷食品，以免伤肾阳。

(3) 保持大便通畅，每日适量服用石蜡油，麻仁丸等润肠通便剂。避免腹内压升高而加重心脏负担；忌排便用力，还可饮蜂蜜茶以润肠通便。

(4) 心脉瘀阻者常用汤剂为血府逐瘀汤，宜温服；必要时度冷丁50mg加注射用水稀释到5mL双侧内关穴注射2.5mL，可迅速缓解疼痛；气阴两虚者汤药常用参脉散合人参养荣汤，宜温服；失眠多梦者可于睡前使用琥珀粉或朱砂粉吞服以镇静安神，必要时肌注安定；心肾阳虚者桂枝甘草龙骨牡蛎汤中使用附片，干姜，甘草应注意其毒性反应。

(5) 心脉瘀阻者可选心俞，厥阴俞，内关，膻中，通用，足三里等穴位针刺，手法以泻法为主；胸阳痹阻者针刺可选内关穴等，行持续捻针，用泻法。

(6) 消除紧张，恐惧心理，减轻心理负担。多关心体贴病人，使其精神宁静，乐观宁静，忌过分惊喜，以免诱发心绞痛。

【健康教育】

除参见心绞痛病人的健康指导外，还应注意如下几点。

(1) 疾病知识指导：指导病人积极做到全面综合的二级预防，预防再次梗死和其他心血管事件。AMI恢复后的所有病人均应调节饮食，可减少再发，即低饱和脂肪和低胆固醇饮食，要求饱和脂肪占总热量的7%以下，胆固醇小于200mg/d。戒烟是MI后的二级预防的重要措施。

(2) 心理指导：心肌梗死后病人焦虑情绪多来自对今后工作能力和生活质量的担心，应予以充分理解并指导病人保持乐观、平和的心情，正确对待自己的病情。告诉家属对病人要积极配合和支持，并创造一个良好的身心休养环境，生活中避免对其施加压力，当病人出现紧张、焦虑或烦躁等不良情绪时，应予以理解并设法进行疏导，必要时争取病人工作单位领导和同事的支持。

(3) 康复指导：加强运动康复教育，与病人一起制定个体化运动处方，指导病人出院后的运动康复训练。个人卫生活动、家务劳动、娱乐活动等也对病人有益。经2~4个月的体力活动锻炼后，酌情恢复部分或轻工作，以后部分病人可恢复全天工作，但对重体力劳动、驾驶员、高空作业及其他精神紧张或工作量过大的工种应予以更换。

(4) 用药指导与病情监测：心肌梗死后病人因用药多、用药久、药品贵等，往往用药依从性低。需要采取形式多样的健康教育途径，健康教育时应强调药物治疗的必要性，指导病人按医嘱服药，列举不遵医行为导致严重后果的病例，让病人认识到遵医嘱用药的重要性，告知药物的用法、作用和不良反应，并教会病人定时测脉搏、血压，发护嘱卡或个人用药手册，定期电话随访，使病人"知、信、行"统一，做到不断自我校正，提高用药依从性，若胸痛发作频繁、程度较重、时间较长，服用硝酸酯制剂疗效较差时，提示急性心血管事件，应及时就医。

(5) 照顾者指导：心肌梗死是心脏性猝死的高危因素，应教会家属心肺复苏的基本技术以备急用。

【药膳食疗方】

(1) 丹参膏：太子参150g，丹参300g，红花150g，川芎150g，冰片150g。

制法：将上4味水煎3次，去渣存汁，熬浓缩至2000mL加蜂蜜500mL，再熬10沸加冰片500g，共调和压成饼干，每次服10g，1天3次，6天为1个疗程。主治：心肌梗死恢复期。

(2) 参丹膏：太子参20g，茯苓20g，三七20g，红花20g。

制法：10剂。共煎3次，去渣存汁3000mL浓缩成2000mL加500g蜂蜜，再熬成200mL，瓶装备用，每次服30mL，每日2次。主治：心肌梗死缓解期。

(3) 豆腐浆粥：豆浆汁500mL，粳米50g，砂糖或细盐适量。

制法：将豆浆汁、粳米同入沙锅内煮至粥稠，以表面有粥油为度，加入砂糖或细盐即可食用。每日早晚餐温热食之。主治：冠心病动脉硬化、血脂稍高者。

（李　慧）

第四节　老年性痴呆预防

所谓老年性痴呆是一种综合征，在临床表现上必须具有以下精神活动领域中的各方面功能障碍：如语言、记忆、视觉空间功能、情感、人格、认知（抽象思维、计算、判断和执行能力等）功能障碍，在医学上称为阿尔茨海默病。

痴呆是继发于中枢神经系统器质性病变之后，出现的持续性的认识能力丧失、多种器质性病变由多种原因所致的慢性病。随着社会老龄化，长寿人口增多，老年性痴呆的发生率也会不断上升，将成为21世纪医学中的一大难题。所以，提前预防才是最明智的决策。现代医学将痴呆症分为4种类型，以便于识别、诊治和预防。

一、痴呆症分类和发病概况

目前，我国60岁以上老年人约2亿，罹患老年性痴呆600余万，其防控任务相当繁重，已成为继冠心病、癌症、中风之后，导致老年人死亡的第四大疾病。老年性痴呆症以其发病原因、病变特点的不同，可分为4种类型。

1. 阿尔茨海默病

上世纪90年代，对全国3万多人的流行病学调查，包括上海、北京、四川、成都、西安等地区，55岁以上人群，阿尔茨海默病患病率为2%。2010年对上海社区60岁以上居民3000多人调查，发现该病占老年性痴呆发病率为72%。

1907年由德国神经病学兼神经病理学家阿尔茨海默氏首先报告而得名。主要因脑组织退行性变导致的痴呆，也称阿尔茨海默型痴呆，通称为老年性痴呆。它的临床病象表现为：

(1) 记忆减退。为初期症状，以记住新知识的能力受损和回忆远期知识困难为特点。容易遗忘是最早发现的症状，亲属或医生给予提示的情况下对患者的回忆往事也没有帮助。

(2) 认知功能障碍。表现为计算能力下降，判断能力降低，概括功能减弱，注意力不集中，左右不分，并进行性加重，直至高级智能完全丧失，如抽象、分析、判断能力，语言、文字运用能力。

（3）失语。表现选词造句困难，说话空洞无物，排列顺序错乱，前后颠倒，并频繁地出现错语症，对别人的口语理解力受损。晚期会丧失语言知能。

（4）视觉空间技能障碍。如失认、失用、不能模仿、不能从事结构性作业（如连线图表、摆积木、拼图）、迷路、不认家人、不会穿衣、步行、书写等失用行为。

2. 脑血管性痴呆

这种类型占老年性痴呆的 15%～20%，而在日本占 36.3%，在欧洲所占比例低于日本。我国 11 个城市的普查结果显示，60 岁以上老年人的罹患率为每 10 万人口有 324 人。脑血管性痴呆是因为血管发生硬化、缺血、缺氧所致的脑组织较大范围梗死引起的痴呆；有的因高血压导致脑血管内膜增厚或发生玻璃样变化而发生的小血管阻塞，当被阻塞的区域过大就会发生痴呆样症状。这种类型的痴呆特点好像脑中风，起病快，男性多于女性，年龄也较轻。表现为单侧肢体活动不灵，也有的患者发生呛咳，无原因的哭笑，而自身不能控制。

起病初期常诉说头痛、头晕、失眠或嗜睡、易疲劳、精神不振、注意力不集中，与此同时，患者原有的个性特征也变得更加突出，易激动或神经过敏，逐渐出现近期经历的事件忘记，特别对人名和数字的记忆缺陷更为明显。与阿尔茨海默病的不同之处，在于此类患者常觉察到这些障碍有一定的自知力，能主动努力加以弥补或主动求医就诊，患者的一般人格、判断推理和计算能力，可在相当一段时间内仍保持完整，故有"网眼样痴呆"之称。到晚期会发生自控能力丧失，自己卫生不能自理，有时与阿尔茨海默病难以区别。

3. 混合性痴呆

这种类型的痴呆特征既有脑血管性痴呆的特点，又存在老年性痴呆的症状，有时给诊断区分带来困难。在日本混合性痴呆占 19.5%。

4. 继发性痴呆

此种类型的痴呆通常继发于全身疾病，如甲状腺功能减退、中毒、慢性肾衰竭和慢性脑病，占痴呆的 10%左右。如果及早治疗原发性疾病，可避免发生继发性痴呆。

二、老年性痴呆症的预防

目前缺乏特殊的病因治疗措施，因此预防显得更重要。早期做好预防工作，是避免发生老年性痴呆的最好药物。只要措施对头，长期不懈地坚持，会大幅度降低发病风险。

1. 药物预防

安理申和美金刚两种药物，对不同阶段的老年性痴呆有较好的效果，也有一定的预防作用，尤其在早期应用效果更佳。前者为脑代谢促智药，学名为多奈哌齐，其他名称有多那喜等。常用的为盐酸盐制剂。它能改善阿尔茨海默病患者的认知功能。经美国医师研究，证明口服 5mg 或 10mg 奈哌齐 30 周后轻中度患者认知功能显著提高。口服的初始剂量为每次 5mg，每日 2 次，睡前服，1 个月后根据需要增加到每日 10mg，3～6 个月为一疗程。注意事项见说明书。

美金刚也称易倍申，常用其盐酸美金刚胺。本品通过释放多巴胺，直接和间接的兴奋多巴胺受体而起作用。在阿尔茨海默病治疗中有重要作用，能提高患者的认知、行为、日常活动能力和改善临床症状。服用方法（14 岁以上）第 1 周每日 10mg，以后每周增加 10mg。

维持剂量每次 10mg，2~3 次/d。不良反应参见说明书并在医生指导下服用，不可自我随意服用。

还有研究证实，适宜地补充雌激素可防止老年性痴呆的发生，但对这种方法有待于进一步研究证实。我国的研究表明，老年性痴呆早期药物治疗有肯定的疗效，作为患者及亲属应及早就诊，密切配合医生指导，会取得更好的效果。

2. 体育疗法

我国的研究表明，积极参与休闲活动，如社交、访亲探友、象棋、书画及庭院散步等；在身体许可的情况下可适当地强化体育锻炼，如快走、慢跑、太极拳、五禽戏、歌舞等，但不宜做强烈运动。只要坚持，就有收获。

3. 饮食调理

多食些果蔬，尤其苹果能促进大脑中的乙酰胆碱产生，对提升记忆力有较好的功能，每天两个苹果或汁和多样化的蔬菜均有辅助治疗的作用。多吃益脑的食物，如核桃、芝麻、花生、松子等干果；黄花菜、桂圆肉、山楂、大豆、山药、蘑菇等。

4. 控制"三高"

在日常生活和饮食方式中贯彻《中国居民膳食指南》的各项要求和本书中冠心病一章的有关章节，可有效降低高胆固醇血症、高血压和高血糖的发生率，从而控制老年性痴呆的发生、发展趋势。

5. 减少含糖饮料

国外研究证实，当摄入过多的糖饮料或含糖丰富的食物，不但对健康人不利，而增加老年性痴呆的发生风险。矿泉水、白开水、绿茶、低脂酸奶和不含糖的果汁是最佳饮料，有利于降低痴呆症的发生率。

6. 爱护视力

密歇根大学的研究发现，保持良好的视力，可降低 63% 的老年期痴呆。每天坚持做眼保健操 20~40 分钟，不仅保护少年的视力，还能降低 63% 的老年期痴呆的发生率；眼保健操对一般老年人的视力减退也有较好的保护作用。因为好视力能接受更多的外界信息对大脑的良性刺激，可减少脑组织的退行性变。

7. 保持好牙齿

美国的最新研究结果显示，牙齿缺失和牙周病患者，在记忆力和认知功能测试中，得分明显降低。充分的咀嚼功能，对提高脑组织的血液循环有益，从而防止大脑退行性变。

8. 受教育水平

国内外研究都发现，接受教育的年限越长，学历水平愈高，发生老年性痴呆的风险越低。

9. 保持适宜的体重

瑞典卡罗林斯医学院目前公布的研究成果，有肥胖基因的人容易罹患肥胖而发生老年性痴呆。对 75 岁以上的人进行为期 9 年的追踪观察，有千余名原本身体健康者，9 年间有 346 人患上了老年性痴呆，其中携带肥胖基因的人，比其他人患老年性痴呆的风险高出 3 倍。因此，研究者建议，保持良好的生活方式和合理的饮食习惯，使体重保持正常，可有效降低其发病几率。

10. 慢性炎症

罹患慢性牙周炎、气管炎、咽喉炎和胃肠炎等不仅是心脏病的幕后黑手，也是老年性痴呆的致病因素，应积极治疗。因慢性炎症感染所产生的微生物毒素会损伤供应大脑的血管和脑组织，使其过早衰退老化而发病。

11. 预防老年痴呆

首个疫苗问世 2011 年 9 月 17 日的西班牙《阿贝赛报》报道了科学研制出首个阿尔茨海默病的疫苗。这是西班牙加利西 Euro Espes 生物医学研究中心科研人员在拉蒙·卡卡韦洛斯博士的领导下成功研制的预防老年痴呆的疫苗，其专利已得美国承认。它既可预防又可发挥治疗作用，该疫苗成为对抗阿尔茨海默病的新工具。但用于市场供应还得等一段时间。

（刘建妮）

第二篇　中医皮肤病学

第一章　中医皮肤性病学基础

第一节　皮肤的结构和功能

中医学认为，皮覆于一身之表，是人体"五体"（皮、肉、筋、骨、脉）的一部分，其直接与外界相接触，为人体的外在屏障和最大的器官。皮肤由肺所主，得卫气之温养，又贯行十二经脉之气，具有护卫机体、抵御外邪、调节津液代谢及体温，并辅助呼吸等功能，与躯体浅感觉（痛觉、温觉、触觉）相关。皮肤通过经络、气血津液与内在脏腑相联系，在生理、病理上互为影响。皮肤作为人体最大的器官，在结构和功能上有其相对的独立性。

一、皮肤的结构

中医学认为，覆盖于体表的皮肤主要包括皮毛、腠理、汗孔、爪等部分。

1. 皮毛

"皮毛"中的皮，是指体表皮肤的最外层，《杂病源流犀烛》述："皮也者，所以包涵肌肉，防卫筋骨者也。"附着于皮肤表层的发须、毫毛，古时称之为"毛"，《杂病源流犀烛》说："毛发也者，所以为一身之仪表也。"皮毛依赖于卫气和津液的温养、润泽，有防御外邪、调节津液代谢等作用。

2. 腠理

腠理泛指皮肤、肌肉、脏腑的纹理及皮肤、肌肉间隙交接处的结缔组织，分为皮腠、肌腠、粗理、小理等。它内连三焦，是气血津液流通灌注之处；外连皮肤，为卫气散布和汗液等渗泄的通道，故《医宗金鉴·卷二十五》云："腠者，一身气隙，血气往来之处，三焦通会元真之道路也；理者，皮肤、脏腑内外井然不乱之条理也。"

3. 汗孔

汗孔即玄府，古时又称之为"毛窍""气门"，是指皮肤的孔隙，为汗液排泄的通道和卫气运行的孔道。汗孔的开阖与腠理的疏密关系密切，腠理密则汗孔闭，体表无汗；腠理疏则汗孔开，汗外泄。在正常情况下，卫气充斥于腠理之中，并控制和调节腠理的开阖，如《灵枢·本藏》云："卫气者，所以温分肉，充皮肤，肥腠理，司开阖者也。"在病理状态下，汗孔亦是外邪入侵的通道之一。

4. 爪

手足甲也，古时称为"筋余"。《素问·六节藏象论篇》云："肝者，罢极之本……其华在爪。"指出肝与爪密切相关。爪甲依赖于肝血濡养，而观察爪甲的枯荣，亦可知肝血是否充足。

二、皮肤的生理功能

1. 护卫机体

皮毛覆体表，卫气行于其中，卫气强则皮肤腠理致密，邪不得侵；卫气弱则腠理疏、毛孔开，邪气乘虚而入，导致疾病的发生。故《素问·皮部论篇》曰："是故百病之始生也，必先于皮毛。邪中之则腠理开，开则入客于络脉；留而不去，传入于经；留而不去，传入于腑，廪于肠胃。"

2. 代谢津液

汗为津液所化，主要通过皮肤的汗孔排泄；卫气功能之强弱，皮肤腠理之疏密，汗孔之开阖，可影响汗液的排泄，从而影响机体的津液代谢。卫气温煦肌表，腠理疏密得宜，汗孔开阖有度，从而保证机体津液代谢得以平衡。

3. 调节体温

机体在气化过程中产生维持人体生命活动的阳气达于皮肤，使皮肤温和，保持一定的温度，并可通过汗孔的开阖、汗液的排泄而调节体温的相对恒定。正常的出汗有调和营卫，滋润皮肤的作用。机体阴阳平衡，气血和调，汗出无太过与不及，则体温无高低之害，更无寒热之苦。

4. 辅助呼吸

肺合皮毛，主呼吸。皮毛上的汗孔又称作"气门"，有呼吸吐纳之功，汗孔不仅排泄由津液所化之汗液，也随着肺的宣发与肃降进行着体内外的气体交换，故毛孔的开阖亦有助于肺气的宣发与肃降。

第二节 皮肤与气血、脏腑、经络的关系

中医学认为，人体是一个有机的整体，这个整体的各个脏器组织有着不同的功能和作用，它们在生理上相互联系、病理上相互影响。气血是构成机体的物质基础，经络则沟通内外、运行气血，两者将皮肤、脏腑紧密联系形成一个有机整体。

一、皮肤与气血的关系

《难经》云："气主煦之，血主濡之。"气具有防御、固摄、气化、温煦、推动等作用，能使机体维持体温、抵御病邪等。血具有滋润、濡养等作用，能使筋骨强劲、关节滑利、皮肤润泽等。气血是维持机体包括皮肤正常生理功能的基础。皮肤被覆机体，通过自己的防御、卫外功能，保障内在脏腑、气血正常运转，而气血通畅、充沛则可维持皮肤正常形态及功能，是故气血变化、盛衰与皮肤病发生密切相关。如血热则妄行，可发生血管扩张及红斑

性皮损；或气不摄血、血溢脉外，则形成瘀点、瘀斑；血虚则毛发失养，可发生脱发；气血亏虚卫外不固，则风邪易袭而出现风团、瘙痒等。

二、皮肤与脏腑的关系

藏象学说认为，皮肤与脏腑通过经络、气血津液等紧密地联系在一起，脏腑功能的盛衰可直接或间接反映至皮肤上，故《洞天奥旨》云："有诸中必见于外……况疮疡之毒，皆生脏腑。"肝、心、脾、肺、肾对应与胆、小肠、胃、大肠、膀胱构成脏腑间的表里关系，一般来说，皮肤与脏腑的关系多归并于五脏论述。

1. 皮肤与肺

《素问·阴阳应象大论篇》曰"肺主皮毛"，肺与皮毛在生理上相互协调，在病理上相互影响。在生理上，肺输布津液，充养皮肤；肺将脾胃所运化的水谷精微通过其宣发功能布散于皮毛，使皮肤滋润，毛发润泽，正如《素问·经脉别论篇》所云："食气入胃，浊气归心，淫精于脉；脉气流经，经气归于肺；肺朝百脉，输精于皮毛。"同时，肺可宣发卫气，卫外固表；卫气由水谷精微所化生，通过肺的宣发作用，行于脉外、肌表，发挥其温养皮毛，抵御外邪，调控腠理、汗孔开阖的功效。肺合皮毛，共同主司呼吸功能及调节水液代谢；肺主气，司呼吸，皮毛通过汗孔、毛窍的开阖散气与皮肤腠理共同协调呼吸功能；水液运行之升降出入，随肺气之宣发肃降而行，皮毛通过汗孔开阖、汗液排泄与肺共同调节水液代谢。由此可见，肺与皮毛在生理功能上相辅相成、相互协调。

在病理上，皮毛感邪，常传于肺。《景岳全书·咳嗽》云："夫外感之咳，必由皮毛而入，盖皮毛为肺之合，而凡外邪袭之，则必先入于肺。"指出外邪侵犯机体首先由皮毛而入，而后累及肺脏。同时，肺之病变常累及皮毛，《素问·痿论篇》云："肺热叶焦，则皮毛虚弱急薄，著则生痿躄也。"若肺气失宣，卫气不能充养皮毛，则皮寒形冷，皮肤腠理疏松，易为外邪所干，发为皮肤疾患；肺失宣发，则水谷精微不能布散于皮毛，皮毛失其濡养，可见皮焦毛枯。另肺与大肠相表里，肺气不能下达，大肠失于传导，致湿热燥结，大便难解，则皮肤油腻，易生粉刺、酒渣鼻等。

2. 皮肤与心

心为神之居，血之主，脉之宗，能主宰生命活动，为"君主之官"。心主血脉，即全身血液行于脉管，依赖于心气推动，内至脏腑，外达皮肉筋骨，发挥其濡养肌表、毛发和脏器的作用。皮毛在外，肉眼可视，故心之生理功能可通过皮肤色泽变化，特别是面部色泽变化显露出来。若心气旺盛、血脉充盈，则面色、皮肤红润而有光泽；心气不足、心血亏虚，则唇面、爪甲色白无华。

《素问·至真要大论篇》云："诸痛痒疮，皆属于心。"皮肤脉络血液不充则痒，皮肤脉络失疏则痛；局部气血凝滞、营卫不和，经络阻塞，日久化热，热盛则肉腐而产生疮疡。

3. 皮肤与脾

脾为后天之本、气血生化之源。脾气健运，则气血津液生化充足，百脉充盈，肤荣肌坚。若脾失健运，则气血生化乏源，可出现肌肤失养、面色萎黄、毛发干枯、肌肉萎缩等表现；同时脾失健运，则水湿运化无权，湿浊内生，日久化热，湿热外泛肌肤，可出现水疱、渗出、浸渍、糜烂等症状。

脾主统血，脾气充盛则统摄有权，血行脉内。若脾气虚弱，脾不能统血则易发出血等症状。发于体内则出现内脏出血，发于肌表则可见瘀点、瘀斑等症状。

4. 皮肤与肝

肝主疏泄，调畅气机、情志。若气机通畅，情志畅达，则气血调和，经络通利，皮肤、脏腑功能有序。若肝失疏泄则气机郁结，情志不畅，气血失和，可见性情暴躁或抑郁，肌表瘀点、瘀斑，色斑、色沉等症状。

肝主藏血，主筋，其华在爪。肝血充足则筋强力壮，爪甲坚韧光泽；肝血虚弱则筋弱无力，爪甲软薄，枯而色夭，甚至变形、脆裂。

5. 皮肤与肾

肾为先天之本，肾主藏精，其华在发，发为血之余，肾精能生血，精血充足，则皮肤润泽，毛发生长荣茂；若肾精不足，肾气不充，则五脏气血不足，皮肤毛发失养，易致皮肤生斑，毛发干枯早脱、早白，牙齿易于松动；故《灵枢·经脉》云："人始生，先成精，精成而脑髓生……皮肤坚而毛发长……""足少阴气绝，则骨枯……肉软却，故齿长而垢，发无泽；发无泽者，骨先死。"

肾主水液，调节体内津液的输布和排泄，分别清浊。清者为津，敷布润养皮肤黏膜；浊者通过皮肤和膀胱，以汗、尿的形式排出体外。若肾气亏虚、肾不主水，则水湿泛滥，壅阻于皮肤，致肌肤浮肿；若肾阳不足，气化不利，津不上承，则可见口干而饮不解渴、五官瘙痒等症；而津液化源不足，则皮肤黏膜失于濡润而干萎。

三、皮肤与经络的关系

经络由经脉和络脉组成，分布于人体各部，内络属于脏腑，外通于体表。经是主干，纵行于人体较深的部位。络是分支，循行于人体的体表。经络具有联系全身的生理功能，人体通过经络将脏腑、组织、器官连结成一个有机的整体。经络又是运行气血的通道，脏腑化生的气血津液由经络运行体表，经气推行而滋养和温煦全身。经络的通畅与否对保障皮肤的正常生理功能至关重要。

《素问·皮部论篇》云："皮有分部。""皮者，脉之部也。""欲知皮部，以经脉为纪者。"由于正经有十二条，所以体表皮肤亦相应地划分为"十二皮部"。"十二皮部"分区基本上与十二经脉在体表的循行部位一致，胸腹、手足内侧为阴经，头面、手足外侧为阳经。经脉呈线状分布，络脉呈网状分布，而皮部则着重于面的划分，居人体最外层。十二经脉及其所属络脉在体表的分布范围，是十二经脉之气的散布所在。当外邪侵犯时，皮部与布散于皮部的卫气就能发挥其抗御病邪，保卫机体的作用。当机体卫外功能失常时，病邪可通过皮部深入络脉、经脉以至脏腑。正如《素问·皮部论》所说："邪客于皮，则腠理开，开则邪入客于络脉；络脉满则注入经脉；经脉满则入合于府藏也。"

第三节 皮肤性病的命名及内涵

中医皮肤性病病名繁多，古今医家根据不同的疾病认识角度，抓住某一特点进行疾病的描述，从而形成的一病多名现象较多；同时，随着对疾病认识的不断深入，亦有一种多病的现象出现，但其均有一定的规律可循。所以，通过对这些疾病命名方法及常用基本术语的深入理解，有利于皮肤性病病因病机、临床表现等特征的整体把握，方便学习与应用。

一、皮肤性病的命名方式

中医皮肤性病常常依据其发病部位、病变深浅、脏腑、病因、形态、疾病特征、症状、颜色、特殊气味、发病季节、病程等分别加以命名。

1. 以发病部位命名

如面游风、发际疮、旋耳疮、四弯风、肾囊风、脚湿气、乳头风、脐疮、趾疣等。

2. 以病变深浅命名

"疮者皮外也，疡者皮内也"，故凡较深的皮肤疾患，包括痈、疽、疔等都属"疡"类；而"疮"则作为浅表皮肤病的名称，如蛇串疮、疥疮、天疱疮等。

3. 以脏腑命名

如肺风粉刺、肝斑等。

4. 以病因命名

根据疾病发生的病因而命名，如奶癣、漆疮、冻疮、日晒疮、汗斑、中药毒等。

5. 以形态命名

如鹅掌风、松皮癣、猫眼疮、蛇皮癣、翻花疮、杨梅疮、蟹足肿、鼠乳、瓜藤缠等。

6. 以疾病特征命名

如干癣、热疮、痒风等都是根据其干、热、痒等特征而命名的。

7. 以症状命名

如黄水疮，是以其破后有流黄水的症状为名；麻风是因其局部麻木不仁而命名。

8. 以颜色命名

如白驳风、紫癜风、赤游丹、黧黑斑、丹毒、黑痣等。

9. 以特殊气味命名

如腋臭称狐臭、脚湿气又称臭田螺等。

10. 以发病季节命名

有些皮肤病与季节变化有一定的关系，如桃花癣是因发生在春季桃花开的时候而命名；而暑天发生的疖又称暑疖；寒冷季节易发生猫眼疮又称雁疮。

11. 以病程长短命名

如千日疮等。此外，两种命名方法同时应用者也经常存在，如白驳风，既含有发病原因，又以颜色命名；面游风，既含有发病原因，又包括疾病部位。以上所述仅是皮肤病一般常用的命名原则，个别疾病的名称例外，但临床应用较少。

二、皮肤性病专用术语释义

在阅读有关皮肤性病的中医学著作时，常常会遇到一些专用术语，为了便于学习和领会其中的内涵,将其释义介绍如下。

1. 风

其一,指致病的因素,由风引起的皮肤病,如麻风、四弯风、白屑风等;其二,指皮损的特征,像风一样善行而数变,如面游风、赤白游风。

2. 疥

其一,指由疥虫引起的疥疮;其二,指瘙痒性皮肤病,如马疥、水疥等。

3. 疮

广义是指皮肤病的统称;狭义是指浅表性皮肤病,皮肤浅表部起丘疹、疱疹,破后腐烂者称为疮,如黄水疮、漆疮、白秃疮。

4. 癣

凡皮肤增厚伴有鳞屑或有渗液的皮肤病,统称为癣,因而癣的含义甚广,既包括由真菌引起的各种癣病,如圆癣、阴癣、鹅掌风、脚湿气等;也包括牛皮癣、顽癣等多种原因引起的顽固性瘙痒性皮肤病。

5. 疳

凡黏膜部发生浅表溃疡,呈凹形、有腐肉而脓液不多的称为疳,如发于口腔的称口疳、发于龟头黏膜部的称下疳。

6. 疕

其一,《说文》中指头疡;其二,后代医家指疾病的顽固性,如同匕首一样插在人身上难以拔除;其三,指白疕皮损之点状出血现象如同匕首所刺之状。

7. 毒

毒凡是导致机体阴阳平衡失调,对机体产生不利影响的因素统称为毒。历代文献中以毒命名的疾病很多,包括范围较广,通常是指有传染性的疾病,如时毒;或火毒症状明显、发病迅速的一类疾病,如丹毒;或某些疾病尚难以定出确切病名者,如无名肿毒等。

8. 斑

《丹溪心法》云"斑乃有色点而无头粒者是也",指出了斑的含义。故皮肤的色素改变称为斑,如雀斑、汗斑、黧黑斑等。

9. 疹

《丹溪心法》云"疹为浮小而有头粒者",指出了疹的特点。凡皮肤间起发丘疹皆可称为疹,如麻疹、风疹等。

10. 痦

指皮肤上发生的粟粒疹,俗称痱子,如白痦等。

11. 痘

其一,指皮肤上起小水疱,内含浆液,疱后结痂者,如水痘等;其二,特指天花,又名痘疮或天疮。

12. 疣

皮肤上的良性赘生物，其表面多不光滑，称为疣。《医学入门》云"疣多患于手背及指间，或如黄豆大……拔之则丝长三四寸许"，指的是疣目。

第四节 皮肤性病学的病因病机

一、病因

病因是导致机体发病的原因或诱因的总称。皮肤性病种类繁多，病因病机复杂，但常见病因主要为六淫、毒邪、虫咬、外力损伤、饮食所伤、七情内伤、禀赋与体质异常和瘀血、痰凝等。

（一）六淫

六淫，即风、寒、暑、湿、燥、火六种病邪的总称。正常情况下，风、寒、暑、湿、燥、火是随自然界季节时令更替而出现的六种气候，称之为六气。但如果六气发生太过、不及或反常，或人体正气不足、卫外不固时，六气则转变为致病病因，称之为六淫。

1. 风邪

风邪为六淫之首，百病之长，为皮肤性病常见病因之一。风邪的性质和所致皮肤性病的特点可概括为：

（1）风邪趋上，其性轻扬、开泄。因此，风邪致病时多侵犯人体头面、上部如白屑风、面游风等，并使腠理开泄，出现汗出、恶风等症状。

（2）风邪善行数变，故风邪所致皮肤性病常发无定处，游走不定，骤起骤消，如瘾疹、赤白游风等。

（3）风邪为阳邪，其性开泄，常易损伤阴液，致肌肤失养，故风邪所致皮肤性病可表现为皮肤干燥、粗糙、皲裂，如白疕、鹅掌风等。

（4）风邪主动，故风邪所致皮肤性病常表现为瘙痒无度，搔抓不止，如风瘙痒、瘾疹等。

（5）风邪为百病之长，常合并其他邪气侵袭人体，成为复合性病因，如风寒之邪、风热之邪、风湿之邪。

2. 寒邪

寒为冬之主气，故寒邪致病多发生于冬季或冬季加重。寒邪的性质和所致皮肤性病的特点可概括为：

（1）寒邪为阴邪，易伤阳气，故寒邪所致皮肤性病，若束表，则卫阳不振，皮损色白，伴恶寒、无汗、脉浮紧；若入里，则脏腑阳气受损，皮损色白，肌腠不温，伴相应脏腑阳气受损的症状。

（2）寒邪收引，侵于腠理皮毛，致毛窍收缩，卫阳闭束，故寒邪所致皮肤性病皮损色白、青暗或发绀，如冻疮。

（3）寒邪凝滞、主痛，侵入经脉，致气血运行凝滞，故寒邪所致皮肤性病可有疼痛或麻木感，遇冷加重，得热则缓，如皮痹、雷诺症等。

(4) 寒邪常与其他邪气兼夹致病，形成复合性病因，如风寒之邪、寒湿之邪。

3. 暑邪

暑为夏之主气，故暑邪致病有明显的季节性。暑邪的性质和所致皮肤性病的特点可概括为：

(1) 暑邪为阳邪，其性炎热，若蕴结于皮肤肌腠，常致暑疖等。

(2) 暑邪升散，易伤津耗气，故暑邪所致皮肤性病可伴有口渴、气短等症。

(3) 暑邪多夹湿邪致病，暑湿之邪是夏季常见的复合性病因，如暑湿之邪蕴结于皮肤肌腠可致黄水疮、痱子等。

4. 湿邪

湿为长夏之主气，湿邪的性质和所致皮肤性病的特点可概括为：

(1) 湿邪为阴邪，其性黏滞。由于湿邪难除，故湿邪所致皮肤性病常病程较长，缠绵难愈，如湿疮。

(2) 湿邪重浊、趋下，"伤于湿者，下先受之"，故湿邪所致皮肤性病常见于下部、下肢、会阴，如脚湿气、肾囊风等。

(3) 湿邪常与热邪兼夹致病，形成复合性病因，如湿热之邪所致湿疮、蛇串疮等。

5. 燥邪

燥是秋之主气，燥邪的性质和所致皮肤性病的特点可概括为：

(1) 燥邪燥烈，易伤津化燥生风，故燥邪所致皮肤性病多表现为皮肤干燥、毛发失荣、瘙痒无度，如风瘙痒等。

(2) 燥邪伤肺，因肺合皮毛，燥邪侵袭皮肤肌腠，易损伤肺卫，故燥邪所致皮肤性病可伴有口鼻干燥、干咳无痰等症状。

6. 火邪

火为热之甚，热为火之渐，火热皆可化毒。火邪的性质和所致皮肤性病的特点可概括为：

(1) 火邪为阳邪，其性炎上，故火邪所致皮肤性病多发生于头面、上肢，如热疮等。

((2) 火邪为阳邪，其势急迫走窜，故火邪所致皮肤性病多发病急、发展快、容易扩散，如颜面疔疮、抱头火丹等。

(3) 火邪为阳邪，易灼伤经脉，迫血妄行，故火邪所致皮肤性病可出现血溢脉外的出血、紫斑等。

(4) 火邪为阳邪，易损伤津液，故火邪所致皮肤性病可伴有口渴喜冷饮、大便干、小便赤等症。

外感六淫致病，六淫之间可互相影响，互相转化，如风寒不解可化火化热；暑湿久郁可化燥伤阴。内风、内寒、内湿、内燥、内热（火）称之为内生五邪，为脏腑功能失常而产生的类似六淫外侵所致证候。因此，外感六淫为病因，内生五邪为病理结果，两者之间既有区别又有密切联系。六淫伤人，由表入里，损及脏腑，则易致内生五邪；脏腑功能失调，内生五邪，则又易感六淫之邪，形成内外合邪。

(二) 毒邪

毒邪是一种严重危害人类健康的常见致病因素之一，一般可分为外感毒邪和内生毒邪两大类。导致皮肤性病的毒邪常为外感毒邪，包括药毒、食毒、虫毒、漆毒、疠气疫毒等。

1. 药毒

古代医家早有认识，如明代陈实功《外科正宗·中砒毒》记载："砒毒者，阳精大毒之物，服之令人脏腑干枯，皮肤紫黑，气血乖逆，败绝则死。"由药物引起的皮肤病，中医学又称为"中药毒"。现代，随着中西药物的泛用，中药毒者呈上升趋势。

2. 食毒

《诸病源候论·食鲈鱼肝中毒候》记载："此鱼肝有毒，人食之中其毒，即面皮剥落。"已认识到某些食物可引发皮肤病，但现代某些食品所导致的皮肤病更应引起高度重视。

3. 漆毒

《诸病源候论》曰："人有禀性畏漆，但见漆便中其毒……亦有性自耐者，终日烧煮，竟不为害也。"此系因人禀性畏漆人群，感受漆气而发，称之为漆疮。多发生在身体的暴露部位，所接触的皮肤红肿、焮热作痒，并渐可见小丘疹或水疱，抓破则糜烂流水，重者可遍及全身，并见恶寒、发热、头痛等全身症状。

4. 虫毒

包括蛇毒、蜘蛛毒、蜈蚣毒、蝎子毒等。毒虫咬伤后不仅导致局部皮肤的红肿溃烂、瘙痒、疼痛、麻木，严重者可危及生命。

5. 疫气疠毒

指一类发病剧烈而有传染性的致病邪气。多由天行时气、大风苛毒、疫死禽毒等感染所致，传染可由口鼻而入，也可通过皮肤接触或胎传而致，如大头瘟、麻风、梅毒等。

外感毒邪致病虽表现复杂多变，但共同特点为：①多为外感所致；②发病急骤，来势凶猛，症状剧烈；③传变迅速，易陷营血，内攻脏腑；④毒邪凝结气血，燔灼津液，胶着不化，缠绵难愈；⑤部分毒邪有传染性或流行性。

(三) 虫咬

虫咬之邪又称为虫邪，是一种引起皮肤病的常见病因，一般可分为有形和无形虫邪。有形之虫包括仅凭肉眼可见的有形之虫，如蚊虫、跳蚤、臭虫、虱子、蜈蚣、蝎子、黄蜂、蜘蛛、蚂蟥、桑毛虫、松毛虫、隐翅虫、蛇及蛔虫、绦虫、蛲虫等，以及需借助仪器设备才能发现的有形之虫，如真菌、滴虫、螨虫等。有形之虫邪咬伤引起局部皮肤腠理的损伤，化湿、化热、化毒，出现红斑、丘疹、水疱、大疱、潮红、肿胀，自觉疼痛、瘙痒，甚至溃烂、出血，严重者出现全身症状，危及生命。无形之虫是指皮肤病患者自觉皮肤虫邪作祟，是一种相对概念，目前无法凭借肉眼和仪器设备找到虫体，但随着科学技术检测手段的发展，可能一些无形之虫邪将会逐渐被认知。

(四) 外力损伤

外伤是外来伤害的简称，广义之外伤泛指物理、化学、机械、生物等一切外源性损害，狭义之外伤主要指跌仆刀刃等外力作用所引起的损伤所伤。外伤主要损伤皮肤肌腠，经络气血，致局部红肿、疼痛、皮破、血流、紫斑、瘀斑等。

（五）饮食所伤

饮食所伤是指饮食不当所导致的人体脾胃功能失调，为皮肤病的重要病因。饮食所伤包括饥饱失常、饮食偏嗜、饮食不洁，主要损伤脾胃，脾胃受损后生湿、化热、动风、化毒，从而引起皮肤病的发生。

（六）七情内伤

七情即喜、怒、忧、思、悲、恐、惊七种情志表现，泛指人的一切精神情绪活动。七情内伤则是指精神情绪受到长期、过度刺激所导致的气血、阴阳、脏腑功能失调而出现的疾病，其亦是皮肤病重要的病因。《素问·阴阳应象大论篇》记载"怒伤肝""喜伤心""忧伤肺""思伤脾""恐伤肾"。《素问·举痛论篇》记载："怒则气上，喜则气缓，悲则气消，恐则气下，惊则气乱，劳则气耗，思则气结。"均说明精神情绪不当可引起或加重机体损害，从而导致皮肤病的产生。按精神情绪与皮肤病的相关性来看，直接相关者有油风、牛皮癣、红蝴蝶疮、白驳风、湿疮、白疕等，间接相关者有瘾疹、风瘙痒、蛇串疮、热疮等。

（七）禀赋与体质异常

禀为禀承，赋为赋予，禀赋即前代赋予子代、子代禀承前代的生命现象。体质即个体生命的特质。禀赋与体质高度关联，禀赋决定体质，体质为禀赋的表现形式。某些皮肤病的发病，禀赋和体质异常是主导。由于禀赋异常，导致了异常体质的形成。禀赋、体质异常在皮肤病发病学上有两方面的意义：一是体质的特异性决定着对致病因素的易感性，如特禀体质中过敏体质之人，由于皮肤常有高反应性，易患湿疮、四弯风、瘾疹等；湿热体质之人，易患面游风、肺风粉刺等；二是异常体质直接引起某些皮肤病的发生、发展，如蛇皮癣、血瘤等。禀赋是决定体质的重要因素，然而并不是全部因素。异常体质一旦形成，将处于一种相对稳定的状态。但这种相对稳定的异常体质状态可随着内或（和）外部条件，如年龄、环境、饮食、疾病等的改变而改变。当然这种变化在大多数情况下是渐变，是从量变到质变的过程，是无序、非线性变化。只有在少数情况下是突变，是线性变化。不管这种变化是属于哪一种类型，但至少说明异常体质是可以改变、可以调整的，我们可以通过药物、非药物等手段控制某些条件，以达到调节异常体质之目的。

（八）瘀血、痰凝

瘀血、痰凝是皮肤性病形成过程中所产生的病理产物，又是某些皮肤性病的致病因素。

1. 瘀血

指体内有血液停滞，包括离经之血积存体内，或血运不畅，阻滞于经脉及脏腑内的血液。多因外伤、跌仆，离经之血未及时排出或消散；或气滞血行不畅，或因寒而血脉凝滞，或因热而血液浓缩壅聚，或气虚推动无力，血行缓慢等，导致瘀血内阻，是皮肤性病形成过程中常见的病理产物。由于瘀血未除，新血不生或经脉阻隔，瘀血又成为某些皮肤性病的病因，致使局部皮损色暗、青紫、瘢痕，伴面色黧黑，唇甲青紫；肌肤甲错，皮肤干燥，毛发干枯，舌质紫暗、瘀斑、瘀点，舌下脉络曲张，脉涩，如皮痹。

2. 痰凝

指痰浊内生，凝结不散。痰的生成与肺、脾二脏有关，肺主呼吸，输布津液，风热或风寒之邪犯肺，肺失输布，津液凝聚成痰；脾主运化，思虑过度、劳倦及饮食不节，损伤脾胃，脾失健运，水湿内停，凝结成痰，故有"脾是生痰之源，肺是贮痰之器"之说。痰凝既是皮肤性病形成过程中常见的病理产物，也作为病因可导致皮肤性病的产生，表现为局部结节、肿块、瘢痕等。瘀血与痰凝常相互影响，或形成病理状态导致皮肤性病的产生。

二、病机

病机是疾病发生、发展、变化与转归的机制，是人体受邪后所发生的病理变化。人体五脏六腑、四肢百骸、五官九窍、筋脉皮毛肌腠被经络联为一体，形成一个有机的整体。正邪相争、阴阳失调、气血失和、脏腑功能紊乱是人体疾病发病的基本病机，但由于皮肤性病是发生在体表为主的疾病，其病位在肌腠皮肤，发病病机则主要为邪客体表、肌腠失养、经络失疏等。

（一）病位

人体表面包括皮肤、腠理、毛发、汗孔等，经络循行其中，是人体与自然界接触最密切的部位，具有防御外邪和调节体温、津液等作用。致病因素如外感六淫、虫邪、毒邪、疫疠之邪等首先侵犯体表，跌仆刀刃损伤体表，体内脏腑功能失调、气血逆乱、阴阳失衡等循经影响体表，使皮肤、腠理、汗孔、毛发异常，从而导致皮肤性病的发生。因此，其病位在肌腠皮肤，但皮肤肌腠与五脏六腑、四肢百骸、五官九窍通过经络联为一个有机整体。所以，皮肤腠理的病变又可能会通过经络，影响到体内脏腑功能的正常发挥、阴阳的平衡、气血的盛衰，从而导致其他疾病的发生。故《灵枢·百病始生》云："虚邪之中人也，始于皮肤，皮肤缓则腠理开，开则邪从毛发入，入则抵深……"说明了皮肤性病向体内传变的可能。

（二）病机

1. 邪客体表

《素问·评热病论》曰："邪之所凑，其气必虚。"皮肤、腠理之所以发病，体表"虚"是发病的内在依据，"虚"包括腠理不密、卫气不充，营卫失调、经络失疏等；"邪"是皮肤性病发病的重要依据，包括了外感六淫之邪、毒邪、虫邪、疫疠之邪，以及脏腑功能失调所产生的病理产物，如痰饮、瘀血、内生五邪等。邪客于体表，或化热化湿化火化毒，故产生潮红、肿胀、红斑、紫斑、瘀斑、丘疹、水疱、脓疱、糜烂、渗出；或化燥生风，出现皮肤干燥、瘙痒；或邪气不去，蕴结不散致反复发作，缠绵不愈；或气滞血瘀，经络阻隔，致出现皮损色暗、色紫，自觉疼痛、麻木等。

2. 肌腠失养

"肺主皮毛"，肺输布精气，充养皮肤，宣发卫气，外达皮肤；脾为后天之本，气血生化之源，脾主肌肉、统血，参与津液的生成和输布；肝藏血，主疏泄，在体合筋；肾为先天之本，主骨、藏精、生髓，发为肾之余；心主神明，主血脉，其华在面。体表皮肤肌腠红润光泽，健康御邪，全赖五脏之滋养、六腑之通泄。若脏腑功能失调，或气血不足，或经络失疏，或邪羁肌腠皮肤，均能使肌腠皮肤失养，出现肌腠皮肤干燥、粗糙、鳞屑、萎缩、皮色异常，自觉瘙痒，所谓"血虚生风""燥能生风"也。

3. 经络失疏

经络系统包括十二经脉、奇经八脉、十二经别、十五络脉、十二经筋、十二皮部，起到网络周身、联通表里、运行气血、协调阴阳、传导感应、调整虚实的作用。经络在体表各有其循行及归属部位，若情志内伤，肝郁气滞、肺失肃降、脾失运化、肾之阴阳亏虚等脏腑功能失调，可致气血逆乱，血瘀痰凝；或外伤跌仆或外邪侵袭，均能致体表经络失疏，所属肌腠皮肤失常，从而导致皮肤性病的发生。故《素问·调经论篇》曰："五藏之道，皆出于经隧，以行气血；血气不和，百病乃变化而生，是故守经隧焉。"说明经络失疏是皮肤性病发病的病机之一。

第五节 皮肤性病学的诊法

一、辨常见症状与体征

皮肤性病在发病过程中，可出现一系列的症状和体征，辨别这些症状和体征是皮肤性病诊断与辨证的重要依据。

（一）症状

症状是指患者主观感受到的不适感觉。皮肤性病的自觉症状取决于原发病的性质、病变程度和患者的个体差异等。最常见的是瘙痒，其次是疼痛，尚有灼热、麻木、肿胀及蚁行感等。

1. 辨瘙痒

瘙痒是皮肤性病最常见的自觉症状之一，亦是皮肤性病治疗的重点及难点。中医学理论体系有其治疗优势，中医辨瘙痒分虚实。实证是因风、热、湿、虫之邪客于皮肤肌表，引起皮肉气血不和而成；虚证多由血虚风燥阻于肌肤，肌失濡养而成。

（1）风胜：其痒无定处，可局部及遍身作痒，时发时止，抓破血溢，随破随收，多为干性。因风性善行，故其走窜无定，遍体作痒，如瘾疹；因风胜致燥，则病损处多干性，抓破血溢，如摄领疮、白疕等。

（2）热胜：皮肤焮红、灼热作痒，或只发于暴露部位，或遍布全身，甚则糜烂滋水淋漓，结痂成片。热胜作痒，分虚实两端，如实热过盛之体，感风湿之邪所发瘾疹之痒，亦可见于禀赋不耐、虚热内生、皮肤腠理不密所致的膏药风等瘙痒，以及心火脾湿、虚实夹杂等因素导致的小儿湿疮等瘙痒。

（3）湿胜：皮肤常见水疱、糜烂、渗液浸淫四窜，黄水淋漓，最易沿表皮蚀烂，越腐越痒，缠绵难愈，或有传染。因湿胜则潮湿，水湿流于肌表故也；湿性黏滞，易缠绵难愈，最常见相关瘙痒是湿疮之痒，但不传染；而湿热所致的脓疱疮则具有传染性。

（4）虫淫：皮损浸淫蔓延，黄水滋溢，或状如虫行皮中，其痒尤烈，夜间加重，最易传染。如手足癣、头癣等是真菌感染，疥疮是疥虫传染。

（5）血虚：皮肤干燥、脱屑，日久则皮肤肥厚，很少糜烂渗出。如慢性湿疮、牛皮癣、风瘙痒、白屑风等慢性皮肤病，经久不愈，由血虚生风生燥，致肌肤失养引起。

2. 辨疼痛

中医学认为，疼痛是由多种因素导致气血凝滞、阻塞不通所致。由于患者邪正盛衰引发疼痛的原因不一，如寒、热、虚、实皆能引起，以及发病部位的深浅不同，疼痛的发作情况也有所不同。辨疼痛应从引起疼痛的原因和疼痛性质来进行。

(1) 以疼痛原因来辨

1) 寒痛：皮色不红，不热，痛而畏冷，得温则痛减，如冻疮。
2) 热痛：皮色焮红，灼热疼痛，得冷则痛减，如丹毒。
3) 风痛：痛处不定，发生突然，游走迅速，如瘾疹的刺痛感。
4) 气痛：攻痛无常，时感抽掣，喜缓怒甚，如蛇串疮气滞而发者。
5) 痰痛：疼痛轻微，或隐隐作痛，皮色不变，压之酸痛，如脂瘤。
6) 瘀血痛：初起隐痛、胀痛，皮色不变或皮色暗褐，继则皮色青紫瘀斑，如白色萎缩、红蝴蝶疮、狐惑病。
7) 虚痛：痛势和缓，无胀闷感，喜温喜按，如脾虚型葡萄疫患者伴发腹痛。
8) 实痛：痛势急剧，胀闷疼痛，拒按喜冷，如蛇串疮急性期灼热、火燎样疼痛。

(2) 以疼痛性质来辨

1) 刺痛：痛如针刺，病变多在皮肤，如蛇串疮。
2) 灼痛：痛而有灼热感，病变多在肌肤，如疖、丹毒等。
3) 裂痛：痛如撕裂，病变多在皮肉，如手足皲裂较深者。
4) 钝痛：疼痛滞钝，病变多在骨与关节间，如白疕、红蝴蝶疮关节痛。
5) 绞痛：痛如绞紧，病变多在脏腑，如葡萄疫之肠道水肿梗阻疼痛。
6) 啄痛：痛如鸡啄，并伴有节律性，病变在肌肉，如疖、痈等细菌性皮肤病化脓阶段。

3. 辨灼热

或由外感热邪或脏腑实热，蕴阻肌肤，不得外泄而熏蒸；或阴盛格阳、虚阳浮越不得沉潜；或水饮上泛、引热上行；或脾胃升降失常，浊阴不得降、清阳不得升；或气血亏虚等导致局部或全身灼热感。其可单独出现，也可与瘙痒、疼痛、肿胀同时出现

4. 辨麻木

系因气血不运，或痰湿瘀血阻络，导致经脉失养；或气血凝滞，经脉不通所致。

5. 辨肿胀

肿胀是由各种致病因素引起经络阻塞、气血凝滞而成，可与麻木、疼痛、瘙痒伴发。临床上常根据肿势的缓急、形态、部位、色泽和伴随症状，判断疾病的性质和轻重。一般来说，凡病发在皮肤浅表、肌肉之间的，肿势高突而焮红，发病较快，多有易胀、易溃、易敛的特点。若病发在筋骨、关节之间的，肿势平坦而皮色不变，发病较缓，多有难胀、难溃、难敛的特点。对肿胀的辩证如下。

(1) 火肿：肿而色红，皮薄光泽，焮热疼痛。
(2) 寒肿：肿而不硬，皮色不泽，不红不热，常伴有酸痛。
(3) 风肿：漫肿宣浮，或游走不定，不红微热，轻微疼痛。
(4) 湿肿：肿而皮肉重垂胀急，深则按之如烂棉不起，浅则水亮如水疱，搔破流黄水，

浸淫皮肤。

(5) 痰肿：肿势或软如棉、如馒，或硬如结核，不红不热。

(6) 气肿：肿势皮宽内软，不红不热，常随喜怒消长。

(7) 郁结肿：肿势坚硬如石，或边缘有棱角，形如岩突，不红不热。

(8) 瘀血肿：肿而胀急，色初暗褐，后转青紫，逐渐变黄消退。

6. 辨蚁走感

由虫淫为患或气血失和所致，多见于疥疮、虱病等动物性皮肤病或寄生虫妄想症，或见于蛇串疮后遗神经痛之皮肤感觉等。

(二) 体征

体征是指可用视觉或触觉检查到的客观临床表现，是诊断皮肤性病的重要指征。皮肤损害是最主要的专科体征，一般分为原发性损害和继发性损害两大类。

1. 原发性损害

(1) 斑疹：为局限性仅有皮肤颜色改变的与皮面相平的损害，直径>2cm 称斑片，可分为以下 4 种。

1) 红斑：多由热邪所致，红斑稀疏者多为热轻，密集者多为热重；红而带紫者为热毒炽盛；压之褪色者多属血热，压之不褪色者多为血瘀。

2) 出血斑：多由血热或血瘀所致。

3) 色素沉着斑：多由肝肾不足、气血瘀滞所致。

4) 色素减退斑或色素脱失斑：多由气血凝滞或血虚所致。

(2) 丘疹：为高起于皮面的局限性实质性损害，一般直径<0.5cm，病变常位于表皮或真皮上部，丘疹上有小水疱者称丘疱疹，有脓疱者称丘脓疱疹。丘疹色红细密伴瘙痒者属风热，疹色红较大者属血热，疹色暗红而压之不褪色者多见于血瘀，丘疹色暗淡或皮色为气虚、血虚或血燥，丘疱疹和丘脓疱疹多属湿热或热毒。

(3) 斑块：为较大的或多数丘疹融合而成的扁平隆起性损害，直径>1cm，皮疹呈圆形或不规则形，大小不一。多为血热、风热、血瘀、痰凝或顽湿聚结引起。

(4) 水疱：为局限性空腔内含液体的高起损害，一般直径<1cm，>1cm 者称为大疱。水疱和大疱多属湿，疱周有红晕者多为湿热，大疱伴有局部红肿者多属毒热，皮色不变的深在性水疱多属脾虚湿蕴或寒湿不化。

(5) 脓疱：为局限性的皮肤隆起，内含脓液。多由湿热或毒热炽盛所致。

(6) 血疱：为含有血液的疱，可因创伤、出血性疾患（如血小板减少性紫癜）、变应性炎症（如变应性血管炎）、肿瘤疾患（如皮肤白血病）等引起。

(7) 风团：为一局限的、水肿性圆顶隆起的皮肤损害。风团色红者为风热所致，色白者为风寒所致，最常见于瘾疹。

(8) 结节：为可触及的圆形或类圆形局限性实质性损害，直径>0.5cm，大小、颜色、形状不一。多为气血凝滞或痰湿聚结所致。

(9) 囊肿：为一含有液体或半固体物质（液体、细胞及细胞产物）的囊性损害，多呈球形或卵圆形，触之有弹性感。多属痰湿。

2. 继发性损害

（1）鳞屑：系指脱落或即将脱落的皮肤角质层，表现为大小、厚薄和形态不一的干燥碎片。鳞屑发生于急性病之后，多属余热未清。当慢性病时，皮损基底潮红而起干燥鳞屑者为血热风燥，基底色淡而皮屑多者为血虚风燥，鳞屑油腻者多属湿热。

（2）糜烂：系指由于水疱、脓疱或浸渍后表皮的脱落，或丘疹、小结节表皮的破损而露出的潮湿面。多属湿或湿热。

（3）渗出：系指炎症局部组织血管内的液体和细胞成分，通过血管壁进入组织间隙、体腔、黏膜表面和体表的过程。多属湿邪泛滥、湿热或气虚。

（4）肿：系指皮肤或黏膜局限性或弥漫性的肿胀性损害，多与湿邪及脾脏功能失调相关。诸湿肿满，皆属于脾。另外，热毒、痰湿、瘀血、气虚亦可导致。

（5）浸渍：系指皮肤角质吸收较多水分后出现的皮肤松软、发白，甚至起皱的状态。多由湿邪所致。

（6）溃疡：系指皮肤或黏膜深达真皮以下的局限性缺损。溃疡若红肿疼痛为热毒所致，慢性溃疡多由寒湿或气血亏虚、气血瘀滞所致。

（7）痂：系指皮损表面的浆液、脓液、血液和脱落组织等干涸而成的附着物，多为湿热所致。脓痂多为毒热结聚，血痂为血热或血燥所致。

（8）抓痕：系指搔抓或摩擦所致的表皮或真皮浅层点线状缺损，多由风盛血燥或内热生风，亦或虫淫所致。

（9）皲裂：系指皮肤的线条状裂口，深度可达真皮，与寒、燥或血虚风燥有关。

（10）瘢痕：系指真皮或深部组织缺损或破坏后，由新生结缔组织修复而形成的损害，可分为增生性和萎缩性两种。多由瘀血凝结不化或痰湿凝滞所致。

（11）萎缩：系指皮肤组织的一种退行性变所致的皮肤变薄，多是由气血不运、肌肤失养所致。

（12）苔藓样变：系指皮肤局限性浸润肥厚，表面粗糙，皮沟加深，皮嵴突起等似皮革样的表现，多由血虚风燥、肌肤失养或气血瘀滞所致。

二、四诊

（一）望诊

1. 望神态

就皮肤性病而言，新病或病情轻浅者，一般神态改变不大；若病久或病传入里，伤及脏腑气血者，则可表现为无神或失神之象，如疔疮走黄、疽毒内陷、严重的药毒、天疱疮及系统性红蝴蝶疮等。

2. 望皮损

为诊断皮肤性病的一种重要方法，可从类型、部位、颜色、形状、界限及边缘、分布、排列、数目、大小及是否有脓来观察皮肤损害的不同特点。

3. 望毛发、黏膜、爪甲、关节

毛发光泽乌黑、生长茂盛，为精血充盈之象；若毛发干枯发白、生长稀疏或脱落者，则为肝肾亏虚、精血不足、发失所养所致。有的皮肤病往往伴发黏膜病变，常有助于诊断，如紫癜风、狐惑病、天疱疮、白念珠菌病等；而眼结膜、牙龈、口唇黏膜色泽惨淡则多为津血亏虚之象。爪甲的枯荣，反映肝血之盛衰，爪甲的形态也常常反应不同的疾病。关节的红肿、变形与否，可用于鉴别诊断疾病，如瓜藤缠、关节病型白疕、葡萄疫等；或甄别皮损是否伴发于系统疾病，如红蝴蝶疮等。

4. 望舌

望舌可以判断正气盛衰、病位浅深、病邪性质，推测病情进退，包括望舌体和望舌苔两大部分。

(二) 闻诊

闻诊包括听辨患者的声音，如语言、呼吸、呕吐、咳嗽、呃逆等；嗅辨患者分泌物的气味，如脓液、痰涕。就皮肤性病而言，嗅气味中如腋臭可嗅到狐臭味，黄癣有鼠尿味，足癣感染有腐臭味。

(三) 问诊

可参考"十问歌"结合皮肤性病学专科特点进行详细问诊。

(四) 切诊

1. 切脉

与皮肤病关系较密者为浮、沉、迟、数、虚、实、滑、涩、洪、细、濡、弦12种。

2. 触皮损

包括触冷热、疼痛、麻木、干湿、肿胀、硬度及肿块、压色泽和脓肿。

三、辨证

中医皮肤性病的辨证方法主要有八纲辨证、脏腑辨证、卫气营血辨证、三焦辨证、经络辨证和部位辨证。

(一) 八纲辨证

一切疾病的辨证都离不开八纲，皮肤性病也不例外。急性皮肤病，发病急骤，进展迅速，皮损表现为红、热、丘疹、疱疹、脓疱、糜烂等，伴有渗出浆液或脓液，痒痛较剧者，多属阳证、表证、热证、实证。慢性皮肤病，病程日久，皮损表现为苔藓样变、色素沉着或色素减退、皲裂、鳞屑等，或有脱发、指（趾）甲变化者，多属阴证、里证、寒证、虚证。

(二) 脏腑辨证

脏腑与皮肤的关系极为密切，《类经》云："藏居于内，形见于外，故曰藏象。"

在心与小肠方面，皮肤疖肿、皮炎湿疮等急性化脓性、瘙痒性皮肤病多与心经火热有关。在肺与大肠方面，面部粉刺、酒渣鼻、面游风、唇风等多与肺经风热有关，瘾疹、赤白游风等多与肺失宣降、气机不畅有关。在脾与胃方面，湿疮、天疱疮、蛇串疮等水疱性、糜烂性、渗出性皮肤病多与脾虚湿盛相关，四弯风、牛皮癣、风瘙痒、鱼鳞病等干燥性、肥厚性、瘙痒性皮肤病多与脾虚失于运化、肌肤失于水谷精微荣养有关，葡萄疫等血溢脉外的皮肤病常是脾不统血之故。在肝与胆方面，急性泛发性的皮炎、湿疮，或疱疹性疾病，常与肝经风热或湿热有关，黧黑斑、扁瘊、甲营养不良等色素性、结节性皮肤病多与肝失疏泄、气滞血瘀，或肝不藏血、阴虚血燥、筋脉失养有关。在肾与膀胱方面，雀斑、黧黑斑、色素痣等先天性、色素性、慢性皮肤病常与肾阴虚或肾阳虚有关，红蝴蝶疮、肌痹等自身免疫性皮肤病多与肾精亏损、肾之阴阳虚衰有关。

（三）卫气营血辨证

卫气营血辨证方法多用于一些急性、发热性、出疹性皮肤性病及全身症状较重的疾病。皮疹表现颜色鲜红，压之褪色，瘙痒重，或见大面积潮红肿胀，灼热痒痛，或津液渗出，起水疱等，常伴有体温升高，多是气分有热，如水痘、轻症猫眼疮、急性湿疮、过敏性皮炎等。皮疹压之不褪色，可见潮红、水肿、紫斑、起水疱，甚或血疱，兼有发热肢痛等症，多是血分有热，如葡萄疫、重症药毒、重症猫眼疮等。

（四）三焦辨证

三焦辨证既揭示了三焦所属脏腑的病理变化和症候表现，也反映了温病病程的发展先后和传变顺序。其中，上焦主要包括手太阴肺和手厥阴心包经的病变，多为温病的初期阶段；中焦主要包括手、足阳明和足太阴脾经的病变，多为中期阶段；下焦主要包括足少阴肾和足厥阴肝经的病变，多为末期阶段。在治疗上多遵循"治上焦如羽，非轻不举；治中焦如衡，非平不安；治下焦如权，非重不沉"的原则。三焦辨证多应用于一些急性发热性出疹性疾病的辨治，如麻疹、风痧、水痘、烂喉痧、热疮、白疕，以及一些有系统累及的重症疾病如系统性红蝴蝶疮、肌痹、药毒等。

（五）经络辨证

依据皮肤病变部位，经络辨证可以指导确定皮肤病发生所属的经络脏腑，从而指导临床治疗用药或针灸选穴，并根据经络气血之盈亏，确定相应的调理气血的方法，同时对于选择适当的引经药等方面均具有重要意义。

（六）病位辨证

病位辨证与三焦辨证应有所区分，三焦辨证属温病学辨证纲领，体现疾病从上而下的传变规律，主要侧重于内。而病位辨证则是通过归纳上、中、下三部的发病特点，进而提出外科病位辨证的思想，更侧重于外。

上部主要包括头面、颈项和上肢。病因多为风温、风热，上部疾病的发生一般来势迅猛，如头面部多见油风、黄水疮、粉刺、面游风、酒渣鼻、旋耳疮、口疮、唇风等，颈项多见摄领疮、发际疮等，上肢多见四弯风，肘部多见白疕等。

中部主要包括胸、腹、腰、背。病因多为气郁、火郁，如乳头风、脐疮、缠腰火丹等。

下部主要包括臀、前后阴、腿、胫、足。病因多为寒湿、湿热，病程多缠绵不愈，反复发作，或时愈时发，如肾囊风、阴癣、阴部热疮、脚湿气、瓜藤缠等。

第六节 皮肤性病学的治疗概要

皮肤性病的中医学治疗可分为内治法、外治法及其他治法。内治法保留了中医学从整体观出发的特色，重视辨证施治。外治法是与内治法相对而言的治疗法则，治疗上以药浴、溻渍、药膏涂擦为特色。无论内治、外治，均需针对疾病不同的病机、不同的发展过程，采用不同的治法和方药,或祛邪或扶正,或祛邪扶正并举。其他治法有针灸治疗、物理疗法、手术疗法。

一、内治法

皮肤性病内治法,重视辨病与辨证的统一,全身辨证和局部辨证的统一;注重对风、湿、热、虫、毒、瘀、虚的针对性治疗,同时重视邪正关系及阴阳调和。常用治法包括祛风法、清热法、祛湿法、润燥法、调理气血法、温阳法、化痰软坚法和补肾法,可针对不同病机,采用不同的治法和方药。此外,经方治疗、取类比象思维及引经药的应用也属于皮肤性病内治法,为内治法的特色。

（一）常用治法

1. 祛风法

（1）疏风清热

适应证:风热证,如瘾疹、风热疮的风热证。

证候:皮损呈淡红色斑丘疹、斑片、风团,或有鳞屑,伴有瘙痒,好发于身体上部;可伴发热、恶风、咽痛、口渴等不适;舌淡红苔薄白或薄黄,脉浮数。

常用方剂:银翘散、消风散。

常用药:金银花、连翘、薄荷、荆芥、防风、蝉衣、牛蒡子、柴胡。

（2）疏风散寒

适应证:风寒证,如瘾疹的风寒证。

证候:皮损见风团颜色淡白或苍白,遇风冷加重,或遇风冷出现皮肤的水肿、红斑等;舌淡苔白,脉浮紧。

常用方剂:麻黄汤、麻桂各半汤、桂枝汤。

常用药:麻黄、桂枝、白芍、细辛、荆芥、防风、苏叶、葛根。久病者常用虫类药搜剔风邪。

（3）祛风除湿

适应证:风湿证,如紫白癜风的风湿热蕴证。

证候:皮损可见淡红色风团、斑片、丘疹、丘疱疹、小水疱、轻度糜烂、结痂、鳞屑,皮损瘙痒明显;舌淡红体胖苔白或黄,脉滑。

常用方剂:荆防败毒散、羌活胜湿汤。

常用药:荆芥、防风、川芎、羌活、独活、忍冬藤、苍术、秦艽、威灵仙。

（4）平肝息风

适应证:肝风内动证,如风瘙痒的血虚肝旺证。

证候:皮损呈肥厚斑片、苔藓样变、干燥脱屑、抓痕血痂、皲裂等,多颜色淡褐,瘙痒夜间加重;伴头晕、眼花、失眠;舌淡红苔白,脉弦细。

常用方剂:天麻钩藤饮、镇肝熄风汤。

常用药:天麻、钩藤、僵蚕、白蒺藜、首乌藤、生龙骨、生牡蛎、石决明、珍珠母、白芍、玄参。

2. 清热法

(1) 清热泻火

适应证：实热证，如疔、疖、痈诸疮疡。

证候：皮损红斑水肿、丘疹糜烂，多有红肿热痒；伴恶热，口渴喜冷饮，多汗，尿赤，便干；舌红苔黄，脉数。

常用方剂：白虎汤、导赤散、清胃散。

常用药：生石膏、知母、栀子、黄连、生地黄、竹叶、白木通、六一散。

(2) 清热解毒

适应证：热毒证，如药毒的热毒入营证。

证候：焮热红肿斑片、肿块、脓疱、水疱、糜烂等，常有灼热、疼痛或瘙痒，皮损来势急骤；可伴身热，口干，口苦，尿赤，便秘；舌红苔黄，脉滑数。

常用方剂：黄连解毒汤、五味消毒饮、清瘟败毒饮。

常用药：黄芩、黄连、黄柏、金银花、连翘、野菊花、板蓝根、蒲公英、紫花地丁、大黄。

(3) 清热凉血

适应证：血热证，如白疕的血热证。

证候：鲜红或深红色斑片，或有紫癜和血疱，常伴有灼热、瘙痒或痒痛间作；可伴身热，口干，心烦，尿赤，便干；舌红绛，苔黄燥，脉数。

常用方剂：犀角地黄汤、清营汤、化斑解毒汤。

常用药：羚羊角、水牛角、生地黄、丹皮、赤芍、紫草、白茅根、生槐花、大青叶。

(4) 滋阴清热

适应证：阴虚火旺证，如慢性皮炎、红蝴蝶疮，或走黄、内陷后阴伤有热者。

证候：皮损红斑不消，或有干燥皲裂，或有萎缩；伴有口干咽燥；苔少或剥脱，舌瘦小淡红，脉沉细滑等。

常用方剂：知柏八味丸、大补阴丸。

常用药：生地黄、玄参、麦冬、龟板、知母、地骨皮。

3. 祛湿法

(1) 芳香化湿

适应证：暑湿证，如汗疱疹的暑湿热蕴证。

证候：皮损如粟米大小，或有丘疹、水疱，或有局部灼热瘙痒，夏日汗出不畅；兼胸闷呕恶，脘腹胀满，食欲不振；舌苔厚腻，脉沉细或滑数。

常用方剂：藿朴夏苓汤、藿香正气丸。

常用药：藿香、佩兰、紫苏叶、茵陈、白芷、茯苓、陈皮、厚朴。

(2) 清热燥湿

(3) 适应证：湿热证，如湿疮的湿热蕴肤证。

证候：皮损呈水肿性红斑、丘疱疹、糜烂渗液、瘙痒或疼痛者；舌红苔黄腻，脉滑数。

常用方剂：萆薢渗湿汤、五神汤、龙胆泻肝汤。

常用药：萆薢、苍术、黄柏、滑石、龙胆草、栀子、黄芩、泽泻、车前子、紫花地丁。

(3) 淡渗利湿

适应证：水湿证，如下肢丹毒的湿热下注证。

证候：下肢水肿，或皮损糜烂渗出，湿邪为患；伴口渴不欲饮，尿赤涩痛者；苔白，脉沉。

常用方剂：五苓散。

常用药：茯苓、泽泻、猪苓、桂枝、薏苡仁、通草、车前草。

(4) 健脾化湿

适应证：脾虚湿盛证，如湿疮的脾虚湿蕴证。

证候：皮损多为淡红色斑片、丘疹、水疱、渗液、结痂，常有瘙痒；伴纳呆，腹胀，便溏；舌淡胖苔白腻，脉濡细。

常用方剂：除湿胃苓汤、参苓白术散。

常用药：苍术、白术、厚朴、陈皮、猪苓、茯苓、泽泻、薏苡仁、党参、扁豆、山药、砂仁。

(5) 温阳胜湿

适应证：阳虚湿滞证，如慢性湿疮偏于阳虚者。

证候：皮损呈淡暗斑块，或丘疹、水疱，经久不消，瘙痒夜间加重；可伴有下肢浮肿，畏寒肢冷，大便溏稀，倦怠乏力等；舌体胖大淡暗、水滑，苔白或白腻，脉沉细。

常用方剂：苓桂术甘汤、实脾饮、真武汤。

常用药物：茯苓、桂枝、附子、干姜、白术、炙甘草、厚朴、木瓜。

(6) 滋阴除湿

适应证：阴虚湿恋证，如慢性湿疮偏于阴虚者。

证候：渗液日久，阴伤血耗，皮肤干燥，脱屑发痒。舌红少苔或舌淡苔剥脱，脉细滑。

常用方剂：滋阴除湿汤。

常用药：当归、生地黄、玄参、知母、丹参、茯苓、泽泻、白鲜皮、蛇床子。

4. 润燥法

(1) 养血润燥

适应证：血虚风燥证，如慢性湿疮的血虚风燥证。

证候：皮损色淡，干燥脱屑，增厚粗糙，皲裂，瘙痒夜间加重，或头发枯槁脱落，爪甲不荣；或伴头晕目眩，心悸失眠，口眼干燥；舌淡苔白，脉细无力。

常用方剂：四物汤、当归饮子、二至丸。

常用药：熟地黄、当归、川芎、白芍、女贞子、制何首乌、鸡血藤、火麻仁、白蒺藜、天麻。

(2) 凉血润燥

适应证：血热风燥证，如风瘙痒的风热血热证。

证候：鲜红色斑片、丘疹、干燥鳞屑、抓痕、血痂，瘙痒；伴口干，心烦，尿赤，便干；舌红苔薄，脉细数。

常用方剂：犀角地黄汤合增液汤。

常用药：水牛角、生地黄、玄参、丹皮、赤芍、麦冬、石斛、沙参、天花粉。

5. 调理气血法

（1）理气活血

适应证：气滞血瘀证，如黧黑斑的气滞血瘀证。

证候：黄褐色斑片、白斑、暗红色丘疹、紫癜、苔藓样斑片，或刺痛，或瘙痒；伴胁肋胀满，情志不遂，妇女经血色暗夹块；舌质暗，脉弦涩。

常用方剂：柴胡疏肝散、逍遥散。

常用药：柴胡、枳壳、香附、当归、川芎、赤芍、丹参、鸡血藤。

（2）活血化瘀

适应证：血瘀凝结证，如瘢痕疙瘩。

证候：暗红色斑块、结节、增生性瘢痕，疼痛或瘙痒；舌质紫暗，脉沉涩。

常用方剂：桃红四物汤、大黄䗪虫丸。

常用药：大黄、䗪虫、桃仁、红花、当归、川芎、三棱、莪术、皂角刺、水蛭。

（3）益气活血

适应证：气虚血瘀证，如臁疮的气虚血瘀证。

证候：溃疡疮面不鲜、周围皮色暗红，或局部皮肤刺痛，夜间加重；伴气短乏力，精神疲惫；舌质淡暗苔白，脉沉细。

常用方剂：补阳还五汤。

常用药：黄芪、当归尾、地龙、赤芍、川芎、桃仁、红花。

（4）补气养血

适应证：气血亏虚证，如慢性瘾疹。

证候：皮损淡白或苍白，消退缓慢，瘙痒夜间明显；伴有气短懒言，面色萎黄，或有心悸乏力、失眠多梦；舌淡苔少或白，脉沉细。

常用方剂：八珍汤、黄芪补血汤。

常用药物：党参、黄芪、白术、茯苓、陈皮、半夏、当归、川芎、白芍、熟地黄。

6. 温阳法

（1）温经通络

适应证：血虚寒厥证，如瓜藤缠。

证候：四末不温、青紫，肢端麻木疼痛；或皮肤硬化发凉或硬肿、结节，关节肿痛，酸软无力，遇寒湿加重；舌质淡或淡暗苔白，脉弦细。

常用方剂：当归四逆汤、独活寄生汤。

常用药：当归、桂枝、细辛、白芍、路路通、大枣、地龙、独活、寄生、秦艽、羌活、牛膝。

（2）温阳散寒

适应证：疮疡阴寒证。

证候：皮肤溃疡疮面灰暗，脓液清稀，腐肉不易脱落，难收难敛，不知痛痒，或皮肤硬化；伴畏寒肢冷，精神不振，小便清长；舌质淡胖苔白，脉沉细无力。

常用方剂：阳和汤。

常用药：鹿角胶、熟地黄、麻黄、肉桂、干姜、白芥子。

7. 化痰软坚法

适应证：痰核证，如瘰疬。

证候：结节、肿块、囊肿，皮色或淡黄色、淡褐色，不痛或微痛；可伴胸闷；苔腻，脉弦滑。

常用方剂：海藻玉壶汤、二陈汤。

常用药：半夏、贝母、陈皮、青皮、茯苓、海藻、昆布、夏枯草。

8. 补肾法

(1) 滋补肝肾

适应证：肝肾阴虚证，如白驳风、脱发的肝肾不足证。

证候：皮损颜色淡红，色素沉着斑，或色素脱失斑，头发脱落；伴头晕、耳鸣耳聋，口咽干燥，腰膝酸软；舌淡红苔少，脉细。

常用方剂：六味地黄丸、左归丸、二至丸、七宝美髯丹。

常用药：熟地黄、山茱萸、山药、茯苓、枸杞子、女贞子、旱莲草、牛膝、龟板胶、菟丝子、制何首乌。

(2) 温补脾肾

适应证：脾肾阳虚证，如皮痹的脾肾阳虚证。

证候：皮肤硬化、萎缩，"面具"脸，四肢肿胀、沉重无力，形寒肢冷，腰膝酸软，小便不利，或腹胀下利；舌质淡胖，脉沉弱。

常用方剂：肾气丸、右归丸、真武汤。

常用药：肉桂、附子、菟丝子、杜仲、巴戟天、淫羊藿、鹿角胶、党参、黄芪、白术、茯苓。

(二) 其他内治法

1. 经方应用

经方是对汉代以前经典医方的统称。随着中医界整体对经方认识的不断深入，经方在皮肤病中的运用案例也逐步增多，运用经方时一般先以六经辨证提纲挈领，然后抓住主证，强调"方证相应"，执简驭繁，即无论专科症状如何，都从整体出发面对纷杂的体征，"有是证即用是方"。临床上通常是按照由表及里的六经层次进行排查分析，然后根据病机，变通使用经方；有时多经同时发病，临证时往往多方合用，有时还与后世温病之方合用。常用方剂有桂枝汤、小柴胡汤、大青龙汤、五苓散、真武汤等，辨证基础上加减合方应用可取良效。

2. 取类比象应用

取类比象思维属中医学特色论治，对皮肤性病的治疗有重要指导意义。如应用黑（紫）色、白色的药物治疗色素性疾病，以色治色；应用花类药物治疗皮损色红如花且多发于上部的酒渣鼻及风热疮；应用诸多特殊皮类药物，取其以皮入皮；应用藤类药物治疗经络痹阻诸证，以络通络；应用虫类药物治疗顽固性瘙痒，痒如虫行等。在取象比类思想指导下，应用花类、藤类、皮类、虫类等药物进行组方，亦成为中医皮肤性病学的特色治法之一。

3. 引经药应用

皮肤性病发病与脏腑经络密切相关，在治疗时应根据经络理论，辨别皮损位于哪一经，使用相应的引经药，使药达病所，常可达到事半功倍的效果。辨证上，头项生疮者属足太阳膀胱经，发于耳部的旋耳疮属足少阴肾经，眼睑部患牛皮癣者属足厥阴肝经，发于口唇的皮损属足太阴脾经，酒渣鼻属手太阴肺经。四肢外侧分属手足三阳经，四肢内侧分属手足三阴经，若皮损泛发，布于数经所过之处，则以最初出现的皮损部位为主，参余经共辩。治疗上，前额部位的皮损宜加用阳明经引经药白芷、葛根等，项背部的皮损可加用太阳经引经药羌活、防风等，位于头之两侧的皮损则应加用少阳经引经药如柴胡、川芎，位于人体上部的皮损应加轻清宣发之药如防风、荆芥、桑叶等，位于人体下部的皮损亦应加引药下行之药如牛膝、独活等。

二、外治法

中医外治法是以中医基础理论为指导，将中草药制剂、针、罐等方法，施于皮肤、孔窍、腧穴及病变局部等部位的治疗方法。皮肤病的病变部位多在皮肤或黏膜，采用各种外治法可以减轻患者的自觉症状，并使皮损迅速消退，有些皮肤病单用外治法即可达到治疗目的。因此，外治法在皮肤病的治疗中占有重要地位。

（一）外用药物常用剂型及使用原则

1. 外用药物的常用剂型

（1）溶液：系将单味中药或中药复方加水煎至一定浓度，滤去药渣所得的溶液。可用于溻渍或熏洗。具有消肿止痒、清热解毒、收湿敛疮作用，适用于急性皮肤病，渗出较多或脓性分泌物多的皮损，或浅表溃疡，或伴轻度痂皮的损害。常用的如马齿苋洗剂、黄柏洗剂、三黄洗剂等。

（2）粉剂（粗粉又称散剂）：系由单味或复方中药研成极细粉末的制剂。具有祛湿止痒的作用，适用于无明显渗液的急性或亚急性皮肤病，尤其是间擦部位，如瘾疹、亚急性湿疮等。常用的如滑石粉剂、炉甘石粉剂。

（3）洗剂（又称水粉剂）：系一定量（30%~50%）不溶于水的中药粉末与水的混合物。具有祛湿止痒、凉血消斑的作用，适应证同"粉剂"。常用的如炉甘石洗剂。

（4）酊剂：系将药物浸泡于75%乙醇（或白酒）中，密封7~30日后滤去药物而成的酒浸剂。具有收湿敛疮、杀虫止痒的作用，适用于脚湿气、鹅掌风、圆癣、阴虱、摄领疮、面游风、油风、白驳风等。常用的如百部酊、补骨脂酊等。

（5）油剂：指中药浸在植物油中煎炸去渣而成或熟蛋黄等直接煎出的油剂。具有润肤止痒、清热解毒、收湿敛疮、生肌长肉的作用。润泽为主的油剂可用于干燥、皲裂的皮损，常用的如蛋黄油；收敛作用的油剂用于糜烂、小水疱、脓疱等皮损，如亚急性湿疮、热疮、黄水疮等，如黄连油、10%樟脑油；生肌类的油剂用于不同程度的溃疡。

（6）糊剂：由一定比例的药粉（一般25%~50%）和油类基质混合而成。具有清热解毒、收湿敛疮、燥湿止痒的作用，适用于亚急性皮炎、湿疮伴轻度糜烂、渗出、结痂者。常用的有氧化锌糊剂、青黛散糊剂。

（7）软膏：系将药物研成细末，用凡士林、羊毛脂、猪脂或蜂蜜、蜂蜡等作为基质调和而成的均匀、细腻、半固体状的剂型。因其药物不同而功效不同，主要具有润燥止痒、解毒散结、祛瘀生新的作用，适用于干燥结痂、皲裂、苔藓样变等慢性皮肤病的皮损，如普连膏；用于溃疡的如生肌玉红膏等。

(8) 鲜药：指用新鲜植物或新鲜动物的整体或部分组织，取其汁液经加工处理（直接用或捣碎、榨汁等）制成的外用制剂。具有清热解毒、润燥止痒、祛风除湿的作用，根据其功效不同多用于治疗感染性皮肤病、虫咬伤、物理性皮肤病和色素性皮肤病等。

(9) 喷剂（又称气雾剂）：系由药液与液化气体存储于具有喷洒功能的容器内而成。具有清热解毒、祛风止痒的作用，可用于感染性、过敏性疾病及敏感性皮肤部位，如湿疡气雾剂、云南白药气雾剂等。

2. 外用药物的使用原则

(1) 根据病情用药：皮肤炎症在急性阶段，若仅有红斑、丘疹、水疱而无渗液，宜用洗剂、粉剂；若有大量渗液或明显红肿，则用溶液湿渍为宜。皮肤炎症在亚急性阶段，渗出和糜烂很少，红肿减轻，有鳞屑和结痂，则用油剂、糊剂为宜。皮肤炎症在慢性阶段，有浸润肥厚、苔藓化时，则用软膏为主。

(2) 根据皮损用药：斑疹、丘疹选用洗剂、软膏；水疱选用洗剂、粉剂；结节选用软膏；风团、抓痕选用洗剂；结痂、鳞屑选用油剂、软膏；糜烂可选油剂、糊剂；渗液多用溶液湿渍，渗液少用洗剂；皲裂、苔藓样变选用软膏等。

(3) 用药强度及浓度选择：用药宜先温和后强烈，先用性质比较温和的药物，尤其是儿童或女性患者皮肤薄嫩处不宜采用刺激性强、浓度高的药物；面部、阴部等皱褶部位皮肤慎用酊剂等刺激性强的药物。用药浓度宜先低后浓，先用低浓度制剂，根据病情需要再提高浓度。一般急性皮肤病用药宜温和，慢性顽固性皮损可用刺激性较强或浓度较高的药物。

(4) 注意事项：有感染时，应先用清热解毒制剂控制感染，然后再针对原皮损选用药物。一旦出现过敏现象，应立即停用，并给予及时处理。

外涂软膏在第二次涂药时，需用棉花蘸上植物油或液状石蜡轻轻揩去上一次所涂的药膏，然后再涂药膏，不可用汽油或肥皂、热水擦洗。

(二) 常用外治疗法

1. 中药湿渍疗法

系用纱布浸湿药液敷于患处的一种外治法。用6~8层纱布（可预先制成湿渍垫备用）浸入新鲜配制的药液中，浸透药液后，取出拧至不滴水为度，敷于患处，务必使其与皮损紧密接触，大小与病损相当。本法可按药液温度分为冷湿渍和热湿渍。临床操作时，冷湿渍多无须包扎，称开放性冷湿渍；热湿渍则包扎保温，称闭合性热湿渍。

功效：清热解毒，收湿敛疮，润燥止痒。

适应证：开放性冷湿渍主要用于潮红、肿胀、糜烂、渗出明显者，如急性皮炎、急性湿疮、化脓性或感染性皮肤病等；闭合性热湿渍主要用于慢性肥厚性、角化性皮损，或仍有轻度糜烂、少量渗液者，如亚急性湿疮、慢性湿疮、摄领疮等。

2. 中药药浴疗法

包括浸浴法和淋洗法。

(1) 浸浴法：身体的局部或全身浸泡在药液中，以防治疾病的一种外治方法。

功效：清热解毒，祛风止痒，养血润肤。

适应证：全身浸浴主要用于痒风、湿疮、风热疮、白疕、四弯风、皮痹、蛇皮癣等，局部浸浴主要用于面游风、白屑风、湿疮、鹅掌风、脚湿气、痒风、阴痒等。

（2）淋洗法：系用中药液对患者的局部（患处）或全身进行反复冲洗的外治方法。可将药液装入带细孔的小喷壶内，淋洒于体表患处；或用 6~8 层纱布浸透药液，然后拧挤纱布使药液淋洒于体表患处；亦可用小容器盛装药液，缓缓将药液倾倒于体表患处进行淋洗。

功效：清热凉血，解毒燥湿，祛风止痒。

适应证：①各种感染性皮肤病，如黄水疮、疥疮、白秃疮、肥疮、鹅掌风、脚湿气等。②慢性肥厚性、角化性皮肤病，如摄领疮、松皮癣等。③渗出、痂皮较多的皮肤病，如湿疮、火赤疮等。

3. 中药熏蒸疗法

系用中药液的热蒸汽熏蒸局部患处或全身，以防治疾病的一种外治方法，分为全身熏蒸法和局部熏蒸法。

功效：清热解毒，养血润肤，杀虫止痒，活血化瘀，软坚散结。

适应证：①全身泛发性皮肤病，如痒风、四弯风等。②全身肥厚浸润性皮肤病，如皮痹、白疕等。③表皮感染性皮肤病，如疖、面游风、马疥、花斑癣等。

4. 中药涂擦疗法

系用适当器具（如棉签、纱布块、棉球或小毛刷等）蘸取药液（水溶液、药油、药酒等）、粉剂、软膏、糊剂或酊剂等，均匀涂在患处的治疗方法。

功效：清热解毒，凉血消斑，祛风除湿，杀虫止痒，活血化瘀，软坚散结，养血润肤等。

适应证：本法可选用多种剂型药物，故适应证广泛，如急性、亚急性或慢性皮肤病均可使用。

5. 中药封包疗法

根据病情选择药膏、药糊等，敷于患处或一定穴位，一般大于硬币的厚度，待稍干后用纱布或保鲜薄膜封包而保持密封的一种外治方法。

功效：清热解毒，软坚散结，活血化瘀，通络止痛，杀虫止痒。

适应证：①急性炎症性皮肤病，如疖、痈、丹毒等。②慢性肥厚性皮肤病，如摄领疮、湿疮、紫癜风、白疕、马疥、松皮癣等。③角化增生性皮肤病，如胼胝、鸡眼、皲裂疮。④疣状增生性皮肤病，如刺瘊、皮角、老年斑等。

6. 中药热熨疗法

系指以具有辛温燥热、辛香走窜性味的药物，经加工为细末或切碎捣如泥状，加酒或醋炒热，布包成袋装，置于患处，热熨贴敷的外治方法。

功效：温经散寒，除湿止痒，活血通络，软坚散结，行气止痛。

适应证：①慢性顽固性皮肤病属风寒痰湿凝滞者，如瓜藤缠、猫眼疮、冻疮、慢性丹毒、白疕等疾病。②慢性浸润性、硬化性、结节性皮肤病，如皮痹、马疥、白疕、湿疮等疾病。

7. 中药热烘疗法

系指在病变部位涂药或外敷浸透药液的纱布块后，再加上热烘的一种外治方法，又称吹烘法。根据病情可选用不同的制剂，吹烘可选用电吹风或文火。如药已干，可再加药。

功效：活血化瘀，祛风止痒，软坚散结。

适应证：皲裂性鹅掌风、脚湿气、湿疮、摄领疮、蟹足肿、松皮癣等。

8. 中药面膜疗法

系将中药磨成极细的粉末（>120目），然后用水、蛋清、蜂蜜等调成糊状覆盖于面部的一种方法。亦可使用熟石膏调水后均匀涂于面部倒模成形。

功效：清热解毒，活血理气，消肿散结，活血祛斑等。

适应证：①面部皮炎类，如湿疮、唇风等。②附属器疾病类，如粉刺、面游风、酒渣鼻病等。③色素类皮肤病，如白驳风、黧黑斑等。

9. 中药熏药疗法

系使用熏药（多用药卷，也可用药粉、药饼、药丸等）缓慢地不完全燃烧，利用其所产生烟雾熏治皮损的方法。

功效：疏通气血，软坚散结，杀虫止痒。

适应证：摄领疮、湿疮、松皮癣、马疥、白疕、蛇皮癣等，以及其他慢性、肥厚性、瘙痒性皮肤病；久不收口的阴疮寒证，如冷脓肿、结核性溃疡等。

10. 中药贴敷疗法

主要包括薄贴法和撒药法。

（1）薄贴法：系用膏药外贴穴位或患部以达到治疗目的的一种外治方法，又称膏药疗法。将膏药裁剪如皮损大小，用时将膏药稍加热微融，贴于穴位或患处。

功效：软坚散结，养血润肤。

适应证：①局限性、角化性及慢性肥厚性皮损，如鸡眼、胼胝、疣目、蟹足肿、摄领疮、松皮癣等。②皲裂性皮损，如手足皲裂等。

（2）撒药法：系将中药粉末扑撒于患处的外治方法。根据中药粉末接触皮损的情况，分为直接法和间接法。

功效：收湿敛疮，燥湿解毒，散热止痒。

适应证：①直接法：急性炎症性皮肤病及溃疡、窦道腐肉未脱者，或为爽身、防护之用，如指（趾）间糜烂型鹅掌风、脚湿气、蛇串疮、湿疮、黄水疮、漆疮等。②间接法：亚急性、慢性皮肤病，如湿疮、酒渣鼻等。

三、其他治法

（一）针灸治疗

1. 针刺疗法

是以毫针为工具，通过针刺人体十四经脉腧穴或阿是穴等进行治疗，又称体针疗法。

功效：调理气血，调和阴阳，通经活络，扶正祛邪。

适应证：皮肤科常用于蛇串疮及其后遗神经痛、湿疮、瘾疹、摄领疮、痒风、马疥、白疖、粉刺、酒渣鼻、油风、黧黑斑、白驳风等急慢性皮肤病。

2. 三棱针疗法

是用三棱针刺破皮损局部、特定穴位，放出少量血液的一种外治方法，又称砭法、刺络法、刺血法。

功效：清热泻火，活血化瘀，软坚散结。

适应证：急、慢性皮肤病，如疖、痈、粉刺、油风、白疕、湿疮、马疥等。

3. 耳针疗法

是在耳郭穴位上用针刺或其他方法刺激，防治疾病的一种方法。根据患者证候、体征辨证选取耳穴，或在穴区内探寻阳性反应点，灵活选用不同的器具，如豆、籽、针等进行。

功效：清热解毒，祛风止痒，活血止痛，重镇安神。

适应证：刺瘊、摄领疮、蛇串疮、瘾疹、痒风、油风、黧黑斑、湿疮等常见的皮肤病。

4. 梅花针疗法

系指用梅花针叩刺病变部位或人体浅表穴位以治疗疾病的一种外治疗法。叩刺部位多为皮损处，或循经取穴。一般皮损薄、年老体弱、皮肤薄嫩部位宜轻叩；皮损肥厚、年轻体壮、皮肤紧实部位宜中、重度叩刺。

功效：清热解毒，疏经通络，活血散瘀，行气止痛。

适应证：亚急性、慢性皮肤病，如白疕、油风、摄领疮、湿疮、松皮癣、马疥等。

5. 火针疗法

是将针具尖端用火烧红迅速刺入穴位或皮损处的治疗方法。皮肤科应用特点是：针刺时，要在针尖红白之际疾入疾出，以透皮落空为度，针孔皮肤发白为宜，忌针冷而刺，以防无效且伤人。

功效：清热解毒，除湿止痒，消肿止痛，拔毒祛腐，化瘀散结，疏通经络。

适应证：蛇串疮、粉刺、疖、刺瘊、白驳风、摄领疮、湿疮、马疥、多发性跖瘊、蜘蛛痣等。

6. 挑治疗法

是在人体的腧穴、压痛点、阿是穴等，用三棱针挑破皮肤，挑断部分皮内纤维，通过刺激皮肤经络使脏腑功能得到调理的一种治疗方法。

功效：调理气血，疏通经络，活血祛瘀。

适应证：颈部多发性疖肿、肛门瘙痒、摄领疮等。

7. 艾灸疗法

是利用艾叶捣绒制作艾条等，烧灼、熏熨人体穴位，以治疗疾病的方法。

功效：温阳散寒，温通经络，活血逐瘀，回阳固脱，消瘀散结，调理气血，扶正祛邪。

适应证：蛇串疮及其后遗神经痛、刺瘊、摄领疮、白疕、皮痹、油风、白驳风、湿疮、疖等。

8. 火罐疗法

又称吸筒疗法，古称角法。这是一种以杯罐作为工具，借热力排去其中的空气产生负压，使其吸着于皮肤，造成瘀血现象的一种疗法。临床上可根据不同的病情及皮损，选用不同的拔罐法，常用闪罐法、坐罐法、走罐法、刺络拔罐法。

功效：祛风散寒，消肿止痛，行气活血，疏通经络，软坚散结。

适应证：粉刺、疖、酒渣鼻、瘾疹、痒风、摄领疮、湿疮、白疕、蛇串疮及其后遗神经痛、黧黑斑、白驳风、皮痹、油风等。

9. 穴位注射疗法

是在腧穴或压痛点、皮下阳性反应点注射药物，以治疗疾病的方法。

功效：清热解毒，消肿止痛，祛风止痒，养血润肤。

适应证：蛇串疮及其后遗神经痛、湿疮、瘾疹、痒风、白驳风、刺瘊、马疥等。

10. 穴位埋线疗法

系指将羊肠线或其他可吸收线体埋植于穴位内，持续刺激经络穴位，以治疗疾病的外治方法。

功效：补益气血，镇静安神，健脾和胃，补益脾肾，通经活络，扶正祛邪，调和阴阳。

适应证：瘾疹、痒风、湿疮、摄领疮、油风、红蝴蝶疮、白疕、蛇串疮及其后遗神经痛等。

（二）常用物理疗法

常用物理疗法包含电灼疗法、冷冻疗法、光疗、激光治疗、光动力疗法、放射疗法等。电灼疗法用于皮肤浅表肿物的切除，包含疣、雀斑、寿斑、血瘤等。冷冻疗法适用于疣、马疥、表浅良性肿物等。光疗主要包括宽波 UVB（290～320nm）、窄波 UVB（311～313nm）、308 准分子激光、UVA 加补骨脂素治疗（PUVA）等，多用于治疗白疕、蕈样恶疮、白驳风、湿疮等。激光治疗多用于血管性、色素性皮肤病，以及脱毛、除皱嫩肤等，如血瘤（鲜红斑痣、婴幼儿血管瘤）、酒渣鼻、黧黑斑、雀斑、太田痣等。光动力疗法多用于囊肿型痤疮、臊疣、光线性角化病、癌疮和乳房外湿疹样癌等。放射疗法适用于各种增殖型皮肤病和皮肤肿物等。

（三）手术疗法

皮肤科常用的手术疗法有切除疗法和脓肿切开引流法。切除疗法主要针对皮肤良性肿瘤、恶性肿瘤、囊肿以及皮肤组织活检。脓肿切开引流法是切开脓肿，运用药线、导管或扩创法使脓液排出的治疗方法，适用于一切外疡，不论阳证、阴证，确已成脓者，均可使用。

（唐　娟）

第二章 病毒性皮肤病

第一节 热疮

热疮是一种好发于皮肤黏膜交界处的急性疱疹性皮肤病，中医学又称"火燎疮"。其临床特点为皮肤黏膜交界处出现局限性簇集性小水疱，自觉灼热紧绷、痒痛相兼。本病有自限性，但易复发。男女老幼皆可发病，以成年人多见。相当于西医的单纯疱疹（herpessimplex）。

【病因病机】

本病总因风热与湿热邪毒蕴蒸肌肤所致，反复发作者多为热伤津液、虚热内扰。

1. 肺胃热盛

风热毒邪客于肺胃二经，蕴蒸肌肤发为本病，故每于口唇、鼻周等胃经循行部位出现皮损。

2. 湿热蕴结

平素饮食不节，嗜食肥甘厚味，脾胃运化功能失司，湿热内生；或情志不畅，肝气郁结，郁而化生火毒，湿热火毒之邪下注，发为热疮。

3. 阴虚内热

因热邪最易耗气伤津，气阴两伤，则导致虚热内生，病情反复发作。

【临床表现】

本病好发于皮肤黏膜交界处，如口角、唇缘、鼻孔周围等部位。局部出现皮损前3~7日，常出现淋巴结触痛、乏力、厌食和局部疼痛、触痛及烧灼感。之后渐出现红斑，且在红斑的基础上发出针尖至粟粒大小的簇集成群的水疱，疱壁薄，疱液清亮，后期可变为脓疱或溃疡。2~6日后皮损结痂，症状缓解，可遗留轻微的暂时性色素沉着。一般病程为1~2周，皮疹可自愈，但易于复发。

【辅助检查】

直接免疫荧光抗体测定为早期诊断本病最常用的实验室方法。

【诊断要点】

（1）多见于成年人，常发生于高热过程中或发热后。

（2）皮疹好发于皮肤黏膜交界处，尤以口唇、鼻周多见，且多在同一部位反复发作。患者自觉局部灼热、瘙痒或刺痛。

（3）典型皮损为在红斑基础上的簇集性小水疱，各水疱群之间皮肤正常，疱壁溃破后伴糜烂渗出。病程1~2周。愈后可遗留暂时性色素沉着。

【鉴别诊断】

1. 黄水疮

多见于夏秋季节，好发于儿童颜面及四肢等暴露部位，皮损以脓疱、脓痂为主，散在分布，自觉瘙痒，具有传染性。

2. 蛇串疮

皮损沿身体一侧呈带状分布，不超过正中线，为绿豆大小的水疱，簇集成群，疱壁较紧张，严重者皮疹可表现为出血性或坏疽性。自觉疼痛明显，部分患者皮损消退后仍感疼痛。

【治疗】

(1) 辨证论治

1. 肺胃热盛证

主症：口角、唇缘、鼻周或颜面的其他部位出现群集性小水疱，基底潮红，灼热刺痒；伴轻度周身不适，心烦郁闷，大便干，小便黄；舌质红，苔薄黄，脉浮数。

治法：疏风清热解毒。

方药：辛夷清肺饮加减。脓疱滋水淋漓伴尿黄心烦者，加淡竹叶、金银花清热解毒、清心除烦。

2. 湿热蕴结证

主症：外阴部出现成簇小水疱，易破溃糜烂，少量渗出，痒痛兼具；伴发热，大便干结，小便黄赤；舌质红，苔黄腻，脉滑数。

治法：清热利湿解毒。

方药：龙胆泻肝汤加减。水疱周围皮肤色深红者，加大青叶、紫草、板蓝根清热解毒。

3. 阴虚内热证

主症：皮疹反复发作，迁延难愈；伴口燥咽干，午后潮热，大便干，小便短少；舌质红，苔薄黄，脉细数。

治法：养阴清热解毒。

方药：六味地黄汤合增液汤加减。咽干、午后微热者，加石斛滋阴清热。

(二) 中成药治疗

知柏地黄丸

滋阴清热。适用于热疮反复发作，伴口干唇燥、潮热盗汗患者。

(三) 外治法

1. 中药涂擦疗法

皮损初期，水疱未破时，可用三黄洗剂外擦；皮损干燥结痂时，可用黄连膏、青黛膏外涂。

2. 中药塌渍疗法

水疱破溃，皮损糜烂、渗出较重时，用马齿苋洗剂外洗或湿敷患处。

【预防及调摄】

(1) 饮食宜清淡，忌食肥甘厚味、辛辣炙煿之品。

(2) 保持局部皮肤清洁、干燥，防止继发感染。

（3）反复发作者，增强自身抵抗力，去除诱发因素。

（4）避免与发作期疱疹患者直接接触，如接吻等，以减少病毒传播。

第二节 蛇串疮

蛇串疮是一种皮肤上出现成簇水疱，沿身体一侧呈带状分布的急性疱疹性皮肤病。因皮损分布状如蛇行，故名蛇串疮；由于大多数患者皮损缠腰而发，故又名缠腰火丹；另有医家根据本病的皮损特征称之为火带疮、蜘蛛疮、蛇丹等。本病以簇集性水疱，沿一侧周围神经呈带状分布，伴神经痛为临床特征。可发于任何年龄，但以中老年人为多。一年四季皆可发病，以春秋季较多见。常突然发生，自觉症状明显，愈后极少复发。相当于西医的带状疱疹。

【病因病机】

本病总因湿热火毒蕴蒸肌肤而成，或因情志内伤，或饮食不节，或年老体弱。

1. 肝郁气滞

忧思恼怒，肝气郁结，郁久化火，肝火外炎，熏蒸肌肤而发。

2. 脾虚湿蕴

嗜食肥甘厚味，脾失健运，水湿内停，日久化热，湿热内蕴，外犯肌肤，复感邪毒而发。

3. 气滞血瘀

经络瘀阻不通，气血运行不畅，以致疼痛剧烈，病程迁延。

【临床表现】

1. 典型表现

一般可轻度发热、倦怠、食欲不振和患部皮肤灼热感或神经痛等前驱症状，也可无前驱症状即发疹。好发部位为胸背、腰腹和颈部、颜面，以及四肢、阴部。患处初为不规则红斑，继而出现多数成簇的粟粒至黄豆大小丘疹，迅速变为水疱，聚集一处或数处，排列成带状，不超过正中线，疱群之间皮肤正常，疱壁紧张发亮，外周绕以红晕，经7~8日后，疱液变为混浊，或部分破溃、糜烂、渗液，最后干燥结痂，续经数日，痂皮脱落，遗留色素沉着。病程一般为2~3周，老年人可为3~4周，愈后很少复发。疼痛为本病的特征之一，可为钝痛、抽搐痛或跳痛，常伴烧灼感，多为阵发性也可为持续性。老年、体弱患者疼痛较为剧烈。部分老年体弱患者在皮损完全消失后，患部仍遗留有疼痛或瘙痒，常持续数个月或数年之久。

2. 特殊类型

①眼型：表现为角膜水疱、溃疡，疼痛较为剧烈，常伴同侧头痛，愈后可因瘢痕而影响视力。②耳型：表现为外耳道或鼓膜疱疹，可伴有患侧面瘫及轻重不等的耳鸣、耳聋、耳痛等症状，称为面瘫、耳痛及外耳道疱疹三联征。上述两种类型，严重时可出现脑炎、脑膜炎等症状，甚至死亡。③顿挫型：仅出现红斑、丘疹而不发生水疱。④无疱疹型：仅有皮区疼痛而无皮疹。⑤播散型：恶性肿瘤或年老体弱者，疱疹可双侧同时出现或泛发全身，并可出

现血疱、大疱甚至坏死，常伴有高热、肺炎、脑炎等，病情笃重。⑥其他：尚有大疱性、出血性和坏疽性蛇串疮。

【辅助检查】

一般无特异性，合并感染者可有外周血白细胞总数及中性粒细胞升高。

【诊断要点】

（1）常见于中老年人，可因过劳、情绪波动、恶性肿瘤、免疫抑制剂治疗和器官移植等诱发。

（2）皮疹出现前常先有皮肤疼痛、麻木、瘙痒和感觉异常，可伴有低热、少食、倦怠等症状。

（3）典型的皮损多为绿豆大小的水疱，簇集成群，疱壁较紧张，常单侧分布，排列成带状。严重者皮损可表现为出血性，或坏疽性。皮损发于头面部者，病情往往较重。

（4）自觉疼痛明显，可见有难以忍受的疼痛，或皮损消退后仍遗有疼痛。

【鉴别诊断】

1. 变异性热疮

临床症状与蛇串疮类似，但变异性热疮皮损会在同一部位反复发作，疼痛不明显，必要时可做病原学检查。

2. 其他蛇串疮

早期无皮损仅有疼痛或顿挫型者诊断困难，应密切观察排除相关部分其他疾病的可能，与心血管科、消化科、骨科、神经科和肿瘤科等疾病相鉴别，鉴别主要依据详细追问病史、仔细检查是否合并其他体征并辅助相关实验室检测。

【治疗】

（一）辨证论治

1. 肝郁气滞证

主症：皮肤潮红，疱壁紧张，灼热刺痛；伴口苦咽干，急躁易怒，大便干，小便黄；舌质红，苔薄黄或黄腻，脉弦滑数。

治法：清肝泻火解毒。

方药：龙胆泻肝汤或逍遥散加减。发于头面者，加金银花、野菊花疏散风热；有血疱者，加丹皮、白茅根、赤芍凉血活血；疼痛剧烈者，加川楝子、元胡、三七粉活血化瘀定痛；便秘者，加生大黄、枳壳行气通便。

2. 脾虚湿蕴证

主症：皮损颜色较淡，疱壁较松弛，破后糜烂、渗出，疼痛轻；伴口不渴，纳差或食后腹胀，大便时溏；舌质淡，苔白或白腻，脉沉、缓或滑。

治法：健脾化湿解毒。

方药：除湿胃苓汤加减。渗出较多者，加薏苡仁、车前子利湿清热；发于下肢者，加川牛膝引药下行。

3. 气滞血瘀证

主症：患部皮损大部分消退，但疼痛不止；伴心烦，夜寐不宁；舌质暗紫，苔白，脉细涩。

治法：活血行气止痛。

方药：桃红四物汤加减。疼痛剧烈者，加三棱、莪术、蜈蚣、地龙破血逐瘀；心烦失眠者，加珍珠母、生牡蛎、合欢花、酸枣仁镇心安神助眠；口干、便秘者，加麦冬、火麻仁滋阴润燥。

（二）中成药治疗

1. 龙胆泻肝丸

清肝胆，利湿热。适用于肝胆实火上炎、肝胆湿热证患者。

2. 参苓白术丸

健脾，益气。适用于脾虚湿蕴症患者。

3. 血府逐瘀胶囊

活血祛瘀，行气止痛。适用于气滞血瘀证患者。

（三）外治法

1. 中药塌渍疗法

水疱、渗出较多皮损予解毒祛湿中药湿敷，如以黄柏、马齿苋等清热解毒中药煎水后湿敷患处。

2. 疱液抽取术

水疱大且未破溃时，宜在消毒情况下刺破疱壁、排出疱液，促进愈合；脓疱给予清创处理。

3. 中药贴敷疗法

红斑、水疱、糜烂皮损者，予青黛、大黄等清热解毒敛湿中药散剂外涂或中药油调敷；遗留神经痛者，选用黑色拔膏棍贴之，并加以包扎。

4. 中药涂擦疗法

干燥结痂时，选用祛湿解毒而无刺激的中药油或软膏外涂。

（四）其他治法

1. 针灸治疗

（1）针刺疗法：取内关、足三里、曲池、合谷、三阴交。局部周围卧针平刺，留针30分钟。每日1次，5次为1疗程。

（2）刺络拔罐疗法：局部由外缘向中心，无菌梅花针叩刺后留罐5~10分钟。隔日1次，5次为1疗程。

（3）火针疗法：皮损局部阿是穴，以疱疹簇为单位呈"品"字形点刺。隔日1次，5次为1疗程。

2. 物理疗法

可酌情选用红外线照射、半导体激光、氦氖激光、红光、紫外线照射、微波和中频电疗等物理疗法。

【预防及调摄】

（1）保持局部清洁、干燥，防止继发感染。

（2）忌食肥甘厚味、辛辣炙煿之品，饮食宜清淡，多食蔬菜、水果；加强营养，增强体质。

（3）注意休息，保持心情舒畅。

第三节　水　痘

水痘是因感染水痘带状疱疹病毒（varicella-zostervirus，VZV）而引起的一种病毒性皮肤病，病毒通过患者飞沫或直接接触传染，具有较强传染性，可引起流行。本病以皮肤、黏膜分批出现斑疹、丘疹、水疱、结痂，分布呈向心性，伴有发热等全身症状为临床特征。任何年龄都可发病，高发于6~9岁，多流行于冬春季节。西医病名也为水痘。

【病因病机】

中医学认为，本病为外感时邪、湿毒内蕴、外发于肌肤所致。

1. 风热夹湿

时邪风毒由口鼻而入，蕴郁于肺卫，病邪深入，与内湿相搏，郁蒸于肌肤而发。

2. 湿热毒盛

时邪热毒由表入里，郁积于肺经和脾经，致使湿热毒盛乃生，甚者毒热化火，内陷心肝，神志昏迷。

【临床表现】

本病多发生于6~9岁的儿童，好发于冬春季，发病前2~3周有与水痘或蛇串疮患者接触史，水痘平均潜伏期14日。起病较急，可有发热、全身倦怠等前驱症状，儿童前驱症状轻微或无。皮疹一般先见于头面部，然后迅速发展到躯干和四肢近端，呈向心性分布，口腔及黏膜也可累及。皮疹开始为红色斑疹，逐步发展成丘疹、丘疱疹、水疱，粟粒或绿豆大小，周围绕以红晕，水疱上常有脐凹。若细菌感染则变成脓疱，常伴有不同程度的瘙痒，病程约2周。成人水痘较儿童水痘症状为重、前驱期长，高热、全身症状显著、皮疹较多，并发症相对常见。重症患者可见大疱型、坏疽型和出血型等，水痘并发症不多见，主要是皮肤黏膜的继发感染，偶可发生肺炎、脑炎、暴发性紫癜等严重并发症。

【辅助检查】

血常规检查可见白细胞总数或中性粒细胞下降，淋巴细胞可升高。疱液、疱底组织刮取物、脑脊液等PCR扩增检测VZVDNA，具有快速、方便的特点。

【诊断要点】

（1）发病前多有与水痘或蛇串疮患者接触史。

（2）典型皮疹表现似纺锤状丘疱疹，遗留痘疮样瘢痕，中央水疱结痂，愈后呈向心性分布，头皮、口腔黏膜均可累及。

（3）伴有不同程度的发热、倦怠等全身症状。

（4）儿童多见，好发于冬春季。

【鉴别诊断】

1. 黄水疮

多发生于小儿面部、四肢等暴露部位，皮疹以脓疱和蜜黄色结痂为主，半月形积脓为典型皮损，可自身接种或接触传染。

2. 虫咬伤

亦可出现水疱，多发生在水肿性红色丘疹之上，最常分布于腰腹部和四肢，黏膜、头皮不受累，瘙痒剧烈，一般无全身症状。

3. 蛇串疮

多见于成年人，皮疹沿周围神经呈带状分布，很少过正中线，表现为水肿性红斑、簇集性水疱，自觉疼痛明显。

【治疗】

（一）辨证论治

1. 风热夹湿证

主症：发病初期，可见红色斑丘疹和水疱，呈散在向心性分布，疱液清亮；伴有发热、头痛、咽痛、咳嗽，自觉瘙痒；舌质红，苔薄黄，脉浮数，小儿指纹浮紫。

治法：疏风清热，解毒利湿。

方药：银翘散加减。咽痛者，加射干、板蓝根解毒利咽；咳嗽者，加杏仁、贝母宣肺止咳；瘙痒者，加蝉蜕、地肤子疏风止痒；素体气虚、疹稀色淡、液少皮皱者，加黄芪、薏苡仁补气利水；发热者可酌情合用小柴胡汤和解少阳。

2. 湿热毒盛证

主症：水疱多而大，基底鲜红，疱液混浊或形成脓疱、脓痂；伴发热，面赤唇红，心烦不宁，尿黄，大便干结；舌质红或红绛，苔黄糙而干或苔黄腻，脉滑数，小儿指纹紫滞。

治法：清气凉营，解毒化湿。

方药：清瘟败毒饮加减。发热不退者，加柴胡、葛根解肌退热，或酌情合用小柴胡汤；面赤者加凌霄花、金银花清疏风热；口唇干燥、津液耗伤者，加天花粉、麦冬、芦根清热生津；大便干结者，加大黄（后下）通腑泄热。

（二）中成药治疗

1. 双黄连口服液

疏风解表，清热解毒。适用于水痘邪伤肺卫症患者。

2. 羚珠散

退热，镇静，定惊。适用于伴有发热的邪炽气营症患者。

（三）外治法

1. 中药涂擦疗法

（1）炉甘石洗剂：收涩止痒。适用于水疱未破者。适量外搽，每日3~4次。

（2）青黛散：清热敛湿。适用于糜烂化脓者。用麻油调和后外涂，每日2次。

（3）冰硼散或西瓜霜：清热解毒，消肿止痛。适用于口腔黏膜损害者。适量吹敷患处，一日数次。

2. 中药塌渍疗法

三黄（大黄、黄柏、黄芩、苦参）洗剂或马齿苋、黄柏、枯矾煎水。清热燥湿，收涩止痒。适用于水疱已破、糜烂、渗出较重者。适量湿敷，每日2~3次。

【预防及调摄】

（1）水痘传染性强，发现水痘患者应立即隔离治疗。

（2）保持室内通风，注意避风寒，防止复感外邪。

（3）饮食宜清淡，忌食辛辣、鱼腥发物。

（4）保持局部清洁、干燥，避免搔抓。

（唐　娟）

第三章　细菌性皮肤病

第一节　黄水疮

黄水疮是一种常见的化脓性、传染性皮肤病，以脓疱、脓痂、自觉瘙痒为临床特征。因其脓疱破溃后滋流黄水而得名，又称"滴脓疮""香瓣疮"。多发于夏秋季节，以儿童多见，有接触传染及自体接种特征，易造成小区域流行。相当于西医的脓疱疮。

【病因病机】

本病多因暑、湿两邪交蒸而致气机不畅，疏泄障碍，熏于肌肤而成。

1. 暑湿热蕴

夏秋季节，气候炎热，湿热交蒸，暑湿热邪袭于肌表，以致气机不畅、汗液疏泄障碍，湿热毒邪壅遏，熏蒸肌肤而成。

2. 脾虚湿蕴

小儿机体虚弱，肌肤娇嫩，腠理不固，汗多湿重。若调护不当，暑湿毒邪侵袭，更易发病。反复发作者，湿热邪毒久羁，可致脾虚失运。

【临床表现】

本病好发于头面、四肢等暴露部位，也可蔓延全身。初起为散在性红斑或丘疹，很快变为水疱，形如米粒至黄豆大小，迅速化脓混浊变为脓疱，周围绕以轻度红晕，脓疱开始丰满紧张，数小时或1~2日后脓液沉积，形成半月状积脓现象。此时，疱壁薄而松弛，易破裂，破后露出湿润而潮红的糜烂疮面，流出黄水，干燥后形成黄色脓痂，然后痂皮逐渐脱落而愈，愈后不留瘢痕。若脓液流溢他处，可引起新的脓疱。自觉有不同程度的瘙痒，一般无全身症状，但皮损广泛而严重者，可伴有发热、畏寒等全身不适症状。

病程长短不定，少数可延至数个月。常可引起附近淋巴结肿痛，易并发肾炎、败血症，甚至危及生命。

【辅助检查】血常规检查可有白细胞总数和中性粒细胞升高。脓培养可有细菌生长，多为金黄色葡萄球菌或溶血性链球菌。

【诊断要点】

（1）多见于夏秋季节，好发于儿童。

（2）皮疹好发于颜面、口周、鼻孔周围及四肢暴露部位，易接触传染，有自身接种性的特点。

（3）典型皮疹为米粒至黄豆大小的脓疱，周围绕以轻度红晕，有半月状积脓现象，易破溃，破后糜烂，结蜜黄色脓痂。

（4）自觉不同程度的瘙痒，可伴有附近淋巴结肿大。

【鉴别诊断】

1. 水痘

基本皮损为向心性分布的纺锤状斑丘疹，其中央逐渐出现绿豆大小的水疱，疱体透明，化脓与结痂现象较轻。

2. 脓窝疮

常因湿疮、疥疮、虫咬皮炎等继发感染而得，脓疱壁厚，破后凹陷成窝，结成厚痂。

【治疗】

（一）辨证论治

1. 暑湿热蕴证

主症：脓疱密集，色黄，周围绕以红晕，糜烂面鲜红；伴有口干，便干，小便黄；舌红，苔黄腻，脉濡数或滑数。

治法：清暑利湿解毒。

方药：清暑汤加减。热重烦躁者，加黄连、栀子等清热除烦；大便秘结者，加生大黄泻热导滞。

2. 脾虚湿蕴证

主症：脓疱稀疏，色淡白或淡黄，糜烂面淡红；伴有食少，面白无华，大便溏薄；舌淡，苔薄微腻，脉濡细。

治法：健脾渗湿。

方药：参苓白术散加减。食滞不化者，加槟榔、焦麦芽化气行滞。

（二）中成药治疗

1. 龙胆泻肝丸

清肝胆，利湿热。适用于脓疱疮兼有头晕目赤、耳鸣耳聋、胁痛口苦、尿赤患者。

2. 参苓白术丸

健脾，益气。适用于脓疱疮兼有体倦乏力、食少便溏患者。

（三）外治法

1. 中药塌渍疗法

选用马齿苋、蒲公英、野菊花、千里光等煎水湿敷或外洗，以清热解毒，用于脓液多者。

2. 中药涂擦疗法

①三黄洗剂加入5%九一丹混合摇匀，局部外搽，每日3~4次，用于脓液少者。②青黛散油局部外涂，每日2次，用于局部糜烂者。③5%硫黄软膏局部外涂，每日2次，用于脓痂厚者。

【预防及调摄】

（1）注意卫生，勤洗澡，勤换衣。

（2）有痱子或瘙痒性皮肤病者，应避免搔抓，及时治疗。

（3）婴儿室、托儿所及幼儿园如发现本病患儿应立即隔离，并对居住环境进行消毒。

第二节 脓窠疮

脓窠疮又称脓窝疮，是一种皮损部位较深、易于接触传染的化脓性皮肤病。本病以皮损中心溃烂而形成凹窝为主要表现，愈合较慢，愈后留有瘢痕。多见于儿童，一般无全身症状。相当于西医的深脓疱疮（ecthyma）。

【病因病机】

本病多因蚊虫、跳蚤叮咬，亦或患其他瘙痒性皮肤病，搔抓破损处染湿热毒邪而发；或因素体脾虚，湿浊内停，兼外感湿热邪毒，内外合邪所致。

【临床表现】

本病好发于小腿，其次为大腿、臀部和腰部。皮疹初起为红斑的基础上出现水疱，迅即变为脓疱。疱壁较厚，不易溃破，脓疱周围绕以红晕。皮损继续向外围及深处发展，数日后结成暗褐色厚痂。痂皮脱落后，形成典型的1~2cm直径、圆形或椭圆形脓性火山口状溃疡，绕以红色硬实边缘。一般经2~4周愈合，留有瘢痕。往往反复化脓结痂，有的可形成蛎壳样厚痂。皮疹数目不等，常为数个至数十个。

自觉灼热疼痛，也可伴有痒感，一般无全身症状，较重者可伴有发热、口渴、疲乏不适等全身症状，附近淋巴结常肿大。病程常可持续数周以上，积极治疗可缩短病程。

【辅助检查】

脓液、脓痂中可分离培养出金黄色葡萄球菌或乙型溶血性链球菌。

【诊断要点】

（1）常见于儿童，可因蚊虫、跳蚤叮咬或患其他瘙痒性皮肤病，搔抓破损诱发。

（2）典型的皮损表现为黄豆大的脓疱，周围发红，焮热疼痛，疱壁厚，不易破，破后凹陷成窝，上有脓液，干后结黄痂。一般无全身症状。

【鉴别诊断】

1. 黄水疮

多好发于面部、四肢等暴露部位，以面部多见。初起为散在的水疱，1~2日后水疱迅速增大，疱液由清亮变浑浊，呈半月形积脓现象为典型特征。疱壁薄而松弛，破溃后显露糜烂面，干燥后结黄色脓痂。

2. 水疥

在风团样红斑上出现丘疹或水疱，好发于四肢、躯干，成批出现，反复发生。瘙痒症状突出，且以夜间及受热加重为特点。

【治疗】

（一）辨证论治

1. 湿热证

主症：皮疹为脓疱、脓痂及脓性溃疡，自觉灼热疼痛；可伴有发热，口干渴，大便干结，小便黄赤等；舌质红，苔黄或黄腻，脉弦数或弦滑。

治法：清热利湿解毒。

方药：五味消毒饮合龙胆泻肝汤加减。疼痛较剧者，加川芎、川楝子活血行气止痛；溃疡渗出较多者，加滑石、苍术、土茯苓加强利湿解毒作用。

2. 脾虚证

主症：皮疹容易增多、反复，形成溃疡不易收口，上覆脓痂游离而不易干燥，局部疼痛，灼热感较湿热证轻；可伴有困倦乏力，纳呆腹胀，小便清长，大便溏稀或不畅；舌淡胖或淡嫩，苔白或厚腻，脉沉滑或沉而无力。

治法：健脾除湿解毒。

方药：参苓白术散或除湿胃苓汤合五神汤或四妙勇安汤加减。溃疡久不收口者，加黄芪、白及、川芎益气敛疮。

(二) 中成药治疗

1. 黄连解毒丸

泻火，解毒，通便。适用于湿热证患者。

2. 参苓白术颗粒

补脾胃，益肺气。适用于素体脾虚患者。

(三) 外治法

局部治疗原则为解毒、收敛、燥湿。

1. 中药塌渍疗法

可选用马齿苋、蒲公英、野菊花、百部、苦参等煎水湿敷或外洗，以清热解毒，用于脓液多者。

2. 中药涂擦疗法

①三黄洗剂局部外搽，每日4~5次，适用于脓液少者。②颠倒散洗剂局部外搽，每日4~5次，适用于脓液少者。③青黛油局部外涂，每日3~5次，适用于局部糜烂溃疡者。④5%~10%硫黄软膏局部外涂，每日3~5次，适用于痂皮厚者。

【预防及调摄】

（1）皮损区禁止水洗，可用10%黄柏溶液揩洗脓痂。

（2）保持局部清洁、干燥，忌用刺激性强的外用药物。

（3）病变部位避免搔抓，以免接触传染。

（4）饮食宜清淡忌食辛辣刺激性及油炸食物，多饮水，多食富含维生素的蔬菜和水果。

（5）幼儿园、托儿所应对儿童做定期检查，发现患儿应立即隔离，患儿接触过的衣服、物品要及时消毒。

第三节 疖

疖是发生在皮肤浅表的形小而根浅的急性化脓性疾病。以色红，灼热，疼痛，突起根浅，肿势局限，范围在3cm左右，出脓即愈为临床特征。男女老少皆可患病。相当于西医的疖与疖病。

【病因病机】

本病多因夏秋季节，气候炎热，或因日光暴晒，感受暑毒；或因天气闷热，汗出不畅，使热不能外散，暑湿热毒蕴蒸肌肤，引起痱子，复因搔抓，染毒而发；亦有饮食膏粱厚味、辛辣之品，致肠胃积热；或患消渴、肾病致阴虚内热，染毒而发。

【临床表现】

本病好发于头面、颈及臀部，偶可发生于四肢。皮疹初起时为毛囊性炎性丘疹，渐增大后形成红色硬性结节，表面皮肤紧张，触之质硬，有压痛。数日后结节中央坏死变软，触之有波动感，顶部出现黄白色脓栓，去除脓栓，排出血性脓液和坏死组织后炎症逐渐消退，结痂而愈。一般为单发，少数为多发。自觉灼痛和压痛。严重者有发热、头痛不适等全身症状，附近淋巴结肿大。

病程一般在1~2周，也有患者此愈彼起，经年不愈。面部疖肿，尤其位于鼻翼两旁和上唇者应避免挤压，以免走黄（走黄是疔疮火毒炽盛，早期失治或挤压碰伤，毒势未能及时控制，走散入营、内攻脏腑的一种全身性危急重症）。因为此处血管及淋巴管丰富，并直接与海绵窦相通，若过度挤压，可使细菌沿血运进入海绵窦，形成含菌血栓，引起颅内感染，危及生命。

【辅助检查】血常规检查可见白细胞总数、中性粒细胞正常或稍有增高；脓培养一般可检测出金黄色葡萄球菌、表皮葡萄球菌生长；反复发作、经久不愈者应检测空腹及餐后血糖，以确诊是否患有消渴病。

【诊断要点】

（1）好发于头面、颈及臀部，偶可发生于四肢。

（2）一般为单发，少数多发。

（3）皮疹初起时为毛囊性炎性丘疹，渐成红色硬性小结节，有压痛。数日后顶部出现黄白色脓栓。

（4）严重者有发热、头痛不适等全身症状。

【鉴别诊断】

1. 痈

单发，肿势范围较大，局部顶高色赤，表皮紧张光亮，常伴有明显的发热恶寒等全身症状。

2. 颜面疔疮

初起有粟粒样脓头，但根脚较深，肿势散漫，出脓较晚而有脓栓，全身症状明显。

3. 有头疽

红肿范围多在9~10cm，有多个粟粒状脓头，溃后状如蜂窝，全身症状明显，病程较长。

4. 肺风粉刺

初起为坚实丘疹，可挤出白色粉渣样物质，反复挤压形成大小不等的结节。

【治疗】

（一）辨证论治

1. 热毒蕴结证

主证：常见于气实火盛的患者。轻者疖肿1~2个，多者可散发全身，或簇集一处，或此愈彼起；可伴发热，口渴，溲赤，便秘；舌红苔黄，脉数。

治法：清热解毒。

方药：仙方活命饮加减。疖肿较甚者，加夏枯草散结消肿；脓已形成者，加生黄芪托里排脓。

2. 暑湿浸淫证

主证：发于夏秋季节，以儿童及产妇多见；可伴发热，口渴，便秘，溲赤等；苔薄腻，脉滑数。

治法：清暑解毒利湿。

方药：清暑汤酌加青蒿清热解暑、佩兰芳香化湿、黄连解毒燥湿。口干喜饮者，加芦根、麦冬生津止渴。

3. 体虚毒恋证

主症：常见于体质虚弱或有某些慢性病患者，由阴虚内热染毒所致。疖肿常此愈彼起，不断发生，或散发全身各处，疖肿较大，易变成有头疽；常伴口渴唇燥；舌红，苔薄，脉细数。

治法：益气养阴，扶正解毒。

方药：益胃汤加减。气虚乏力较甚者，加黄芪扶正祛邪；疖肿偏红者，加金银花、连翘清热解毒等。

（二）中成药治疗

1. 三黄片

清热解毒，泻火通便。适用于疖初起及成脓阶段的患者。

2. 牛黄解毒丸

清热解毒。适用于疖初起及成脓阶段的患者。

（三）外治法

（1）初起：小者用千捶膏盖贴或三黄洗剂外搽；大者用金黄散或玉露散，以金银花露或菊花露调成糊状外敷；遍体发疮、破流脓水成片者用青黛散麻油调敷。

（2）成脓：脓成宜切开排脓，掺九一丹、太乙膏盖贴，深者可用药线引流。若有袋脓或相互窜通成空壳者，宜十字形切开；若有出血，可用绷带缚扎以压迫止血。

（3）溃后：改用生肌散收口，可配合垫棉法。若有死骨者，待松动时可用镊子钳出。

（四）其他治法

1. 针刺疗法

取灵台穴，针刺放血少许；疖生面部加刺合谷，疖生背部加刺委中。隔日1次，5次为1疗程。

2. 火罐疗法

对已破溃者，可局部消毒后，根据患处硬结大小选取略大于硬结的火罐，采取闪火法拔于患处，待脓水流尽、开始流出新鲜血液时将罐取下，然后清洁患处，肿块处外敷金黄散，包扎。若1日脓血未净者，可隔日再拔，直至脓尽流出新鲜血液，并注意患处恢复情况。

【预防及调摄】

（1）注意个人卫生，保持皮肤清洁，勤洗澡，勤换衣，勤剪指（趾）甲。
（2）预防痱子，患痱子后应积极治疗，避免搔抓。高温作业者，应做好防暑降温工作。
（3）忌食辛辣、鱼腥发物和肥甘厚腻之品。
（4）增强机体抵抗力，及时防治消渴病。
（5）患本病后忌挤压。

第四节　痈

痈是指气血被邪毒壅聚而发生于体表皮肉之间的急性化脓性疾病。有"内痈（生于脏腑）"与"外痈（发于体表）"之分，两者辨治不同，本节只叙述外痈。其临床特点是光软无头，红肿热痛，发病迅速，结块范围多在6~9cm，易肿、易脓、易溃、易敛。相当于西医的皮肤浅表脓肿、急性淋巴结炎等。

外痈发无定处，随处可生，病名各异，且各有特点，辨治不尽相同。而囊痈、子痈、肛痈、乳痈等在病因、证治及转归等方面与本节的外痈不同，故分别在外科的相应章节中叙述，这里仅概述一般外痈的辨证论治。

【病因病机】

本病总体病因病机可概括为诸多内、外因素导致营卫不和，气血凝滞，经络壅遏，化火成毒，而成痈肿。如《素问·生气通天论篇》载："营气不从，逆于肉理，乃生痈肿。"根据痈的发展过程，可见火毒凝结、热胜肉腐和气血两虚三个阶段。

1. 火毒凝结

内因如《外科精义》载："六腑积热，腾出于外……"如脏气失调，郁热内生。外因如《景岳全书》载："热壅于外，阳毒之气……"如外感六淫，或过食膏粱厚味，或皮肤外伤染毒，实热火毒，聚于肌腠肉理，气血凝滞。

2. 热胜肉腐

实热火毒，阻滞肌腠，经络不畅，营卫失和，化腐成脓。

3. 气血两虚

素体正虚或疾病后期，气血亏虚，痈疡溃后，余毒不清，疮口难敛。

【临床表现】

本病因发病部位不同，名称繁多，如生于颈部者谓之颈痈，生于腋下者谓之腋痈，生于脐周者谓之脐痈，生于胯腹部者谓之胯腹痈，生于委中穴者谓之委中毒。虽各有特点，但又具有一般痈的共性特征。根据一般痈的发展过程，可分为初期、成脓、溃后三个阶段。

1. 初期

初起在患处皮肉之间突然肿胀，光软无头，迅速结块，皮面焮红（少数病例初起皮色不变，到酿脓时才转为红色），灼热疼痛。重者可伴恶寒发热、头痛、泛恶、口渴等全身症状，舌苔黄腻、脉弦滑或洪数等。

2. 成脓

发病后 7 日许，肿势渐突，痛势加剧，宛若鸡啄。按之中软应指（有波动感）者，为脓已成，多伴有发热不退等全身症状。

3. 溃后脓

出多稠厚、色黄白；若为外伤血肿化脓，则可夹杂赤紫色血块；若疮口过小或袋脓，可致脓流不畅，影响愈合；若气血虚者，则脓水稀薄，疮面新肉难生，不易收口。

【辅助检查】

血常规检查可见白细胞总数及中性粒细胞比例增高；脓液培养可有致病菌，一般为链球菌或金黄色葡萄球菌或表皮葡萄球菌等；感染较重者可出现血沉加快和 C 反应蛋白、降钙素原增高。

【诊断要点】

（1）多见于成人，可发生于身体不同部位。

（2）浅表部位的突发红肿，光软无头，迅速结块，范围在 6~9cm，具有"易肿、易脓、易溃、易敛"的特征，常无"损筋蚀骨""内陷"等严重并发症。

（3）自觉灼热疼痛，可伴有发热恶寒、头痛、泛恶、口干等全身症状。

【鉴别诊断】

1. 脂瘤染毒

即表皮样囊肿或皮脂腺囊肿合并感染，患处既往即有囊肿，顶端可见粗大黑色毛孔，挤之有粉渣样物溢出，且有臭味。染毒后红肿较局限，面积通常较痈小，10 日左右化脓，脓出夹有粉渣样物，愈合较慢。

2. 有头疽

相当于西医学的痈，多发于项背部肌肉丰厚处。初起有一粟米样疮头，然后肿势逐渐扩大，形成多个脓头，红肿范围往往在 9~12cm，溃后如蜂窝状，全身症状明显，病程较长。

3. 发证

相当于西医学的蜂窝组织炎。在皮肤疏松部位突然红肿，蔓延成片，灼热疼痛，红肿以中心明显，四周较淡，边界不清，范围较痈大，3~5 日后皮肤湿烂，随即腐溃、色黑，或中软而不溃，并伴有明显的全身症状。

4. 丹毒

即急性（网状）淋巴管炎，特点为：常继发于皮肤破损或其他感染周围，突发红斑，色如涂丹，边界清楚，焮红肿痛，扩展较快，面积较痈大，通常不破溃、不化脓。

【治疗】

痈乃气血为毒邪壅滞而成，治则当以祛除毒邪、调畅气血为主，并应根据病程的阶段、所患部位分别处理。外治按一般阳证疮疡辨治。

(一) 辨证论治

1. 火毒凝结证（初期）

主症：局部突然肿胀，光软无头，迅速结块，皮肤焮红，灼热疼痛，逐渐扩大，高肿发硬；重者可伴有恶寒发热，头痛，泛恶，口渴；舌苔黄腻，脉弦滑或洪数。

治法：以消为主，清热解毒，行瘀活血。

方药：仙方活命饮加减。皮损肿痛剧烈者，加黄连、野菊花、紫花地丁以加强清热解毒等作用。

2. 热胜肉腐证（成脓）

主症：红热明显，肿势高突，疼痛剧烈，痛如鸡啄，溃后脓出则肿痛渐退；可伴壮热，口渴，便秘，溲赤等；舌红，苔黄，脉数。

治法：以托为主，和营清热，透脓托毒。

方药：仙方活命饮合五味消毒饮加减。脓出不畅者，加生黄芪、川芎托里透脓。

3. 气血两虚证（溃后）

主症：溃后脓水稀薄，疮面新肉不生，色淡红而不鲜或暗红，愈合缓慢；伴面色无华，神疲乏力，纳少；舌质淡，苔少，脉沉细无力。

治法：以补为主，益气养血，托毒生肌。

方药：托里消毒散或八珍汤加减。创面色红伴渗出较多者，加苍术、黄柏燥湿清热解毒。

(二) 中成药治疗

西黄丸

清热解毒，和营消肿。适用于痈疽疔毒患者。

(三) 外治法

1. 中药涂擦疗法

将金黄散以葱汁、酒、醋、麻油、蜂蜜、菊花露、金银花露、丝瓜叶榨汁调糊后涂擦皮损区，或用金黄膏直接涂擦。清热解毒，消肿散结。用于痈病初期，皮肤结块，焮红肿胀。

2. 药线引流法

先用药线蘸取八二丹插入疮口，3~5日后改用九一丹，以引脓液外流，外层可予金黄膏或玉露膏固定。提脓祛腐，用于溃后疮面。

(四) 其他治法

1. 垫棉法

有袋脓者，可先用垫棉法加压包扎，如无效可扩创引流。

2. 手术疗法

成脓期宜切开排脓，以引流通畅为度。

【预防及调摄】

(1) 保持局部皮肤清洁，避免外伤。

（2）平素少食辛辣炙煿（如麻辣、火锅、油炸、烧烤等）及肥甘厚腻之品，饮食宜清淡、易消化，以保持大便通畅。患病时忌烟酒、辛辣及鱼腥等发物。

（3）有全身症状者宜静卧休息，并减少患部活动。

（唐　娟）

第四章　真菌性皮肤病

第一节　鹅掌风与脚湿气

鹅掌风与脚湿气是指皮肤癣菌侵犯掌跖、指（趾）间表皮，引起的浅部真菌感染性疾病。本病常于夏季起病或加重，以初起常为一侧、日久则侵及对侧、缠绵难愈为临床特征，成人比儿童多见。鹅掌风相当于西医的手癣，脚湿气相当于西医的足癣。

【病因病机】

1. 鹅掌风

多因外感湿热毒邪，蕴积皮肤而成；或由患者相互接触感染；或由脚湿气传染而得。病久湿热化燥伤血，气血不能濡养皮肤，以致皮肤干燥皲裂，形如鹅掌。

2. 脚湿气

多因风湿热下注足部；或因久居湿地、水中作业，水湿浸渍；或穿胶鞋、球鞋、塑料鞋闷热潮湿而易感湿热邪毒；或因使用公共足浴盆、拖鞋等传染而致。

【临床表现】

1. 水疱型

表现为指（趾）或掌跖及足缘发生的深在性皮下水疱，疱壁厚，疱液清，不易破裂，数日后干燥脱屑或融合成多房性水疱，撕去疱壁可见蜂窝状基底及鲜红的糜烂面，自觉瘙痒。处理不当易致脓疱、蜂窝织炎、丹毒等继发感染。

2. 糜烂型

表现为指（趾）间潮湿、浸渍发白、糜烂、渗出，将白皮去除后基底呈鲜红色，有异臭，瘙痒难忍，常因搔抓、摩擦而继发细菌感染。

3. 鳞屑角化型

常由水疱型发展而来，老年患者居多。好发于掌跖、足跟及侧缘，表现为角化过度、干燥、粗糙、脱屑、皲裂，易累及甲。

【辅助检查】

皮损真菌镜检或培养阳性。

【诊断要点】

（1）有居住环境湿热，长期水湿浸渍，使用公共拖鞋、毛巾等病史。

（2）单侧先发渐传染至对侧，或手足互相传染。典型的临床表现有深在性的小水疱、浸渍、糜烂、干燥、脱屑等，但常以1~2种皮损为主，伴不同程度的瘙痒。

（3）皮损真菌镜检或培养阳性。

【鉴别诊断】

1. 汗疱疮

对称性深在性水疱，多见于夏季。精神紧张、抑郁可诱发加重本病，常伴有手足多汗等。真菌镜检阴性。

2. 湿疮

一般双侧同时起病，发展较快，时好时坏，手掌可有多处皮损且互不相连，边缘也常不明显，发作与季节关系不大。真菌镜检阴性。

【治疗】

(一) 辨证论治

临床系统内服中药情况较少，但反复顽固不愈者可辨证分型论治。

1. 湿热蕴肤证

主症：掌跖、指（趾）间皮肤潮红，有深在性小水疱，浸渍、糜烂，渐次扩大，可有臭味；伴瘙痒；舌红，苔白或腻，脉滑。

治法：清热燥湿，杀虫止痒。

方药：萆薢渗湿汤加减。湿重者，加苍术燥湿清热；热重者，加苦参、地榆清热；痒甚者，加白鲜皮祛风止痒。

2. 血虚风燥证

主症：手掌及足跖皮肤肥厚、干燥、粗糙、皲裂，或水疱已干涸，出现脱屑；伴瘙痒；舌淡红，苔薄，脉细。

治法：养血润燥，杀虫止痒。

方药：当归饮子加减。痒甚者，加地肤子、蛇床子、百部杀虫止痒。

(二) 中成药治疗

1. 百癣夏塔热胶囊

清除异常黏液质、胆液质及败血，消肿止痒。适用于治疗鹅掌风、脚湿气、紫白癜风、白疕、蛇串疮、粉刺等患者。

2. 润燥止痒胶囊

养血润燥，祛风止痒。适用于血虚风燥所致的风瘙痒，症见皮肤干燥、脱屑、瘙痒，伴有抓痕、血痂、色素沉着和皮肤瘙痒患者。

(三) 外治法

1. 中药药浴疗法

(1) 苍肤洗剂：清热燥湿，杀虫止痒（皮损以红斑、水疱、浸渍糜烂为主者）。苍耳子、地肤子、蛇床子、土槿皮、百部、苦参各15g，枯矾（兑入）6g。加3000mL水煮沸20分钟，滤出药渣，以药液浸泡或湿敷患处，每日1次，每次20分钟。

(2) 醒皮汤：祛风解毒，杀虫止痒（皮损以干燥、鳞屑、皲裂为主者）。防风15g，荆芥15g，金银花10g，皂角刺20g，蛇床子20g，贯众20g，芫花15g，白鲜皮20g，鹤虱15g，苦参20g。水煎成1500mL，每日1剂，分两次温洗患处，每次20分钟。

2. 中药涂擦疗法

冰黄肤乐软膏，外用，每日2次。

【预防及调摄】

（1）应注意个人卫生，避免共穿鞋袜、共用脚盆、毛巾等。

（2）积极治疗，避免接触性传染。

第二节 阴　癣

阴癣是发生于腹股沟、会阴、肛周和臀部的皮肤癣菌感染，为圆癣的特殊类型。皮损表现以好发部位单侧或双侧片状红斑、中心向愈、边缘隆起为特征，自觉瘙痒明显。本病好发于青壮年，男性多于女性。夏季发病或加重，冬季多能自愈。相当于西医的股癣（tineacruris）。

【病因病机】

本病总因阴股潮湿，环境不洁，以致湿热郁积、毒蕴虫淫所致。如夏日炎热，股内多汗潮湿，湿热蕴久，酿成虫毒，侵袭肌肤而成；或内裤污染，洗浴不勤，湿毒浸染阴股所致；或因原患鹅掌风、脚湿气等癣疾，搔抓不洁，上下互相传染而成。

【临床表现】本病夏季发作或加重，冬季缓解或减轻。皮损好发于腹股沟、会阴、肛周和臀部，初起可见红色丘疹、丘疱疹或小水疱，继而形成红斑，上有鳞屑，境界清楚，边缘隆起，不断向外扩展，中央趋于消退，形成境界清楚的环状或多环状皮损，且边缘常有丘疹、丘疱疹和水疱，中央可有色素沉着，自觉瘙痒剧烈，反复搔抓使皮肤呈苔藓样变。因皱褶部位潮湿、摩擦，皮损可表现为红斑、糜烂、渗液。由于奇痒而不断搔抓，可致炎症反应加重。

【辅助检查】

活动性皮损处刮除鳞屑直接镜检可找到真菌菌丝、孢子或真菌培养出真菌菌落。

【诊断要点】

（1）居住或工作环境湿热、内衣不洁，有鹅掌风或脚湿气等病史。

（2）临床表现为丘疹、丘疱疹，继而形成红斑，上有鳞屑，境界清楚，边缘隆起伴有丘疹，中心向愈，伴色素沉着；皱褶部位皮损可表现为红斑、糜烂、渗液。

（3）皮损真菌镜检或培养阳性。

【鉴别诊断】

1. 汗淅疮

肥人汗多者易发，以皮肤潮红肿胀、糜烂湿润、流滋、干燥开裂、局部灼热疼痛、境界清楚为临床特征，除阴股皮肤外，颈、腋窝、乳房等皮肤皱襞处均可发生。

2. 肾囊风

急性期表现为阴囊潮湿、流滋、肿胀、发亮、结黄痂，日久不愈，转为慢性，阴囊干燥肥厚，皮纹增宽、皮沟加深，状似桃核，有薄痂或鳞屑，色素沉着。

【治疗】

(一) 辨证论治

本病以外治为主，局部症状明显，证属湿热虫淫，予内服药。

主症：阴股潮湿、多汗，局部出现糜烂乃至脂水溢渗，自觉痒痛相兼；伴口苦、口干、小便短黄；舌红，苔黄，脉弦数。

治法：清热燥湿，杀虫止痒。

方药：龙胆泻肝汤加减。瘙痒较剧者，加地肤子、苦参、白芷杀虫止痒。

(二) 外治法

1. 中药塌渍疗法

用苍肤洗剂清热燥湿、杀虫止痒。苍耳子、地肤子、蛇床子、土槿皮、百部、苦参各15g，枯矾（兑入）6g。加3000mL水煮沸20分钟，滤出药渣，以药液湿敷患处，每日1次，每次20分钟。

2. 中药涂擦疗法

(1) 川百止痒洗剂：兑水外洗患处，每日1~2次。

(2) 洁尔阴洗液：适于湿热虫淫证阴癣，外洗外阴部位，每日1~2次。

【预防及调摄】

(1) 积极彻底治疗鹅掌风、脚湿气、灰指甲、圆癣等癣疾，以防沾染本病。

(2) 注意卫生消毒，勤洗浴，勤换内衣内裤，保持阴股部清洁、干燥。

(3) 避免使用刺激性强的洗涤用品洗患处。

第三节 灰指（趾）甲

灰指（趾）甲是指发生于指（趾）甲的癣，以甲板混浊、肥厚、变脆、表面凹凸不平为临床特征。一般多见于成人，常为一侧1~2个指（趾）甲起病，日后蔓延至多个指（趾）甲，多不对称，一般无自觉症状。相当于西医的甲真菌病（onychomycosis）。

【病因病机】

中医学认为，本病是外因虫淫，内因肝虚，邪乘虚而患。原患鹅掌风、脚湿气者，亦可因虫毒侵袭，湿热内蕴，以致血不营爪而发。

【临床表现】本病患者甲板常呈混浊、肥厚、变脆易碎，或甲板萎缩、翘起、分离、表面凹凸不平、钩甲等。一般无明显自觉症状。继发甲沟炎时可有红肿热痛，甚至有溢液、化脓，而影响生活质量；非皮肤癣菌感染时，压迫甲板或移动甲板可有疼痛。本病病程慢性，如不治疗可终身不愈。根据临床症状表现，其分型如下。

1. 远端侧位甲下型

本型最为常见，常由皮肤癣菌引起。开始表现为甲游离缘上抬，甲板与甲床分离，随之出现甲前缘和侧缘甲下混浊肥厚，表面凹凸不平。

2. 白色浅表型

常见于趾甲。表现为白色不透明、边缘清楚的斑，质地松软易碎，逐步扩大或融合，日久可变成淡黄色。

3. 近端甲下型

本型较少见，常由念珠菌属引起。病菌从甲沟部入侵，然后延及甲下，开始表现为甲根半月部白斑、松脆，可随甲根生长逐渐外移，同时亦可自行扩大，常伴甲沟炎。

4. 全甲损毁型

以上各型皆可发展成本型，可见整个甲板破坏，甲板脱落，甲床表面残留粗糙角化物。

5. 念珠菌性甲真菌病

指念珠菌感染指（趾）甲引起，可分为3型。①念珠菌性甲沟炎：主要侵犯甲沟的近端侧位，有水肿、潮红，也可化脓，多见于家庭妇女及双手足常处于潮湿状态的职业者。②念珠菌性甲病伴剥离。③慢性黏膜皮肤念珠菌病：主要见于免疫缺陷和艾滋病患者，一般可为全甲受累，常累及20个甲，甲板增厚，且呈念珠菌性肉芽肿样改变，并伴有鹅口疮和皮肤损害。

【辅助检查】

1. 真菌镜检

将取得的病变部鳞屑用氢氧化钾涂片镜检，确定菌丝和孢子有无，阳性表示真菌存在，一次阴性不能完全否定。

2. 真菌培养

将取得的病变部甲屑或分泌物做鉴定菌种的培养，培养阳性后可转种到特殊培养基进行菌种鉴定。

【诊断要点】

（1）多见于成人，可因自身患鹅掌风、脚湿气等传染而来，或体虚、甲营养不良、外感虫毒而诱发。

（2）指（趾）甲变形变色，肥厚混浊，破坏。

（3）真菌镜检和培养阳性。

【鉴别诊断】

1. 白疕

可有点状凹陷（顶针甲）、甲下角质增生、甲增厚、甲分离、甲沟纹等，头皮、躯干等部位可见白疕典型皮损。真菌镜检及培养阴性。

2. 紫癜风

10%的患者有甲损害、甲纵嵴、点状凹陷、脆甲、甲胬肉、无甲症等，单纯甲部紫癜风部分需要依据病理结果鉴别。真菌镜检及培养阴性。

3. 湿疮

有甲横纹、甲肥厚、甲板污黄等，但多双侧对称同患。真菌镜检及培养阴性。

【治疗】

（一）辨证论治

本病一般以局部治疗和口服抗真菌药治疗为主。中医学认为，爪甲秉肝之余气所生，赖肝之阴血濡养，肝血亏虚可致爪甲失去濡养而发本病，因此对于肝血亏虚者，可选补肝汤加减以增强疗效。

(二) 外治法

1. 中药涂擦疗法

对比较表浅或较轻型的甲真菌病，用小刀尽量刮去病变甲屑，再涂药，每日2~3次，直至正常甲长出。外用中药可选灰指甲药水1号、2号，或黑色拔膏棍。

2. 中药药浴疗法

醋泡方、灰指甲浸泡剂、鹅掌风浸泡剂，任选一种，每次浸泡30分钟，待甲壳软化，用刮刀刮去污物，每日1次。

(三) 其他治法

1. 物理疗法

国外研究表明，Nd：YAG激光治疗甲真菌病有一定的疗效；国内有机构开展激光配合外用抗真菌药物治疗有效。

2. 拔除病甲

适用于远端甲板受累、黄斑条纹甲、嵌甲、甲板厚度>2mm 等。

【预防及调摄】

(1) 积极预防常见的癣病，穿舒适鞋袜，勤洗脚，保持足部通风干燥。

(2) 修剪病甲的工具要单独应用。

(3) 应去除易感因素，治愈鹅掌风及脚湿气，防止传染。

(4) 可每月预防性外用抗真菌药物以免再次感染。

(唐　娟)

第五章 动物源性皮肤病

第一节 疥疮

疥疮是一种由人型疥螨（疥虫）寄生在人体皮肤所引起的接触传染性皮肤病，俗称"虫疥""癞疥""干疤疥"等。皮损主要为指缝及身体屈侧皮肤薄嫩部位出现丘疱疹、隧道，瘙痒剧烈，遇热及入夜尤甚，皮损处可找到疥螨，易在集体和家庭中流行。好发于青年、儿童。西医也称本病为疥疮。

【病因病机】

本病总因起居不慎，感染疥螨，虫毒湿热互搏，结聚肌肤所致。

【临床表现】

本病传染性强，冬春季节相对多见。常为集体感染或家庭当中数人同病。

1. 一般表现

皮损好发于人体皮肤薄嫩和皱褶部位，如手指缝、腕部屈侧、前臂、肘窝、腋窝、女性乳房下缘、少腹、脐周、外阴、腹股沟、大腿内侧等。免疫功能低下及婴幼儿皮损可累及颜面、头皮、掌跖部，甚至遍及全身。患者自觉瘙痒剧烈，遇热或夜间尤为明显，常常影响睡眠。皮损常对称发生，主要表现为红色小丘疹、丘疱疹、小水疱、隧道、结节和结痂。隧道为疥疮特异性皮损表现，常见于指缝当中，长约0.5cm，轻度隆起，呈淡灰色或皮色，弯曲，末端有小丘疹或水疱，常为疥螨隐藏之处。疥疮结节多呈暗红色或皮色，常见于阴囊、阴茎等处，可在疥疮治愈后仍持续存在数周或数个月。

2. 特殊表现

对于部分长期卧床、营养不良、身体虚弱、有精神障碍或免疫抑制等特殊人群，可发生一种严重的疥疮，皮损常遍及全身，传染性极强。患处可出现明显的结痂和脱屑，可累及颜面和头皮，毛发干枯脱落，指（趾）甲增厚变形，痂皮中有大量疥螨，并伴有特殊的臭味，称之为结痂性疥疮，又称挪威疥。

【辅助检查】

用针尖挑破隧道达盲端，挑取针头大小灰白色小点或刮取皮损部位痂皮，置于低倍显微镜下观察，可发现疥螨或椭圆形、淡黄色的薄壳虫卵。

【诊断要点】

（1）常有明确接触传染史，集体或家庭生活的环境中有类似患者。

（2）皮肤薄嫩部位，尤其指缝、前臂、腹部、脐周、外阴等出现特征性皮损，瘙痒剧烈，遇热及入夜尤甚。典型皮损可于隧道中找出疥螨或虫卵。

【鉴别诊断】

1. 水疥（丘疹性荨麻疹）

好发于躯干和四肢部位，皮损主要表现为纺锤形红斑或风团，顶部有小丘疹或小水疱，部分可见叮咬痕迹。

2. 虱病

主要表现为头皮、躯干或会阴部位皮肤瘙痒及血痂，指缝无皮疹，在发病部位可找到虱虫或虫卵。

【治疗】

本病常以外治为主，皮疹明显证属湿热蕴结者，可辨证治疗。

（一）辨证论治

主症：皮疹泛发，以水疱或丘疱疹为主，疱壁破碎渗液，浸渍糜烂，或出现脓疱，或起红丝，臖核肿痛；舌质红，苔黄腻，脉滑数。

治法：清热化湿，解毒杀虫。

方药：黄连解毒汤合四妙丸加减。瘙痒剧烈者，加地肤子、白鲜皮、百部、苦参等杀虫止痒。

（二）外治法

1. 中药涂擦疗法

首选硫黄软膏外用，临床上通用浓度为5%~20%，儿童可用5%~10%，成人可用10%~20%。合理的涂药方法是先用温水和肥皂沐浴全身后，开始涂抹药物。先涂好发部位，再涂全身。每日早、晚各1次，连续3日，第4日洗澡更衣，开水烫洗及晾晒席被，此为1疗程。一般治疗1~2个疗程，停药后观察1周左右，如无新发皮损出现，即为痊愈。

2. 中药药浴疗法

艾叶、川椒、千里光、地肤子、明矾、苦参、大黄、藿香各30g，每日1剂，煎水待温。沐浴后，用煎煮的中药温水反复外洗全身，重点部位多洗，连续4日为1疗程，每日及时消毒衣物。观察1周，未愈者可行第2个疗程治疗。

（三）其他治法

瘙痒剧烈、难以入睡者，可酌情口服抗组胺药对症止痒；继发感染者可系统应用抗生素。疥疮结节可给予局部外用或皮损内注射糖皮质激素，必要时可冷冻或手术切除。挪威疥的患者可予角质剥脱剂（40%尿素霜）去除痂皮后应用三氯苯醚菊酯霜、硫黄软膏或克罗米通霜外涂治疗。

【预防及调摄】

（1）注意个人卫生，勤洗澡，勤换衣服，常洗晒被褥。

（2）发现患者应及时隔离治疗。患者衣物、被褥需煮沸消毒或在阳光下充分暴晒，以杀灭疥螨及虫卵。

（3）加强卫生宣传，对公共浴池、旅馆、车船上的公用衣被应定期清洗消毒。

第二节 虫咬伤

虫咬伤是指被螨虫、蚊、蠓、臭虫等叮咬或蜂蜇伤造成的物理损伤，或者其分泌液引起皮肤炎症或变态反应。叮咬处出现丘疹、风团、水肿性红斑、水疱、丘疱疹等，中间可见针头大叮咬痕迹，散在分布或数个成群，可发生于身体各部位，并伴有不同程度的瘙痒、刺痛感。在某些情况下，毒液的释放会导致严重的全身反应，包括自主神经不稳定、神经毒性和器官衰竭。急性过敏反应的发展可迅速致命，最常见的原因是血管水肿或循环衰竭。本病多见于夏秋温热潮湿季节，皮损多发生于暴露部位，婴幼儿及青少年多见。相当于西医的虫咬皮炎。

【病因病机】

本病多因禀赋不耐，起居不慎，毒虫叮咬，虫毒蕴于肌肤而化热，热毒蕴结而发病，如正邪交争，毒邪入营血，或侵蚀筋脉，或累及脏腑。

【临床表现】

因虫类不同，其症状表现亦有差异。

1. 螨虫叮咬

水肿性风团样丘疹、丘疱疹或瘀斑，其中央有小水疱或瘀点。重者皮疹泛发全身，可出现头痛、发热、乏力、恶心等全身症状，个别可出现哮喘、蛋白尿、血中嗜酸性粒细胞增高。

2. 蚊虫叮咬

皮损反应因人而异，可毫无反应，或在皮肤上出现丘疹、红斑、风团，皮损中央可有瘀点；瘙痒明显。婴幼儿可在叮咬处出现血管性水肿。病程短，一般2~3日可消退。

3. 蠓叮咬

皮损多见于下肢、小腿、足背等暴露部位；叮咬后局部起瘀点或水肿性红斑，继而可演变为风团，间可见水疱。奇痒难忍。

4. 臭虫叮咬

皮损多见于腰、臀、肩、踝等受压部位；叮咬后可出现丘疹、红斑、风团、水疱或瘀斑，一只臭虫可连续叮咬多处，皮疹排列可呈线状。瘙痒剧烈。

5. 蜂蜇伤

蜇伤处即有明显的烧灼、疼痛、瘙痒感，随后出现潮红肿胀，中心有瘀点，可见毒刺，甚者水疱、大疱，偶可坏死。若群蜂蜇伤，可发生大面积的皮肤肿胀，伴头晕、发热、恶心、呕吐等，严重者可晕厥。

【辅助检查】

对疑似蜂蜇伤患者，可用皮肤镜直接检查，或以透明胶纸粘贴皮疹后用低倍显微镜检查，找到毒刺可确诊。部分患者血常规检查出现淋巴细胞增多，C反应蛋白升高等。

【诊断要点】

昆虫叮咬与季节、个人生活环境密切相关。根据皮损特点，结合昆虫接触史等即可诊断。

【鉴别诊断】

1. 虱疮

主要表现为头皮、躯干或会阴部位皮肤瘙痒及血痂，指缝无皮疹，在发病部位可找到虱虫或虫卵。

2. 疥疮

主要表现为指缝及身体屈侧皮肤薄嫩部位出现丘疱疹、隧道，瘙痒剧烈，遇热及入夜尤甚，皮损处可找到疥螨。

【治疗】

本病以预防为主，发病后以外治为主，热毒蕴结证重者内外合治。

(一) 辨证论治

主症：皮疹泛发，红肿成片，水疱较大，严重者溃疡，瘙痒剧烈或痒痛相兼，局部臀核肿痛；伴畏寒，发热，头痛，恶心，胸闷；舌质红，苔黄，脉数。

治法：清热解毒，消肿止痛。

方药：五味消毒饮合黄连解毒汤加减。发于下肢者，加忍冬藤、紫草根、茜草根凉血解毒；瘙痒剧烈者，加地肤子、苦参、乌梢蛇等祛风燥湿止痒；水疱甚者，加茯苓皮、冬瓜皮、白术等健脾利水；大便秘结者，加槟榔、芒硝、大黄通腑泄热。

(二) 外治法

中药塌渍疗法

初起红斑、丘疹、风团等皮损，可选用三黄洗剂敷洗患处；红肿痒痛剧烈者，可用季德胜蛇药片或片仔癀研末，水调敷于患处；水疱破溃红肿糜烂，可用马齿苋煎剂湿敷，再用青黛散油剂涂抹。

蜂蜇伤者应先拔去毒刺，火罐吸出毒汁，消毒后外涂紫金锭。

(三) 其他治法

各类虫咬皮炎症状轻者，可外涂炉甘石洗剂、5%樟脑乙醇、绿药膏等，或外涂糖皮质激素类药膏；形成结节者，可皮损内注射糖皮质激素；蜂蜇伤者，拔出毒刺，排出毒汁，局部涂3%~10%氨水或5%~10%碳酸氢钠溶液，疼痛剧烈者可在患处皮下注射1%盐酸吐根碱溶液，或在蜇伤近端或周围皮下注射1%~2%普鲁卡因；瘙痒剧烈者，可口服抗组胺药物；皮疹泛发、过敏反应严重者可短期口服或注射糖皮质激素；过敏性休克者，应立即抢救。

【预防及调摄】

(1) 注意个人防护及职业防护，少接触宠物、家禽，保持环境卫生，避免昆虫叮咬。

(2) 昆虫叮咬时，应将其掸落，勿拍打虫体；高敏人群应随身携带急救药盒。

(3) 儿童户外活动应涂防蚊虫叮咬药物或护肤品。

第三节 虱 病

虱病是一种由于虱虫寄生于人体后叮咬皮肤所引起的瘙痒性传染性皮肤病。皮损以丘疹、抓痕、血痂为主要表现，常在毛发根处发现虱虫，并伴有明显的瘙痒。根据虱虫寄生部位的不同，临床上又有头虱、体虱和阴虱之分。多在家庭及性伴之间传播，归属于中医学"虱疮""阴虱疮"等范畴。

【病因病机】

本病总因起居不慎，感染虱虫，虫毒湿浊之气瘀滞于毛发、肌肤所致。

【临床表现】

根据虱虫寄生部位和好发人群的不同，可有各自不同的临床表现。

1. 头虱病

多见于妇女和儿童，虱虫及虫卵常黏附于头皮毛发根处，尤以枕后及耳后多发。皮损多为红斑、丘疹，瘙痒剧烈，搔抓破皮后可出现渗液、结痂，甚至化脓，头发可黏结成束状，散发恶臭，继发感染时可引起附近淋巴结肿痛。

2. 体虱病

皮损多见于躯干部，虱虫及虫卵常藏匿于内衣及被褥的褶皱当中。身体多毛者，也可在体毛上发现。皮损多为红斑、丘疹、风团，中央常有一叮咬后的出血点，由于瘙痒明显，常伴有抓痕及血痂。病情日久，皮肤可发生苔藓样变及色素沉着。

3. 阴虱病

多见于成人，与性接触有关，性伴常同患此病。主要发生于外阴部位，虱虫可黏附于阴毛根部，偶可侵犯腋毛、睫毛、眉毛。皮损多为丘疹、抓痕、血痂，或有糜烂、渗液，自觉瘙痒难忍。过度搔抓继发感染时，可引起毛囊炎、疖及臀核肿痛。

【辅助检查】

夹取毛发根部棕褐色附着物置于载玻片上，滴加10%的氢氧化钾溶液，略加热后可在显微镜下发现虱虫及虫卵。

【诊断要点】

（1）患者常有一定的接触或传染史。

（2）好发部位出现特征性皮损并伴有局限性瘙痒症状。肉眼或显微镜下发现虱虫或虫卵，即可确诊。

【鉴别诊断】

1. 头癣

为皮肤癣菌侵犯头皮、毛发引起的慢性传染性皮肤病。头皮鳞屑通常较厚，可引起脱发。真菌镜检有助于诊断。

2. 风瘙痒

主要症状为瘙痒，无明显原发性皮肤损害。可见由于搔抓造成的抓痕、血痂等，无传染性及好发部位。

【治疗】

本病一般不需内治，以外治为主。

治疗前通常将受感染部位的毛发剃除，选用10%~20%硫黄软膏或25%~50%的百部酊外涂患处，每日2次，连续3日。3日后用大量热水、肥皂沐浴，换洗的衣物、被褥开水煮沸、暴晒，以杀灭虫卵。未愈者，可再治疗1个疗程。

【预防及调摄】

(1) 加强卫生宣传，对公共浴池、旅馆、车船上的公用衣被应定期清洗消毒。

(2) 注意个人卫生，在浴池、宾馆等场所自备毛巾、浴巾。

(3) 发现患者应及时治疗隔离，阴虱患者应与性伴同治。

(4) 虱病患者使用过的日常用品宜用开水烫洗、暴晒，以彻底杀灭虫卵。

第四节 蠓螋疮

蠓螋疮是人体皮肤接触隐翅虫体内毒液引起的急性皮肤病。隐翅虫属甲虫类，为蚁状小飞虫，夜晚活动，叮咬人体时可分泌强酸毒液而损伤皮肤。皮损特点为接触部位出现条索状、点片状水肿型红斑，其上有密集排列的丘疹、水疱和脓疱，数目不定，自觉瘙痒、灼热，自身接种的皮损常呈抓痕状，可有糜烂及渗出，疱液沾染到其他部位正常皮肤可引起新皮损。本病多见于夏秋季节雨后闷热天气，各个年龄人群皆可患病。相当于西医的隐翅虫皮炎（paederusdermatitis）。

【病因病机】

本病总因起居不慎，外感蠓螋虫毒，虫毒湿热互搏，蕴郁肌肤所致。

【临床表现】

皮损好发面部、颈部、四肢及躯干等暴露部位。主要表现为接触虫毒数小时至1~2日后，接触部位出现条索状、点片状水肿型红斑，其上有密集排列的丘疹、水疱和脓疱，部分损害中心脓疱融合成片，可继发糜烂、渗出、结痂及表皮坏死，疱液沾染到其他正常皮肤可引起新皮损，若发生于眼睑及外阴部位则肿胀明显。自觉瘙痒、灼痛感。严重者可伴发热、头晕，局部臖核肿痛。病程约1周。愈后留有暂时性色素沉着。

【诊断要点】

(1) 夏秋季节暴雨后，有隐翅虫接触史。

(2) 皮肤暴露部位出现点簇状、线状或片状红斑，略水肿，上有密集丘疹、水疱或脓疱，并伴有瘙痒或灼热、疼痛症状。

【鉴别诊断】

急性湿疮

无明显的隐翅虫接触史，皮损多对称分布，呈多形性，以红斑、丘疱疹为主，糜烂、渗液甚，无明显的点簇状或线状表现。

【治疗】

本病常以外治为主，一般不需内治。若症状严重证属热毒蕴肤证者，可辨证治疗。

(一) 辨证论治

主症：面部、颈部、四肢及躯干等散在红斑，呈点簇状、线状或片状，上有密集丘疹、水疱或脓疱，瘙痒或灼热疼痛，严重者皮损红肿明显，疼痛剧烈；伴发热、头晕，局部臖核肿痛；舌质红，苔黄腻，脉滑数。

治法：清热利湿，凉血解毒。

方药：黄连解毒汤加减。皮损红肿明显者，加生地黄、丹皮、赤芍等清热凉血消肿；瘙痒剧烈者,加地肤子、白鲜皮、苦参等燥湿止痒;水疱甚者,加茯苓皮、冬瓜皮、白术等健脾利水;伴发热者,加生石膏、炒知母、柴胡等解肌退热。

(二)外治法

1. 中药塌渍疗法

皮损以水疱为主,渗液明显,可用大黄、黄柏、黄芩、苦参各等份,水煎取汁湿敷患处,每日3次。

2. 中药涂擦疗法

皮损以红斑为主,灼热疼痛明显,可拟紫草、忍冬藤、白芷、香油等调配复方紫草油,适量外涂患处,每日3次。

(三)其他治法

局部治疗用清水冲洗后湿敷,可选择 1∶5000～1∶8000 高锰酸钾溶液、生理盐水、0.1%依沙吖啶溶液、5%碳酸氢钠溶液等;红斑损害可选用炉甘石洗剂或糖皮质激素软膏;并发感染者可选用夫西地酸软膏、莫匹罗星软膏等;眼睑、外阴受累者可选用醋酸可的松滴眼液;症状严重者可口服抗组胺药物或短期服用糖皮质激素。

【预防及调摄】

(1)夏季夜间尤其潮湿气候时,应及时关闭门窗,避免隐翅虫接触。

(2)隐翅虫全虫成分有明显的毒性,不慎接触,不得拍打,须软性驱赶,避免二次伤害。

(唐 娟)

第六章 物理性皮肤病

第一节 日光性皮肤病

光是一种连续的电磁波，具有波粒二相性，波长以 nm（10—9m）为单位，且波长越长，穿透力越强而能量越小。日光中能引起皮肤病的有紫外线（UV）和可见光，UV 根据波长不同可分为 UVC、UVB 和 UVA，其中 UVB 和 UVA 是引起光敏性皮肤病的主要作用光谱，UVB 主要累及表皮，UVA 主要累及真皮。正常皮肤对光有一定的防御功能，其机制包括对光线的反射和折射及皮肤成分对光的吸收（主要是黑素细胞）。

日光（主要是 UV）照射对皮肤的影响包括免疫抑制、光老化、诱导肿瘤和导致光敏性皮肤病等，后者的发生机制包括光毒性反应和光变态反应，二者可同时存在或以其中一种为主，临床上有时不易区分。

光毒性反应是一种非免疫反应，是由光能产生的毒性物质（如单线态氧、超氧阴离子自由基等）、炎症介质（如趋化因子、蛋白酶等）直接作用于皮肤引起，可发生于任何个体。临床上可分为急性光毒性反应和慢性光毒性反应，前者主要是 UVB 的作用，一般发病急、病程短、消退快，病变主要在表皮，表现为晒斑、红斑、水肿甚至水疱。水肿或水疱主要是由 UVB 和 UVA 长期反复照射所致，病变主要在真皮及血管，表现为皮肤的光老化和光致癌作用等。

光变态反应是一种由光能参与的免疫反应，只发生于少数具有光敏素质的个体。某些光敏物质吸收光能后可形成半抗原，并与体内大分子结合形成完全抗原，后者诱导淋巴细胞介导的迟发性超敏反应。根据发病时间可分为速发型光变态反应（如日光性荨麻疹）和迟发型光变态反应（如多形日光疹）。光敏物可分为内源性（如卟啉）和外源性（如某些药物、食物等）。

一、日光性皮炎

日光性皮炎也称为日晒斑或日晒伤，是一种主要由 290~320nm 的中波紫外线（UVB）照射局部皮肤引起的急性光毒性皮肤反应，可以认为是皮肤对日光照射产生的一种急性炎症反应。

（一）病因病机

皮肤接受了超过耐受量的紫外线，以 UVB 为主。皮肤经紫外线过度照射后，细胞中蛋白质和核酸吸收大量的紫外线产生一系列复杂的光生物化学反应，局部产生多种活性物质，如 IL-1、IL-6、TNF、组胺、前列腺素等。这些物质弥散入真皮，引起血管扩张、细胞浸润等炎性反应，从而引起表皮、真皮的炎症反应。发病情况视日光强度、暴晒时间及个体皮肤敏感性而异。

(二) 临床表现

长期室内工作者突然短期室外劳动，或野外长途行军或进行较久的日光浴后易发生，浅肤色人群易发，在高山、雪山、海滩等环境易发，春末及夏季多见。多发生在暴晒日光后2~12小时内。皮损一般局限在曝光部位，初发皮损为鲜红至猩红色水肿性斑，边缘鲜明，重者可起水疱，局部自觉灼痛。皮损广泛时可有全身不适、寒战和发热等全身症状。数天后红斑和水肿消退，继以脱屑和暂时性色素沉着。

临床分为两期：

(1) 一度晒伤

局部皮肤于日晒后出现弥漫性红斑，境界清楚，24~36小时达高峰，72~120小时后逐渐消退，留色素沉着及脱屑。

(2) 二度晒伤

局部皮肤日晒后肿胀，甚至出现水疱或大疱，疱壁紧张，内容物为淡黄色浆液。有灼痛或刺痒感，可伴有心悸、恶心、呕吐等全身症状。

(三) 诊断依据

(1) 皮肤受到强烈日光暴晒后数小时内发病。

(2) 好发生在暴露部位皮肤，如面、颈、耳、手臂等处。

(3) 表现为局部皮肤弥漫性红斑、水肿，严重时可发生水疱，甚或大疱。

(4) 自觉患处灼热，干燥，微痒或刺痛。衣着摩擦处灼痛。

(5) 轻症者皮疹在1~2天由鲜红逐渐转变暗红，继而脱屑、消退，遗留不同程度色素沉着。

(6) 日晒面积广泛且病情较重者可伴有全身不适、发热、恶心、心动过速等全身反应。

(7) 见于春末夏初，肤色浅者易得病。

(四) 鉴别诊断

(1) 接触性皮炎

有过敏源或刺激物接触史，皮疹主要发生在接触部位。

(2) 植物日光性皮炎

食用特殊植物（如灰菜）后经受日晒而发病。

(3) 烟酸缺乏症

病史中有导致营养缺乏的因素，除皮疹之外有胃肠道症状和神经精神症状。

(五) 中医特色治疗

1. 辨证论治

(1) 内治法

①风热湿毒证

治则：疏风清热，利湿解毒。

方药：《医方集解》普济消毒饮加减。桑叶12g，薄荷10g，香薷12g，黄芩10g，牛蒡子15g，桔梗12g，板蓝根30g，生山栀12g，蒲公英10g，炙僵蚕12g，生甘草6g。

②热入营血

治则：凉血清营，清热解毒。

方药：《医方集解》清瘟败毒饮加减。鲜生地黄30g，丹皮12g，赤芍12g，黄芩10g，生山栀12g，生石膏30g，知母12g，玄参10g，连翘12g，桔梗10g，生甘草10g。水煎服，每日1剂。

（2）外治法

①未破溃或红肿，小水疱轻度渗出者，用蒲公英、野菊花或生地榆，马齿苋适量煎汤待冷后湿敷，每次30分钟，每日3～4次，亦可外搽三黄洗剂。

②局部糜烂、化脓、坏死者，九一丹掺在青黛膏上敷贴，每日1次。

③选用炉甘石洗剂（炉甘石、氧化锌、甘油、氢氧化钙溶液）、三黄洗剂等，湿敷。

④可用生肌白玉膏、甘草油（甘草、麻油，或用人中黄）、青白散水调。外涂。

2. 专方验方

（1）越婢加术汤，麻黄10g，生石膏50g，苍术12g，生甘草12g，生姜3片，大枣7枚，水煎服，每日1剂。

（2）蒲公英60g，煎汤代茶喝。

（六）西医治疗

应避免暴晒，烈日下外出前可在暴露部位外用物理性遮光剂如5%二氧化钛霜，也可选用含对氨基苯甲酸或二苯甲酮等成分的化学遮光剂，可根据个人皮肤色型选择遮光剂的日光保护指数（SPF）。

外用药物治疗原则为消炎、安抚、止痛。急性期红斑水肿皮损用3%硼酸溶液或生理盐水冷湿敷，外用炉甘石洗剂，严重者可用冰牛奶湿敷。有全身症状者可口服抗组胺药、非甾体类抗炎药，严重者可用糖皮质激素。

（七）预防与护理

1. 经常参加户外活动

使皮肤中产生黑色素，增强皮肤对日晒的耐受性。

2. 外用避光剂

如反射性遮光剂，15%氧化锌软膏，5%二氧化钠软膏。

二、多形性日光疹

多形性日光疹是一种获得性、特发性、间歇性反复发作的光敏性皮肤病。可能为一种迟发型过敏反应。致病光多为UVA，也可以同时由UVA和UVB引起。

（一）病因病机

目前认为本病是一种日光诱发的迟发型变态反应性皮肤病，其发生也可能与遗传、内分泌、微量元素、代谢异常等有关。

（二）临床表现

发病有明显的季节性，一般发生于春季和夏季。好发于中青年女性的曝光部位（如面部、颈后、颈前V形区、手背和前臂伸侧），而头发及衣物遮盖部位多不累及。皮损呈多形性，常见的有小丘疹、丘疱疹，也可表现为水肿性红斑、大丘疹或斑块，对每一位患者而言，常以一种皮损为主。瘙痒显著。多无其他全身症状，易反复发作。

（三）诊断依据

1. 病史

患者多在春季或夏初日晒后数小时至 5 天内发病，到秋冬季节消退，慢性病程，可持续多年。有发生类似病史的过去史且多次发病的皮疹表现类似。经常有类似发病的家族史。

2. 临床表现

日晒后在面部、颈、胸前和手臂等暴露部位感觉刺痒，继而发生红斑、丘疹、水肿等多种形态皮疹。慢性皮肤损害可以出现苔藓样变，伴有紫癜或毛细血管扩张。

3. 性别

多发生在青年女性。

4. 特点

皮肤紫外线红斑反应试验结果异常表现为红斑反应发生时间推迟、强度增加和持续时间延长，并且在红斑消退后出现皮疹等。

5. 光激发试验异常

UVA 或 UVB 照射皮肤后诱发皮疹。

（四）鉴别诊断

1. 日晒伤

属于急性皮肤反应，病程短。

2. 种痘样水疱病

暴露部位（鼻背、部、耳翼、手青背）日晒后发生红斑、黄豆大小暗红丘疹与丘疱疹，水疱中心有脐凹，形成糜烂。消退后留凹陷性萎缩瘢痕，青春期后病情缓解。

3. 卟啉症（红细胞生成性原卟啉症）

本病为常染色体显性遗传，有家族史。青春期前发病，日晒后暴露皮肤灼热感与红斑，急性期为红色水肿性斑片，慢性期为浅表蜡样瘢痕。

4. 红斑狼疮（DLE 和 SCLE）

DLE 皮损有黏附性鳞屑和瘢痕，SCLE 皮疹分布广泛，常伴有全身症状和免疫指标异常。皮损病理组织学具有特征性。

（五）中医特色治疗

1. 风热袭表证

症状：皮损发于面、颈等暴露部位，可为红斑、丘疹或风团样丘疹，颜色鲜红，大小不一，境界清楚，日晒加重，灼热、瘙痒，舌红，苔黄，脉浮数。

治则：清热凉血，疏风止痒。

方药：凉血消风汤加减。

2. 湿热郁蒸证

症状：皮损潮红肿胀，表面有丘疹水疱，糜烂渗液，结痂脱屑，日晒加重，避免后减轻，自觉灼热、瘙痒，舌红，苔黄腻，脉滑数。

治则：清热利湿，祛风止痒。

方药：龙胆泻肝汤加减。

（六）西医治疗

应避免暴晒，外出时可应用遮光剂防止紫外线过度照射。易感者也可在每年春季发病之前进行预防性光疗，先用小剂量紫外线照射皮肤，以后逐渐增加剂量以提高皮肤对光线的耐受力。

1. 外用药物治疗

应根据皮损性质和部位选用药物及剂型，可外用糖皮质激素，但应避免使用焦油类等潜在光敏物质。

2. 内用药物治疗

以口服抗组胺药为主，但应避免使用氯苯那敏、异丙嗪等光敏药物；症状明显、反复发作者可口服烟酰胺、氯喹或羟氯喹，β-胡萝卜素对部分患者有效；严重者可口服糖皮质激素或硫唑嘌呤。

（七）预防与护理

1. 防晒

多形性日光疹的预防措施有哪些？关键的问题是防晒，而且动手要早。特别是对阳光照射比较敏感的人，外出时一定要采取防护措施，如撑阳伞或戴遮阳帽，穿长袖衣、长筒裤，着浅色服装。SPF值越高，产生过敏的概率也越大，所以应根据具体情况适当选用。

2. 锻炼

经常参加户外锻炼可以增强体质、增强皮肤对紫外线的耐受能力，可采取循序渐进的方法，开始时间不要太长，选择早晚阳光不太强的时候，逐渐延长时间，长期坚持会慢慢收到效果。

第二节 慢性光化性皮炎

慢性光化性皮炎的病因不明确，与长期慢性光暴露有关，可能是一种光线刺激或过敏，或化学药物光线过敏造成的慢性皮肤损害。

一、病因病机

（1）在长波紫外线（UVA）、中波紫外线（UVB）照射下发生淋巴细胞介导的迟发型超敏反应，但在光敏物已经脱离或除去后，仍然存在慢性持久性光过敏状态。

（2）老年患者皮肤组织细胞中氧自由基形成过多导致老化现象，使外来过敏原不易被排除，促使光敏性增高。

（3）某些光敏物如化妆品、清洁剂中的香料、防腐剂、化学染料、焦油、酒精，某些药物补骨脂、磺胺类药物、四环素及灰菜等均可引起本病。

(4) 免疫调节紊乱。

(5) 色氨酸代谢障碍导致内源性光敏物产生。

(6) 皮肤成纤维细胞对紫外线的易感性增高。

二、临床表现

慢性光化性皮炎多见于50岁以上的男性，女性很少发病。皮损好发于面、颈、前臂伸侧和手背等光暴露区域，但亦可泛发于上臂、躯干至整个上、下肢等非暴露区域。有众多色素斑点，皮纹增粗，皮沟深，皮肤发硬，表面可以有鳞屑，可有色素紊乱，皮肤老化很明显。皮损于急性发作期呈小片状红色丘疹、丘疱疹或弥漫性红斑水肿，可伴有渗出，然后浸润增厚呈苔藓样斑块。

三、诊断依据

(1) 发生在曝光部位的慢性皮肤炎症，可以发展延伸到周围非暴露部位。

(2) 男性、室外工作者多见，有长期日光暴露史，部分患者有长期外用或接触化学品历史。很少发生在50岁以下人群。

(3) 皮疹为慢性湿疹样改变：包括皮肤红斑，浸润增厚形成斑块，急性加重时皮损鲜红、水肿、出现丘疹与小水疱。慢性期皮损暗红，苔藓化增厚，表面鳞屑，境界清楚。

(4) 好发生在面部、颈项部、手背：面部皮损可在前额等处形成融合性斑块，结节使皮肤皱纹减少，外观呈半透明状，形成狮样面。皮损长期存在不消退。

(5) 光敏感试验中，最小红斑量测定患者对UVB或UVA反应异常敏感。光激发试验或光斑试验可呈阳性。

(6) 组织病理改变为慢性湿疹改变，也可以类似假性淋巴瘤样浸润。

四、鉴别诊断

(1) 皮炎湿疹

发生部位与光暴露无关，与接触过敏或刺激物有关，光敏感试验无异常。

(2) 多形性日光疹

光接触后急性发病，表现为皮疹加重与消退间歇出现，有明确季节性，皮疹可以完全消退。

(3) 种痘样水疱病

发生在儿童，光暴露部位（鼻背、额部、耳翼、手背）日晒后发生红斑、暗红丘疹与丘疱疹，水疱中心有脐凹，消退后留凹陷性萎缩瘢痕。青春期后病情缓解。

(4) 其他需要鉴别的疾病

包括毛囊黏蛋白病、麻风、脂溢性皮炎等。

五、中医特色治疗

（一）辨证论治

1. 热毒炽盛证

治则：清热凉血解毒。

方药：犀角地黄汤合黄连解毒汤加减。药物组成：水牛角、生地黄、牡丹皮、赤芍、黄连、黄芩、黄柏、栀子、生石膏、竹叶等。或具有同类功效的中成药（包括中药注射剂）。

2. 湿毒蕴结证

治则：健脾除湿解毒。

方药：清脾除湿饮加减。药物组成：白术、茯苓、山栀、茵陈、生地黄、黄芩、苍术、泽泻、连翘、甘草等，或具有同类功效的中成药（包括中药注射剂）。

3. 血虚风燥证

治则：养血润燥、祛风止痒。

方药：当归饮子加减。药物组成：生地黄、白芍、当归、川芎、制首乌、白蒺藜、荆芥、防风、甘草等，或具有同类功效的中成药（包括中药注射剂）。4. 气滞血瘀证治则：疏肝理气、活血化瘀。方药：丹栀逍遥散合桃红四物汤加减。药物组成：牡丹皮、栀子、柴胡、茯苓、白术、桃仁、红花、生地黄、赤芍、当归、川芎、地肤子、白鲜皮、乌梢蛇、甘草等，或具有同类功效的中成药（包括中药注射剂）。

（二）中药提取物治疗

根据病情选择中药提取物治疗，病情较轻的可选用甘草提取物制剂，病情较重的可同时联合使用雷公藤类药物制剂。

（三）其他中医特色疗法

以下中医疗法技术适用于所有证型。

1. 中药外治

（1）中药湿渍：选用甘草等中药煎煮取汁，纱布浸入药水敷于患部，每日4~5次。

（2）中药汽化冷喷：中药局部湿敷后用冷喷机对患处汽化治疗。

（3）中药外搽：根据患者皮损特点可选用清热燥湿、润肤止痒、活血消斑等功效的中药溶液、洗剂、软膏等外用。

2. 针灸治疗

（1）体针法

辨证选取天柱、风池、风门、肺俞、百会、尺泽、足三里、太冲等穴，每日1次。

（2）耳穴埋针法

辨证选取肾上腺、神门、肺、大肠、内分泌等穴，用皮内针埋入，每天按压数次，每次压10分钟。

（3）耳穴压豆

辨证选取肾上腺、神门、肺、大肠、内分泌等穴，将中药王不留行籽置于小块胶布中央,然后贴在穴位上,嘱患者每日按压穴位数次,每次压10分钟。

六、西医治疗

(1) 查找并减少光敏感性药物或化学品,尽可能减少光接触。

(2) 皮损急性期外用类固醇皮质激素乳膏及对症治疗。

(3) 羟基氯喹0.1~0.2g,1日2次口服,或氯喹0.125g,1日2次。用药时应注意不良反应,定期眼科检查,同时口服烟酰胺、B族维生素等。

(4) 严重病例可以使用沙度利胺、环孢素A等,使用前需认真分析使用这些药物的利弊。

(5) 长期外用维A酸可能减弱皮肤光损伤,甚至有可能逆转皮肤日光损伤反应。

七、预防与护理

(1) 严格避光,避免人工紫外线光源如荧光灯、石英灯、电焊弧光等。

(2) 外出应戴宽边遮阳帽、打遮阳伞、穿长袖衣裤、使用宽谱遮光剂等。

(3) 避免接触和摄入光敏物,如菠菜、油菜、芥菜、雪菜、苋菜、芹菜、小白菜、刺儿菜等富含呋喃香豆素的蔬菜;喹诺酮类、磺胺类及四环素类抗生素、香豆素类(如甲氧沙林)、部分抗肿瘤药(如长春花碱)、部分抗真菌药(如灰黄霉素)、部分抗组胺药物(如扑尔敏、异丙嗪)及某些中药(如白芷、补骨脂)等;忌食辛辣刺激食物。

(4) 避免搔抓,以免继发感染。

第三节 痱子

痱子亦称粟粒疹,是汗孔闭塞导致皮肤内汗液潴留的一组疾病。

一、病因病机

在高温闷热环境下汗液的浸渍、角质层过度脱脂及表皮较多的细菌繁殖均能导致汗孔闭塞、汗液排泄受阻,汗管破裂,汗液外渗周围组织而发病。

二、临床表现

依据汗管损伤和汗液溢出部位的不同可分为以下4种类型。

1. 白痱

又称晶形粟粒疹,由汗液在角质层或角质层下汗管溢出引起。好发于卧床不起、术后体虚、高热患者的躯干和间擦部位。皮损为成批出现的针尖至针头大小的浅表透明水疱,表面无潮红,疱壁薄容易破裂。无自觉症状或有轻微瘙痒。1~2天内吸收,遗留极薄的细小鳞屑。

2. 红痱

又称红色粟粒疹,由汗液在表皮螺旋形的汗管处溢出引起。可发于除掌跖外的身体任何部位,尤以额、颈、躯干处为甚。皮损为密集排列的针头大小丘疹、丘疱疹,周围绕以红晕。伴有瘙痒和灼热感,搔抓后可致皮肤破损和继发感染如毛囊炎、疖等。

3. 脓痱

又称脓疱性粟粒疹,多由红痱发展而来。好发于幼儿皮肤皱襞处及头颈部。皮损为针头大的浅脓疱或脓性丘疱疹,细菌培养结果常为无细菌生长。

4. 深痱

又称深部粟粒疹,阻塞的汗管在真皮-表皮交界处破裂,表皮汗管常被反复发作的红痱破坏使汗液阻塞在真皮内而发生。多累及热带地区反复发生红痱者。好发于躯干,也可波及肢体和面部。皮损为密集的、与汗孔一致的非炎性丘疱疹,出汗时皮疹增大,皮肤可因汗腺导管阻塞而致出汗不畅或无汗。

三、诊断依据

根据发病季节、典型皮损等可以确诊。

四、鉴别诊断

本病需与夏季皮炎、急性湿疹等进行鉴别。

五、中医特色

1. 辨证论治

(1) 暑湿蕴结型

治法:清暑利湿,散热解毒。

方药:芦根30g,茵陈15g,藿香10g,黄芩10g,竹叶10g,滑石块20g,荷梗10g,生薏米30g,西瓜翠衣10g,六一散30g。

(2) 湿热郁蒸型

治法:清热利湿,透表散热。

方药:杏仁10g,滑石块20g,通草10g,竹叶10g,香薷10g,黄连10g,厚朴10g,藿香10g,冬瓜皮15g,生薏米30g,茯苓10g。

(3) 暑湿夹毒型

治法:清暑解毒。

方药:双花15g,连翘15g,黄连10g,黄芩10g,生地黄30g,菊花15g,栀子10g,丹皮15g,茅根15g,藿香10g,生石膏30g,六一散30g。

2. 单方成药

(1) 绿豆适量,煮水代茶饮。

(2) 六一散适量冲水代茶饮。

3. 局部治疗

(1) 马齿苋30g,煎水外洗,后扑撒痱子粉。

(2) 蒲公英30g,败酱草30g,车前草15g,煎水外洗,后扑痱子粉,适用于有脓疱者。

六、西医治疗

1. 外用药物治疗

以清凉、收敛、止痒为原则，洗澡后外用痱子粉或含有薄荷、樟脑成分的粉剂、洗剂，脓痱可外用2%鱼石脂炉甘石洗剂、黄连扑粉。

2. 口服药物治疗

瘙痒明显可口服抗组胺药，脓痱外用治疗效果不佳可口服抗生素；也可服用清热、解毒、利湿的中药（如金银花）。

七、预防与护理

（1）保持室内通风、凉爽，以减少出汗和利于汗液蒸发。
（2）衣着宜宽大，便于汗液蒸发。及时更换潮湿衣服。
（3）经常保持皮肤清洁干燥，常用干毛巾擦汗或用温水勤洗澡。
（4）痱子发生后，避免搔抓，防止继发感染。

第四节　手足皲裂

手足皲裂是指由各种原因引起的手足部皮肤干裂，既可是一种独立的疾病，也可以是某些皮肤病的伴随症状。

一、病因病机

由于掌跖部位皮肤较厚且无皮脂腺，在日常生活工作中受到摩擦可变得更厚而失去弹性，在干燥季节或环境下由于局部动作对皮肤的牵拉，可产生皲裂。局部皮肤经常摩擦，接触酸、碱或有机溶剂的人群易发本病，某些皮肤病（如慢性湿疹、手足癣、掌跖角化病、鱼鳞病）也易出现皲裂表现。

二、临床表现

好发于冬季，多累及成年手工劳动者的掌跖或经常受摩擦、牵拉的部位。皮损多顺皮纹方向发生。根据裂隙深浅程度可分为三度：一度仅达表皮，无出血、疼痛等症状；二度达真皮浅层而觉轻度疼痛，但不引起出血；三度由表皮深入真皮、皮下组织，常引起出血和疼痛。

三、诊断依据

（1）好发于手掌、指尖、指屈面及足跟、足外缘等处。
（2）表现为皮肤干燥、角化增厚，皮纹明显，沿皮纹出现直线或微弯曲的裂口，重者裂口可深达皮下，可有出血。
（3）自觉干燥、疼痛。
（4）好发于冬季，春暖时恢复，但翌冬又可再发。

四、鉴别诊断

(1) 接触性皮炎有接触致敏原历史,发病部位较局限,起病迅速或有反复加重情况。
(2) 手部湿疹病变出现湿疹化,如皮损剧痒、渗出、丘疱疹等。
(3) 手足癣趾间浸渍、丘疱疹,瘙痒剧烈。
(4) 掌跖角化病具有先天性发病特点,常年发病,双侧对称。可有家族史。

五、中医特色治疗

1. 内治法

(1) 当归丸:每次10粒(浓缩丸),每日3次。
(2) 八珍丸:每次9g,每日2次。
(3) 阿胶补浆:每次20mL,每日3次。

2. 外治法

(1) 紫归治裂膏或伤湿止痛膏外贴。洗足、手时不必揭掉,保持局部湿润。
(2) 白及粉15g,生猪板油60g,拌和外涂。
(3) 鱼肝油外涂。或者直接涂抹杏仁肤脂。深层滋润干裂皮肤。
(4) 地骨皮30g,白矾15g。水煎取汁,加入白矾溶化后浸泡患处,一日一次,拭干后再涂以万花油软膏或蛤蜊油等,可滋阴润肤生肌。
(5) 苍术30g,白及30g,骨皮30g,红花10g。将上述药水煎取汁约1500mL,倒入盆中,趁热将患处浸泡于药液中,每次10~20分钟,每日1剂,每剂可用2次,可收敛生肌。
(6) 验方:桂枝25g,红花12g,盐附子12g,白及15g,鹅不食草12g,加水煮成热药水,将热药水对患处、皲裂部位进行泡洗,3天1剂为1个疗程。

六、西医治疗

(1) 以局部外用治疗为主

在睡前热水泡洗后,外涂5%水杨酸软膏或10%~20%尿素软膏、0.025%~0.1%维A酸膏等。

(2) 角化过度的严重病例

可以在用热水泡洗后外涂角质剥脱作用较强药膏(如复方水杨酸软膏、20%尿素软膏)并予以封包过夜,连用数日,直至角化过渡层变薄。

七、预防与护理

(1) 手足皲裂是冬季较为常见的一种皮肤病,在干燥寒冷的季节宜多吃油脂。
(2) 病程较长或年老患者应该增加营养,适当多吃一些猪肝、猪皮、羊肉、阿胶、鱼肝油丸之类食品。
(3) 由于冬季气候寒冷干燥,出汗较少,皮肤易干裂起皱,因此应特别注意手和足部的防寒保暖,经常用温热水泡洗,外搽护肤品,以免发生冻疮而加剧手足皲裂。
(4) 平时生活中还应注意饮食多样化,多吃水果和蔬菜,多饮水,适量摄入富含蛋白质的食物，保持皮肤的水分和弹性，这样就可预防手足皲裂的发生。

第五节　褶　烂

褶烂又称摩擦红斑、间擦疹。

一、病因病机

皮肤的皱褶部位由于温热、出汗、潮湿引起角质层浸渍，活动时使皮肤相互摩擦刺激而产生浅表性皮肤炎症。

二、临床表现

本病多发于湿热季节。好发于婴儿和肥胖成人的皱褶部位（如颈、腋下、乳房下、腹股沟、臀沟、指和趾缝等处）。皮损初起为境界清楚的鲜红或暗红斑，表面潮湿，分布与相互摩擦的皮肤皱褶一致，如不及时处理，皮损表面可出现丘疹、水疱、糜烂、渗出，严重者可出现溃疡。自觉瘙痒或灼痛。若继发念珠菌感染，则白色浸渍更加显著，并可出现卫星状丘疹；若继发细菌感染则可出现脓性分泌物并有灼痛。

三、诊断依据

（1）多发生于湿热季节。
（2）好发于小儿及肥胖成人。
间擦皮炎的皮损限于皱褶部位，如颈前、腋窝、乳房下、腹股沟阴囊皱襞等处。
（3）损害处皮肤潮湿多汗，潮红肿胀，表皮浸渍，容易形成糜烂与浆液渗出。损害境界清楚，范围与相互摩擦的皮肤皱褶面相一致。
（4）若合并感染时周围可见红晕及可伴有附近淋巴结炎或淋巴管炎。
（5）自觉痒感及灼痛。

四、鉴别诊断

1. 股癣
皮损周边可见丘疹与丘疱疹、鳞屑，真菌直接镜检阳性。

2. 湿疹
患处可见红斑、丘疹、水疱等多形损害，病程长，反复发作。

3. 白色念珠菌病
发生在小儿颈部、股部皱褶处，皮肤浸渍，可见丘疹、鳞屑。真菌镜检阳性。

五、中医特色治疗

1. 内治法
中医辨证属湿热蕴积，热重于湿。治以清热利湿佐以凉血。方以清热除湿汤加减。瘙痒明显加白鲜皮、苦参；渗出、浸渍明显加马齿苋、茯苓；伴发脓疱加蒲公英、金银花、龙葵。

中成药方面，渗出明显者属湿热蕴积，热重于湿，用龙胆泻肝丸、二妙丸、萆薢渗湿丸以清热利湿；红斑重属血热风盛、湿毒瘀结，用皮肤病血毒丸、石蓝草合剂、湿毒清胶囊、除湿丸以清热利湿解毒，凉血活血散瘀。

2. 外治法

本病外治以收敛、祛湿、干燥为原则，可以马齿苋洗剂或清热消肿洗剂或皮肤康洗液稀释后外洗，也可以外涂炉甘石洗剂或1%薄荷三黄洗剂，或用青黛粉、滑石粉、松花粉、痱子粉、止痒粉（滑石、炉甘石、冰片）、青蛤散（黄柏、青黛、煅蛤壳、煅石膏、轻粉）外扑。

六、西医治疗

治疗主要为局部治疗，方法如下。

（1）用 Burow 溶液湿敷渗出性病损，每天3~4次。

（2）皱褶部位撒上干燥粉剂，并以吸湿性棉布隔开。

（3）外涂炉甘石洗剂可起安抚和干燥作用红斑时可撒布粉剂，如硼酸滑石粉、痱子粉、松花粉外扑；或搽硼酸乳膏后再撒粉剂。

（4）初期可用糖皮质激素或激素抗生素洗剂或霜剂，或凝胶剂涂患处，每天2~3次。然而要避免长期使用。

（5）新生儿皮肤褶烂可用鞣酸软膏治疗。处方：鞣酸100g，甘油200g，焦亚硫酸钠2g，蒸馏水20mL，单软膏678g，经加热、搅匀配制成鞣酸软膏1000g。

（6）伴有局部感染者，可用敏感的抗生素治疗。

（7）糜烂渗液时，先用1∶8000高锰酸钾溶液或3%硼酸溶液清洁局部后扑粉，或用2%硼酸溶液湿敷，亦可用紫草地榆油外涂后再扑粉。有感染者，可在油膏中加抗菌药物如呋喃西林等。

（8）落屑期可用洗剂，如炉甘石洗剂、2%冰片或5%白矾炉甘石洗剂。

七、预防与护理

（1）生活和工作的地方应保持凉爽和干燥，使用电风扇或空调是有益的。

（2）衣服需要轻质、宽大，并有吸湿性，避免穿毛料、尼龙及合成纤维。

（3）洗澡、淋浴以保持皮肤皱褶部位清洁干燥，每天2次扑痱子粉或滑石粉。

（4）避免使用封包性油膏、刺激性软膏或化妆品。

（5）在尿便失禁病例，可用有保护作用的软膏、洗剂、粉剂或霜剂。需长期卧床的重症患者用0.002%碘伏液擦浴可预防皮肤褶烂。

（唐　娟）

第七章 角化性皮肤病

第一节 毛囊角化病

一、病因病机

本病又名 Darier 病、Darier-White 综合征。发病与遗传有关,目前已确定其致病基因位于 12q23-24,由于 ATP2A2 基因突变所致。该基因编码肌内质属 ATP 酶 2 型,这是一种在上皮细胞内高表达的酶,其功能是将细胞质内钙离子泵入内质网。其功能的缺陷导致钙离子依赖的细胞间黏附因子的异常,致使上皮细胞结构与功能受损。因此本病可以累及皮肤或黏膜上皮,并非毛囊性疾病。

二、临床表现

本病出生时没有,通常开始于 10-20 岁。男女无差异。好发典型部位为面部前额头皮和胸背。这些部位有很多皮脂腺,但皮损也发生于无皮脂腺部位(掌跖)、角化和无角化上皮如黏膜、角膜和下颌下腺。本病见于各种族,男女发病率相等。

早期的皮损为细小、坚实、正常肤色的小丘疹,但不久即有油腻性、灰棕色、黑色的痂覆盖在丘疹顶端面,去除后丘疹顶端暴露出漏斗状小凹,丘疹逐渐增大成疣状,常群集并趋向融合,形成不规则的疣状斑块。位于屈侧腋下、臀沟及腹股沟等多汗、摩擦处的损害增殖尤为显著,形成有恶臭的乳头样和增殖性损害,其上有皲裂、浸渍及脓性渗出物覆盖。

皮损好发于皮脂溢出的部位,如头皮、前额、耳、鼻沟、颈、肩、前胸、背中线部、腋下等,也可扩展到整个下、四肢屈侧、臀部和生殖器部,最早皮损的常见部位是耳后头皮部的皮损常覆盖油脂样污细,一般无脱发。面部的皮损在鼻部特别严重,唇部可有结痂、皲裂肿胀和浅表性溃疡,舌背部可发生斑状角化和浅表性有糜烂,在齿龈和腭部常可有小白丘疹;在掌跖常可有点状角化,并可相互融合形成掌跖弥漫性角化;在手足背和胫前可有扁平疣样丘疹。

三、诊断依据

1. 发病规律

本病属于常染色体遗传,男女发病率相等,个别为散发病例。一般在青春期前起病,夏重冬轻,日晒可使病情加重,此时在腋下、股内侧等多汗摩擦皱褶部位出现糜烂、结痂和较多脓性分泌物,有臭味。

2. 皮肤损害

（1）好发部位

皮肤损害好发生在皮脂溢出部位，如头皮、前额、鼻两侧数部、上胸背部、腋下、腹股沟、臀沟和外阴等处，多对称分布。少数患者皮疹局限或呈线状分布。

（2）皮损特点

病初表现毛囊性丘疹，细小、坚实。逐渐增大成疣状增生的斑块，表面粗糙、有棕黄色或污灰色皮损，表面有油腻性结痂或鳞屑。揭除表面结痂形成漏斗状小斑块。

（3）甲损害

有的患者可出现甲损害，表现为甲下角化过度、甲脆易碎、V形缺损，或存在白色或红色纵纹。

3. 黏膜损害特点

常有口腔黏膜损害，表现为舌与齿龈的白色小丘疹和糜烂。也可以累及口咽、食道、肛门或直肠黏膜。

4. 自觉症状

多无明显不适症状，或仅有轻度瘙痒，皮损破溃时自觉疼痛。

5. 组织病理

显示表皮角化过度，棘层肥厚，乳头状瘤样增生。基底层上方棘层松解，形成裂隙性水疱，并可见圆体和谷粒。真皮浅层可见慢性炎症细胞浸润。

四、鉴别诊断

（1）黑棘皮病皱褶部位色素加深，皮损呈天鹅绒样，病理上没有棘层松解和角化不良细胞。

（2）融合性网状乳头状瘤病皮损主要发生在上胸背部，为褐色斑丘疹，中央融合，周围呈网状。

（3）家族性良性慢性天疱疮皮损分布部位主要在容易摩擦部位，如腋下腹股沟等处，可见水疱和糜烂面形成。

（4）脂溢性皮炎好发生于脂溢区皮肤，表现为炎症性红斑、脂性脱屑、无角化性丘疹。

（5）脂溢性角化发生在中老年人。主要发生在面部、手背和躯干部，皮疹为境界清楚的角化性扁平斑丘疹，可呈乳头状瘤样改变。

五、中医特色治疗

中医治疗方面，临床多为个别案例报道，总结很少。根据中医辨证论治的观点，可分以下几型。

1. 脾虚湿盛

常用参苓白术散（人参、茯苓、白术、扁豆、陈皮、旱莲草、山药、炒薏仁、桔梗、大枣）加减。

2. 气血两虚

药用八珍汤（当归、川芎、生地、白芍、人参、茯苓、白术、甘草）加减。

3. 气滞血瘀

行气活血，当属血府逐瘀汤（当归、生地、桃仁、红花、枳壳、甘草、赤芍、柴胡、川芎、桔梗、牛膝）加减。

4. 血虚风燥

可用消风散（荆芥、防风、蝉蜕、柴胡、麻仁、苦参、苍术、知母、石膏、牛蒡子、木通、当归、生地黄、甘草）加减。

此外，煎煮中药第三遍的汤汁往往可以用来做熏洗湿敷，尤其是在渗液时效果很好。一些经典的古方外用药也可以应用，如黄连膏、金黄膏、青黛散、解毒酊等。

六、西医治疗

尚无特异性治疗方法，可以试用以下方法。

（1）皮疹全身泛发者可口服阿维A酯、阿维A或异维A酸（泰尔丝）。

（2）皮损局限者外用0.025%~0.1%维A酸软膏、他扎罗汀软膏或阿达帕林（达芙文）软膏。

（3）局限型增殖肥厚严重的皮损可考虑局部磨削、激光治疗或手术切除后植皮。

（4）局部金黄色葡萄球菌感染可能使某些患者病情发作，可选择应用敏感抗生素。

七、预防与护理

病人应避免烈日暴晒。保持局部清洁，减少局部摩擦。由于本病为遗传性疾病，故应绝对禁止近亲结婚。

第二节 汗孔角化症

一、病因病机

汗孔角化症与遗传有关。部分患者表现为常染色体显性遗传性特点。中医学认为本病的病因病机包括以下几点。

（1）先天禀赋不足，肝肾亏损，阴液亏损，血脉不充，日久血液凝聚形成瘀血，阻于肌肤而成。

（2）情志不遂，气郁化火，炼液成痰；或肝脾不和，脾失健运，痰浊内生，痰郁互结，阻于肌肤。

二、临床表现

皮损开始为一小的角化性丘疹，缓慢地向周围扩展形成环形、地图形、匐行性或不规则形的边界清楚的斑片，边缘呈堤状、有沟槽的角质性隆起，灰色或棕色，中心部分皮肤干燥光滑而有轻度萎缩，缺乏毳毛，其间汗孔处有时有针头大细小的角质栓。皮损形态不一，可从细小的角化性丘疹直至巨大疣状隆起，有时因边缘窄，颜色深而像一圈黑线，或因向单一方向扩展形成线状，或因中央发生新疮而形成多环形。皮损直径大小可自几毫米至几厘米，数目也因人而异，从单个至百余个不等，数目多时常呈带状分布于某一区域，受外伤处可以出现新疹。

皮损好发于四肢（尤其在手、足部）、面部、颈部、肩部及外阴，也可累及头皮及口腔黏膜，不同部位的皮损有不同的临床表现，位于受压或摩擦部位皮肤增厚处者，堤状角质性隆起的边缘特别显著；位于趾间者类似鸡眼；位于面部者边缘为地图状黑色隆起，位于皮肤娇嫩处（如腋下），其角化和脱屑均轻；位于踝部者皮损有时类似疣状痣；位于头皮者产生斑秃；位于口腔黏膜者边缘浸清晰，呈乳白色升高的条索；位于阴茎者产生糜烂性龟头包皮炎。如甲母质受累则可发生甲营养不良、甲板增厚、浑浊并起嵴纹。

本病男性较多见，初发于幼年期，但也有起于成年者，一段无主观症状皮损往往持续存在，趋向缓慢不规则地进展。

三、诊断依据

1. 发病规律

属于常染色体显性遗传性疾病，一个家族中几代、多个成员患病。多数患者从儿童期开始发病。最常见的皮损表现为斑块型和单侧线型汗孔角化症两种类型，其他类型包括浅表播散、角化过度、掌跖泛发、点状等。

2. 皮损特点

发生初期为小角化性丘疹，逐渐缓慢向周围扩大，形成环形、地图形的皮损，境界清楚。皮损边缘堤状隆起，有沟槽状角化物质，颜色灰色真棕色，中央区皮肤光滑、干燥并有轻度萎缩，缺乏毳毛。皮损大小不一致，由数米至数厘米大小。数目数个到上百个不等。

3. 好发部位

好发生在四肢、面部、颈部等暴露部位。可以累及黏膜、甲、毛发等。

4. 自觉症状

一般无自觉症状，部分患者可有皮损处瘙痒。

5. 临床分型

根据临床表现不同，分为不同的临床类型。

6. 组织病理

从皮损周边堤状隆起处取材，可见在充满角蛋白的凹窝部中央有角化不全柱。

四、鉴别诊断

1. 扁平苔藓

皮损紫红色，轻度苔藓化浸润，表面可见细纹理，自觉瘙痒。黏膜累及常见。

2. 疣状表皮痣

可见表面乳头状增生丘疹，密集融合，线条状分布。

3. Bowen 病

皮损为淡红褐色斑,有厚角质,可互相聚合,边缘略微隆起中央部分可以消退或发生瘢痕。

4. 匐行性穿通性弹力纤维病

为淡红色或正常肤色角化性小丘疹,环状排列,匐行性分布,中间皮肤轻度萎缩。

五、中医特色治疗

1. 内治法

(1) 阴亏血瘀型

治法:育阴化痰,软坚。

方药:通幽汤加减。

药物组成:生地黄、熟地黄、当归、桃仁、红花、枸杞子、女贞子、旱莲草、丹参、赤芍。

加减:口干明显者加玄参、麦冬;两目干涩者加菊花;伴有潮热者加地骨皮、知母;腰膝无力者加续断、寄生。

(2) 痰瘀互结型

治法:解郁化痰,软坚散结

方药:温胆汤加减。

药物组成:半夏、陈皮、竹茹、枳实、茯神、郁金、菖蒲、川贝母、丹参、桃仁、红花、山慈菇、夏枯草。

加减:咽喉不利者加射干、海浮石;大便干者加生大黄;两胁胀痛者加川楝子、元胡;精神障碍者加牡丹皮、礞石。

2. 外治法

外涂紫草膏。

六、西医治疗

(1) 对症治疗外用5%~10%水杨酸软膏,或0.05%~0.1%维A酸软膏、他扎罗汀软膏或阿达帕林(达美文)软膏。

(2) 皮疹泛发患者可口服阿维A酯、阿维A或异维A酸(泰尔丝)。

(3) 日晒病情加重的患者可口服氯喹或羟基氯喹。

(4) 皮损孤立、较小者,可 CO_2 激光、电灼、液氮冷冻或手术切除。

(5) 定期随访,必要时重复活检,有恶变迹象应手术切除。

七、预防与护理

(1) 注意皮肤护理及卫生,防止继发感染。

(2) 多吃新鲜蔬菜、水果。

(3) 忌用刺激性强的外用药。

(4) 禁止近亲结婚。

第三节 掌跖角皮病

一、病因病机

本病又称掌跖角化病,部分患者为遗传性,也有部分患者为获得性,主要发生于绝经期妇女。某些疾病如毛发红糠疹、汗孔角化症等病也可以出现掌跖角化过度。

中医病因病机为禀赋不足,肝肾阴虚,阴精不足,不能荣养肌肤;脾肾阳虚,温煦无力,气血不达四末,肌肤失养;脾气虚损,气血生成不足,不能营养肌肤。

二、临床表现

多从婴儿期开始发病,轻者仅有掌跖皮肤粗糙,严重时掌跖出现弥漫性斑块状、边缘清晰的角质增厚,表面光滑、色黄,酷似胼胝,或呈疣状增厚,足弓一般不受累,常可因皮肤弹性消失而发生皲裂和引起疼痛,造成手足活动困难。局部一般无炎症,但因常伴有多汗症而引起浸渍的外观。角化过度损害可延伸至掌跖侧缘或手足背,但膝、肘很少累及。甲板也常增厚而呈浑浊状。皮损一般呈对称分布,角化损害持续终身而不会自动消退。部分患者可合并鱼鳞病或其他先天性异常,如假性趾(指)断症和指(趾)端溶骨症等。

三、诊断依据

(1)在掌跖和指、趾屈侧对称分布角化过度,可以蔓延达掌跖侧缘及指(趾)关节伸面。少数患者肘、膝、胫和踝前亦可累及。

(2)初起时常有掌跖多汗现象。损害处皮肤角质层增厚、变硬,表面干燥粗糙,呈浅黄色,边缘清楚,无炎性反应。

(3)一般无自觉症状,但有时可有剧痒,发生裂隙时有触痛或疼痛,触觉迟钝,症状在寒冷干燥季节加重。

(4)遗传性掌跖角化病患者多在20岁以前发病。

(5)病程缓慢,持续多年不退。

四、鉴别诊断

(1)与合并内脏疾病的掌跖角化症相鉴别。

(2)手足胼胝多发生在受压部位,压迫痛明显。

(3)角化过度型手足癣的皮损边缘可见水疱与丘疱疹,真菌镜检阳性,瘙痒症状显著。

(4)慢性湿疹多有局部刺激或致敏物质接触史,瘙痒症状显著,可伴有屈侧面皮肤湿疹损害。

(5)砷角化病多有长期慢性接触砷的历史,发病年龄大,皮损为散在多发的角化性丘疹。

(6)II型酪氨酸血症从婴幼儿开始发病,皮损为发生在掌跖部位的红斑、角化结痂和糜烂损害,常呈线状分布;伴有角膜炎。血液和尿液中酪氨酸显著升高,肝肾功能正常。

五、中医特色治疗

1. 内治法

（1）肝肾阴虚证

治法：滋补肝肾，养血润燥。

方药：大补阴丸加减。

组成：熟地黄12g，知母9g，黄柏9g，龟甲12g，猪脊髓1条，当归9g，鸡血藤15g，桑枝15g，牛膝9g，枸杞子9g，女贞子9g，旱莲草9g。

加减：口干明显者加玄参、麦冬各9g；潮热者加地骨皮12g，青蒿9g；心悸气短者加玉竹、白薇各9g；眼睛干涩者加菊花9g。

（2）脾肾阳虚证

治法：温补脾肾，益气和血。

方药：肾气丸合理中丸加减。

组成：熟地黄15g，山萸肉9g，山药15g，泽泻9g，茯苓12g，肉桂2g，淡附片9g，白术9g，苍术9g，炙甘草5g，人参6g，当归9g。

加减：腹胀明显者加厚朴6g；食欲不振者加砂仁、白蔻仁各2g；腰膝无力者加杜仲、桑寄生各9g；气短自汗者加黄芪、防风各9g。

（3）脾虚血弱证

治法：补脾养血。

方药：理中丸合当归补血汤加减。

组成：人参6g，白术9g，炙甘草5g，黄芪12g，当归9g，白芍9g，鸡血藤15g，路路通9g，白鲜皮9g，地肤子9g。加减：腹胀者加厚朴、木香各6g；便溏者加苍术9g；饮食量少加鸡内金5g；心悸失眠者加柏子仁、酸枣仁各9g。

（4）肝瘀血虚证

治法：疏肝解郁，和血润燥。

方药：加味逍遥丸合当归饮子加减。

组成：当归9g，白芍9g，柴胡6g，茯苓12g，薄荷6g，生地黄12g，首乌15g，川芎6g，白蒺藜15g，防风9g，生甘草5g。

加减：胸胁胀痛明显者加川楝子9g，延胡索9g；烦躁易怒者加郁金、香附各9g；不寐者加酸枣仁、知母各9g。

2. 外治法

（1）外涂润肌皮肤膏（大风子仁、红粉、核桃仁、松香、蓖麻仁、樟脑、蜂蜡、麻油），每日2次。可于涂药后加热烘10~20分钟，然后擦去药膏。

（2）外涂紫归治裂膏（当归、紫草、冰片、白芨、松香、石蜡），每日2次。

（3）外涂润肤愈裂膏（紫草30g，轻粉5g，白蜡30g，猪脂200g，香油300g，冰片1g，煎熬成膏即成），每日2次。

（4）王不留行30g，明矾10g，桑枝20g，煎水熏洗。每日1~2次，每次20分钟。熏洗后任选上述药膏中的一种涂擦。

六、西医治疗

（1）外用角质松解剂，如 5%~10% 水杨酸软膏，0.1% 维 A 酸软膏及 15% 尿素软膏等；或他扎罗汀软膏或阿达帕林（达芙文）软膏等。可采取封包治疗。

（2）煤焦油或黑豆馏油软膏。

（3）避免摩擦、干燥。

（4）口服维生素 A25000~30000U，每日 3 次。

七、预防与护理

（1）加强营养，多食新鲜蔬菜和水果，忌食油腻食物及辛辣。

（2）平时经常要用软膏涂搽手掌、足跖，以防发生皲裂。

（唐　娟）

第八章 中西医结合治疗皮肤病

第一节 荨麻疹

荨麻疹,又名"风疹块"是一种临床较常见的皮肤黏膜过敏性疾病,是由各种因素致皮肤黏膜血管发生暂时性炎性充血与大量液体渗出而造成的皮肤局限性水肿性损伤。临床表现为大小不等的局限性水肿性风疹块,其特征为迅速发生与消退,退后无痕迹伴有剧痒。严重者可伴有发热,如胃肠亦有风疹块还可伴有腹痛、呕吐、腹泻等症状。临床根据病程长短,一般把起病急,病程在3个月以内者称为急性荨麻疹;风团反复发作超过3个月以上者称为慢性荨麻疹,另外根据临床表现不同,又可分为以下几种特殊类型的荨麻疹,如寒冷性荨麻疹、热性荨麻疹、胆碱能性荨麻疹、日光性荨麻疹、压迫性荨麻疹、水源性荨麻疹等。

荨麻疹属中医学的"瘾疹"、"鬼风疙瘩"的范畴。

一、病因病机

(一) 中医

中医学认为荨麻疹病因总由禀性不耐,人体对某些物质敏感所致。可因食物、药物、生物制品、病灶感染、肠寄生虫病而发。或因情志不畅、外感寒热风邪等因素而发。

荨麻疹的中医病机可由风寒外袭、蕴积肌肤,致使营卫不和而起;或由风热之邪,客于肌表,引起营卫失调所致;或由饮食不节、或有肠寄生虫,致肠胃湿热,郁于皮肤腠理间而发;或平素体弱、气血不足,或病久气血耗伤,因血虚生风、气虚卫外不固,风邪乘虚侵袭所致;或由情志内伤,冲任失调,肝肾不足,肌肤失养、生风生燥、郁于肌肤而成。

(二) 西医

西医认为,本病因复杂,可由各种内源性或外源性的复杂因子引起,常见的可以归纳为:

1. 食物

进食某些食物特别是蛋白质一类物品,如鱼、虾、蟹、牛奶、蘑菇、草莓、番茄、核桃和其他海味等以及一些腐败食物。

2. 药物

如青霉素、安乃近、痢特灵、磺胺、胰岛素、肝素、血清、疫苗、阿司匹林、吗啡、肝精和维生素 B_1 等。

3. 感染

其中寄生虫感染如蛔虫、钩虫、血吸虫、丝虫、阿米巴和疟原虫等;病毒感染如肝炎、传染性单核细胞增多症和柯萨基病毒感染等;细菌感染如齿槽脓疡、鼻旁窦炎、扁桃体炎、化脓性乳腺炎、败血症等；真菌感染如白色念珠菌、癣菌疹等。

4. 吸入物

如花粉、真菌孢子、动物皮屑、羽毛、挥发性化学品和其他空气传播的过敏原。

5. 物理及化学因素

如冷、热、日光、摩擦及压力等物理性和机械性刺激，或某些化学物质进入人体而发病。

6. 遗传因素

与某些类型如家族性冷性荨麻疹等有关。

7. 内分泌等系统疾病

如发生在糖尿病、甲状腺功能亢进、月经不调、肾病、胆病、白血病、淋巴瘤、帕金森病等。

8. 精神因素

如情绪波动、精神紧张、抑郁等可诱发本病。

9. 其他

昆虫（蜂等）叮螫、毒毛刺入以及接触荨麻、蚁醛、羊毛等。

(三) 发病

荨麻疹的发病机制有变态反应和非变态反应两种：

1. 变态反应性

属Ⅰ、Ⅲ型反应，其中多数属Ⅰ型反应，在此型反应中的抗体 IgE 或反应素与血管周围肥大细胞和血循环中嗜碱粒细胞相结合，当抗原再次进入，并与肥大细胞表面 IgE 特异性结合后，引起肥大细胞膜如膜层结构稳定性改变，及其内部一系列生化变化如酶的激活，促使脱颗粒和一系列化学介质的释放，如组胺等引起血管通透性增加、毛细血管扩张、平滑肌痉挛和腺体分泌增加等产生皮肤、黏膜、消化道和呼吸道等一系列症状。另一种属Ⅲ型即抗原抗体复合物反应型，最常见的抗原是外来蛋白和药物如痢特灵、青霉素等，较少见的微生物抗原如链球菌、结核菌抗原或澳大利亚抗原等，抗原抗体复合物激活补体形成过敏毒素（C3a、C5a）刺激肥大细胞释放组胺等引起由免疫复合物引起的荨麻疹，临床上除风块外，尚往往伴发热、关节痛、肾和心等损害，皮损内尚可有补体和 IgG 的免疫荧光证据。

引起本病的化学介质主要是组胺，此外，激肽特别是缓激肽，也起一定致病作用。后者是一种肽类血管活性物质，能使平滑肌收缩、血管扩张和通透性增加，它是由激肽酶作用于血清或组织的蛋白质而生成，而激肽酶是被组胺引起的水肿等病变过程所激活。约 1/3 慢性荨麻疹患者对激肽酶和缓激肽呈异常反应，其特征是一种迟发性风团反应。有些慢性荨麻疹病例的发生，与前列腺素 E 有关，前列腺素 E 有较强和持久的扩血管作用，可引起风团。有些荨麻疹的发生，与伴有过多的纤维蛋白沉积或纤维蛋白溶解所导致的不平衡有关，增多的纤维蛋白降解产物有血管活性作用，从而导致毛细血管通透性的改变。乙酰胆碱在胆碱能性荨麻疹中起重要发病作用。此外，其他化学介质如5-羟色胺、缓慢反应物质，以往认为与荨麻疹的发病有关，现证实关系不大。

2. 非变态反应性

可由下列物质进入体内刺激肥大细胞释放组胺（组胺释放剂）等引起。

（1）某些药物：阿托品、箭毒、吗啡、奎宁、阿司匹林、毛果芸香碱、罂粟碱、多黏菌素B、可待因、可卡因等。

（2）毒素：蛇毒、细菌毒素、海蜇毒素、昆虫毒素等。

（3）某些食物：水生贝壳类动物、龙虾、蘑菇、草莓等。

（4）某些简单化合物：如胺、脒的衍化物，如吐温80、阿拉伯胶等。

（5）物理或机械因子的直接作用：如机械性刺激等引起的划痕症。

二、临床表现

在皮肤上突然出现风团，数小时后即可消退，一般不超过24小时，成批发生，有时一天反复发生多次，呈鲜红色和浅黄白色两种，风块大小不等，大者可达10cm直径或更大，有时在风块表面可出现水疱，疏散排列，能相互融合，形成环形、地图形等不规则形，可泛发全身，消退后不留痕迹，有剧痒、烧灼或刺痛感，如消化道受累时可有恶心、呕吐、腹痛和腹泻；喉头和支气管受累时可导致喉头水肿，出现咽喉发堵、气促、胸闷、呼吸困难、甚至窒息等。根据病程的不同，可分为急性和慢性两型，急性者发作数天至1~2周，即可停发，部分病例，反复发作，病期在1~2月以上，有的经年不断，时轻时重，变为慢性。

此外，尚有一些特殊类型：

（一）蛋白胨性荨麻疹（急性蛋白过敏性荨麻疹）

在正常情况下，食物蛋白分解的蛋白胨容易消化而不被或很少吸入血液，但在饕餮者精神激动或同时饮酒情况下，蛋白胨可以通过肠黏膜吸收而致病。属抗原抗体反应，其致病介质为组胺，可能有激肽。表现为皮肤充血发红有风块，伴头痛、乏力。病程短，大部分在1~4小时内消失，有时可持续1~2天。

（二）寒冷性荨麻疹

分成家族性或遗传性和获得性两种。后者为物理性荨麻疹中最常见者。在寒冷性荨麻疹中，约67%为原发性获得性，5%为家族性，20%伴冷球蛋白血症，3%伴冷纤维蛋白原血症，约5%伴冷溶血素。

1. 家族性寒冷性荨麻疹

属显性遗传。以女性多见。可从婴儿开始，常持续一生。症状的严重度可随年龄增长而减轻。一般全身受冷后发生，暴露冷空气比冷水容易发，予暴露1~4小时后发病。损害为不超过2cm直径的红斑性丘疹，而非真性风团。不痒，但可有烧灼感，可伴发热、畏寒、关节痛、肌痛和头痛等全身症状，可持续至48小时。血象白细胞计数增高，冰块试验阴性，被动转移试验阴性。皮损活组织检查显示血管周围中性粒细胞浸润。其致病介质尚不清楚。

2. 获得性寒冷性荨麻疹

约1/3病例有遗传过敏性背景。常从儿童发病。皮肤暴露寒冷后即可发病。吸入冷空气或进食冷的食物和饮料，偶尔黏膜发生肿胀。引发风团所需寒冷程度变异颇大。除去在暴露部位发生风块处，患者可出现全身性症状，如潜入冷水后可发生知觉丧失，甚至淹溺。症状多数在数月后消失，但亦有持久不愈者。冰块试验阳性，被动转移试验亦阳性。

（三）热性荨麻疹

本型少见，是一种局限性荨麻疹，对运动、情绪和皮内注射乙酰甲胆碱（mecholyl）反应正常。分获得性和遗传性两种。在前者接触热水部位5分钟后即可引起风团，持续约1小时被动转移试验阴性；在后者属染色体显性遗传，对热产生延缓型局部反应，接触热水后无立即反应，但于1~2小时出现荨麻疹，可持续12~14小时，无全身反应，被动转移试验阴性。

（四）胆碱能性荨麻疹

约占荨麻疹的5%~7%，青年期发病占多数。在热、精神紧张和运动后诱发，发生在躯干和肢体近端，掌跖和腋部不受累。损害为1~2mm大小风团，周围有一较大红晕，有时可仅感瘙痒而无风块见及。其他胆碱能性活动症状如流涎、出汗、腹痛、腹泻和晕厥常伴同发生，可持续数月至十余年。被动转移试验阳性。运动及热水试验阳性。乙酰胆碱局部离子透入或皮试可引起风团发生和全身反应。

（五）日光性荨麻疹

女性发病较多，暴露日光后数秒钟至数分钟后发病，局限在暴露部位，持续1~2小时。引发这种反应的光线波长可从X线直至红外线，但大部分患者的致病光谱在370nm以下。被动转移试验阳性，为一种抗原抗体反应。血清活动因子是一种球蛋白，可能为IgE，而不在IgG和IgM中。

（六）压迫性荨麻疹

在较重和较久压迫4~6小时后发生。损害为弥漫性境界不清的水肿性、疼痛性斑块。常发生在经拍手和手工操作后的手部，足跟，臀和穿紧衣的部位。有时可伴畏寒等全身症状。经数小时后消退。血白细胞计数可增高。

（七）水源性荨麻疹（aquagenic urticaria）

指接触自来水或蒸馏水和汗液后于毛周围引起细小剧痒风团，掌跖不受累及。与温度无关。患者饮水无反应。乙酰甲胆碱和被动转移试验阴性。

（八）血清病性荨麻疹

发热、皮疹、关节炎和淋巴结病是血清病或血清病样反应的4个主要症状。主要表现为荨麻疹，特别呈多环形者较多见，尚有中毒性红斑、结节红斑样表现。尚可有心肾损害。总补体降低血中浆细胞升高。

（九）自身免疫性黄体酮性荨麻疹

发生在月经前期和中期。黄体酮是本型荨麻疹的致病因素。注射黄体酮可引发和加剧风块发生，抑制排卵可以预防发病。黄体酮皮试呈阳性反应。被动转移试验阳性，免疫荧光检测证实有对黄体中黄体化细胞的抗体，以黄体酮吸收患者血清中抗体后，可以阻断该发现，口服避孕药可阻断发病。

（十）血管性水肿

也叫巨大性荨麻疹。呈突然发作的局限性水肿，多发生于夜间，持续数小时或2~3天，消退后不留痕迹。水肿多见于组织疏松处，如眼睑、口唇、包皮、阴唇、口腔黏膜、舌甚至咽喉。呈肤色或苍白，紧张发亮，边界不清，触之坚韧有弹性，压之无凹陷。可有轻痒、麻胀感。咽喉受累则有咽喉不适、声嘶、呼吸困难等。此病常单发或合并荨麻疹，也可在同一部位反复发作。

（十一）人工性荨麻疹

又称皮肤划痕症、皮肤瘙痒时，因搔抓或用钝器划皮肤后，该处很快出现与划痕形状一致的风团，可与荨麻疹伴发或单独发生。划痕试验阳性。

三、实验室和其他辅助检查

（一）血常规

白细胞数增高（见于家族性寒冷性荨麻疹）。嗜酸性粒细胞数增高（提示肠道寄生虫感染）。

（二）尿常规

蛋白和管型（见于血清病型荨麻疹）。

（三）血沉

血沉加快（见于低补体性荨麻疹性血管炎）。

（四）血清学检验

抗核抗体、冷球蛋白、冷纤维蛋白增高（见于寒冷性荨麻疹）。补体（CH50）和血循环免疫复合物（荨麻疹性血管炎）。

（五）其他试验

皮肤划痕试验（物理性荨麻疹），运动试验（胆碱能性荨麻疹），冰块试验（获得性寒冷性荨麻疹），被动转移试验（获得性寒冷性荨麻疹和日光性荨麻疹）。

（六）组织病理

表皮正常。真皮网状层水肿，胶原纤维束分离，血管周围少量淋巴细胞、嗜酸性粒细胞浸润，肥大细胞数量增多。某些慢性复发性荨麻疹（荨麻疹性血管炎）可呈现真皮浅层坏死性血管炎（白细胞破碎性血管炎）的组织象。普通荨麻疹和荨麻疹性血管炎之间尚有中间型。

四、诊断与鉴别诊断

（一）诊断要点

（1）损害为大小不等、形态不一的鲜红色或白色风团。

（2）突然发生，数小时后又迅速消退，一般不超过24小时，成批发生，有时一天反复发生多次。消退后不留痕迹。

（3）黏膜亦可受累，累及消化道可伴有腹痛和腹泻；累及喉头黏膜，则可有胸闷，呼吸困难，甚至窒息。

（4）有剧痒、烧灼或刺痛感。

(5) 急性者发作数天至1~2周可缓解。部分病例病程常达1~2月以上，变为慢性。
(6) 皮肤划痕症，部分病例呈阳性反应。
(7) 血液嗜酸性粒细胞增高。
(8) 其他各特殊类型荨麻疹以其临床特点作诊断要点。

（二）鉴别诊断

1. 丘疹性荨麻疹

多见于小儿，为散在的丘疹水疱，风团样损害，瘙痒剧烈，3~4天后才消退。

2. 色素性荨麻疹

风团消失后留有黄褐或棕色的色素斑，经搔抓或其他机械刺激后可再起。病理检查，皮损处真皮内有大量肥大细胞浸润。

3. 多形性红斑

损害多在手足背颜面、耳朵等处，为红斑、水疱，呈环形或虹膜样，一时不易消退。

五、治疗

荨麻疹临床表现复杂、病程长短不一，易反复发作，所以治疗根据临床表现，病程长短进行辨证治疗。一般急性荨麻疹多属实证，治以祛风、清热、散寒、凉血、解毒或以清肠胃湿热积滞为主；慢性荨麻疹多属虚证、瘀证，治以益气固表、养血祛风，或以活血通络、健脾和胃、调摄冲任为主。目前急性荨麻疹单纯以西药或中医药治疗效果均较理想，但慢性荨麻疹的治疗尚是一个比较棘手的难题。因此我们采取中西医结合的方法治疗取得较好的疗效。

（一）辨证治疗

1. 风热相搏

证候特点：风团呈红色，相互融合成片，状如地图，扪之有灼热感，自觉瘙痒难忍，遇热则剧，得冷则缓；伴有微热恶风，心烦口渴，咽弓充血；舌质红，苔薄黄或少苔，脉浮数。

治法：疏风清热、退热止痒。

代表方剂：银翘散加减

常用药物：疏风止痒选金银花、连翘、淡竹叶、牛蒡子、薄荷、蝉蜕、芦根。

基本处方：金银花15g，连翘15g，淡竹叶10g，鱼腥草20g，牛蒡子12g，薄荷6g（后下），荆芥10g，浮萍15g，蝉蜕10g，芦根15g，甘草3g。

加减法：伴咳嗽痰黄加桑白皮15g、杏仁10g；大便干结加紫草12g、冬瓜仁15g；心烦者加地骨皮10g、珍珠母30g；咽痛者加板蓝根20g、山豆根6g。

2. 风寒外束

证候特点：风团色泽淡红，或者色如瓷白，风吹或接触冷水后，风团和痒感加重，得暖则减；伴恶风畏寒，口不渴；舌质淡红，苔薄白，脉浮紧。

治法：疏风散寒，调和营卫。

代表方剂：桂枝麻黄各半汤加减。

常用药物：疏风散寒选桂枝、麻黄、白芍、苏叶、防风、荆芥穗、生姜等。

基本处方：桂枝12g，麻黄6g，白芍15g，大枣7枚，苏叶12g，防风12g，荆芥穗16g，杏仁12g，生姜3片，甘草3g。

加减法：阳虚遇寒加重者：去荆芥加淫羊藿15g、白术10g、黄芪20g；手足冰冷者加当归15g、鹿角胶10g（另烊）；易出汗着风即起者：去麻黄加龙骨30g（先煎）、麻黄根9g。

3. 肠胃湿热

证候特点：风团色泽鲜红，风团出现与饮食不节有关，多伴腹痛腹泻或呕吐胸闷，大便稀烂不畅，舌红苔黄腻，脉数或濡数。

治法：清肠利湿，祛风止痒。

代表方剂：土茯茵陈汤加减

常用药物：清肠利湿选枳实、厚朴、土茯苓、绵茵陈、金银花、布渣叶，祛风止痒选苏叶、防风等。

基本处方：土茯苓20g，绵茵陈20g，金银花15g，火炭母20g，布渣叶15g，山楂20g，苏叶8g，枳实12g，厚朴12g，连翘12g，甘草5g。

加减法：有虫积者上方加使君子肉15g、乌梅肉9g、槟榔30g；便秘者加大黄9g（后下）。

4. 毒热燔营

证候特点：发病突然，大片红色风团，甚则弥布全身，或融合成片，状如地图；瘙痒剧烈；伴壮热恶寒，口渴喜冷饮，或面红目赤，心烦不安，大便秘结，小便短赤；舌质红，苔黄或黄燥，脉洪数。

治法：清营凉血，解毒止痒。

代表方剂：复方水牛角汤。

常用药物：凉血解毒选水牛角、生地黄、玄参、赤芍、芦根、黄芩、丹皮，止痒选紫草、蝉衣等。

基本处方：水牛角30g（先煎），生地黄20g，鱼腥草20g，紫草20g，蝉衣10g，黄芩12g，丹皮12g，玄参15g，生石膏20g，赤芍15g，芦根15g，甘草5g。

加减法：壮热面赤者重用生石膏40~60g，加金银花20g、蒲公英20g；口渴者加知母10g、花粉10g；大便秘结者加大黄9g；咽痛者加牛蒡子9g、射干12g、桔梗9g。

5. 卫外不固

证候特点：皮疹多为针帽至蚕豆大，相互融合成片的风团较少，但其风团往往在汗出着风，或者表虚恶风后则诱发成批皮损，自觉瘙痒不止，发作不休，伴有恶风自汗，舌质淡红，苔薄白或少苔，脉沉细。

治法：固表祛风。

方药：玉屏风散加减。

常用药物：益气固表选黄芪、防风、白术、乌梅、煅牡蛎、白芍等。

基本处方：黄芪30g，防风15g，白术15g，乌梅20g，煅牡蛎20g，白芍15g，茯苓15g，乌豆衣12g，熟地黄15g，山茱萸12g，炙甘草5g。

加减法：自汗不止者加浮小麦15g、五味子10g；恶风恶寒者加桂枝9g、麻黄3g。

6. 气血亏虚

证候特点：风团色泽淡红，或者与肤色相同，反复发作，迁延数月乃至数年未愈，或劳累后加重；伴有头晕，精神疲惫，面色㿠白，体倦乏力，失眠；舌质淡红，苔薄白或少苔，脉细缓。

治法：益气养血。

代表方剂：八珍汤加减。

常用药物：益气养血选党参、白术、茯苓、炒白芍、生地黄。

基本处方：党参15g，白术10g，茯苓12g，炒白芍10g，生地黄12g，柴胡6g，黄芩6g，甘草6g，阿胶15g（另烊）。

加减法：大便烂者去生地黄，改茯苓、怀山药各20g；痒剧者加防风10g，牡蛎30g，刺蒺藜10g。

7. 冲任不调

证候特点：风团色泽淡红，主要分布在下腹、腰骶和大腿等区域，其皮疹在月经前加重，经后则渐次消失，常有月经不调，经来腹痛，舌质正常或淡红，苔薄白或少苔，脉弦细或弦滑。

治法：调摄冲任。

代表方剂：四物汤合二仙汤加减。

常用药物：调摄冲任选当归、川芎、淫羊藿、菟丝子、女贞子、旱莲草、丹参、益母草。

基本处方：仙茅6g，当归6g，川芎6g，淫羊藿12g，菟丝子15g，女贞子15g，旱莲草15g，丹参15g，牛膝10g，益母草10g，炒丹皮10g。

加减法：经来腹痛者加三七6g、鸡血藤15g；月经不调量少色淡者加寄生20g、阿胶15g。

8. 阴虚血热

证候特点：皮疹色暗不鲜，反复发作，迁延日久不愈，且多于午后或夜间发作。伴心烦、心悸、盗汗、易怒、口干、舌红少苔或舌质淡，脉沉细。

治法：养阴清热，凉血祛风。

代表方剂：知柏八味丸加减。

常用药物：滋阴清热选山茱萸、茯苓、怀山药、生熟地黄、黄柏、泽泻，凉血祛风选牡丹皮、防风、荆芥等。

基本处方：山茱萸12g，茯苓10g，怀山药20g，牡丹皮10g，生地黄15g，熟地黄15g，黄柏10g，乌梅15g，五味子10g，煅牡蛎30g，泽泻10g，炙麻黄5g，苏叶10g，防风10g，丹参20g。

加减法：伴心烦、心悸者加麦门冬10g，太子参20g；伴盗汗者加浮小麦15g；夜寐梦多者加酸枣仁30g。

9. 血瘀阻络

证候特点：风团色泽暗红或呈紫红，病变多数在腰围和表带压迫等部位，伴有面色黧晦，或口唇青紫，口干不欲饮；舌质紫黯或有夹瘀点、瘀斑，苔少，脉细涩。

治法：理气活血，通宣经络。

代表方剂：桃红四物汤加减。

常用药物：理气活血通络选香附、桃仁、红花、当归、川芎、地龙干，祛风选荆芥、防风、牛膝、乌蛇。

基本处方：桃仁10g，红花6g，当归6g，川芎9g，地龙干10g，荆芥10g，防风10g，牛膝9g，乌药4g，香附4g，青皮6g，乌蛇10g。

加减法：顽疹痒剧者加全蝎3~6g、钩藤12g、白蒺藜12g；烦躁不安者加郁金15g、柴胡10g、白芍10g。

（二）其他治疗

1. 中成药

（1）玉屏风颗粒（成药）：每次5g，每日3次，适用于卫气不固型之慢性荨麻疹。

（2）六味地黄丸（成药）：每次6g，每日2次，适用于阴虚血热型之慢性荨麻疹。

（3）八珍合剂（成药）：每次3.5g，每日2次，适用于气血亏虚型之慢性荨麻疹。

（4）乌蛇止痒丸：每次半袋（60粒），每日2次，适用于顽固性荨麻疹。

（5）消风止痒冲剂：每次15~30g，每日2次，适用于风热型慢性荨麻疹。

2. 针灸

（1）毫针法：①循经取穴：风邪善犯阳经取大椎、血海、足三里；湿邪善犯脾经取脾俞、曲池、足三里；血燥生风易犯肝经取三阴交、血海、行间。②邻近取穴：风团主要发生在头面部取丝竹空、迎香、风池；在腹部取中脘；在腰部取肺俞、肾俞；在下肢取伏兔、风市足三里、委中。③病因取穴：风热之邪所致者取大椎、风池、百会、委中；肠胃不和所致者取大肠俞、中脘、合谷、足三里。方法：虚证施补法，实证施泻法，针刺得气后留针10~15分钟，1~2日1次。④经验取穴：处方1：大椎；方法：施泻法，针刺深度1.5寸，大幅度捻转后不留针，日1次，适用于急性荨麻疹。处方2：大肠俞；方法：施补法，针刺得气后留针30分钟，其间行针3~5次，日1次，适用于慢性荨麻疹。⑤针刺与刺血结合法：大椎、天井、血海（双）、悬钟（双）、曲池（双）、曲泽、委中。方法：施平补平泻法，针刺得气后留针5分钟，出针后，点刺曲泽、委中，挤出血液少许，日1次。适用于慢性荨麻疹、胆碱能性荨麻疹。

（2）灸法：合谷、阳池、曲池、行间、足三里、血海、三阴交；方法：鲜生姜切片贴在穴位上，每穴灸3~5壮，日1次。适用于慢性荨麻疹或寒冷性荨麻疹。

3. 穴位注射

（1）维丁胶性钙注射液4mL，在双曲池、血海穴各注射1mL，隔天1次，5次为1疗程。

（2）盐酸苯海拉明40mg，注射用水2mL混合，双足三里、双血海每穴各1mL，每日1次，7次为1疗程。

（3）丹参注射液4mL，双足三里，每穴2mL，隔日1次，7次为1疗程。

（4）人参注射液4mL，双足三里，每穴2mL，隔日1次，7次为1疗程。

4. 穴位敷贴

适用于慢性荨麻疹。脐部消毒后,用加味玉屏风散(黄芪30g,防风15g,白术15g,乌梅30g,荆芥15g,冰片3g,研为细末)适量,或用加味玉屏风散10g加盐酸苯海拉明片50mg共研粉末直接填敷于脐窝部,外贴肤疾宁或普通胶布固定。每天换药1次,7天为1疗程。

5. 耳针

(1)耳针法:主穴:肺、荨麻疹;配穴:寒冷性荨麻疹加刺脑点、枕、交感;风热性荨麻疹加刺心、肝;胆碱能性荨麻疹加刺交感、肾上腺、抗过敏点;蛋白胨性荨麻疹加刺大肠俞、胃;血清病型荨麻疹加刺心、肾、神门。方法:施泻法,针刺后留针30分钟,日1次。

附:耳穴电针法:荨麻疹区;方法:针刺后左右接上正负极,其电流以患者能耐受为度,持续3~5分钟,日1次。

耳针注射法:内分泌、荨麻疹区;方法:常规消毒后,针刺后缓慢推注氯苯那敏0.1mL(扑尔敏10mL,注射用水2mL稀释后备用),日1次。

(2)耳压法:肺、肾上腺、神门、内分泌、抗过敏点、相应部位;每次取3~4穴,将王不留行籽贴固在穴位上,并嘱每日自行按压3~5次,持续1分钟,3日换1次。

(3)耳穴埋针法:荨麻疹、肺、肾上腺、神门;方法:每次取2~3穴,常规消毒后,将揿针刺入,外盖胶布固定,留针72小时后拔除,休息3~4日后,再施法。

(4)刺血法:处方1:后溪;处方2:耳背静脉;处方3:双耳尖、双中指尖、双足中趾尖。方法:常规消毒后,采用三棱针或消毒后磁片,点刺或砭刺出血少许,2日1次。

6. 自血疗法

抽取自身静脉血3~5mL,即刻肌注,隔天1次,5次为1疗程。适用于治疗慢性荨麻疹。

7. 外治法

(1)外洗。①用消炎止痒洗剂、飞扬洗剂外洗,适用于急性荨麻疹。②荆芥30g,防风30g,川芎20g,苏叶20g,黄精30g,蛇床子30g,煎水外洗皮损,适用于慢性荨麻疹。

(2)外搽。用1%薄荷三黄洗剂、炉甘洗剂、肤康止痒水外擦皮损。

(三)西医治疗

荨麻疹的病因,发病机制较复杂,故其治疗原则首先应追寻病因和去除病因,避免各种诱发因素。针对其发病机制,西医治疗主要有以下方法:

1. 常用药物

(1)抗组胺类药:为本病的常规治疗药物。剂量要足够,必要时可适当高于一般推荐量。有时可合用2~3个不同类型的品种,旨在对各种炎症介质的作用取得协同(相加)和互补效果。作用时间短和长的品种配合在一起可能也有一定好处。传统的H_1受体拮抗剂均有不同程度的中枢抑制作用。新型H_1受体拮抗剂,如氯雷他定和阿司咪唑等,效力较强,一般不会引起嗜睡。疗效不满意时,可适当更换品种(1周左右),以便找出最适合患者使用的药物。

用 H_1 受体拮抗剂疗效不满意时可用 H_2 受体拮抗剂（如西咪替丁和雷尼替丁），但后者通常不单独使用。多塞平兼具较强的 H_1 和 H_2 受体拮抗作用。

本类药品种繁多，常用的举例如下。

1）H_1 受体拮抗剂：

苯海拉明：每次 25~50mg，每日 3~4 次。肌内注射，20mg，每日 2~3 次。

扑尔敏：每次 4mg，每日 3~4 次。

异丙嗪：每次 12.5~25mg，每日 2~3 次。肌内注射或静脉滴注，25~50mg。

安泰乐：每次 25~50mg，每日 3~4 次。

赛庚啶：每次 2~4mg，每日 2~3 次，寒冷性荨麻疹选用本品。

酮替芬：每次 1mg，每日 3 次。

氯雷他定：每次 10mg，每日 1 次。

西替利嗪：每次 10mg，每日 1 次。

阿司咪唑：每次 10mg，每日 1 次。

特非那定：每次 60mg，每日 2 次。

甲喹吩嗪：每次 5mg，每日 2 次。

2）H_2 受体拮抗剂：

西咪替丁：每次 0.2g，每日 2 次。

雷尼替丁：每次 150mg，每日 2 次。

3）H_1 和 H_2 受体拮抗剂：

多塞平：每次 25~50mg，每日 3 次，寒冷性荨麻疹选用本品。

（2）类固醇皮质激素：能迅速控制疾病的症状，但不能影响疾病的基本过程，停药后易复发，故不应将类固醇皮质激素作为治疗荨麻疹的首选和基本用药，尤其对慢性荨麻疹。应在其他药物不能控制病情时选用。常用的药物有泼尼松，每天 20~40mg；地塞米松，每天 5~10mg，氢化可的松 100~200mg 加于 5% 葡萄糖液中静脉滴注。一旦控制就应该减药，并渐停药。

（3）拟交感神经药

1）0.1% 肾上腺素：多用于抢救危重者，可迅速缓解喉头水肿及支气管平滑肌痉挛。前者常用 0.5mL 皮下注射或肌注，亦可 0.1~0.5mL 加生理盐水 10mL 稀释后缓慢静注，必要时隔 30~60 分钟重复使用。

2）氨茶碱：抑制磷酸二酯酶，减慢 cAMP 水解速度，使支气管扩张。常用 0.2g 加 25%~50% 葡萄糖 40mL 静脉缓注，或加入 10% 葡萄糖 250mL 中静滴。口服每日 0.3~0.6g，分 3 次。肌注每次 0.5g。

（4）其他辅助药物

1）组胺球蛋白（histaglobin）：抗组胺和五羟色胺，使血管通透性减低、水肿消退。常用每次 2mL 肌注，每周 3 次。

2）抗纤溶药：可抑制纤溶酶原，使纤溶酶活性降低，炎性介质相应减少。

6-氨基己酸（EACA）：每日 8~16g，分 3~4 次口服。氨甲环酸：作用较 EACA 强，每日 3 次口服，每次 250~500mg。

3）抑肽酶（aprotinin）：抑制激肽释放和抗体形成，也有抑制纤溶酶和补体系统作用。

常用隔日1次静注10万单位，15~20次为1疗程。

4）色甘酸钠：稳定溶酶体膜，抑制磷酸三酯酶，增加细胞内cAMP水平，从而抑制过敏介质释放。现有报道，雾化吸入较口服好，每次20mg，1日3次。

5）钙剂：能降低血管渗透性，有助于减轻荨麻疹和血管性水肿。常用葡萄糖酸钙，口服每次1g，1日3次。静注10%10mL每日1次。

6）维生素类

维生素K：每次4mg，每日3次。

维生素E：每次100mg，每日3次适用于寒冷性荨麻疹。

维生素P：每次20~40mg，每日3次。

维生素C：每次100~200mg，每日3次；静注每次0.5~1g，每日1次；静滴每次3~5g，每日1次。

维生素B_{12}：每日0.5mg，肌注，每日1次。

2. 选用方法

(1) 急性荨麻疹：单有皮疹表现者，一般用H_1受体拮抗剂常可得到控制或治愈。伴有全身症状如发热、关节肿痛、腹痛、吐泻及呼吸困难者，宜早期、足量、短程加用皮质激素。症状改善后应迅速减量停用。有过敏性休克或喉头水肿者，应立即使用拟交感神经药如肾上腺素等，并选择合适的皮质激素肌注或静滴。同时应吸氧，密切观察血压变化。经以上处理喉头水肿无好转，应考虑气管插管或切开。

(2) 慢性荨麻疹：一般选用H_1拮抗剂中某一类（如扑尔敏）进行治疗。如疗效不佳，再选H_1受体拮抗剂中另一类药物（如苯海拉明）或两种不同类别的H_1拮抗剂联合治疗。这种疗法仍不能控制病情者，可选用H_1拮抗剂加H_2拮抗剂联合治疗。也可使用多虑平或多虑平加H_1拮抗剂。每种方法疗效观察应3~5天以上。目前认为H_1拮抗剂加H_2拮抗剂联合治疗效果好。限于某些患者职业需要，联合用药可白天选用无嗜睡作用药物，晚间选用镇静作用较强药物。当抗组胺药不能充分控制慢性荨麻疹时，可加用小量类固醇皮质激素，病情控制后，应逐渐减量维持，缓慢停药。递减至停药的过程应在1~3个月。另外，可选用普鲁卡因静脉封闭疗法、自血疗法、脱敏疗法、组胺球蛋白、抑肽酶、转移因子、维生素等对治疗此病有帮助。10%葡萄糖酸钙10mL加维生素0.5g每日1次静注；每次口服赛庚啶2mg、利血平0.125mg、安络血2.5mg，1日3次，连续2周，亦有较好效果。

(3) 特殊类型荨麻疹：除选用抗组胺药外，日光性荨麻疹可用氯喹，胆碱能性荨麻疹可用阿托品，普鲁本辛等；寒冷性荨麻疹抗组胺药疗效欠佳，目前效果较好的有多塞平、赛庚啶、氯雷他定，也可试用6-氨基己酸，组胺球蛋白，维生素E；人工性荨麻疹可选用安太乐，脑益嗪和多塞平；血管性水肿可选用色甘酸钠雾化吸入，菌苗非特异脱敏疗法等治疗。

(四) 名医、专家经验方

(1) 养阴搜风汤治阴虚内热、血燥伏风（李寿山）组成：何首乌15~25g，全当归10~15g，黄芪20g，党参15g，白鲜皮10~15g，粉丹皮10~15g，白薇10~15g，蚕沙15~30g，乌蛇肉10~15g，白僵蚕10~15g。

主治：皮疹平坦成块，色淡红或色同皮肤，瘙痒缠绵，反复发作，迁延日久不愈午后或夜晚加剧，过劳后加重或发病，伴有心烦易怒，寐少梦多，手足心热，口干不多饮，不耐冷热，舌淡红少津，脉沉细弦。

方解：方中何首乌，全当归养阴补血润燥，而前者又有解毒之效，后者有活血之功，为方中主药；白鲜皮，粉丹皮能清热透邪，而白鲜皮燥湿而解毒，粉丹皮凉血而祛瘀，二药合用清血分之燥热而无留瘀之弊；白薇、蚕沙清热解毒，白薇入血分消痈肿火毒，蚕沙行气分化湿浊疗风痹隐疹，二药相伍清热化湿祛风透邪；乌蛇肉、白僵蚕善搜剔血中伏风，二药相辅相成增强祛风止痒之效。诸药合用，共奏养阴补血润燥以扶正，清热祛瘀搜剔伏风以蠲邪，为治疗顽症有效方剂。

加减法：兼表虚遇风加重者加黄芪、防风；气虚过劳者加黄芪；阳虚遇寒加重者加淫羊藿、桂枝；痒甚者加全蝎、蝉衣；剧痒者加百部酒（百部100%，烧酒500mL，浸泡三昼夜外用）（单书健、陈子华主编，当代名医鉴证金鉴·外科卷．中国中医药出版社，1999．）

（2）固卫御风汤治寒冷性荨麻疹（朱仁康）

组成：炙黄芪9g，防风9g，炒白术9g，桂枝9g，赤芍9g，白芍9g，生姜3片，大枣7枚。

主治：隐疹多年，发作有时，每逢天寒地冻，头面手足外露之处，一受朔风，遂奇痒不堪，风块突起，至春暖则其病自愈，伴见面目光肢冷畏寒，手足麻木，目眩头晕，舌质淡苔薄白，脉濡细。

方解：本方为玉屏风散合桂枝汤组成。黄芪、白术、防风固表御风；桂枝、白芍、生姜、大枣调和营卫、发散风寒，佐赤芍活血祛风。日久发作不休可加乌梅、五味子酸收之品。

（3）乌蛇蝉衣汤治风热束表（张锡君）

组成：乌蛇10g，蝉衣6g，赤芍9g，防风6g，荆芥6g，薄荷6g，千里光30g，虎耳草30g，白鲜皮6g。

主治：全身出现红色风团，时隐时现，早晚较剧，痒剧，伴夜寐不安，舌红苔薄白、脉滑数。（史宇广、单书健主编，当代名医临证精华．皮肤病专辑．中医古籍出版社，1991．）

（4）消荨汤治风、湿、热

组成：葛根30g，桑白皮15g，蝉蜕20g，白芷10g，白鲜皮10g，栀子10g，地骨皮10g，苦参10g，竹叶10g，大黄2~3g。

主治：风疹块成粟粒状丘疹，瘙痒难忍，搔抓成片，即现代医学之荨麻疹。

方解：肺居胸中，上连气道，开窍于鼻，外合皮毛，主表，以桑白皮，地骨皮，白鲜皮清肺宣卫；蝉蜕，白芷祛风止痒；《内经》云："诸痛疮疡，皆属于心"，用苦参、栀子、竹叶清心热而利小便，使邪从前阴排出；重用葛根调理肌腠，退热散风；大黄泻火通便解毒，使邪从后阴而去。综观本方有祛风止痒，清热解毒，和润营卫的作用。

加减：症状以皮肤作痒为主，病因与风、湿、热有关的荨麻疹适宜本方。如风热盛疹色赤，遇热加剧，脉浮数，舌质红，苔薄白者加生地黄、丹皮、薄荷以祛风清热；如风湿盛皮疹色瘀红，遇冷或受潮湿加重，脉浮缓，舌质淡，苔白腻者，加苍术，黄柏以祛风利湿；如风毒盛者（感染），身热头痛，瘙痒，局部溃破流水，脉弦数，舌质红，加双花、蒲公英、地丁以祛风清热解毒。本方大黄用量，必须斟酌使用，随证加减。如便秘，身热，口渴，脉数，大黄可用10~30g，以泻热解毒；如大便溏，微热不渴的酌减至2~5g，藉以清理湿热。

（张丰强，郑英主编．首批国家级名老中医效验秘方精选．北京：国际文化出版公司，1996. 357~358）

（五）单方验方

（1）蔓荆子散：蔓荆子 90g，为细末，每服 6g，温酒调下，治风隐疹。

（2）垂柳汤：垂杨柳 500g，杏仁 150g，白矾 100g，水煎，去滓，于无风处洗浴，治风热隐疹。

（3）升降散僵蚕 120g，蝉蜕 60g，姜黄 180g，大黄 240g，共研细末，瓷瓶存储。每次服 6g，用黄酒 10mL，蜂蜜 15mL 调服，取微汗，避风 1~2 天，用于慢性荨麻疹。

（4）茺蔚子，或芸苔，或蝉蜕，或蚕沙，或白矾，或羚羊角（烧灰），煎汁，或鸡蛋清外洗或外涂。

（5）四虫汤：乌梢蛇 5~10g，广地龙 9~15g，白僵蚕 6~12g，蝉蜕 3~6g。每日 1 剂，水煎服。适用于慢性荨麻疹。

（6）面碱 10g，食盐少许，放入 100g 烧酒内，炖开，搽痒处。酒凉时，温后再搽患处，适用于急慢性荨麻疹。

（7）野蔷薇根疗法：野鲜蔷薇根 100g，每日煎服，7~14 天为 1 疗程。适用于顽固性荨麻疹。

（8）酒煎艾叶：白酒 100g，生艾叶 10g，煎至 50g 左右，顿服，每日 1 次，连服 3 日。

（9）全蝎蛋：全蝎 1 只塞入鸡蛋蒸食，每次 1 枚，日 2 次，治疗慢性荨麻疹。

（10）蝉蜕黄酒：蝉蜕 10g 研末，配黄酒 20mL 煎服治疗小儿急慢性、顽固性荨麻疹。

六、预后与转归

一般而论，急性荨麻疹诱因清楚，病程短，治疗及时预后良好，而慢性荨麻疹，病因复杂，病程长，中西药治疗效果均较缓慢，少数迁延十年之余，反复发作，难以治愈。

第二节　扁平苔藓

扁平苔藓中医称之为"紫癜风"。是一种慢性或亚急性皮肤与黏膜的疾病，其典型皮损为紫红色多角形扁平丘疹，常有口腔黏膜的损害。

一、病因病机

中医认为，本病多因风热之邪搏结肌肤，郁而不畅，气滞血瘀而成，或日久耗伤阴血，血虚则生风生燥，肌肤失养。阴虚则生内热，虚火上炎于口，或阴虚肝旺，恋湿下注于二阴而成。

1. 风热相搏

风热外束，郁于肌肤，郁久化热，阻滞经络而成。

2. 血虚风燥

风热之邪，郁久化热，壅滞经络，日久耗血伤阴，阴虚生风化燥。

3. 肝肾阴虚

素体阴虚，肝肾不足，在外肌肤失濡，故干燥、脱屑、瘙痒；在内阴津耗失，故口舌糜烂、生疮、反复不愈。

4. 气滞血瘀

风热久郁不解，以致气滞血瘀，瘀热交阻，肌肤失养，皮疹经久不退而成苔藓状。

二、临床表现

本病好发于四肢，尤多见于腕屈侧、踝关节周围及股内侧。原发损害为多角形紫红色扁平丘疹，散在或密集分布或互相融合成大小不等、形态不一的斑块，境界清楚，表面光滑发亮。损害可发生同形反应。皮疹中央微凹或有一角质栓，用放大镜观察表面可见灰白色有光泽的小斑点及浅而细的网状条纹，称 Wickham 纹。黏膜损害较常见，以口腔及外阴为主，表现为树枝状或网状白色细纹，可形成糜烂及溃疡。头皮受损可致永久性脱发。病程慢性，可持续数月至数十年，有不同程度的瘙痒。根据其发病情况、皮疹形态与排列等特点，在临床上可有多种分型。

（1）急性泛发性扁平苔藓

初起多在前臂内侧有红色扁平丘疹，发展迅速，数日内可遍及全身。丘疹可融合成片，炎症和水肿明显，可有水疱发生，奇痒。

（2）肥大性扁平苔藓

皮损融合形成疣状肥厚性斑块，可见于胫前及踝部。

（3）线状扁平苔藓

皮损聚集，沿某一血管或神经呈线条状排列，多见于一侧肢体。

（4）大疱性扁平苔藓

在扁平丘疹或正常皮面上，发生水疱或大疱，尼氏征阳性。

（5）萎缩性扁平苔藓

损害为萎缩性斑片，多见于下肢。

（6）毛囊性扁平苔藓（扁平毛发苔藓）

损害呈毛囊性圆顶或尖顶丘疹，中央可有棘状角栓。其主要发生于头皮、上肢和躯干，消退后留有疤痕和永久性脱发。

（7）掌跖扁平苔藓

损害为黄色角质增厚的斑块或结节，与胼胝相似，少数患者可在跖及趾部发生水疱，以后形成溃疡，伴永久性指、趾甲脱失。

三、类病鉴别

本病根据皮损形态的特点及排列、好发部位、慢性经过、自觉剧痒及组织病理可确诊。本病应与皮肤淀粉样变、银屑病、神经性皮炎、黏膜白斑鉴别。

1. 皮肤淀粉样变

皮损对称分布于小腿伸侧及肩部，为表面粗糙、无光泽的半球形或扁平丘疹，刚果红试验阳性，无 Wickham 纹，依据组织病理可鉴别。

2. 银屑病

片状银白色鳞屑，刮除鳞屑后可见薄膜现象及点状出血。

3. 神经性皮炎

皮疹多位于颈项、肘部及腘窝等处，苔藓化明显，无 Wickham 纹及口腔溃疡。

4. 黏膜白斑

易与黏膜扁平苔藓相混，前者略突起，质硬，为灰白色或乳白色边界清楚的斑片，表面有纵横交错的红色细纹，依据组织病理可鉴别。

四、辨证施治

（一）内治法

根据扁平苔藓的4个证型进行治疗。

1. 风热相搏

主症：发病初期，皮疹广泛，紫色扁平丘疹，瘙痒剧烈。舌质红，苔薄，脉弦数。

治法：祛风清热，活血止痒。

方药：防风9g，荆芥9g，白鲜皮15g，连翘12g，蝉衣9g，金银花15g，牛蒡子9g，地肤子12g，红花6g，甘草3g。

方解：防风、荆芥、蝉衣、牛蒡子宣发腠理，透解表邪；金银花、连翘疏风清热；白鲜皮、地肤子祛风止痒；红花活血；甘草和中调药。

加减：瘙痒心烦，加珍珠母30g，乌蛇15g，以潜镇除烦，祛风止痒。

2. 血虚风燥

主症：病程较长，皮疹较局限，皮色较暗红，皮疹融合成片状、线状、环状或疣状等，表面粗糙有糠状鳞屑，瘙痒难忍。舌质淡，苔薄，脉濡细。

治法：养血祛风，润燥活血。

方药：生地15g，熟地15g，当归9g，赤芍12g，白芍12g，鸡血藤30g，制首乌12g，玄参9g，白蒺藜9g，徐长卿15g，三棱6g。

方解：生地、熟地、当归、白芍、鸡血藤、制首乌、玄参养血润燥；赤芍、三棱活血；白蒺藜、徐长卿祛风止痒。

加减：皮损肥厚顽硬者，加炮山甲10g，石上柏15g，以加强软坚散结之力。

3. 肝肾阴虚

主症：虚火上升则皮疹多发于口腔黏膜，皮疹为点状或网状条纹，甚至出现糜烂、溃疡，伴喉痛、咽干、口渴、性情急躁或情绪忧郁；若阴虚恋湿下注则皮疹多分布在阴部，表现为红而发亮、扁平多角形丘疹，可融合成环状，伴有小便短赤、尿道口刺痛等。舌质红，苔黄腻，脉滑数。

治法：补益肝肾，滋阴降火。

方药：黄柏12g，知母12g，栀子9g，生地15g，玄参12g，白花蛇舌草30g，石斛12g，天冬12g，麦冬12g，赤芍12g，红花9g，玉竹12g，炮山甲9g（先煎）。

方解：黄柏、知母清热降火；生地、玄参、石斛、天冬、麦冬、玉竹滋阴养液；栀子、白花蛇舌草清热；赤芍、红花、炮山甲活血软坚。

加减：虚火上升，加生石膏30g，牛膝30g，以清热降虚火；阴虚恋湿下注，加虎杖9g，胆草9g，车前草9g等，清热利湿；瘙痒剧烈，加乌梢蛇20g，全虫8g，搜风止痒；咽喉干痛，加玄参20g，黄芩15g，以清热利咽；下阴发病者，加龙胆草15g，土茯苓30g，以清热利湿，导热下行。

4. 气滞血瘀

主症：病程日久，复有新疹出现，皮疹融合成疣状肥厚斑片，色褐红或紫红色，瘙痒剧烈，伴有口干、便秘、溲赤。舌质紫或有瘀斑，苔黄，脉涩。

治法：活血化瘀，清热解毒。

方药：桃仁9g，红花9g，生地30g，赤芍12g，白花蛇舌草30g，蒲公英30g，丹参30g，丹皮12g，莪术9g，三棱9g，甘草6g，大黄9g（后下）。

方解：白花蛇舌草、蒲公英清热解毒；桃仁、红花、赤芍、丹皮、丹参活血祛瘀；莪术、三棱加强破瘀之力；大黄泻下解毒；甘草解毒和中。

加减：热毒重者，加栀子15g，黄柏15g，黄连15g，以加强清热解毒之力。

（二）外治法

（1）三黄洗剂外涂。

（2）百部酊或川槿皮酊外涂。

（3）黏膜溃疡者可用金银花、甘草等量煎水漱口或外涂患处。

（三）其他疗法

1. 针刺法

皮损在上肢，取太渊、合谷、列缺、手三里、曲池；皮损在下肢，取风市、委中、足三里、承山、太溪。施平补平泻法，隔日1次。

2. 耳针法

取脾、心、肾、内分泌。针刺后留针15~30分钟，隔日1次。

五、临证提要

本病由于外感风湿热之邪，或阴血亏损，生风生燥，或久病入络，邪毒遏伏肌腠，气血瘀滞而成。"风"与"瘀"为其主要病机。因此，在辨证选方的基础上，适当选用祛风止痒或活血化瘀的药物，疗效较好。

六、预后与转归

预后良好。病程慢性，可持续数月至数十年。发生在黏膜的损害，少数有发生癌变的可能，应及时予以治疗。

七、预防与调护

（1）注意休息，消除精神紧张，减轻忧虑。

（2）消除感染病灶，限制刺激性饮食，纠正胃肠道功能紊乱。

（3）切勿用热水洗浴或过度搔抓，以免皮损产生同形反应而扩散。
（4）口腔黏膜受累者应避免酗酒、吸烟、义齿等的刺激。

第三节　神经性皮炎

中医称神经性皮炎为"摄领疮"，是一种与神经精神因素有关的皮肤慢性炎症性疾病。本病好发于颈、项部、四肢伸侧及骶尾部等处，临床以皮肤苔藓样变及剧烈瘙痒为特征。精神紧张、焦虑、抑郁、局部刺激（如摩擦、日晒、多汗）以及消化不良、饮酒、进食辛辣等均可诱发或加重本病。在中医古文献中，因其好发于颈项部，又称"摄领疮"，因其病缠绵顽固亦称"顽癣"。

一、病因病机

中医认为本病初起为风湿热邪阻滞肌肤，营血失和、经脉失疏，日久血虚风燥，肌肤失养。情志郁闷，衣领拂着，搔抓，嗜食辛辣、醇酒、鱼腥发物等皆可诱发或使病情加重。

1. 外邪阻肤

风、湿、热邪，蕴阻肌肤，日久不解，化热生风，风燥伤阴，阴血受损，经脉失和，皮肤失其濡养，故肤干发痒。

2. 情志内伤

由于精神不畅、情绪波动以及性情急躁等精神因素的变化，五志化火、生热，火热伏于营血，逼血外扑于肤，血热偏盛，营血失和，经脉充斥，故见斑疹而色红；血热生风，风盛则燥，故剧痒、脱屑、皮肤干燥；火热日久耗血伤阴，营血不足，经脉失疏，肌肤失养，故斑疹色淡红。

3. 营血不足

久病、大病、体弱等致营血不足，血虚生风生燥，皮肤失去濡养，故瘙痒。

二、临床表现

本病多见于青年和成年人，好发颈后及两侧肘窝、腘窝、股内侧、尾骶及腕、踝等部，其他部位亦可发生。初为局部间歇性瘙痒而无明显皮损，经反复搔抓或摩擦后出现粟粒至绿豆大圆形或多角形扁平丘疹，密集或散在，丘疹渐增多，扩大并融合成片，皮纹加深，呈苔藓样变，边缘清楚，呈正常皮色或淡褐色，表面光滑或有少量秕状鳞屑。常伴见抓痕、血痂或继发感染。

自觉阵发性剧痒，夜间尤甚。情绪波动、局部刺激、饮酒及食辛辣刺激性食物等常可使病情加重或诱发本病。临床可分为局限性和泛发性两型。

（1）局限性神经性皮炎：多见于青年或中年，常发生于颈部及四弯、眼睑、尾骶、会阴、大腿内侧等处。

（2）泛发性或播散性神经性皮炎：多见于成人及老年人，皮疹除上述部位外，头皮、躯干及四肢之一或大部受累。

三、类病鉴别

1. 慢性湿疹

皮损多有渗液、糜烂等急性发病过程，边界不清，呈多形性改变。苔藓样变无神经性皮炎显著，浸润肥厚较神经性皮炎明显。

2. 扁平苔藓

为多角形，中央略凹陷的扁平丘疹，呈暗红、紫红或正常皮色。表面有非常细小鳞屑，形成一有光泽的膜。有条状损害。颊黏膜常有灰白色网状皮损。组织病理有特异性。

3. 原发性皮肤淀粉样变

多见于两小腿伸侧，呈对称性圆顶丘疹，高粱米至绿豆大小，皮色或淡褐色，密集而不融合，呈串珠状，粗糙而坚硬，组织病理有特异性。

四、辨证施治

本病中医治疗总的法则是在治疗方法上应内外结合，标本兼顾，才能达到较好的疗效。牛皮癣属顽疾，经内外法治疗皮损可消失，但易于复发。过去在治疗上，一般较注重局部而忽视对机体全身的辨证论治。针对本病发病因素中精神因素和皮损表现为肌肤甲错、反复发作等特征，以养血安神、镇惊安神以及活血化瘀法来治疗本病，疗效较好。

（一）内治法

1. 肝经化火

主症：皮疹色红，伴见心烦易怒或精神抑郁、失眠多梦、眩晕、心悸、口苦咽干。舌边尖红，舌苔薄白，脉弦数。

治法：清肝泻火。

方药：龙胆泻肝汤加减。

龙胆草10g，黄芩10g，栀子10g，车前子10g，木通6g，泽泻10g，生地15g，当归10g，生甘草6g。

方解：生地、当归凉血活血清热；龙胆草、黄芩、栀子苦寒利湿清热；车前子导湿下行。

加减：女阴瘙痒、带下腥臭黄浊者，加土茯苓、蛇床子；肛门瘙痒者，加苦参、地肤子；阴囊瘙痒者，加浮萍、蝉衣、柴胡。

中成药：龙胆泻肝胶囊，每次3粒，每日2次。

2. 风湿热

主症：皮损成片，呈淡褐色，粗糙肥厚，并伴有部分皮肤潮红、糜烂、湿润和血痂，阵发性剧痒，夜间尤甚。苔薄黄或黄腻，脉弦数。

治法：疏风清热利湿。

方药：消风散加减。

荆芥、防风各10g，刺蒺藜15g，苦参10g，白鲜皮15g，蝉衣6g，生地黄12g，当归10g，胡麻仁15g，生石膏30g，知母10g，土茯苓15g，徐长卿12g，甘草3g。

方解：荆芥、防风、牛蒡子、蝉衣开发腠理，透解在表之风邪；刺蒺藜辛苦温，祛风止痒；苦参、土茯苓、徐长卿清热燥湿止痒；白鲜皮气寒善行，味苦性燥，清热散风，燥湿止痒；当归和营活血；生地清热凉血；胡麻仁养血润燥；石膏、知母增强清热泻火之力；甘草解毒并调和诸药。

加减：血热盛，加赤芍、牡丹皮。湿热盛，加地肤子、车前子、栀子。

3. 血虚风燥

主症：多见于老年人及体质虚弱患者。病程较长，皮损色淡或灰白，肥厚粗糙似牛皮，抓如枯木。舌质淡，脉沉细。

治法：养血祛风润燥。

方药：养血润肤饮。

生地15g，熟地15g，当归10g，黄芪9g，麦冬9g，天冬9g，天花粉9g，桃仁9g，红花9g。

方解：二地、二冬、天花粉滋阴润燥；黄芪、当归补气养血；桃仁，红花活血祛风。

加减：心悸失眠者，加枣仁、柏子仁；神疲乏力者，加人参、何首乌；血虚便秘者，倍用当归身，加肉苁蓉；瘙痒甚者，加白蒺藜、皂刺；皮肤肥厚脱屑者，加阿胶、丹参。凡情绪波动、病情加剧者，加珍珠母、代赭石、生牡蛎、五味子、夜交藤。

中成药：当归片，每次3片，每日3次；阿胶补血颗粒，每次5g，每日2次。

(二) 外治法

(1) 肝经郁火证、风湿热证，用三黄洗剂外搽，每日3~4次。

(2) 血虚风燥证，用二号癣药水外搽，每日2次。

(三) 其他治疗

1. 针刺疗法

播散性者，取曲池、血海、大椎、足三里、合谷、三阴交等，隔日1次。

2. 艾卷灸法

小块肥厚者，可作艾卷灸患处，每次15~30分钟，每日2~3次。

3. 梅花针

苔藓样变明显者，用梅花针在患处来回移动叩击，每日1次。

五、临证提要

本病中医称之为"牛皮癣"、"摄领疮"。中医认为本病初起为风湿热邪阻滞肌肤，营血失和、经脉失疏，日久血虚风燥，肌肤失养。情志郁闷，衣领拂着，搔抓、嗜食辛辣、醇酒、鱼腥发物等皆可诱发或使病情加重。临床主要为皮肤苔藓化，肥厚粗糙，瘙痒剧烈，病程缓慢，反复发作，常数年不愈，愈后易复发。中医临床分为外邪阻肤、肝郁化火、血虚风燥、脾虚湿盛等证型。总的治疗法则是在治疗方法上应内外结合，标本兼顾，即以健脾、疏肝、养血活血、镇惊安神等法来治疗本病。

六、预后与转归

病程慢性，反复发作。

七、预防与调护

(1) 避免精神刺激，保持心情舒畅，生活规律，劳逸结合。
(2) 避免饮酒、饮浓茶及食辛辣刺激性食物。
(3) 忌食鱿虾蟹等海味及五辛发物。
(4) 避免搔抓、摩擦及热水烫洗。

第四节 银屑病

中医称银屑病为"白疕"，是一种常见的红斑鳞屑性皮肤病，该病经过缓慢，具有复发倾向，对患者的身心健康影响严重。历代中医文献中所记载的"蛇虱"、"疕风"、"松皮癣"、"干癣"等属于该病范畴。公元前14世纪，殷墟甲骨文中就有"疕"字的记载，当时泛指一般皮肤病，从其字形结构上看，是病字头加上一个匕首的匕，如同匕首刺入皮肤一样以形容其病情的顽固性。《诸病源候论·干癣候》记有"干癣，但有匡廓，皮枯索痒，搔之白屑出是也。"白疕作为病名始载于清代《外科大成·卷四》："白疕，肤如疹疥，色白而痒、搔起白疕，俗呼蛇虱，由风邪客于皮肤，血燥不能荣养所致。"《医宗金鉴·外科心法要诀》白疕记载："白疕之形如疹疥，色白而痒多不快，由风邪客皮肤，亦由血燥难容外。"不但描写了白疕的主要症状是皮疹色白有白屑，伴有瘙痒，同时阐明了发生的原因是由于风邪客于皮肤，或阴血枯燥不能营养于外而致。

一、病因病机

中医认为本病主要是由于素体热盛，复因外感六淫，或过食辛发酒酪，或七情内伤等因素使内外合邪，内不得疏泄，外不能透达，化火生热，热壅血络，怫郁肌肤而成。若病久或反复发作，则阴血被耗，气血失和，化燥生风；或经脉阻滞，气血凝结。若血热炽盛，毒邪外袭，蒸灼皮肤，气血两燔，则郁火流窜，瘀滞肌肤，形成红皮；若湿热蕴久，兼感毒邪，则见密集脓疱；若风湿毒热或寒邪痹阻经络，则手足甚至脊椎大关节肿痛变形。

1. 素体热盛

湿热内蕴或阳盛阴虚之体质，感邪易从阳化热、化燥，火热之邪蕴伏营血，流于肌肤，发为红斑；热伤营血，肌肤失养，则起白屑；化燥生风，风盛则痒。因而素体热盛是银屑病发生的主要原因。

2. 外邪侵袭

初起多因风寒、风热、风湿之邪侵袭肌表，致营卫不和，气血失调，郁于肌肤；或因外感风邪或夹杂燥热之邪，客于肌表；或因湿热蕴积，兼感毒邪内不得利导，外不得宣泄，阻于肌表。

3. 七情内伤

情感内伤，气机壅滞，郁久化火，以致心火亢盛，热伏营血，流于肌表。

4. 脾胃失和

饮食失节，过食荤腥发物或辛发酒酪，脾胃失和，气机不畅，郁久化热，复受风热毒邪，发于肌肤。

二、临床表现

根据银屑病的临床特征，一般可分为寻常型、红皮病型、脓疱型及关节病型四种类型。

1. 寻常型银屑病

此型临床最多见，大多急性发病，皮损初起为针尖大小丘疹，逐渐扩大为绿豆至扁豆大的淡红或鲜红色丘疹或斑丘疹，可融合成形态不同的斑片，境界清楚，表面覆盖多层银白色鳞屑，状如云母，刮除成层鳞屑尤如轻刮蜡滴（蜡滴现象），鳞屑剥离后可见淡红色发光半透明薄膜（薄膜现象），剥去薄膜可见点状出血（筛状出血）。银白色鳞屑、薄膜现象及筛状出血是本病的临床特征。皮损形态各异，急性期可呈点滴状，陈旧皮疹可呈钱币状、盘状、地图状、环状或回状以及蛎壳状等多样。

皮疹好发于头皮、四肢伸侧，常泛发全身。发于头皮者，境界清楚，常好发于前发际，皮损处头发成束状排列（束状发）。少数可见于口腔、阴部黏膜，口腔黏膜损害为灰白色环状斑，阴部黏膜损害为境界清楚的暗红色斑块。发于头皮时，头发成束状；部分患者可见指甲病变，轻者呈点状凹陷，呈顶针样变（顶针甲），重者甲板增厚，光泽消失。本病病程长，易于复发，大多数有明显季节性，一般冬重夏轻，成为冬季型银屑病；少数患者的症状在夏季加重或复发，而在冬季减轻或消退，成为夏季型银屑病；更有少数患者因既往治疗过于复杂或病程日久，其发病的季节往往不甚明显。病程一般可分为三期：

（1）进行期：新皮损不断出现，原皮疹不断扩大，皮损浸润炎症明显，周围可有红晕，鳞屑较厚，针刺、搔抓、手术等损伤可导致受损部位出现典型的银屑病皮损，称为同形反应。

（2）静止期：皮损稳定，既不扩大，也不缩小，基本无新皮损出现，皮疹颜色淡红，炎症较轻，鳞屑减少，皮肤干燥、脱屑。

（3）消退期：皮损缩小或变平，颜色变淡，炎症基本消退，鳞屑减少，或遗留色素减退或色素沉着斑。

2. 红皮病型银屑病

又名银屑病性剥脱性皮炎。此型比较少见，属严重的一种类型，约占银屑病患者的 1%。

多见于成人，极少累及儿童。临床有两种，大多数因银屑病患者在急性进行期中的某些超强的刺激因素（如外用刺激性较强的或不适当的药物）、急性细菌或病毒感染、变态反应等引起，如长期大量应用糖皮质激素后突然停药或减量过快，而使病情急剧复发，皮疹迅速增多，面积扩大而引起红皮病；此外，脓疱型银屑病在脓疱消退过程中、关节型银屑病，也可出现红皮病改变。少数可由慢性寻常型银屑病自行演变而成，初发即为红皮病的很有少见。

本病初起时，在原有皮损部位出现潮红，迅速扩大，最后全身皮肤呈弥漫性红色或暗红色，炎症性浸润明显，表面覆有大量麸皮样鳞屑，大量脱屑，瘙痒较严重，可伴有发热、恶寒、头痛、关节痛、浅表淋巴结肿大。发生于手足者，常呈片状角质剥脱。同时可伴有口眼、外生殖器部位的黏膜损害、毛发脱落及指（趾）甲混浊、肥厚、变形，甚至引起甲剥离而脱落等。大多病程漫长，预后欠佳，亦常复发。

3. 脓疱型银屑病

临床较少见，分局限型（掌跖脓疱型银屑病）和泛发型（泛发性脓疱型银屑病）。目前确切病因尚不十分清楚，考虑可能与感染、使用强烈刺激性或不恰当的治疗有关。

掌跖脓疱型银屑病多发于40~60岁成人，女性稍多，皮损好发于掌跖部，也可扩展到指（趾）背侧，常对称分布。皮损表现为红斑基础上多数粟粒大小的无菌性脓疱，不易破溃，脓疱约经1~2周后即可自行干涸，表面结有污褐色痂皮及鳞屑。脓疱反复出现，在同一皮损上可见红斑基础上新发脓疱、鳞屑、结痂等不同时期的损害。皮损可伴有不同程度的瘙痒或疼痛。指（趾）甲亦可被侵犯，发生变形、浑浊、肥厚，并有不规则的嵴状隆起，严重者可有甲下、甲缘积脓。患者身体其他部位如小腿、双肘伸侧、发际等可以见到银屑病皮损，常伴有沟状舌。患者一般状况较好，亦可伴有低热、头痛、食欲不振及全身不适等症状。病情较顽固，易反复发作。

泛发性脓疱型银屑病是比较严重且少见的一种类型。本病发病急骤，可在数日内全身皮肤迅速潮红肿胀，泛发密集脓疱，可融合成片状"脓湖"。皮损以四肢屈侧及皱襞部为多见，也可初发于掌跖，之后波及全身。临床表现为在银屑病红斑的基本损害上出现针头至粟粒大小的浅在性无菌性小脓疱，常密集分布，之后脓疱迅速增多，随之皮疹不断扩大呈片状或环状红斑，边缘部分往往有较多的小脓包。脓疱一般于1周左右干涸、结痂，之后又可再发新的脓包。腋下、腹股沟、四肢屈侧、乳房下等皱褶处常因潮湿、摩擦而糜烂、渗液。指（趾）甲可出现萎缩、肥厚、浑浊，甲床亦可出现小脓疱。患者舌面常有沟纹，口腔颊黏膜亦可出现簇集或多数散在小脓疱。多伴高烧、寒战、关节肿痛、淋巴结肿和双下肢水肿等全身症状。病情缓解后，可出现具有特征性的寻常型银屑病皮损。病程较长，大多数呈周期性反复发作，也可发展为红皮病。可因继发感染、电解质紊乱、低蛋白血症等全身衰竭而危及生命。

4. 关节病型银屑病

也是比较严重的一种类型，占银屑病患者的1%。关节病型银屑病除有银屑病损害外，还发生类风湿性关节炎症状，其关节症状往往与皮肤症状同时加重或减轻。多数病例继发于银屑病之后，或银屑病反复发作后，症状加重而出现关节损害，或与脓包型银屑病或红皮病型银屑病并发。关节改变常不对称，可同时发生于大小关节，亦可见于脊柱，但以手、腕及足等小关节为多见，多侵犯指（趾）关节，特别是指（趾）末端关节。受累关节弥漫红肿、疼痛、大关节积液，重者可致不可逆的关节畸形、活动障碍，严重者可侵及多个大、小关节及脊柱、骶髂关节，日久关节可以强直及导致肌肉萎缩。并可伴有发热、乏力、消瘦等全身症状。病情往往处于急性进行期，皮疹呈蛎壳状。本病病程慢性，严重影响生活质量。

三、类证鉴别

根据本病的临床表现、皮疹特点及好发部位、发病与季节的关系等，一般诊断不难。但有时需要与下列疾病鉴别。

1. 脂溢性皮炎

皮损好发于头皮、面颈、胸背等部位。典型皮损为红斑基础上的油腻性鳞屑，皮损边界不十分鲜明，无薄膜现象及点状出血。

2. 玫瑰糠疹

皮疹好发于躯干和四肢近端，呈圆形或椭圆形，皮疹长轴与皮纹一致，细薄糠秕样脱屑，可有母斑。病程多仅数周，消退后极少复发。

3. 扁平苔藓

典型皮疹为紫红色的多角形扁平丘疹，鳞屑细薄而紧贴，表面可见蜡样光泽，有网技纹理（Wickham纹）。一般瘙痒较剧。

4. 毛发红糠疹

糠状鳞屑性红斑周围常能见到毛囊性角化丘疹，掌跖常有过度角化。

5. 副银屑病

鳞屑性炎症性丘疹、斑块，长期存在。皮疹发病部位不定，无薄膜现象及点状出血。

6. 神经性皮炎

皮疹为苔藓样斑块，少量鳞屑，无薄膜现象及点状出血。瘙痒剧烈。

7. 慢性湿疹

皮疹瘙痒剧烈、浸润肥厚，苔藓样变与色素沉着同时存在。少量鳞屑，无薄膜现象及点状出血。

8. 汗疱性湿疹

掌跖脓疱型银屑病需与汗疱性湿疹鉴别。后者原发损害为水疱，炎症明显，瘙痒剧烈。

9. 盘状及播散性盘状红斑狼疮

慢性经过，皮损境界清楚，中央轻度萎缩，边缘略高起，形如盘状，损害表面覆有灰褐色黏着性鳞屑，鳞屑下有角质栓，伴毛细血管扩张、色素沉着和色素减退。

10. 甲癣

指（趾）甲银屑病需与甲癣鉴别。甲癣先自游离缘或侧缘发病，甲屑内可查真菌，同时可伴有手足癣。

11. 头癣

尤其是头皮银屑病需与头癣鉴别。头癣为灰白色糠状皮屑，有断发及脱发，查见真菌，多见于儿童。

12. 剥脱性皮炎

红皮病型银屑病需与其他原因引起的红皮病相鉴别。前者有银屑病史，一般是在银屑病急性进行期中由于用药不当有过度刺激后而引起，有时能找到个别残存的典型银屑病皮损，这对确认银屑病型红皮病有帮助。

四、辨证施治

根据银屑病的病因病机、皮疹形态、伴随的症状等表现的不同，一般临床辨证为七个证型。本病中医总的治疗法则是：血热内蕴证宜清热解毒，凉血活血；血虚风燥证宜养血解毒，滋阴润肤；气血瘀滞证宜活血化瘀，养血润燥。湿热蕴阻证宜清热利湿；火毒炽盛证宜清热泻火，凉血解毒；脓毒蕴蒸证宜清热凉血，解毒除湿；风湿寒痹证宜疏风散寒，和营通络。本病急性发病初期多以血热、湿热、脓毒、火毒等实证为主，中期多见血虚风燥证，病程日久，则多以血瘀证论治，部分关节病型银屑病表现为风湿寒痹证。应注重应用内外合治的方法，方能取得好的临床疗效。

（一）内治法

1. 血热内蕴

主症：多见于银屑病进行期，发病急骤，新生点状皮疹迅速出现，旧有皮疹迅速扩大，皮疹鲜红，鳞屑较多，鳞屑不能掩盖红斑，易于剥离，可见点状出血，同形反应常见，瘙痒相对较著，常伴有心烦易怒、口干舌燥、咽喉肿痛、便秘溲赤等全身症状。舌质红或绛，舌苔白或黄，脉弦滑或数。

治法：清热解毒，凉血活血。

方药：凉血活血汤合犀角地黄汤加减。

生槐花15g，白茅根30g，生地30g，丹皮15g，紫草根15g，赤芍15g，丹参15g，鸡血藤30g，板蓝根30g，白鲜皮30g，羚羊角粉0.6g或水牛角30g。

方解：方中生槐花、白茅根、生地、紫草根、丹皮清热凉血，丹参、鸡血藤养血活血，板蓝根清热解毒，佐以白鲜皮止痒，羚羊角粉或水牛角清血分热。

加减：热盛加龙胆草、黄芩、栀子；风盛痒甚者加刺蒺藜；大便干结者加大黄、栀子；皮损以头面部为主加野菊花、玫瑰花、鸡冠花、凌霄花；皮损以下肢为主者加瓜蒌根、茜草根；伴有咽炎或扁桃体炎者加玄参、北山豆根。

中成药：复方青黛胶囊、克银丸、消银散等，功用清热解毒、活血凉血、消斑化瘀，祛风止痒。

2. 血虚风燥

主症：多见于银屑病静止期、消退期。病程日久，皮疹颜色淡红，皮肤干燥、脱屑。可伴口干咽燥，女性月经量少。舌质淡红，舌薄白或少苔，脉细或缓。

治法：养血解毒，滋阴润肤。

方药：当归饮子合养血解毒汤加减。

当归6g，丹参15g，生地15g，熟地10g，白芍10g，鸡血藤15g，天冬10g，麦冬10g，土茯苓15g，露蜂房6g。

方解：方中当归、丹参、生地、熟地、白芍养血，天冬、麦冬滋阴，鸡血藤养血活血，佐以土茯苓、蜂房散风解毒。

加减：风盛瘙痒明显者加白鲜皮、苦参；仍有少数新起皮疹者加白茅根、紫草、茜草、板蓝根；兼湿盛者加猪苓、泽泻；脾虚者加白术、茯苓；女性更年期或内分泌失调者加女贞子、旱莲草、香附、丹参、茯苓、柴胡等调理冲任。

3. 气血瘀滞

主症：病程较长，反复发作，经年不愈，皮损紫暗或色素沉着，鳞屑较厚，有的呈蛎壳状，或伴有关节活动不利，苔薄舌有瘀斑，脉细涩。

治法：活血化瘀，养血润燥。

方药：桃红四物汤加减。

桃仁10g，红花6g，熟地15g，当归12g，赤芍10g，川芎15g，丹参15g，甘草5g。

方解：当归补血活血，熟地补血为主，川芎为血中气药，芍药敛阴养血；桃仁、红花并入血分逐瘀行血；丹参功同四物，活血而补血；甘草调和诸药。

加减：兼有热象者加赤芍、丹皮；蕴湿者加茯苓、泽泻；皮损色紫暗，酌加三棱、莪术以破血祛瘀；病程久，皮损肥厚者可适当加乌梢蛇、地龙、露蜂房；皮损面积大，久治不愈者加藏红花、三七粉。

4. 湿热蕴阻

主症：皮损有糜烂，鳞屑呈乌褐色、油腻状，多发于腋窝、乳房下及会阴等处，或局部有脓疱。可伴口苦咽干，胸腹胀满，食欲不振，小便黄。舌质红，苔黄腻，脉濡滑或数。

治法：清热利湿。

方药：萆薢渗湿汤合龙胆泻肝汤加减。

萆薢10g，生薏苡仁10g，黄柏10g，泽泻15g，滑石30g，车前子15g，赤芍15g，丹皮10g，甘草6g。

方解：萆薢、生薏苡仁、黄柏、泽泻、滑石、车前子以清利湿热；配丹皮、赤芍以加强清热之力，甘草清热畅中。

加减：对于皮损广泛、脓疱较多者，加板蓝根、蒲公英、忍冬藤；痒重者加白鲜皮、刺蒺藜；脾虚者加白术、茯苓。

中成药：龙胆泻肝丸。

5. 火毒炽盛

主症：多见于红皮病型银屑病。因火热炽盛为毒，入于营血，煎灼肌肤而见周身皮肤弥漫潮红、浸润、水肿，大量脱屑或伴有渗出，常伴发热、烦躁、便秘、溲赤。舌红绛，苔黄，脉弦数。

治法：清热泻火，凉血解毒。

方药：犀角地黄汤合清瘟败毒饮加减。

羚羊角粉0.6g（冲服）或水牛角30~60g（先煎），生石膏30g，生地15g，丹皮15g，赤芍12g，金银花15g，连翘15g，蒲公英30g，紫草12g，甘草。

方解：羚羊角粉或水牛角清热凉血解毒；生石膏清热泻火；生地养阴清热生津；丹皮、赤芍、紫草清热凉血解毒；金银花、连翘、蒲公英清热解毒；甘草清热解毒，调和诸药。

加减：皮疹红肿明显，加冬瓜皮、茯苓皮清热消肿；便秘者，加大黄（后下）清泻腑热；小便不利者，加白茅根、车前子利尿泄毒；瘙痒甚者，加白鲜皮、地肤子清热止痒；三焦热盛者，合黄连解毒汤加黄连、黄芩、黄柏泻上中下三焦之火，栀子通泄三焦。后期阴虚口干者,加麦冬、石斛。

6. 脓毒蕴蒸

主症:多见于泛发性脓疱病型银屑病。因毒热炽盛,兼感湿邪,肉腐为脓。在水肿、灼热的潮红斑片上可见密集的粟粒大小脓疱,伴寒战高热、烦躁、大便秘结、小便短赤。舌红,苔黄腻或有沟纹,脉弦滑数。

治法:清热凉血,解毒除湿。

方药:解毒凉血汤加减。

生玳瑁 3g 或羚羊角 0.6g、板蓝根 30g、银花 15g、连翘 15g、生地 30g、白茅根 30g、丹皮 15g、赤芍 15g、生石膏 30g、生薏苡仁 30g、茵陈 15g、土茯苓 30g、草河车 15g。

方解:方中生玳瑁、羚羊角、板蓝根、银花、连翘清热解毒;生地、白茅根、丹皮、赤芍凉血清营,佐以生石膏清气分热;生薏苡仁、茵陈、土茯苓、草河车解毒除湿。

加减:瘙痒较著者,加白鲜皮、地肤子;小便不畅,加六一散、泽泻;后期气阴两伤加南北沙参、石斛、玄参、太子参等。

7. 风湿寒痹

主症:多见于关节病型银屑病。初期关节红肿热痛,后期畸形弯曲,多侵犯远端指趾关节。皮疹红斑不鲜,鳞屑色白较厚,抓之易脱,常冬季加重或复发,夏季减轻或消失。伴畏冷、关节酸楚或疼痛,瘙痒不甚。皮疹或轻或重,皮损的病情变化多与关节症状的轻重相平行。苔薄白,脉濡滑。

治法:疏风散寒,和营通络。

方药:桂枝汤加减。

桂枝 10g、芍药 10g、炙甘草 5g、生姜 3 片、大枣 10 枚、苍耳子 10g、白芷 10g、白鲜皮 20g、地肤子 10g、当归 15g。

方解:桂芍合用散寒和营;苍耳子、白鲜皮、地肤子祛风利湿;白芷、当归、生姜、大枣等配伍合助以调营血;炙甘草调和诸药。

加减:发热口渴者,加生石膏、知母;关节红肿明显者,加银花藤、豨莶草、络石藤;关节基本不红,但肿胀明显者,加苍术、海风藤;如有关节畸形、功能障碍者,可加羌活、独活、桑寄生、桑枝、秦艽、威灵仙、乌梢蛇、地龙以祛除风湿,活络通经;下肢重者,加木瓜、怀牛膝,肝肾不足加熟地、山茱萸。

中成药:独活寄生丸、秦艽丸、滋补肝肾丸等。

(二) 外治法

1. 涂抹法

可根据皮损形态及病情辨证选择外用药物。进行期皮损宜用温和、安抚之剂,如黄连膏、芩柏膏、青黛膏或调麻油外搽患处,每日 1~2 次。

2. 沐浴法

中药浴、硫黄浴、谷糠浴等。静止或消退期可用选用马齿苋、苦参、侧柏叶、楮桃叶、千里光、黄柏、地骨皮、白鲜皮等煎水,放温后洗浴浸泡,再外搽芩柏膏、黄连膏、青黛膏等。也可辨证选择清热解毒、祛湿止痒的中药,如金银花、野菊花、地肤子、蛇床子、侧柏叶等每2~3天1次。

(三) 其他疗法

1. 针刺 (毫针) 疗法

可辨证选择风池、曲池、支沟、血海、印堂、合谷、迎香、百会、足三里、三阴交、大椎、肺俞、膈俞、肝俞等穴，并根据皮损部位选择组穴，分别用捻转泻法、迎随泻法、平补平泻，强刺激捻转，留针30~60分钟，隔日或每日1次，10次为1疗程，间隔10天再行第二疗程。

2. 艾灸疗法

将艾条一端点燃，在距离患处皮肤约1寸左右进行熏灼局部，灸至皮肤红晕为度，每日1~2次，每次15~20分钟，10次为1疗程。

3. 耳针疗法

主穴：肺俞、神门、内分泌；配穴：心、大肠。留针20~30分钟，隔日1次，10次为1疗程。

4. 皮肤针疗法

用右手持针柄均匀有力地弹叩皮损，先轻后重至皮肤潮红或微量出血为度。隔日1次，10次为1疗程。

5. 穴位注射

主穴：肺俞；配穴：曲池、足三里。常用药以当归注射液，7~10天为1疗程，疗程间隔1周。

6. 放血疗法

取患者第1至第12胸椎两侧各旁开5分~1.5寸处摩擦数次，充分暴露反应点，常规消毒，以三棱针挑破挤出血1~2滴，以消毒棉签擦去血液，隔日1次，1周为1疗程。

7. 埋线疗法

取穴以背部为主，配用四肢穴位。方法：穴位皮肤常规消毒，做普鲁卡因埋线点局麻，将三角针穿线后用热盐水清洗，第1次从大椎穴进针至第3胸椎棘突出针；第2次从第4胸椎棘突进针至第7胸椎棘突出针；第3次从第9胸椎棘突进针至第11胸椎棘突出针，剪断肠线，针口消毒后用2cm纱布固定，第4次从大杼穴进针经风门、肺俞、膈俞。

8. 拔罐疗法

主穴配大椎、陶道、双侧肝俞或脾俞，配穴曲池、三阴交。方法：蘸有95%酒精的棉花棒点燃，在罐内绕1周抽出，然后迅速将罐子置于所选部位上，隔日1次，15次为1疗程。

五、临证提要

中医称银屑病为"白疕"，历代中医文献中所记载的"蛇虱""疕风""松皮癣""干癣"等属于该病范畴。中医认为本病主要是由于素体热盛，复因外感六淫、饮食失节、七情内伤等，使内外合邪，内不得疏泄而化火生热，热壅肌肤而成。大多医家认为本病病位在血分。

国内外学者对银屑病进行了许多研究,虽然本病的病因和发病机理尚未完全阐明,目前考虑与遗传因素、感染因素、免疫因素、神经精神因素相关。其他如外伤、环境及气候、药物等因素,与银屑病的发病亦有一定关系。

根据银屑病的临床特征,一般可分为寻常型、红皮病型、脓疱型及关节病型四种类型。

(1) 寻常型银屑病临床最多见,大多急性发病。皮疹好发于头皮、四肢伸侧,常泛发全身。银白色鳞屑、薄膜现象及筛状出血是本病的临床特征。病程一般可分为进行期、静止期、消退期。

(2) 红皮病型银屑病,又名银屑病性剥脱性皮炎。皮损表现为全身皮肤呈弥漫性红色或暗红色,炎症性浸润明显,表面覆有大量麸皮样鳞屑,大量脱屑。

(3) 脓疱型银屑病分局限型(掌跖脓疱型银屑病)和泛发型(泛发性脓疱型银屑病)。后者发病急骤,可在数日内全身皮肤迅速潮红肿胀,泛发密集脓疱,可融合成片状"脓湖"。病程较长,多呈周期发作,严重者可危及生命。

(4) 关节病型银屑病也是比较严重的一种类型,关节症状往往与皮肤症状同时加重或减轻。重者可致不可逆的关节畸形、活动障碍,本病病程慢性,严重影响生活质量。

一般临床辨证为七个证型。治疗法则:血热内蕴证宜清热解毒,凉血活血;血虚风燥证宜养血解毒,滋阴润肤;气血瘀滞证宜活血化瘀,养血润燥;湿热蕴阻证宜清热利湿;火毒炽盛证宜清热泻火,凉血解毒;脓毒蕴蒸证宜清热凉血,解毒除湿;风湿寒痹证宜疏风散寒,和营通络。

总之,银屑病是一种慢性、复发性疾病,由于病因和发病机制尚不清楚,目前仍以改善临床症状、延长缓解期、减少复发为目的。选择治疗方案时应权衡利弊,既要考虑疗效,又要考虑可能出现的毒副作用。要根据病情不同,综合分析患者的临床证型、病期、皮损面积、严重程度、体质、既往治疗等因素。对于皮损局限、病情稳定者,一般选择外用药物局部治疗。优点是药物可以直接作用于病变部分而不会引起全身的毒副作用。对于进行期、皮损面积广泛或重症患者,适宜全身治疗为主、外用药为辅的原则。中医辨证治疗有着比较完善的理论基础和较好的疗效,且毒副作用小,是值得推广的绿色疗法。对于极少数重症难治型可采用中西医结合治疗,一般不提倡激素系统性治疗。

六、预后与转归

(一) 寻常型银屑病

本型如治疗得当,一般均能取得一定疗效,使症状改善,病情稳定,但在根治和预防复发方面还存在一定困难。少数患者由于用药不当、外界刺激、病情发展等原因,演变成脓疱型或红皮病型银屑病。

(二) 脓疱型、关节病型、红皮型银屑病

一般病程较长,病情顽固,且容易复发,如治疗得当,愈后常留有寻常型银屑病皮损。泛发性脓疱型银屑病在脓疱发展过程中、关节型银屑病,均可同时出现红皮病改变。脓疱型银屑病可因继发感染、电解质紊乱或脏器衰竭而危及生命。关节病型银屑病可引起关节红肿、变形,关节畸形往往是不可逆的,活动明显受限,关节严重影响患者的生存质量。

七、预防与调护

（1）由于银屑病是一种常见的红斑鳞屑性皮肤病，该病经过缓慢，具有复发倾向，影响严重了患者的身心健康。因此，对银屑病患者进行精神调理是十分重要的，治疗上不能操之过急，多与患者沟通，使之保持良好的心态，树立战胜疾病的信心，避免精神过度紧张和焦虑，保持良好的心理状态，有利于病情向良好的方向转归。

（2）生活要有规律，起居有常，不熬夜，多饮水。养成良好的饮食习惯，多食新鲜蔬菜、水果、瘦肉、蛋、奶、豆制品等。忌食辛辣、腥发、油腻食品，不宜饮酒、吸烟。

（3）增强体质，加强身体锻炼，在秋冬、冬春季节交替之时，要特别注意预防感冒、咽炎和扁桃体炎。对反复发作的扁桃体炎合并扁桃体肿大者，可以考虑手术摘除。

（4）避免各种物理性、化学性物质和药物的刺激，防止外伤（如搔抓、针刺、文身、昆虫叮咬、热水烫洗），不要滥用药物。

（5）选择正规的治疗方案，急性发作期皮损以安抚为主，不要用刺激性大、浓度高的外用药物，否则会使皮损面积扩大或转为脓疱型、红皮病型，使治疗更加困难。外用药物使用时，须从温和无刺激药物开始，浓度由低到高，不要长期大面积使用皮质类固醇激素类药膏，避免不良反应的发生。

第五节　带状疱疹

一、带状疱疹的中西医定义

带状疱疹是由水痘-带状疱疹病毒引起的急性疱疹性皮肤病。初次感染表现为水痘或隐性感染，常见于儿童。临床表现为沿一侧周围神经或三叉神经分支分布的簇集性水疱，是脊髓后根神经节的病毒复活所致。儿童所发生的通常呈良性经过，而成人发生的急性神经炎及后遗症备使患者痛苦不堪，多伴有神经痛和局部淋巴结肿痛，预后极少复发。祖国医学称之为"蛇串疮""蜘蛛疮""缠腰火丹"。明·申斗垣《外科启玄·蜘蛛疮》曰："此疮生于皮肤间，与水窠相似，淡红且痛，五七个成攒，亦能荫开。"清·祁坤《外科大成·缠腰火丹》命名为蛇串疮，"初生于腰，紫赤如疹，或起水疱，痛如火燎"。

二、带状疱疹的中西医病因

（1）带状疱疹与水痘为同一种水痘-带状疱疹病毒所引起，在无或免疫力低下的人群初次感染病毒后，临床表现为水痘或呈隐性感染，以后病毒沿着脊髓后根或三叉神经节持久潜伏于脊髓后根神经节的神经元中。在受凉、过劳、创伤、恶性肿瘤、免疫抑制剂治疗等诱发刺激的作用下，可使之再活动、生长繁殖，使受侵犯的神经节发炎及坏死，产生神经痛。带状疱疹1个月后仍有明显疼痛，称为带状疱疹后遗神经痛。

（2）老年带状疱疹患者合成或释放β-内啡肽的功能可能有障碍，使中枢内源性痛觉调节系统对疼痛的抑制作用减低，且局部神经源性炎症不能得到及时充分的缓解，疼痛持续或加重。带状疱疹后遗神经痛是老年患者易发的主要原因，发病率随着患者的年龄的增大而升高。

(3) 祖国医学认为此病因情志不遂，肝郁气滞，郁久化热，肝经火毒，外溢皮肤；或因饮食不节，脾失健运，蕴湿化热，湿热搏结，兼感毒邪于皮肤；年老体弱，血虚肝旺，或劳累感染毒邪，或湿热毒盛，气血凝滞，邪滞经络，病后久病难退。

三、带状疱疹的中西医分型

（一）西医临床分型

1. 无疹型

只在某一感觉区内出现典型疼痛而不见皮损。

2. 顿挫型

局部出现大片红斑，而不形成丘疹、水疱，症状轻、病程短。

3. 大疱型

形成大的水疱，直径达 1cm 以上。

4. 出血型

水疱内疱液呈紫红色血性液体。

5. 坏死型

水疱基底部组织坏死，呈紫黑色结痂，常留有瘢痕和严重的神经痛。

（二）中医辨证分型

1. 肝经火盛型

相当于头面部、胸胁部的蛇串疮。局部皮损鲜红，疱壁紧张，灼热刺痛。自觉口苦咽干、口渴，烦躁易怒、食欲不佳，小便赤、大便干或不爽。舌质红，苔薄黄或黄厚，脉弦滑微数。

2. 脾经湿热型

相当于腹部，大腿部蛇串疮。皮损颜色较淡，疱壁松弛，疼痛略轻，口不渴或渴而不欲饮，不思饮食，食后腹胀，大便时溏，女性常见白带多。舌质淡体胖，舌苔白厚或白腻，脉沉缓或滑。

3. 气滞血瘀型

见于老年患者，皮疹消退后仍剧痛不止。舌质暗，苔白，脉弦细。

四、带状疱疹的注意事项

不要过度劳累，以休息为主，忌食油炸、辛辣温热食物，如酒、烟、生姜、辣椒、羊肉、牛肉等。不要过分紧张，给予易消化的饮食和充足的水分；皮肤上出现大疱、血疱，不要自行剪破或刺破；60 岁以上老年人或有基础疾病如：心脏病、糖尿病、慢性支气管炎、肿瘤等，应尽早尽快正规治疗，以免错过最佳治疗时机，遗留后遗神经痛，给后期治疗带来难度；不可绝对忌荤忌油，适量高蛋白饮食可利于疾病的恢复，对受损神经有营养作用，可以减少后遗神经痛发生。

五、症状观察和疗效判定

（一）症状观察指标

主要观察止疱时间（治疗开始到无新水疱出现的时间）、结痂时间（治疗开始到水疱开始干涸、结痂的时间）、止痛时间（治疗开始到疼痛明显减轻或消失的时间）、症状（如疼痛、瘙痒、烧灼感）、体征（如红斑、水疱等）。采用4级评分：0为无，1为轻度，2为中度，3为重度。每例患者随诊6~12个月，观察有无色素沉着、瘢痕及带状疱疹后遗神经痛的发生。

（二）疗效判定标准

疗效指数=（治疗前总评分—治疗后总评分）/治疗前总评分×100%。痊愈，为皮损基本消退，疼痛消失，疗效指数大于等于90%；显效，为局部疼痛明显减轻，疗效指数60%~89%；有效，为疼痛减轻，疗效指数30%~59%；无效，为疼痛未减轻，疗效指数低于30%；有效率以痊愈率加显效率计算。

六、临床常用中西医治疗方法

（一）外用药物

1. 甲紫

又名龙胆紫，易溶于乙醇，略溶于水，对革兰阳性菌杀菌力强，配成1%~2%水溶液，每日外用1~2次。外用于皮损处，收敛干燥作用强，但易导致痂下积脓。

2. 呋锌油

全名0.5%呋喃西林氧化锌油，呋喃西林为外用杀菌防腐剂，能抑制革兰阳性菌和少数革兰阴性菌，无刺激性。氧化锌具有干燥、消炎、保护和轻度收敛作用，可保护创面，吸收分泌物和收敛作用。使用前用无菌纱布拭干创面水分，然后薄层外涂，每日1次，不宜用于头皮及其他多毛的部位。

3. 芬太尼透皮贴剂

芬太尼是与μ阿片受体有高亲和力和选择性的纯激动剂，具有高效、低分子量、高脂溶性和对皮肤无刺激性作用等优点，其镇痛强度为吗啡的75~100倍。芬太尼透皮贴剂是经皮芬太尼控释给药系统、组织、血浆和皮肤共同构成稳定血药浓度的储池。经过皮肤，芬太尼不断被吸收入血液循环，72小时绝对生物利用度为92%。使用时将小剂量透皮贴剂（25μg/小时）紧密外贴于躯干或上臂清洁、干燥的平整表面，注意避开大血管、皱褶及皮肤破损部位，72小时后揭去贴剂。有便秘、腹胀、食欲下降、恶心、呕吐等副作用，临床适用于带状疱疹后遗神经痛的治疗。

4. 洁悠神

主要成分为有机硅季铵盐，对细菌类、真菌类和病毒类有杀灭作用，是广谱抗病毒、细菌、真菌的一种局部物理抗病原微生物喷雾敷料。洁悠神喷雾后在局部皮损表面形成正负电荷膜，正电荷膜吸附带负电荷的病原微生物，病原微生物被中和后无法与外界进行物质交换而窒息死亡，起到物理抗病原微生物的作用。每日外用3次，5天为1个疗程，可以连用

2~3个疗程。

5. 苦参疱疹酊

为我国的彝族药方,伙的格衣都格、凯约、勒秋。祖国医学认为其清热解毒、凉血止痛,临床用于治疗肝经湿热所致带状疱疹。治疗时根据皮损的面积大小、部位,剪裁适当大小的棉垫,并且湿敷于患处皮损,根据情况补充适量药液,以保持棉垫处于湿润状态。一般每日补药2~3次,7天为1个疗程,可以连用2~3个疗程。注意:只供外用,皮肤破损者慎用。

6. 青鹏膏

为传统藏族经典验方,由镰型棘豆、诃子、毛诃子、余甘子、宽筋藤、亚大黄、安息香、麝香、铁棒锤等组成。方中的棘豆、诃子、毛诃子、余甘子、宽筋藤清热解毒;亚大黄消炎;安息香、麝香排毒驱邪,疏通经络,行气活血止痛;铁棒锤外用有止痛效果。每次涂抹局部皮损,轻轻按摩5~10分钟,每日2次,2周为1个疗程,可以连用2~3个疗程。

7. 青冰散

由青黛、冰片、黄连、蜈蚣、炉甘石各等份研成粉末。使用时以镇江陈醋为基质调匀成糊状,均匀涂敷局部皮损处,20分钟后用温水洗净,每日2~3次,5天为1个疗程,可以连用2~3个疗程。方中青黛清热解毒、凉血消肿;黄连清热解毒燥湿;冰片清热止痛,防腐止痒;炉甘石抑菌,外敷局部时可起到保护作用,同时还有收敛、防腐作用;蜈蚣入络息风,散结解毒止痛,配以陈醋入肝经可直达病灶。诸药合用,共奏清热解毒、止痒止痛、燥湿敛疮之功效。

8. 重组人干扰素乳膏

高纯度基因工程干扰素制成的乳膏剂型,是一种有抗病毒作用及免疫调节、免疫增强作用的生物制剂。进入人体内与病毒的细胞膜结合抑制病毒DNA的转录,干扰病毒DNA合成,从而发挥抗疱疹病毒作用,临床有α-1b、α-2b两型。具有作用强、局部应用浓度高、不良反应少的优点,适合于机体抵抗力低下患者使用。每次将药物涂于患处,每日4次,连用10天,有局部轻度烧灼感,持续数天,患者可以耐受,并随继续用药而逐步缓解。

9. 南蛇簕外用

南蛇簕别名苦石莲、石莲子、老鸦枕头,《中药大辞典》、《全国中草药汇编》、《广西中药志》等书籍都有记载。其根茎、叶、子均可入药,性味苦寒,有清热、散瘀、消肿、止痛、祛湿、止痒功效。主治风热感冒、风湿性关节炎,临床常用于跌打损伤、骨折、疮疡肿毒、皮肤瘙痒、毒蛇咬伤等治疗。使用时将南蛇簕150g加1000mL水煎浓缩成500mL外洗,每日2~3次,7天为1个疗程,可以连用2~3个疗程。

(二) 神经阻滞疗法

1. 作用机制

可以阻止亲神经病毒以逆行轴突的方式进入神经系统,在急性期可预防带状疱疹后遗神经痛的发生,阻断疼痛的恶性循环,阻断交感神经,使支配脊神经的血管扩张,神经营养状况得到改善。

2. 适应证

早期伴有剧烈疼痛的带状疱疹；皮损部位感觉减退，神经痛出现较迟；有带状疱疹后遗神经痛。

3. 禁忌证

阻滞部位有感染或全身重症感染者；有出血倾向者；有药物过敏史者。

4. 局部注射方法

2%利多卡因注射液 1mL，醋酸曲安奈德注射液 1mL，维生素 B_1 注射液 1mL，维生素 B_{12} 注射液 1mL，生理盐水 1mL，充分混合。头部皮损：常规消毒后，进针抵颅骨后回抽无血再注射 2~3mL；局部皮损注射：在痛点皮损处皮下注射 0.5~1mL，直至局部皮肤隆起发白为止，每次注射 3~5 个点；每 5 天注射 1 次，3~5 次为 1 个疗程。

5. 神经阻滞注射方法

根据不同皮损部位、不同神经分布选择不同的药物组成，眶上神经：丁哌卡因 0.3~0.5mL。眶下神经：丁哌卡因 1.0~1.5mL。颏神经：丁哌卡因 1.0mL。星状神经节：利多卡因 8~10mL。臂丛神经：丁哌卡因和利多卡因复合液 5~10mL。肋间神经：可以根据病情范围选择 T_1~T_{12}，每次选用 2~3 处，每一肋间用丁哌卡因 2~3mL。硬膜外：根据不同部位选择利多卡因和丁哌卡因混合液不同浓度和用量。腰大肌：利多卡因和丁哌卡因混合液 15~20mL。椎旁神经：分别对 1~2 个椎旁神经进行阻滞，利多卡因每个注射部位 4~5mL。每日 1 次，5 天为 1 个疗程，可以连用 2~3 个疗程。

(三) 物理疗法

1. 超激光照射疗法

超激光也叫直线偏振光近红外线，直线偏振光近红外线治疗仪具有较好的单色性和方向性，穿透组织较深，能直接照射深部的神经根、神经干等。光电能量在组织中产生的光电刺激作用、电磁作用和光化学作用能够促进局部血管扩张、改善血液循环、抑制神经兴奋性。同时促进活性物质再生，并且加速致痛物质的代谢，阻断疼痛的恶性循环。波长为 0.6~1.6μm，输出功率为 1800mW，穿透深度为 0.5cm。通过光电、光磁、光化学、光免疫等作用扩张血管，改善局部血液循环、消炎、调节体内免疫状态以及激活脑内的内吗啡系统，减弱疼痛刺激，抑制刺激传导，达到镇痛的目的。照射时三叉神经采用星状神经节+原皮疹区照射，颈、胸、腰部采用相应脊神经+原皮疹区照射；下肢采用坐骨神经+原皮疹区照射。治疗时充分暴露治疗部位，充分给予照射。治疗头光斑直径为 80mm，照射距离为 10~15cm，每个照射区照射 15~20 分钟，每日 1 次，10 天为 1 个疗程。临床适用于带状疱疹后遗神经痛的治疗。

2. 负氧离子紫外线喷雾疗法

具有消炎、止痛、促进血液循环、促进水疱吸收的作用，在紫外线的作用下，网状内皮细胞及白细胞对细菌的吞噬作用加强，血液凝集素增高，血清补体升高，抗体形成增加，可提高机体抵抗力。治疗时使用负氧离子紫外线喷雾机在皮损处局部喷雾治疗，喷口距离皮肤表面 20~30cm，每次治疗 10 分钟，每日 1 次，5 天为 1 个疗程，可以连用 2~3 个疗程。

3. 恒磁场疗法

恒磁场通过体内甲硫氨酸脑啡肽水平的升高而产生镇痛作用。通过改善局部皮损的微循环促进渗出物质的吸收与消散，解除对神经末梢的压迫，从而消除炎症，缓解疼痛。恒磁场还可以加速有髓神经鞘的再生过程，促进神经组织的修复。治疗时将钕铁硼永磁片固定于疼痛部位、相应的神经根部位及相关穴位。上肢疼痛在上肢及相应的颈椎、手三里；胸背疼痛在胸背部及相应的胸椎、手三里、内关、外关；腰腹疼痛在腰腹部及相对应的腰椎、足三里、阳陵泉、三阴交。每次持续敷贴2天后休息1天，连续治疗10天为1个疗程，可以连用2~3个疗程，临床适用于带状疱疹后遗神经痛的治疗。

4. 半导体激光照射疗法

半导体激光是一种低强度激光，能直接作用于感觉神经末梢，减缓神经末梢的传导速度，降低神经末梢的兴奋性，从而提高机体疼痛的阈值；同时还可以加强局部皮损的血液循环，使致痛物质的浓度减少，从而降低渗透压，减轻神经组织的水肿；另外，还可以提高机体免疫机能，促进胶原纤维和毛细血管的再生，加速上皮细胞合成代谢，促进机体组织修复。治疗时直接照射局部皮损部位，探头距离皮损3cm，激光功率为350~500mW，波长为830nm，照射时间为5~8分钟。每日1次，7天为1个疗程，可以连用2~3个疗程，临床适用于带状疱疹后遗神经痛的治疗。

5. 高功率红光照射疗法

有高效的光化学作用，通过红光照射可以刺激损伤的末梢神经轴突生长，使神经髓鞘形成加快，促进受损周围神经修复及再生。同时红光照射可以降低局部组织5-羟色胺水平，具有明显的抗炎止痛作用。红光还可以激活细胞线粒体过氧化氢酶、过氧化物歧化酶的活性；另外，还具有增强白细胞的吞噬功能，降低毛细血管通透性，加速创面愈合并提高局部的抗感染能力。治疗时将光斑中心对准照射皮损部位，输出波长为（640±10）nm，照射距离为15~20cm，每次照射时间为15~20分钟。每日2次，10天为1个疗程，可以连用2~3个疗程。

6. ^{90}Sr-^{90}Y敷贴疗法

按常规敷贴治疗，每日1次，首次剂量为500~1000cGy/野，第二次为300~800cGy/野，第三次为200~500cGy/野，可以根据病情轻重增加1~2次，每次200~400cGy/野，总量在1500~3500cGy/野，当皮疹表面形成干痂即可停止治疗。^{90}Sr-^{90}Y敷贴器表面吸收剂量率为2.3cGy/s，名义活度为1020MBq。在首次治疗后24小时即可达到止痛、止疱效果。在首次照射后10~15小时即可出现止痛效果，并且皮疹表面迅速结痂，3~5天愈合，具有止痛、止疱等皮损愈合过程快速的优点。

7. 射频热凝疗法

临床适用于恶性肿瘤并发带状疱疹引起的神经病理性疼痛的治疗。射频热凝术利用温差电偶电极之间产生的一束高频电流，通过一定阻抗的神经组织，在组织内产生热量，使其中传导痛温觉的Aδ和C纤维破坏，从而保留传导触觉的Aα、Aβ纤维。通过在组织内产生热量，使蛋白质凝固变性，减弱了中枢疼痛的兴奋性，阻断了神经痛的恶性循环。通过频率刺激定位功能，寻找感觉神经，精确控制治疗的范围。治疗时可以根据带状疱疹不同疼痛部位和感觉神经分布，选择射频热凝的穿刺点。颜面部选择三叉神经，颈部选择颈丛，胸背及腹部选择肋间神经。每1个靶点分别以75℃、80℃各1个周期进行热凝治疗。

8. 超短波疗法

超短波通过内生热作用于人体，增加血液循环速度和血管通透性，使局部皮损周围血管扩张，局部血流加快，有利于炎症的吸收和消退，也可通过抑制感觉神经的传导从而起到镇痛的作用。治疗时患者取仰卧位或者坐位，将不同形状的电极置于相应神经节区域对置。每次15分钟，每日1次，连用7天为1个疗程，可以连用2~3个疗程。临床适用于带状疱疹后遗神经痛的治疗。

9. 调制中频电疗法

调制中频电作用于人体，机体局部会有显著的振动感，可直接作用于感觉神经纤维，阻断疼痛兴奋灶的传递；能促进局部血液循环，增加局部的血流量，改善局部组织的营养，起到消炎、消肿及缓解或消除疼痛的作用。治疗时根据部位选用不同形状的电极，沿皮损神经走向采用并置法或者对置法，输出以患者能耐受的电流强度。每次15分钟，每日1次，7天为1个疗程，可以连用2~3个疗程。临床适用于带状疱疹后遗神经痛的治疗。

10. 微波疗法

微波是一种高频电磁波，具有生物物理效应，能够有效地抑制皮损处细菌的生长繁殖，改善组织的血液循环，促进渗出物的吸收，加快组织的修复。低功率微波辐射作用于周围神经，能够促进周围神经再生，早期及时使用微波局部皮损治疗，能减轻神经节炎、神经炎的发生和发展。治疗时直接照射局部皮损处和疼痛点，将照射器垂直对准患处皮损，距离皮肤表面5cm，以感觉局部温热为宜，分区域照射，每个区域照射15分钟，每日1次，7次为1个疗程，可以连用2~3个疗程。

11. 窄谱中波紫外线照射疗法

紫外线作用皮肤深度为1~2mm，红斑量照射具有良好的抗炎作用，通过扩张血管，促进血液循环，刺激上皮和结缔组织的生长，从而促进神经系统的恢复，有明显的镇痛作用。另外，紫外线还能刺激网状内皮细胞、活化T细胞和B细胞，提高吞噬细胞功能和分泌抗体功能。同时可使局部痛阈升高，从而达到止痛的作用。起始照射剂量为$0.3~0.5J/cm^2$，每次增加20%，每天1次，直至局部皮损出现淡红斑后改为隔日照射1次，剂量不再增加。5次为1个疗程，可以连用2~3个疗程，临床适用于带状疱疹后遗神经痛的治疗。

12. 氦-氖激光疗法

氦-氖激光属低功率激光，无光热效应，对组织有较深的穿透力；能减轻神经炎，并可激活巨噬细胞，加强巨噬细胞的吞噬能力，提高免疫功能，改善血液和淋巴系统循环；可以减轻水肿、促进炎症吸收，增加局部组织的抗感染能力，改善皮肤微循环，有利于神经组织的修复再生，从而减轻疼痛。根据皮损面积大小分区域照射，每次每处照射10~15分钟，每日1次，7次为1个疗程，可以连用2~3个疗程。

13. 音频电疗法

音频电疗具有抗炎消肿、止痒镇痛，调节自主神经功能及改善局部组织血液循环，促进神经系统修复与再生，软化瘢痕，松解粘连等作用，能够预防及治疗带状疱疹后遗神经痛。

治疗时音频电疗的两个铜板电极（8cm×5cm）外衬湿纱布放置在疼痛分布区域的神经两端，输出电流调至患者可忍受的程度（30~50mA），每次30分钟，每日1次，10次为1个疗程，临床适用于带状疱疹后遗神经痛的治疗。

14. 白炽灯泡照射疗法

局部照射40W白炽灯泡，更适用于带状疱疹后遗神经痛者。照射距离30~40cm，每次20分钟，每天2~3次。一般在照射3~4天后疼痛可减轻1/3~1/2，如果连续照射3~4天无效或疼痛加重，则停止照射。

（四）灸法

1. 芒针电刺激疗法

临床适用于带状疱疹后遗神经痛的治疗。芒针是由古代的"长针"发展而来，芒针疗法可以疏通经络，长于止痛。电针仪利用其所输出的对称性双向矩形脉冲波，刺激受累神经的粗纤维，从而形成闸门关闭效应，产生局部止痛作用；协同发挥高频低频电针的治疗作用，解痉止痛，促进血液循环，改善组织营养，消除炎性水肿，达到止痛的目的。治疗时于皮损内端入针，沿着皮神经的走行方向在皮下潜行，并穿越各病变部位，上下共4针，每针相隔2cm，彼此平行。将上位2针和下位2针分别连接电针仪，刺激频率为2/100Hz，刺激强度为15mA，刺激的时间为20~30分钟，隔日1次，2周为1个疗程，可以连用2~3个疗程。

2. 电针

针刺夹脊穴可调理膀胱经与督脉经气，使经络得通，正气得助，迅速阻断对神经的损害，调和局部气血，使气血通而疼痛止。支沟穴为手少阳三焦经穴，能疏通三焦之气机，清泻三焦之火邪；后溪穴为八脉交会穴，通督脉，可疏调督脉经气，通络止痛。治疗时夹脊穴毫针针身与皮肤呈45°角，向脊柱方向进针；后溪穴、支沟穴毫针针身与皮肤呈90°角；深度为0.8~1.0寸。针刺得气后，接穴位刺激仪，强度以患者耐受为度，通电20~30分钟后出针，每日1次，7天为1个疗程，可以连用2~3个疗程，临床适用于带状疱疹后遗神经痛的治疗。

3. 套管针疗法

常规体针的治疗讲究"酸、麻、胀、痛"得气感，套管针治疗不要求常规针刺时的"得气"感，进针和留针时的痛苦也很小。治疗时找出最痛点，距离痛点上或下5~10cm处确定进针点。常规碘伏消毒后将整个针体浅置于皮下，进针完毕后将塑料软套管留置于皮下，并露出皮外的管柄，留置数小时甚至24小时，最后将塑料软套管拔出。每日治疗1次，7次为1个疗程，可以连用2~3个疗程，临床适用于带状疱疹后遗神经痛的治疗。皮部属于人体的最外层，是机体的卫外屏障，也是疾病发生发展的重要途径。通过直接作用于病灶处，可以振奋皮部之经气，促使经脉气血运行，促使经脉气血运行，活血化瘀通络，直达病所，使阴阳协调，起到通络止痛之功效。

4. 隔蒜灸

可调节和提高机体免疫力，具有消肿、止痛、拔毒的功能，直接扩张局部皮损的血管，改善局部血液循环，调和局部气血，使经络气血得以疏通。每次将新鲜独头大蒜切成厚

0.3~0.4cm 的蒜片，在上面用针刺多个小孔，将艾叶搓成绒状，做成艾炷。蒜片放于局部皮损，上置艾炷，当皮肤感觉灼热不能忍受时，方可移动。每个蒜片上灸三壮，7天为1个疗程，可以连用2~3个疗程，临床适用于带状疱疹后遗神经痛的治疗。

5. 刺络拔罐疗法

刺络放血可以祛邪扶正，祛瘀生新，调和气血，加速局部淋巴和血液循环。皮损局部给予刺络拔罐，可以明显改善皮损局部的血液循环，激发气血运行，促进和调整机体细胞免疫和体液免疫功能，从而发挥良好的镇痛作用；还可通过促进外周炎症组织中阿片肽的释放而发挥免疫调控作用，达到消炎止痛的作用。头面部位主要选取局部皮损区域；躯干、四肢部位选取局部皮损区域，并加用神经解剖相对应的皮肤区域。治疗时选取一次性 5mL 注射器针头，在穴位上点刺放血，每一局部皮损区域都要求点刺出血；在点刺出血区域加拔火罐，留罐 5~10 分钟后起罐。每日 1 次，连用 5 天为 1 个疗程，可以连用 2~3 个疗程。临床适用于带状疱疹后遗神经痛的治疗。

6. 铺棉灸疗法

治疗中通过刺激表皮细胞、神经组织，加速皮肤蛋白的合成，增强单核细胞的吞噬功能。同时还能引起局部皮损血管扩张，改变局部皮损的血流量，加速代谢产物的吸收，从而达到调整、增强机体免疫功能，治愈疾病的目的。在治疗时患者取卧位，将局部皮损充分暴露，常规碘伏消毒后，将干棉花撕成薄如蝉翼的棉片，根据皮损的面积大小决定施灸棉片的大小和数量，并且均匀地铺在局部皮损上，然后用火点燃棉花，使其迅速燃尽。每次施灸 3 遍，每日 1 次，连续 7 天为 1 个疗程，可以连用 2~3 个疗程。临床适用于带状疱疹后遗神经痛的治疗。

7. 围针（刺）疗法

围刺属于多针刺疗法，又称之为"群针刺"，其特点是"多而密，密而浅"。选穴时结合病痛部位使其更具有针对性，可以依靠局部经脉之间的相互协调，疏通经脉，调和气血，从而达到止痛的目的。在行铺棉灸疗法后，距离皮损边缘 0.2~0.3cm 处用 1.5~2.0 寸毫针进针，针尖朝向皮损区中心，呈 15°角，沿皮下围刺，针距 1~2cm，针刺入后留针 20~30 分钟。每日 1 次，连续 7 天为 1 个疗程，可以连用 2~3 个疗程。临床适用于带状疱疹后遗神经痛的治疗。

（五）系统用药

1. 阿昔洛韦

又名无环鸟苷，为嘌呤核苷衍生物，干扰病毒 DNA 的合成，而对正常细胞几乎无影响，对宿主细胞毒性较低。静滴：2.5~7.5mg/kg，每 8 小时 1 次，共 5~7 天；口服：每次 0.2g，每日 5 次。偶尔有发热、头痛、皮疹等，停药后迅速消失，口服可有恶心、腹泻，有肾病者慎用，不可推注、肌注和皮下注射。

2. 更昔洛韦

化学名为 9-（1,3-二羟基-2-丙氧甲基）鸟嘌呤，为一种 2′-脱氧鸟嘌呤核苷酸的类似物，可抑制疱疹病毒的复制。更昔洛韦首先被巨细胞病毒编码的蛋白激酶同系物磷酸化成单磷酸盐，再通过细胞激酶进一步磷酸化成二磷酸盐和三磷酸盐。更昔洛韦一旦形成三磷酸盐，能在 CMV 感染的细胞内持续数天。可竞争性地抑制病毒的 DNA 聚合酶，渗入病毒及宿主细胞的 DNA 内，从而导致病毒 DNA 延长的终止。更昔洛韦对病毒 DNA 聚合酶作用较对宿主聚合酶强，可预防可能发生于有巨细胞病毒感染风险的器官移植受者的巨细胞病毒病，治疗免疫功能缺陷者发生的巨细胞病毒性视网膜炎。用法：每次 5mg/kg，每 12 小时 1 次，每次滴注时间 1 小时以上，连用 5~7 天。有全身反应、消化系统、血液和淋巴系统、呼吸系统、神经系统、代谢和营养异常、心血管系统等副作用。

3. 泛昔洛韦

是喷昔洛韦的 6-脱氧衍生物的二乙基酰脂，进入人体内后迅速转变成喷昔洛韦，喷昔洛韦可被病毒编码的胸苷激酶磷酸化成 OCV 单磷酸，再经宿主的磷酸化成为喷昔洛韦三磷酸盐，三磷酸盐在病毒感染的细胞内迅速形成，缓慢代谢，致半衰期延长，参与 HBVDNA-p 的三磷酸鸟苷竞争，并进入 DNA，作用于 DNA 合成的起始和延伸步骤，抑制 DNA 的合成，对水痘-带状疱疹病毒、单纯疱疹病毒Ⅰ型、Ⅱ型和 HBV 均有较强的抑制作用。成人每次口服 0.25g，每 8 小时 1 次，5~7 天为 1 个疗程。有神经系统、消化系统、全身反应等副作用。

4. 伐昔洛韦

鸟嘌呤类似物类抗病毒药物，是一种前药，是阿昔洛韦酯化物，口服生物利用度显著高于阿昔洛韦。在体内通过首过效应被酯酶转化为阿昔洛韦，从而起到抗病毒作用。用于治疗水痘带状疱疹及Ⅰ型、Ⅱ型单纯疱疹病毒感染。成人每次口服 0.3g，每日 2 次，5~7 日为 1 个疗程，偶有头晕、头痛、关节痛、恶心、呕吐、腹泻、胃部不适、食欲减退、口渴、白细胞数量下降等副作用。

5. 注射用胸腺肽

又名注射用胸腺素、注射用胸腺因子，为免疫调节药，具有调节和增强人体细胞免疫功能的作用，能促使 T 淋巴细胞成熟。用于治疗各种原发性或继发性 T 细胞缺陷病、某些自身免疫性疾病、各种细胞免疫功能低下的疾病及肿瘤的辅助治疗。皮下或肌内注射：每次 10~20mg，每日 1 次；静脉滴注：每次 20~80mg 溶于 500mL 生理盐水或 5% 葡萄糖注射液，每日 1 次，连用 5~7 日。对于过敏体质者，注射前或治疗终止后再用药时需做皮内敏感试验，孕妇及哺乳期女用药慎用。

6. 注射用胸腺五肽

为免疫双向调节药，具有诱导和促进 T 淋巴细胞及其亚群分化、成熟和活化的功能，调节 T 淋巴细胞的比例，使 CD_4^+/CD_8^+ 趋于正常。调节和增强人体细胞免疫功能的作用，能促使有丝分裂原激活的外周血中的 T 淋巴细胞成熟，增加 T 细胞在各种抗原或致有丝分裂原激活后各种淋巴因子的分泌，增加 T 细胞上淋巴因子受体水平。同时通过对 T 辅助细胞的激活作用来增强淋巴细胞反应。用于 18 岁以上的慢性乙型肝炎患者，各种原发性或继发性 T 细胞缺陷病，某些自身免疫性疾病，各种细胞免疫功能低下的疾病，肿瘤的辅助治疗。肌内注射时用灭菌注射用水 1mL 溶解，或溶于 250mL 生理盐水静脉慢速单独滴注，每次 1mg。每日 1~2 次，5~7 日为 1 个疗程。有恶心、发热、头晕、胸闷、无力等不良反应，少数患者出现注射部位疼痛和硬结。

7. 核糖核酸

iRNA 存在于淋巴细胞中，相对分子质量约 13500，从用于人肿瘤免疫的羊或其他的动物的脾、淋巴结中提取，亦可从正常人周围血白细胞和脾血白细胞中提取。iRNA 具有大幅度增加致敏淋巴细胞数量的作用，致敏淋巴细胞与肿瘤细胞直接接触或通过细胞介导免疫，致肿瘤细胞膜发生改变，对小分子物质的通透率增高，致肿瘤细胞膜裂解死亡。可产生抗肿瘤特异性 IgG 抗体，激活杀伤细胞，从而杀伤肿瘤细胞。主要用于恶性肿瘤如肾癌、肺癌、消化道癌及神经母细胞瘤和骨肉瘤等的辅助治疗，可使部分细胞免疫功能低下的病人恢复正常。皮下注射：多注射于淋巴引流区的皮下，如腋下或腹股沟，每次 2mg，每周注射 3~5 次，连续 2 周。

8. 维生素 B_1

又名硫胺素，被人体吸收后，主要在肝及脑组织中经硫胺素焦磷酸激酶催化生成 TPP。TPP 是 α-酮酸氧化脱羧酶多酶复合物的辅酶，参与线粒体内丙酮酸、α-酸戊二酸和支链氨基酸的 α-酮酸的氧化脱羧反应。对于糖的有氧分解供能为主的神经组织的能量供应和神经细胞髓鞘磷脂合成以及稳定神经细胞膜有重要作用。正常情况下，神经组织所需的能量几乎全来自糖代谢，机体缺乏维生素 B_1 时，糖代谢发生障碍，从而影响神经的功能。为细胞生长分裂及维持神经组织髓鞘完整所必需的物质，可维持细胞的正常代谢和功能，并降低传导痛觉纤维 Aδ 纤维和 C 纤维的兴奋性，起到维持神经正常功能的作用；同时也是一种对碳水化合物的新陈代谢有密切关系的辅酶，与神经营养等有关。口服每次 20mg，每日 3 次；肌注每次 0.1g，每日 1 次。7 天为 1 个疗程，可连用 2 个疗程。

9. 糖皮质激素

糖皮质激素类药物早期给予使用可抑制、减轻炎症过程，阻止神经节和神经纤维的毒性和破坏作用，减轻脊根神经节的炎症后纤维化，能明显缩短急性神经炎的病程和止痛药的疗程。可减少神经痛的发生，减少带状疱疹后遗神经痛，且不影响免疫球蛋白 IgG 的形成，小剂量使用对患者的止疱时间、疼痛减轻时间、疼痛消失时间均缩短，后遗神经痛的发生率明显下降。最好在起病 5~7 天内应用，对机体免疫力低下者慎用，对出血型、坏死型的带状疱疹患者，应尽早用药。地塞米松注射液每次 5~10mg 静滴，每日 1 次，3~5 天后逐渐减量；泼尼松每次口服 5~10mg，每日 3 次，服用 3 天后改为每次口服 5mg，每日 3 次，2 周为 1 个疗程。严重高血压、活动性消化道溃疡、胰岛素依赖性糖尿病、肝肾功能不全患者等禁用。

10. 天麻素注射液

能恢复大脑皮质兴奋与抑制过程间的平衡失调，具有镇静、安眠和镇痛等中枢抑制作用。成人每次肌注 0.2g，每日 1~2 次；或 0.6g 加入生理盐水或 5% 葡萄糖注射液 250mL 静滴，每日 1 次，7 天为 1 个疗程。

11. 依达拉奉注射液

能抑制黄嘌呤氧化酶和次黄嘌呤氧化酶的活性，抑制氧自由基的产生，刺激前列环素的生成，减少炎症递质白细胞三烯的生成，降低羟自由基的浓度，并抑制迟发性神经元的死亡；减轻自由基对组成细胞磷脂膜的多聚不饱和脂肪酸的氧化损伤，对抗细胞凋亡，抑制多种细胞的过氧化作用，从而减少组织损伤。每次 30~60mg 静滴，每日 1 次，5 天为 1 个疗程，可以连用 2~3 个疗程。

12. 二十五味珊瑚丸

为传统藏药，国家中药保护品种，由诃子、珊瑚、珍珠、朱砂、麝香、红花等二十五味中药组成，具有清热定惊、开窍通络、止痛等功效，主要用于治疗白脉受损所出现运动和知觉的障碍，即"白脉病"，症见神志不清、身体麻木、头晕目眩、脑部疼痛、血压不调、头痛、癫痫及各种神经性疼痛。每次口服 4 丸，每日 1 次，7 天为 1 个疗程，可用 2~3 个疗程。

13. 神经妥乐平

临床适用于老年带状疱疹神经痛的治疗。神经妥乐平由牛痘病毒疫苗致敏家兔后的皮肤组织提纯精制液，通过激活疼痛的下行性抑制系统，增加 5-羟色胺和去甲肾上腺素释放，激活 γ-氨基丁酸能系统的抑制作用而发挥镇痛作用。可以刺激脑源性神经营养因子的表达，并通过扩张外周血管加速神经损伤的修复。有镇痛及抗变态反应作用，对机体的免疫功能有调节作用，主要为调节细胞免疫功能，另外可改善末梢血液循环的功能，抑制或减轻炎症反应的发生，同时可通过痛觉下行性抑制系统延髓中缝核，使镇痛作用增强，最终起到缓解疼痛，减少后遗神经痛的发生。日本早在 1982 年就开始将神经妥乐平应用于带状疱疹神经痛和带状疱疹后遗神经痛的治疗。每次 6mL 加入生理盐水 100mL 静滴，7 天为 1 个疗程，可以连用 2~3 个疗程。严重心肺疾病和肝肾功能不全者禁用。

14. 迈之灵

主要成分是马栗树籽提取物中的 β-七叶苷素，可以抑制磷脂酶 A_2，减少炎性介质前体的释放，减轻组织的炎性反应；还能有效干预炎症阶段的细胞状态，减少嗜中性粒细胞黏附与释放相关的炎性介质作用；可以提高组织中前列腺素的水平，还可以抑制弹性蛋白酶和透明质酸酶的活性，从而产生保护毛细血管，增强毛细血管的通透性。另外，还可以诱导促肾上腺皮质激素分泌增加，从而促进肾上腺糖皮质激素的合成和分泌，从而起到了抗炎、消肿等类糖皮质激素样作用。每次口服 0.3g，每日 2 次，15 天为 1 个疗程，可以连用 2~3 个疗程。

15. 穿琥宁注射液

是穿心莲内酯经酯化、脱水、成盐而制成的精制脱水穿心莲内酯琥珀酸半酯单钾盐注射液。有明显解热、抗炎、促进肾上腺皮质功能及镇静作用，可促进中性粒细胞、巨噬细胞的吞噬能力，提高血清中溶菌酶的含量，对多种病毒有灭活作用。每次 800mg 加入 5% 葡萄糖注射液或生理盐水 500mL 中静滴，每日 1 次，连用 10~15 天，偶有轻微恶心及过敏反应。

16. 薄芝糖肽

由灵芝经发酵、培养、提取加工后制成，具有滋补强壮、扶正固本、益精安神的作用。能通过调节巨噬细胞功能、白介素-2 的分泌等双向调节机体免疫功能的作用，促进白介素-2 和干扰素的产生，达到特异杀伤作用和免疫监视作用。每次 4mL 静滴，每日 1 次，连用 7 天为 1 个疗程，可以连用 2~3 个疗程。

17. 喜炎平注射液

有效成分为穿心莲内酯磺化物，对多种病毒有灭活作用，可占据病毒复制 DNA 与蛋白质结合位点，阻止蛋白质对 DNA 片段的包裹，使病毒不能复制繁殖，从而达到抑制或杀灭病毒的作用；另外，还具有清热解毒、抗菌镇静、调节免疫、增加肾上腺皮质功能等作用。每次 6~10mL 加入 5%葡萄糖注射液或生理盐水 250mL 中静滴，每日 1 次，7 天为 1 个疗程，可以连用 2~3 个疗程。

18. 自拟蠲痛方

临床适用于带状疱疹后遗神经痛的治疗。由全蝎、桃仁、红花、鸡血藤、天冬、麦冬、何首乌、延胡索、玄参、黄柏、陈皮、川楝子、白芍等中药组成。发于头面者，加菊花、川芎；发于上肢者，加姜黄、羌活；发于胸胁者，加柴胡、枳壳；发于下肢者，加牛膝、独活；局部红肿者，加板蓝根、丹参。每日 1 剂，水煎分早晚口服，1 周为 1 个疗程，可以连用 2~3 个疗程。方中麦冬、天冬、玄参、何首乌养阴；鸡血藤、延胡索、全蝎活血止痛不伤元气；黄柏、川楝子、陈皮、桃仁、红花燥湿行气、活血通络。诸药合用，共奏益气养阴、活血通络之功。

19. 肿痛安胶囊

是在"玉真散"的基础上重新科学组方，具有解毒消肿、活血化瘀、止痉定痛等功效。方中君药白附子辛散祛风、温可化痰，善引药势上行；天麻性辛温，祛风定惊，佐助疏肝理气；防风、白芷、羌活祛风解表，除湿止痛；三七专走血分，活血止痛止血。诸药合用，共奏活血化瘀、通络止痛之功。现代医学研究认为能改善带状疱疹后遗神经痛患者受累神经支配组织的微循环，促进病变神经的恢复和再生，抑制病变组织炎症介质致痛物质的释放，有利于炎症的吸收和消退，减轻疼痛。每次口服 0.56g，每日 3 次，7 天为 1 个疗程，可以连用 2~3 个疗程。

20. 脉络宁注射液

在古代医方"四妙勇安汤"的基础上，采用中西医结合的方法研制而成的中药复方注射液，主要由生地、玄参、当归、甘草等组成。具有养阴清热、补益肝肾、活血化瘀的功效，常用于血瘀证和血栓闭塞性血管病等，能扩张血管，增加血液流量，降低血管阻力，改善循环，促进神经组织的修复。每次 30mL 加入 5%葡萄糖注射液 250mL 静滴，每日 1 次，7 天为 1 个疗程，可以连用 2~3 个疗程。

21. 龙胆泻肝汤加减

由龙胆草、柴胡、黄芩、泽泻、生山栀、当归、威灵仙、延胡、制乳香、制没药、党参、黄芪、白术、甘草等中药组成。头面部者，加白芷；腰部以下者，加川牛膝。每日 1 剂，水煎分早晚口服，7 天为 1 个疗程，可以连用 2~3 个疗程。方中龙胆草、柴胡、生山栀、黄芩清热解毒，柴胡含皂素、植物固醇等，有良好的镇痛作用，并能抗病毒，黄芩抗炎、抗变态反应；当归、威灵仙、延胡、乳香、没药活血化瘀止痛；党参、黄芪、白术补气，通过扶正祛邪止痛。临床用于带状疱疹急性期和后遗神经痛的治疗。

22. 血府逐瘀汤

临床适用于带状疱疹后遗神经痛的治疗，由当归、红花、生地、川芎、赤芍、桃仁、牛膝、枳壳、柴胡、桔梗、甘草等中药组成。每日1剂，水煎分早晚口服，15天为1个疗程，可以连用2~3个疗程。方中当归、川芎、桃红、红花、赤芍活血化瘀止痛；生地、当归养血和血，补肝而养经脉；甘草缓急止痛，调和诸药；柴胡疏肝，枳壳理气，一升一降，调整气机，取气为血帅，气行则血行之意；桔梗、牛膝祛瘀通脉，引药上行下达。诸药合用，共奏活血化瘀、养血和血、行气止痛之功效。

23. 刺五加注射液

为五加科植物刺五加的茎叶经水醇法提取制成的棕红色灭菌溶液，有效成分包含黄酮、异嗪吡啶、丁香苷和刺五加苷等。现代医学研究证明其具有良好的抗疲劳作用，能增强机体非特异性免疫防卫能力，能促进抗体的形成。每次80mL加入生理盐水250mL中静滴，每日1次，7天为1个疗程，可以连用2~3个疗程。

24. 复方甘草酸苷片

商品名为美能，以甘草酸苷为主药，配以甘氨酸及盐酸半胱氨酸的复方制剂，具有抗炎、免疫调节、抑制病毒增殖的作用。甘草酸苷的化学结构与促肾上腺皮质激素相似。每次口服3片，每日3次，连服1~2个月，临床用于带状疱疹后遗神经痛的治疗。

25. 加味四妙勇安汤

临床适用于带状疱疹后遗神经痛的治疗，由玄参、金银花、甘草、当归、白芍、太子参、延胡索等中药组成。疼痛发于面部者，加白芷；发于躯干部者，加柴胡；发生于上肢者，加桑枝；发于下肢者，加牛膝。每日1剂，水煎分早晚口服，7天为1个疗程，可以连用2~3个疗程。四妙勇安汤出自清代《验方新编》，方中太子参益气扶正；当归、延胡索养血活血止痛；金银花、玄参清热养阴、清解余毒；白芍、甘草柔肝和营，缓急止痛。现代药理证明甘草有镇痛作用，白芍有解痉镇痛作用；当归扩张血管，抑制中枢神经系统，镇痛、镇静等作用；延胡索有明显镇痛、镇静、催眠等作用。

26. 加味桃红四物汤

由桃仁、红花、当归、川芎、白芍、生地、丹参、制乳香、制没药、路路通、地龙、蜈蚣、延胡索、甘草等中药组成。每日1剂，水煎分早晚服用，2周为1个疗程，可以连用2~3个疗程。方中桃仁、红花、生地、丹参、制乳香、制没药活血化瘀、止痛；白芍柔肝缓急；当归、川芎辛香温润，能养血而行血中之气；路路通、地龙、蜈蚣、延胡索通络止痛。现代医学研究证实丹参、乳香等能有效改善外周循环，加快微循环血流灌注；全蝎、延胡索含全蝎素、玄胡素，蜈蚣含组胺等，都能显著提高痛阈，具有较好的镇痛、镇静作用；地龙还有增强免疫的作用。临床适用于带状疱疹神经痛的治疗。

27. 甲钴胺

对神经组织具有高度亲和力，可高浓度转运至神经细胞的细胞器内，促进神经细胞内核酸和蛋白质的合成；还可促进神经细胞的脑磷脂合成卵磷脂，进而参与髓鞘、突触、线粒体和核糖体膜的形成；同时可促进轴浆转运和轴突再生，从而加速已退化或萎缩的神经组织修复和再生。口服每次0.5 mg，每日3次；肌注每次0.5mg，每日1次，15天为1个疗程。

28. 加巴喷丁

是一种新型抗惊厥药，结构类似于神经递质氨基丁酸，可穿透血脑屏障产生氨基丁酸样的抑制效应，还可提高脑内氨基丁酸受体的效应水平，减少氨基丁酸的降解，起到镇静、镇痛作用。可与N-甲基-D-天冬氨酸受体结合，抑制N-甲基-D-天冬氨酸受体的活性，起到止痛作用。当加巴喷丁达到相当浓度时，调节钙通道及神经递质作用，可以阻断调节传入神经元与中枢胶质细胞神经元之间突触后膜钙离子通道作用，从而阻断神经病理性疼痛信息的传递。治疗时第1天每次口服0.3g，每日1次，第二天每日2次，第三天每日3次。以后根据疼痛缓解的变化程度，逐渐调整剂量直至疼痛缓解。可有头晕、嗜睡的副作用，临床用于带状疱疹后遗神经痛的治疗。

29. 阿米替林和多虑平

均为三环抗抑郁药，可阻断去甲肾上腺素、5-羟色胺在神经末梢的再摄取，从而使突触间隙的递质浓度增高，增加涉及痛觉脊神经元的抑制程度，还能封闭α-肾上腺素能受体和钠离子通道。阿米替林口服，起始为25mg，每日3次，以后增加为50mg，每日3次，直至疼痛缓解。多塞平口服起始为每次12.5mg，每晚1次，然后逐渐增加至每次50mg，每日3次，直至疼痛控制缓解。多塞平治疗后遗神经痛的确切机理还不明确，可能与该药的镇静、松弛肌肉作用有关。前列腺增生、心脏病患者及老年人慎用。

30. 卡马西平

为抗惊厥药，通过依赖性阻滞各种可兴奋细胞的Na^+通道，能明显抑制异常高频放电的发生与扩散。起始剂量为每次口服0.1g，每日3次，以后增加至每次口服0.2g，每日3次，直至疼痛缓解。卡马西平对白细胞有抑制作用，可致白细胞减少，其药疹一旦发生治疗比较麻烦。

31. 维生素B_{12}

又称钴胺素，由肝脏提取的一种含钴物质，甲钴胺素和5'-腺苷钴胺素是维生素B_{12}在体内的主要存在形式。因L-甲基丙二酰CoA的结构与脂肪酸合成的中间产物丙二酰CoA相似，从而影响脂肪酸的正常合成，对致炎物质所致神经元细胞膜的修复有重要作用。具有重要的亲神经性作用，与中枢及周围的有髓鞘神经纤维代谢有密切关系，可保持上述纤维功能的完整性。可促进神经细胞内核酸、蛋白质的合成，在脑起源细胞、脊髓神经细胞中参与脱氧核苷合成胸腺嘧啶的过程，促进核酸和蛋白质的合成，促进神经轴突内转运和轴突再生，促进髓鞘磷脂合成，恢复突触传递和脑内乙酰胆碱含量。参与体内许多生物化学代谢反应，能促进受损细胞的修复、再生，包括神经细胞，可使带状疱疹后遗神经痛发病因素减少。每次肌注0.5mg，每日1次，7天为1个疗程，可连用2个疗程。

(六) 穴位注射疗法

1. 苦参素与曲安奈德穴位注射疗法

苦参素可以通过直接灭杀病毒，抑制病毒来减轻或抑制受累神经节、神经纤维的炎症反应，从而减轻或消除神经痛，还可以抑制特异性组胺释放提高免疫活性细胞的功能。曲安奈德为中长效糖皮质激素，可以抑制免疫反应，减轻或消除受累神经的炎症反应，从而达到缩短疼痛时间的目的。治疗时取苦参素注射液4mL，曲安奈德注射液20mg，1%利多卡因注射液5mL。以肺俞、肝俞、胆俞、太冲为基本穴位；根据受损神经分布加背俞穴或华佗夹脊穴。将混合药液注入患者的每个穴位中，每日1次，7次为1个疗程，可以连用2~3个疗程。临床适用于带状疱疹后遗神经痛的治疗。

2. 曲安奈德穴位封闭疗法

在肝胆穴、五输穴、募俞穴、奇穴以及阿是穴穴位封闭，可以疏肝理气，行气止痛。治疗时每次取醋酸曲安奈德注射液10mg，2%利多卡因注射液5mL，混合，得气后将药物分别注于穴位中。选穴：按中医肝胆经辨证取穴，基本穴位为肝俞、胆俞、太冲、肺俞，配合根据受损神经分布加背俞穴或华佗夹脊穴，每日1次，连用7~10天为1个疗程。临床用于带状疱疹后遗神经痛的治疗。

3. 利多卡因联合地塞米松皮损内注射疗法

根据皮内神经末梢到神经节神经细胞的上行轴浆流通及初级神经元分布规律，采用皮内药物注射治疗所取得的疗效可能与此通道有关。地塞米松等糖皮质激素的加入注射可以明显缩短急性炎症的病程。糖皮质激素可通过皮内神经末梢到神经节的神经细胞上行轴浆流的通道，减轻或消除病人的神经炎症改变。利多卡因可作用于细而无鞘的痛觉神经，但对粗且有鞘的运动神经则无明显的阻滞作用。治疗方法：1%利多卡因注射液5 mL、地塞米松注射液1 mL、生理盐水5mL混合后沿带状疱疹皮损周围每隔10cm向局部皮损区皮内（阿是穴）注射1mL混合药物，当出现皮丘呈橘皮样外观为佳。每日1次，连用2~3日。

（七）中医辨证施治

1. 肝经火盛型

治宜泻肝胆实火，解毒止痛，方以龙胆泻肝汤加减，药用：龙胆草9g，连翘15g，地黄15g，泽泻10g，车前子15g，黄芩10g，栀子10g，丹皮10g，木通6g，生甘草6g。

2. 脾经湿热型

治宜健脾利湿，佐以解毒，方以除湿胃苓汤加减，药用：苍术10g，厚朴10g，陈皮6g，白术10g，猪苓10g，黄柏10g，枳壳10g，泽泻10g，赤苓10g，滑石10g，炙甘草6g。

3. 气滞血瘀型

治宜活血定痛，清解余毒，方以活血定痛方加减，药用：秦艽10g，细辛3g，乌梢蛇15g，全虫10g，郁金10g，川芎10g，丹参30g，鸡血藤10g，当归10g，乳香6g，没药6g，延胡索10g，柴胡6g，生甘草6g。

第六节　疣

一、疣的中西医定义

疣是人类乳头瘤病毒（HPV）感染所引起的慢性良性疾病，偶可发生恶变，可选择性感染皮肤或黏膜上皮。可发生于身体的各个部位，如表皮、阴道、呼吸道、口腔、结膜等，可从特征性的组织学形态来辨认。祖国医学称之为"千日疮""扁瘊""臊瘊""雌雄狐刺疮"等。早在春秋时代《五十二病分》即有"疣"的记载，如隋·《诸病源候论·卷三十一·疣目候》说："疣目者，人手足边忽生如豆，或如结筋，或五个或十个，相连肌里，粗强于肉，谓之疣目"。明·《外科启玄·卷七·千日疮》中叫"千日疮"。《外科正宗·枯筋箭第九十七》中称"枯筋箭"。

二、疣的中西医病因

寻常疣、跖疣与 HPV-1、HPV-2、HPV-4 有关，扁平疣与 HPV-HPV-5 有关。疣通过直接接触传染，生殖器疣一般都是通过性接触传染，也可通过污物而间接传染，皮肤外伤对 HPV 感染也是一个重要因素。疣的病程与机体免疫有重要的关系，在免疫缺陷者疣的发病率增高。祖国医学认为肝肾精血不足，风热血燥；或劳汗当风，营卫不和；情志不畅，肝旺血燥，气血凝滞，瘀血内生，搏于肌肤而生。

三、疣的中西医分型

（一）西医临床分类

1. 寻常疣

皮损为一种肉色或棕色丘疹，豆大或更大，表面粗糙，角化过度，坚硬，呈乳头状。

（1）丝状疣

皮损好发于眼睑、颈、颏部等处，为单个细软的丝状突起。

（2）指状疣

皮损在同一个柔软的基底上发生一簇集的参差不齐的多个指状突起，其尖端为角化物质。

2. 跖疣

发生于足跖部位的寻常疣，初为针头大角质性丘疹，渐增大，表面角化，粗糙不平，周围绕以高起的角质环，边缘有散在小黑头。

3. 扁平疣

主要侵犯青少年，为米粒大到绿豆大小扁平隆起丘疹，表面光滑，质硬，浅褐色或正常皮色、圆形、椭圆形或多角形，可由搔抓引起自体接种现象。

4. 尖锐湿疣

又称生殖器疣，好发于外生殖器、肛门以及包皮系带、会阴、阴蒂、宫颈、阴道等处，亦有尿道口、直肠、口腔、乳头、腹股沟、趾间等部位受累，为乳头状、菜花状、鸡冠状淡红色或灰白色柔软增生物，有渗液、渗血、恶臭。

（二）中医分类

1. 疣目、千日疮、枯筋箭、木刺瘊、疣疮

相当于西医中的寻常疣。

2. 扁瘊

相当于西医中的扁平疣。

3. 鼠乳、水瘊

相当于西医中的传染性软疣。

4. 雌雄狐刺疮

相当于西医中的跖疣。

5. 臊瘊、瘙瘊

相当于西医中的尖锐湿疣。

(三) 中医辨证分型

1. 风热搏肤型

疣体初发，颜面、手背等处散在或密集分布淡红色扁平丘疹，表面较明亮，周围皮肤红润，发展较快，瘙痒明显，舌边尖红，苔薄白，脉浮数。

2. 肝经郁热型

疣体初发，数目较多，呈浅褐色或灰褐色，视之污晦不清，伴瘙痒，口干心烦，大便秘结，舌红，苔黄，脉弦数。

3. 气滞血瘀型

疣体苍老坚硬，成暗褐色，女子伴月经不调，痛经等，舌边瘀点，脉弦涩。

4. 脾弱气血不和型

疣体呈皮肤颜色或灰白色，日久不消，伴纳少便稀，肢倦乏力，舌淡红，苔白腻，脉细弱。

四、注意事项

(1) 忌搔抓，宜减少刺激，如果搔抓，病毒可因自身接种而顺着抓痕方向种植生长。

(2) 宜在皮肤科医生指导下选用刺激小的抗病毒药物，切忌外用用糖皮质激素药物，以免促进皮疹扩散。

(3) 忌滥用激光除疣，激光属于破坏性的治疗方法，即使不是瘢痕体质，激光治疗若操作不当也极易形成瘢痕。

(4) 保持愉快的心情，避免辛辣刺激的饮食，保证规律的生活，积极配合治疗。

(5) 尖锐湿疣在治疗期间避免性生活，性伴侣应同时治疗。

(6) 尖锐湿疣的潜伏期平均为1~3个月，最长可达8个月，定期复诊对治疗和预防复发很有意义。

(7) 尖锐湿疣有一定的复发率，经规范化治疗可以痊愈，治愈后应改变不良性行为，保持健康的生活方式，正确使用安全套可以有效预防尖锐湿疣。一般日常生活不会传染尖锐湿疣，但是应该注意生活用品的消毒隔离。

五、疗效判定标准

痊愈为皮损完全消退；显效为皮损消退80%以上；有效为皮损消退50%~80%；无效为皮损消退少于50%或无明显变化。总有效率以痊愈加显效计，（痊愈+显效）/总例数×100%。

六、临床常用中西医治疗方法

(一) 物理疗法

1. 电离子治疗

运用电流强弱输出在金属触头与组织间极小气隙形成极高的电流强度,使气体分子电离,产生等离子体火焰,瞬间使温度高达3000℃左右,产生一种快速切割、止血、表面碳化作用,从而去除疣体达到治疗目的。分为长火、中火、短火三种治疗模式,从而在使病变组织气化消失的同时达到止血、保护表层组织、使伤口迅速愈合,或使疣体组织凝固或炭化而坏死脱落。治疗时根据皮损面积大小选用长火档、中火档或短火档,调节输出功率15~25W,操作时用探头触及疣体组织表面,充分碳化后疣体组织脱落,再用探头轻触止血,术后创面切忌接触水,给予抗生素软膏外涂。

2. 微波治疗

微波是一种高频电磁波,微波凝固作用可使组织细胞产生不可逆损害,形成局部组织的坏死,从而迅速去除疣体。微波的热效应可使机体组织血管扩张,细胞膜通透性增加,改善局部组织营养代谢,促进组织再生,同时具有解痉、止痛、消炎等作用。治疗时充分暴露局部皮损,常规碘伏消毒,局部浸润麻醉后,热凝作用使疣体组织出现黄白色点,继而膨胀、凝固变形使疣体脱落,术后应保持创面干燥。

3. 液氮冷冻治疗

液氮是临床上常用的一种制冷剂,具有制冷温度低、疗效好、价格低廉、使用方便、安全等优点。制冷温度为-195℃,无毒性,利用其低温作用于病变组织,导致疣体组织坏死的机理,用于治疗扁平疣可以使疣体在较短时间内结痂脱落。棉签法是最简便的方法,棉签大小根据皮损大小掌握,用棉签浸蘸液氮后,迅速放置于皮损上进行冷冻,由于棉球吸取液氮量有限,在短时间挥发,需多次蘸取。接触法为冷冻头与液氮接触使之冷却,然后将冷冻头放置于皮损上进行冷冻,冻融时间以皮损厚薄而定,一般在5~10秒,冷冻后1~2周皮损结痂脱落。可出现疼痛、水肿、水疱、感染、色素脱失等副作用,在此期间尽量不要擦破水疱以免继发感染。

4. CO_2 激光

波长1060nm,属远红外线,输出功率为3~50W,主要用原光束或聚集后进行病变组织的烧灼或切割。在治疗CA时常规用1:1000苯扎溴铵溶液进行消毒,采用2%利多卡因注射液局麻后将疣体及醋酸白试验阳性处皮肤一并用激光切除或汽化,深度达2~3mm,周边超出皮损范围2mm。在操作CO_2激光时,术者或病人均应注意对眼的防护,防止反射回的光导致操作者和周围人的损伤。有瘢痕体质病人禁用CO_2激光治疗。

(二) 机械疗法

1. 推疣法

常规对皮损碘伏消毒后,根据疣体大小和患者的耐受程度,决定是否需要进行局部浸润麻醉。疣体较小者可直接行推疣治疗,即左手拇指、食指固定疣体两侧,右手用11号手术刀片从疣体角化边缘稍微分离后,用无菌棉签与皮肤成45°角,从疣体基底部推动疣体组织。当疣体与周围组织界限较清，则疣体容易剥离，疣体剥离后，再用刮匙或棉签反复水平推刮至露出正常皮肤组织，以三氯化铁酊棉签压迫止血，术后外用抗生素软膏或碘伏。推疣法治疗属于钝性分离法中的一种，能快速破坏并消除疣体，见效快，且损伤局限，愈合快，不遗留瘢痕，便于操作。当疣体很薄时则效果不明显

2. 单纯丝线结扎法

适合丝状疣，指状疣。治疗时提起疣体，充分暴露基底部，丝线结扎其根部以使其缺血、坏死、脱落。术后每日用碘伏消毒1~2次，直至疣体干枯脱落，首次结扎7天后疣体未干枯者，如上重复结扎1次即可。

3. 改良丝线结扎法

由于疣蒂短，无法提起疣体，也就不能完全暴露其基底部，采用小纹式弯钳向下按压后使得疣蒂间接延长，基底部暴露充分，结扎得已完全彻底。治疗时用碘伏消毒疣体基底部，助手用医用小纹式弯钳中部轻夹疣体基底部，然后向下用力按压，术者用"1"号无菌医用缝合丝线在纹钳下方徒手结扎疣体基底部，再次消毒结扎处。术后每日用碘伏消毒1~2次，直至疣体干枯脱落，首次结扎7天后疣体未干枯者，如上重复结扎1次即可。

（三）针刺、灸法

1. 针刺法

疣体处常规碘伏消毒后，用1~1.5寸针灸针沿疣基底部平行进针，然后捻转针柄，使针从疣对侧基底部穿出，见针尖冒出为止，用同样方法再穿刺一针，使两针呈"十"字交叉状。约5分钟捻转1次，每次快速捻转约20~30次，行强刺激，并且留针30分钟，每日1次，直至疣体干枯、脱落。疣体数目较多时，可选择部分病程较长，疣体较大的"母疣"治疗，母疣消退后，子疣可能自行消退。治疗时应注意宜贴近疣体基底部针刺，针眼点状出血时可用无菌棉签压迫止血，术后局部皮损要保持干燥。

2. 单次艾条灸疗法

治疗时常规碘伏消毒最大或最早出现的疣体后，先用1%利多卡因注射液根据疣体面积大小于疣体基底部做局部浸润麻醉，用纸片覆盖疣体周围的正常皮肤以防止灼伤，将点燃的艾条对准并接近疣体进行熏灼，以患者能耐受的距离为最佳，灸治以局部皮肤颜色变深为止，用无菌纱布保护患处皮损，1天内避免浸水，15天后疣体未脱落可以继续治疗1次。

3. 火针疗法

古代称之为"燔针"、"烧针"，先将针烧红，然后刺入身体的一定部位，从而达到治疗疾病的针刺疗法。治疗时患者取坐位，患足放于外科换药支架上并固定，常规碘伏消毒火针及局部皮损，将针在酒精灯外焰处加热，烧至通红，趁势快速进针直至疣体基底处，然后迅速出针。通过火针直接针刺疣体，热烙基底部，破坏疣体基底部的营养血管，可阻断皮损区血液供应，使疣体营养血管收缩、痉挛，血流不畅，使疣体萎缩脱落。同时针刺本身提高了机体的细胞及体液免疫功能，可温通经络，调和气血，软坚散结，增加机体正气。治疗时注意不能刺入太深，术后局部不能浸水，以防感染。

(四) 外用药物

1. 利巴韦林注射液外用

作为人工合成的鸟苷类衍生物，可通过抑制肌苷单磷酸脱氢酶，阻止肌苷酸转变为鸟苷酸而导致鸟苷三磷酸盐缺乏，进而抑制病毒 DNA 和 RNA 的合成。每日外用 4 次，适用于面部扁平疣的治疗。

2. 平疣液

将白鲜皮、鸡内金、生牡蛎、薏苡仁、板蓝根、地肤子、木贼草、紫草、明矾、红花、香附、蝉蜕等，加入 75% 乙醇中浸泡，浸泡期间每日震荡摇匀 2~3 次，2 周后过滤，加入氮酮、丙二醇等，即得平疣液。每日外用 3 次，每次涂擦皮疹至发红为度，7 天为 1 个疗程，可以连用 3~5 个疗程，临床适应于面部扁平疣的治疗。

3. 辣椒辣素贴膏疗法

将含有 3% 辣椒辣素的橡皮贴膏，剪成与疣体面积一样大小的形状，粘贴在疣体上，其上再覆盖一块面积大小的胶布，以防止贴膏移位，每日换药 1 次，直至疣体脱落。治疗机制为：抗角化作用，皮肤的角质细胞存在着辣椒素受体，辣椒辣素通过耗尽 P 物质产生抗角化作用进而改变病毒生存的理化环境；细胞毒性作用，辣椒辣素通过生物的活化作用产生亲电子中间体，然后细胞中的大分子如 DNA 和蛋白质共价结合形成生物活性，产生由辣椒辣素诱导的细胞凋亡。临床适用于寻常疣、跖疣的治疗。

4. 祛疣汤外洗

由木贼、大青叶、板蓝根、香附、紫草根、白茅根、山豆根、薏苡仁、贯众、生槐花等中药组成。瘙痒剧烈者，加茵陈、苦参。每剂加水 1500mL，煎至 500mL，不烫为准趁热外洗患处，并用药渣揉搓。每天 1 剂，洗 2~3 次，每次 20~30 分钟，15 剂为 1 个疗程，连用 2 个疗程。诸药合用，共奏清热解毒、活血化瘀、行气通络之功效，临床适用于泛发性跖疣的治疗。

5. 冰醋酸糊封包疗法

冰醋酸为无色有机强酸，具有腐蚀、杀灭细菌、杀灭真菌、止痒和溶解角质的作用，调整为封包治疗可以增强药物渗透力。取适量纯冰醋酸与面粉搅拌均匀调成稠糊状备用。常规碘伏消毒局部皮损，将医用胶布中央剪去大小与疣体面积一致的小孔，露出疣体并涂上冰醋酸糊，当疣体数目较多时，可以只封包较大的母疣。每次封包 1~3 小时，以患者感到灼痛难忍为度，如果疣体未脱落，每 5 日封包治疗 1 次。治疗中随着冰醋酸糊封包时间的延长，疣体消失的数目逐渐增多，治愈率逐渐增加，临床适用于跖疣、寻常疣的治疗。

6. 龙氏泡疣方

由香附、木贼、苍耳子、野菊花、地肤子、板蓝根等中药组成。水煎后加入研碎成粉的氯丙嗪 8 片，温水浸泡 30 分钟。每日 1 次，每剂药可用 2 天，连续 15 天为 1 个疗程，可以连用 2~3 个疗程。此为龙振华教授的经验方，诸药合用，共奏清热凉血、除湿解毒、祛风止痒之功。配以氯丙嗪浸泡外用可起到麻醉、镇痛作用，使中药煎剂的药性易于发挥，临床适用于泛发性跖疣的治疗。

7. 五妙水仙膏

含黄柏、紫草、五倍子等，可使组织蛋白发生凝固坏死，能溶解角质，对增生病变组织有腐蚀作用。治疗前先用棉球蘸生理盐水清洗局部，将药摇晃均匀后，用消毒探针沾药均匀点涂于疣体组织表面，范围略大于患处皮损1mm，约15分钟待药干后，用潮湿棉球搽掉药物，再用无菌棉签反复搓擦，使角质层溶解、变薄，有利于药物的充分吸收。重复上述用药2~3遍，待病变组织与正常皮肤之间有明显的界线，病变组织周围略红肿、隆起，表面形成人工痂皮时立即停止使用。妥善保护7~10天左右，让自然干枯、脱落，适用于跖疣、寻常疣、尖锐湿疣的治疗。

8. 尖锐湿疣煎剂

由红花、薏苡仁、板蓝根、香附、木贼、大青叶、马齿苋、金银花、土茯苓、野菊花、苦参、大黄等中药水煎后外洗并湿敷。每日2次，每次30分钟，每剂可用3天，连用10天为1个疗程，可以连用3~6个疗程。诸药合用，共奏清热解毒、燥湿止痒之功效。

9. 维A酸霜

从0.025%的浓度开始，根据患者局部反应逐渐调整为0.1%浓度，每晚1次，共8周，可出现局部灼痛，干燥等副作用，适用于扁平疣的治疗。

10. 中药熏泡疗法

由蛇床子、茯苓、苦参、百部、红花、黄柏、大青叶、薏苡仁、玄胡、乳香、蒲公英、明矾等中药组成，上述中药加水3000mL，煎至约1500mL，将适量药液倒入盆中，趁热熏洗浸泡，每次30分钟，每日2次，1个月为1个疗程，可以连用2~3个疗程。方中蛇床子、苦参、百部、蒲公英、黄柏等清热燥湿，泻火解毒；玄胡、乳香、红花等活血散瘀；明矾清热燥湿，收敛；茯苓、蒲公英、红花、大青叶等通过提升白细胞或增强T细胞的细胞毒作用，达到增强机体的免疫功能。

11. 中药浸泡外敷疗法

将板蓝根、土茯苓、鸦胆子、木贼等中药水煎后趁热浸泡局部皮损15分钟，然后用鸦胆子仁搓擦疣体组织，以轻度发红为度，较大的疣体用鸦胆子仁外敷，再用胶布贴敷固定24小时。每日1次，7天为1个疗程，可以连用2~3个疗程。方中板蓝根、土茯苓清热解毒；鸦胆子解毒腐蚀赘疣；木贼可疏风散热；香附行气活血。诸药合用，共奏清热解毒、行气活血、祛赘除疣之功效。鸦胆子含生物碱、苷类、鸦胆子油等具有抗肿瘤作用，可促使疣细胞核发生固缩，从而导致细胞坏死、脱落，临床适用于多发性跖疣的治疗。

12. 外用祛疣汤

临床适用于泛发性跖疣的治疗，由木贼、大青叶、板蓝根、香附、紫草根、白茅根、山豆根、薏苡仁、贯众、生槐花等中药组成，瘙痒剧烈者可加茵陈、苦参。每剂加水1500mL煎至约500mL，以不烫为准，趁热外洗患处，并用药渣揉搓，每日1剂，浸洗2~3次，每次30分钟，2周为1个疗程，可以连用3个疗程。方中香附、木贼、紫草根、白茅根为主药，以行气通络，活血化瘀；生槐花、生薏苡仁利水渗湿、健脾、排毒；重用大青叶、板蓝根、山豆根、贯众以凉血，清热解毒，散结，达到除疣祛病之功。

13. 重症跖疣浸泡方

适用于皮损数目在 10 处以上的跖疣患者的治疗，由木贼、香附、川椒、透骨草、金银花、红花、细辛、明矾等中药组成。上药加水 1500mL，文火水煎至约 500mL，将双足浸泡在药液内，每次浸泡 30 分钟，每晚 1 次。每次浸泡时，将疣体表面泡软，角质层尽可能去除。方中川椒、细辛、金银花清热解毒，麻醉止痛；木贼清热利湿；香附疏肝理气；红花活血化瘀；透骨草可促使药物渗透，引药入内。诸药合用，共奏清热解毒、理气活血、理湿化痰之功。应注意：浸泡时要有足够的温度，以足部能忍受为度，同时跖疣表面角质层要不断剔除，并且每次浸泡要用足够的时间。

14. 阿昔洛韦软膏

在病毒感染的细胞内快速形成活性产物，通过对病毒 DNA 多聚酶的抑制和直接渗入病毒 DNA 中，抑制病毒 DNA 合成，从而起到抗病毒作用，每次外涂患处。每日 3 次，4 周为 1 个疗程，临床适用于扁平疣的治疗。

15. CA 搽剂

由白花蛇舌草、板蓝根、马齿苋、蒲公英、土茯苓、蛇床子、苦参、桃仁、红花等中药组成，水煎后滤渣备用。每次外涂患处皮损，每日 3~5 次，10 天为 1 个疗程，可以连用 2~3 个疗程。方中白花蛇舌草、板蓝根、蒲公英、土茯苓等清热解毒，利湿消痈；蛇床子、苦参燥湿杀虫止痒；桃仁、红花活血化瘀，软坚去滞。诸药合用，共奏清热解毒、除湿化瘀之功。对皮损面积较小的单个疣体，可以取得较好的治疗效果。

16. 5%咪喹莫特乳膏

是一种小分子局部免疫调节药，有效成分为人工合成的非核苷类异咪唑啉胺类药物，在人与动物的体内外实验均显示强的抗病毒活性，可刺激机体产生针对感染 HPV 细胞的免疫应答。通过免疫机制达到抗病毒、抗肿瘤作用，在传统治疗方法结合外用 5%咪喹莫特乳膏具有疣体消除快、复发率低、耐受性好的特点。每日涂擦患处 1 次，4 周为 1 个疗程；或在皮损清除 1 周后在患处涂抹，临睡前用药，每周 3 次，16 周为 1 个疗程。

17. 重组人干扰素 α-2b 凝胶

为外源性干扰素且为凝胶制剂，具有调节免疫功能与广谱抗病毒活性作用，增强了机体对 HPV 感染的防御性，且能增强自然杀伤性细胞的活性与巨噬细胞的功能，抑制疣组织细胞增殖，从而达到有效治疗、防止疣体复发的目的。治疗时在局部皮损处或清除 CA 皮损后局部及周围皮肤涂抹，并按摩患处 2~3 分钟，促进药物吸收，每日 4 次，6 周为 1 个疗程。凝胶制剂加入了蛋白稳定剂和透皮吸收制剂，工艺上药性稳定，吸收好，不良反应少。每天外用 2 次，适用于扁平疣和用于传统治疗方法清除疣体后局部预防复发的治疗，可用于妊娠保胎患者感染 HPV 的辅助治疗。阴道内及宫颈 CA 术后用推进器将凝胶 1g 轻轻送入阴道深处及穹隆部，隔日 1 次，2 周为 1 个疗程，可以连用 2~3 个疗程。

18. 氟尿嘧啶注射液外用

为嘧啶类抗代谢药，干扰核酸生物合成，通过阻断脱氧核苷酸转化为胸腺嘧啶核苷酸，使胸腺嘧啶减少。干扰和破坏 DNA 合成阻止病毒细胞分裂繁殖，从而达到破坏人乳头瘤病毒的作用。对多种动物肿瘤有抑制作用，对于潜伏感染的病毒和组织深层的游离病毒起到杀灭作用。局部外用对基底细胞敏感，对局部抗病毒感染的能力较强，不良反应是引起局部严重脱水、皮炎、黏膜溃疡。有注射液和软膏两种剂型，每次外涂皮损，注意不要沾到正常皮肤，以免发生接触性皮炎而出现糜烂。每日2次，2周为1个疗程，可以连用2~3个疗程。特别是肛门和外阴处尖锐湿疣，一旦发生糜烂，治疗会很棘手。

19. 肽丁胺

对多种病毒有抑制作用，主要抑制病毒DNA和早期蛋白合成，从而使HPV的亚临床感染得到清除。可用于扁平疣的治疗及尖锐湿疣疣体清除后的预防复发的治疗。每次外涂患处，每日3次，30天为1个疗程。尖锐湿疣在疣体清除后3天开始使用。

（五）局部注射疗法

1. 混合药液疣体内注射

用5mL注射器抽取5-氟尿嘧啶注射液、聚肌胞注射液、2%利多卡因注射液各1mL，直接注射到疣体内，直至疣体发白为止，每周1次，2次为1疗程，根据治疗情况可以连用2~3个疗程。氟尿嘧啶为嘧啶类抗代谢药，在体内转变为去氧氟尿苷，能抑制胸腺嘧啶核苷酸合成酶，而阻断尿嘧啶脱氧核苷转变为胸腺嘧啶脱氧核苷，影响DNA合成，从而引起细胞的损伤和死亡。聚肌胞为高效干扰素诱导剂，具有广谱抗病毒和免疫调节作用。利多卡因为局部麻醉药。三种药液混合注射后药液直接到达病变组织，使疣体坏死，随后自行脱落，病毒可随病变组织离开人体，从根本上治疗并防止复发，适用于跖疣、寻常疣的治疗。

2. 异丙嗪皮损内注射

先用碘伏消毒皮损，然后用5mL一次性注射器抽取2%利多卡因注射液0.5mL，盐酸异丙嗪注射液1mL（25mg），混匀（儿童酌减），注入疣体基底部，注入药量以疣体变苍白为宜。每5天1次，2次为1个疗程。注射后再用碘伏消毒，然后用消毒纱布保护针孔，嘱患者针孔部位忌水。盐酸异丙嗪治疗寻常疣机制可能是药液制剂呈酸性，pH值为4~4.5，有较大的组织刺激作用，使局部组织发生酸化，导致注射局部发生无菌性炎症反应引起组织坏死，血供破坏而致疣体发生缺血、坏死、变黑、脱落，临床适用于较大的单个寻常疣、跖疣的治疗。

3. 聚肌胞皮损内注射

常规碘伏消毒疣体及周围皮肤，用5mL注射器抽吸聚肌胞注射液2mL，1%利多卡因注射液1mL，于疣体边缘约2~3mm处斜角刺入疣体基底部，缓慢推药。注射剂量以疣体周围3mm范围内皮肤颜色苍白并呈橘皮样隆起为宜，每周注射1次，4次为1个疗程，可以连用2~4个疗程。聚肌胞作为内源性抗病毒药物，由多分子核苷酸结合而成，注入人体后可诱导产生干扰素、特异性结合病毒聚合酶，对各种DNA和RNA病毒起抑制作用。皮损内注射可提高局部药物浓度，使之与病毒在棘细胞层和颗粒层中充分结合，充分发挥抗病毒作用，且局部注射药物可浸润性压迫疣体血管，减少其供血，抑制其生长繁殖。临床适用于较大的寻常疣、跖疣的治疗。

4. 氟尿嘧啶皮损内注射

（2）5%的5-氟尿嘧啶注射液加2%普鲁卡因注射液（比例5∶1）混合液，注入较大的跖疣中心，每个皮损处注入0.3~0.5mL，每周1次，可以连用2~3次。在注射治疗后可出现注射部位潮红、不同程度的瘙痒感，个别皮损区变黑，面积略增大等。在注射 2~3 次后做血、尿常规检测，适用于面积较大的寻常疣、跖疣的治疗。

5. 平阳霉素皮损内注射

取盐酸平阳霉素粉针剂 5~8mg，溶于 1% 利多卡因注射液 5mL 内，注入疣体基底部，以疣体颜色苍白为度。疣体局部治疗时应超出皮损边缘的 1~2mm，1 次疣体组织未脱落者，可行多次治疗直至疣体完全脱落。治疗后皮损无须包扎，局部涂以碘伏 2~3 次，保持局部干燥。使用平阳霉素在疣体基底部注射，既有抗增生、抗病毒的作用，又可阻断皮损区血液供应，使疣体萎缩脱落。不良反应主要有发热、胃肠道反应、皮肤反应、脱发、肢端麻痹、口腔炎症等。治疗时应特别注意药液应注射在皮损基底部，应避免注入皮下，防止周围正常组织发生坏死。临床适用于面积较大的寻常疣、跖疣的治疗。

6. α-干扰素皮损下注射

局部用电离子、CO_2 激光、微波治疗清除疣体组织后，用 α-干扰素 100 万 U、灭菌注射用水 1mL 稀释后，于疣体基底部及周围组织注射，隔日 1 次，连用 7 次。采用 DNA 重组技术生产的高纯度 α-Ib 型基因工程干扰素，具有广泛的抗病毒功能，是人体防御系统的重要组成部分。通过与细胞表面受体结合诱导细胞产生多种抗病毒蛋白，抑制病毒在细胞内繁殖，提高免疫功能包括增强巨噬功能、NK 细胞活性、淋巴细胞多靶细胞的细胞毒性和天然杀伤细胞的功能，有效地遏制病毒的侵袭和感染的发生。局部注射有效清除皮损及周围亚临床感染病毒，从而减少复发，虽然有一定的不良反应，但多为一过性，无须特殊处理。临床适用于尖锐湿疣物理治疗后预防复发的治疗。

(六) 穴位疗法

1. 耳部压穴疗法

取肾上腺、肺、枕、内分泌等穴位，配阿是穴。治疗时先用 75% 的乙醇棉球清洁消毒耳郭局部皮肤，肉眼观察在相应穴位区域内找出反应点，直径为 0.2~0.3cm 大小，轻轻按摩局部使反应点更加清晰。用无齿镊子将黏有王不留行籽的医用小胶布块对准反应点敷贴压紧，以食指和拇指指腹相对按压，力度以患儿有酸痛感、能耐受为限。每次按压以耳部有发热感为标准，每次钟按压 30 下，每日 5~7 次。双耳同时进行，嘱患儿家长在饭前半小时及睡前给患儿按压，每周更换穴位 1 次，4 次为 1 个疗程，可以连用 2~3 个疗程。如果 3 个疗程无效，则改用其他疗法。临床适用于小儿寻常疣、扁平疣的治疗。

2. 聚肌胞穴位注射

聚肌胞可在体内诱生干扰素，从而发挥广谱的抗病毒、抗肿瘤及免疫调节功能。足三里穴位注射把针灸和药物的作用合为一体，药物通过经络迅速抵达病所且能维持一段较长的时间，使经络气血通旺，加速病灶的消散吸收。根据患处位置，选择患侧足三里穴，每次注射 2mL，每周 2 次，4 周为 1 个疗程。临床适用于寻常疣、扁平疣、跖疣的治疗。

3. 胸腺肽穴位注射

治疗跖疣时取患足太溪穴或昆仑穴，常规消毒后，再取 5mL 注射器配 5 号注射针头抽取药液（2% 利多卡因注射液 1mL 稀释注射用胸腺肽冻干粉 20mg），于消毒过的穴位刺入 0.3~0.5 寸，得气后待麻、胀感或触电感由穴位传至跖疣的部位，甚至到足趾，回抽无血时即可缓慢推药。每周治疗 2 次，10 次为 1 个疗程，共 3 个疗程。胸腺肽为免疫调节剂，具有诱导和促进 T 细胞及其亚群分化和成熟活化功能，具有调节和增强人体细胞免疫功能的作用。穴位注射给药，可提高药物的生物利用率，从而也体现了中医的集药效、穴效于一体的穴位注射疗法，用小剂量药物即可取得和较大剂量肌内注射同样的疗效，不仅提高疗效，而且可以减少用药量。穴位药物注射，既有针刺对穴位的机械刺激，又有药物化学性刺激，二者发挥协同作用，更利于调整机体的功能，以达到治疗目的。

（七）手术疗法

钝剥术：临床适用于手足部疣的治疗，常规清洁、碘伏消毒局部皮损后，用 1% 利多卡因注射液于疣体基底部做浸润麻醉，先用手术刀削去疣体表面及周围较厚的角质层；暴露出疣组织周围境界清楚的角质环，用手术刀沿角质环的外缘垂直切开剩余的角质层，其深度以不出血为宜；然后用纹式止血钳在切开的角质环上选一处垂直用力向疣的基底方向作钝性剥离，直至疣体基底部全部脱离皮肤组织；用蘸有 30% 三氯化铁酊的棉签压迫止血，外用无菌纱布加压包扎，手术完毕。如果仍有残体，则基底部表现为不光滑或不完整，此时再用刮匙刮除残余疣体，然后压迫止血包扎，术后每日换药 1 次，一般 1~2 周伤口愈合。

（八）系统用药

1. 阿维 A

是第二代芳香族维 A 酸类药物，其活性成分为依曲替酸，主要调节表皮细胞分化和增殖，促进上皮角化恢复正常，并可减少中性粒细胞从真皮向表皮的移动，抑制炎症介质的产生，具有抗炎和调节免疫的作用。阿维 A 对维持正常上皮组织的角化过程有重要作用，可用于治疗以上皮细胞增殖、分化紊乱及角化异常为特点的疾病，而寻常疣在病理上具有表皮过度增生、角化的特点。餐后每次口服 20mg，每日 1 次，最大剂量不超过每日 30mg，2 周为 1 个疗程，可以连用 2~3 个疗程。临床适用于顽固性疣的治疗，治疗期间注意复查血脂、肝肾功能。

2. 卡介菌多糖核酸

是将卡介菌经热酚法提取的多糖核酸、还原糖等有效活性成分进行提取而制成的针剂，是一种具有免疫调节功能的物质，为非特异性细胞免疫增强剂。通过刺激网状内皮系统、激活单核-巨噬细胞、促进 T 淋巴细胞的分化与增殖，并诱生白细胞介素-2、干扰素等，从而调节机体的细胞免疫、体液免疫功能；可调节 Th_1/Th_2 细胞因子产生失衡，从而纠正因细胞因子失衡而引起的一系列免疫反应抑制效应，增强自然杀伤细胞功能来增强机体抗病能力，增强其吞噬功能及捕获抗原物质的能力；促进 T 细胞增殖和提高分化速度，并促使其合成，释放出一系列淋巴因子，从而增强机体的免疫功能，抑制疣体及疣体周围组织中人乳头瘤病毒的复制，最终达到抗病毒、排斥疣病变组织的目的。免疫疗法与局部药物治疗及物理治疗相结合，可提高疣，特别是 CA 的治愈率。每次肌注 1mg，隔日 1 次，2~3 个月为 1 个疗程，可以连用 2~3 个疗程。

3. 解毒消疣汤

临床适用于尖锐湿疣的辅助治疗。板蓝根 20g，大青叶 20g，木贼草 20g，马齿苋 20g，白花蛇舌草 20g，生苡仁 20g，土茯苓 10g，丹参 20g，香附 10g，党参 10g，黄芪 20g，甘草

10g，每日 1 剂，水煎分早晚口服，15 天为 1 个疗程，可以连用 2~3 个疗程。方中板蓝根、大青叶、白花蛇舌草清热解毒；马齿苋、土茯苓、生薏米清热利湿，解毒消结；木贼、香附疏风散热，解郁散结；党参、黄芪扶助正气；丹参活血通络；甘草清热解毒，调和诸药。诸药合用，共奏除湿清热、解毒散结之功效。

4. 匹多莫德

为免疫促进剂，通过刺激和调节细胞介导的免疫反应起作用。可促进巨噬细胞及中性粒细胞的吞噬活性，提高其趋化性，激活自然杀伤细胞。促进有丝分裂原引起的淋巴细胞增殖，使免疫功能低下时降低辅助性 T 细胞（CD_4^+）与抑制 T 细胞（CD_8^+）的比值升高恢复正常，通过刺激白介素-2 和 γ-干扰素，促进细胞免疫反应。每次口服 0.4g，每日 2 次，30 天为 1 个疗程。

5. 左旋咪唑

具有增强免疫功能，尤其是增强细胞免疫功能作用，可刺激淋巴细胞，激活巨噬细胞的吞噬能力，还可通过激发和恢复 T 细胞的功能来重建对 B 细胞的正常控制，从而调节抗体的产生，具有抗病毒作用。每次口服 50mg，每日 3 次，连服 3 天停 11 天，连用 3 个月。

6. 胸腺肽

从健康新生小牛胸腺提取、精制而成一种具有生物活性的多肽类生物制剂，具有调节机体细胞免疫功能，维持免疫稳定性及调节免疫的功能。尤其对 T 细胞分化有重要作用，可使萎缩的淋巴组织复生、淋巴细胞增殖，幼淋巴细胞成熟分化成为有细胞免疫活性的 T 淋巴细胞。可调节和增强人体免疫功能，有显著抗病毒作用，为临床常用的调节免疫剂。每次肌注 50mg 每周 3 次，15 天为 1 个疗程，可以连用 2~3 个疗程。注意复查血、尿常规。

7. 更昔洛韦

又名丙氧鸟苷，是一种新合成的开环类广谱抗病毒的核苷药物，通过竞争性抑制病毒 DNA 聚合酶和直接渗入病毒 DNA，终止病毒 DNA 链延长而达到抑制病毒复制的作用。对单纯疱疹病毒、水痘、带状疱疹病毒、巨细胞病毒、EB 病毒等均有治疗作用。由于 HPV 和 HBV 同为双链 DNA 无囊膜病毒，更昔洛韦对 HBV 的疗效是明确的，通过临床研究提示更昔洛韦具有较好的抗 HPV 的作用，能有效降低 CA 的复发，值得临床进一步使用。在先用物理和（或）化学方法去除疣体后，即用更昔洛韦注射液 0.25g 溶于 5% 葡萄糖注射液静脉滴注，滴注时间不少于 1 小时，每日 1 次，共 6~7 天。

8. 异维 A 酸

为芳香族维 A 酸类药物，对细胞免疫、体液免疫均可发挥免疫调节作用，可以辅助抗体产生，抑制淋巴细胞的增殖。治疗时体重 40kg 及以上，或年龄 16 岁及以上者每日 20mg，分 2 次口服；体重 40kg 以下或年龄 16 岁以下者，每日 10mg，口服，4 周为 1 个疗程。临床适用于顽固性疣的治疗。白介素-2 能刺激细胞增殖分化、分泌抗体、诱导干扰素等多种细胞因子的产生，是机体免疫应答的核心物质之一，可增强机体免疫力，降低疣体清除后的复发率。每次肌注 20 万 U，隔日 1 次，疣体消退、无新发皮损出现，调整为每次肌注 10 万 U，隔日 1 次，再连用 2 周。治疗期间注意复查血糖、血脂、肝肾功能。

9. 自拟除疣汤

临床适用于跖疣的治疗，由大青叶、黄芩、板蓝根、薏苡仁、露蜂房、赤芍、红花、夏枯草、灵磁石、珍珠母、代赭石、生牡蛎等中药组成。每日1剂，水煎分早晚餐后1小时口服，2周为1个疗程，可以连用3~5个疗程。方中大青叶、板蓝根凉血，清热解毒，散结；薏苡仁利水渗湿，健脾；红花活血化瘀；夏枯草软坚散结；露蜂房攻坚破积；灵磁石、生牡蛎安神镇惊，平肝息风，解郁散结之功。诸药合用，共奏活血化瘀、解毒平肝、软坚散结之功。

10. 消疣汤

临床适用于扁平疣的治疗，由板蓝根、大青叶、败酱草、马齿苋、薏苡仁、熟地黄、紫草、红花、茜草、丹参、赤芍、莪术、夏枯草、炮山甲等中药组成。每日1剂，水煎，分早晚温服，2周为1个疗程，可以连用2~3个疗程。方中丹参、赤芍、莪术中和气血；紫草、茜草、大青叶、板蓝根活血解毒；生薏苡仁、马齿苋除湿解毒；夏枯草、炮山甲软坚散结。诸药合用，共奏活血解毒、中和气血、软坚散结之功。

11. 转移因子

是从健康猪或牛脾脏中提取的一种小分子物质，内含免疫活性物质，如多肽、多核苷酸和双螺旋RNA，促进干扰素的释放，可选择性增强或激发机体的细胞免疫反应，调整机体的免疫状态，稳定机体内环境。同时通过稳定肥大细胞，封闭IgE功能，减少脱粒细胞释放活性物质，从而起到非特异性治疗和预防复发作用，口服每次6mg，每日2次，4周为1个疗程，可以连用2~3个疗程。

（九）自身疣体主动免疫疗法

选择面部以外米粒大小的新发疣体一个，常规消毒后切取疣组织，并用生理盐水冲洗，剪切成"E"或"M"型备用，然后消毒上臂内侧区皮肤，切开皮肤脂肪层，置入疣组织后缝合，无菌包扎7天拆线，1个月后复查，3个月判定疗效。其治疗机理可能是HPV抗原经人为的方法暴露于血液或组织中，自身接种和表皮内扩散，使疣抗原直接与免疫细胞接触，诱发机体产生特异性免疫应答反应，释放细胞因子，杀伤病毒感染的表皮细胞或刺激巨噬细胞发挥其细胞毒性作用和吞噬功能，从而使皮肤疣组织受到排斥而脱落。反应初期疣体内浸润的淋巴细胞增多，并自基层逐渐向上移行而累及全层，晚期淋巴细胞数量减少，细胞水肿，溶解坏死，疣体消退。无效者可能与进入体内抗原量小、难以刺激机体产生强有力的免疫反应或与机体免疫机能低下有关。采用自身皮下埋植术使T细胞致敏，可使T细胞识别抗原，并在其协同刺激信号作用下T细胞激活增殖，机体获得对人乳头瘤细胞免疫功能，产生抗体。适用于扁平疣、部分尖锐湿疣的治疗。由于HPV对皮肤黏膜有高度亲嗜性，埋植时要充分扩张切口，使接种疣体定植于皮下浅层，使其尽量能接近基底层，从而激发机体的免疫功能。

（十）割耳疗法

是一种传统的治疗扁平疣方法，具有疏经通络、活血化瘀的作用。其原理可能通过机械损伤刺激，使耳部穴位通过经络传输和调节作用，提高机体细胞免疫功能，从而促进疣体组织的脱落。治疗时常规消毒耳背上1/3处，左手拇、食指捏住耳郭外缘，中指顶住耳郭前缘，右手持无菌手术刀，在耳背近耳轮处浅层划破皮肤，挤血5~6滴，再次碘伏消毒后用无菌纱布加压包扎创口。每周1次，5次为1个疗程。

(十一) 中医辨证施治

1. 风热搏肤型

治宜清热解毒、养血活血，方以治瘊方加减，药用：板蓝根15g，夏枯草15g，牛蒡子10g，金银花15g，连翘10g，熟地15g，何首乌15g，杜仲15g，赤芍10g，桃仁10g，红花10g，牡丹皮10g，赤小豆15g。

2. 肝经郁热型

治宜疏肝理气，清热解毒，方以四逆散合马齿苋合剂加减，药用：柴胡10g，白芍10g，甘草6g，枳实10g，马齿苋15g，大青叶15g，板蓝根15g，败酱草15g，紫草10g，夏枯草15g，栀子15g，郁金10g。

3. 气滞血瘀型

治宜活血化瘀、清热散结，方以桃红四物汤加减，药用：桃仁10g，红花10g，地黄15g，赤芍10g，当归15g，川芎10g，夏枯草15g，郁金10g，丹皮10g，香附10g，柴胡10g，益母草15g，三棱10g，莪术10g。

4. 脾弱气血不和型

治宜健脾益气，活血散结，药用：黄芪30g，薏苡仁30g，茯苓15g，白术15g，香附15g，鸡血藤15g，陈皮10g，山药10g，白芍10g，炙甘草6g，当归10g，党参30g。

七、作者临床常用治疗方法

(一) 寻常疣

1. 对于散在，疣体数目少的

氟尿嘧啶注射液外用；盐酸异丙嗪注射液0.8mL，2%利多卡因注射液0.2mL，用1mL注射器混合后予疣体内注射，至疣体肿胀发白为止，注射时局部刺痛明显，注射后疣体周围潮红、微痒，每周1次，3次为1个疗程。用1mL注射器抽取氟尿嘧啶注射液后予疣体根部注射，不加利多卡因是因为利多卡因与氟尿嘧啶混合后产生混浊，注射时局部会有刺痛、疣体周围潮红、微痒，每周1次，3次为1个疗程。五妙水仙膏外涂。疣蒂长者用单纯丝线结扎法；疣蒂短者用改良丝线结扎法。推疣法。对于上述方法治疗无效，可采用高频电离子、CO_2激光、微波等物理治疗，治疗时应注意下眼睑下方、颧骨部的寻常疣，因下方有一小动脉，所以疣体迅速长大，在作烧灼时，常常出现疣体一切除，下方出现搏动性出血，压力较大，压迫并用长火烧灼无法止血，此时左手用干纱布压迫止血，慢慢向上翻卷纱布暴露出血点，右手用小纹钳夹住出血点，确定止血后，用电离子治疗仪长火档距钳尖0.3cm处接触烧灼纹钳，5~6秒即可，松开纹钳，出血止。

2. 对于疣体数目多的

局部外用氟尿嘧啶注射液；五妙水仙膏外用；对早期出现的较大的疣可用氟尿嘧啶注射液于疣体内注射或盐酸异丙嗪注射液疣体内注射，每周1次，3次为1个疗程。

3. 系统用药

左旋咪唑每次口服 50mg，每日 3 次，连服 3 天停 11 天，总疗程 3 个月；聚肌胞注射液每次肌注 2mg，每 3 天 1 次，维生素 B_{12} 注射液每次肌注 0.5mg，每日 1 次，连用 15 天；自拟祛疣汤（江阴天江药业免煎中药配方颗粒）：马齿苋 45g（3 包），紫草 20g（2 包），薏苡仁 20g（2 包），败酱草 20g（2 包），赤芍 10g（1 包），醋三棱 20g（2 包），醋莪术 20g（2 包），夏枯草 10g（1 包），板蓝根 15g（1 包），红花 6g（1 包），煅牡蛎 30g（1 包），大青叶 15g（1 包），桃仁 10g（1 包），丹参 10g（1 包），党参 10g（1 包），混合后沸水冲开，分早晚两次口服，15 天为 1 个疗程，共 3 个疗程。

（二）扁平疣

1. 对于散在、疣体数目少的

可用肽丁胺搽剂或 α-干扰素凝胶或利巴韦林注射液早、中外涂 2 次；晚上外用 0.025% 维 A 酸乳膏，如果局部适应，可调整为 0.1% 维 A 酸乳膏。

2. 对于疣体数目多

在用上法同时给予维生素 B_{12} 注射液每次肌注 0.5mg，每日 1 次，连用 15 天；聚肌胞注射液每次肌注 2mg，每 3 天 1 次，连用 10 次或卡介菌多糖核酸每次肌注 0.5mg，隔日 1 次，连用 1~3 个月；左旋咪唑每次口服 50mg，每日 3 次，连服 3 天停 11 天，总疗程为 3 个月；同时口服自拟祛疣汤。

上述方法仍然无效，可采用液氮冷冻，注意保护创面不要感染；选择面部隐蔽、较大的皮疹，采用自身疣体皮下埋植术。

（三）跖疣

1. 对于散在、疣体数目少的

可用氟尿嘧啶注射液外涂，每遍 3 次，每次间隔 5 分钟，每天 3 遍，连用 15~30 天；如效果不明显，可用氟尿嘧啶注射液或盐酸异丙嗪注射液疣体内注射，以局部发白为止。

2. 上述治疗无效

可采用高频电离子或 CO_2 激光或微波进行物理治疗。足底跖疣治疗时应注意：单纯烧灼后表面形成炭化，成为坚硬的外壳，影响了继续向下烧灼，使操作无法继续进行，此时应将疣体呈环形切开，左手戴乳胶手套用小血管钳钳夹提起疣体，逐渐向下向深处烧灼。烧灼后创面易出血，特别是活动后更为明显，单独使用明胶海绵压迫止血效果不明显。此时采用食指及拇指捏住疣体烧灼处，即可止血，然后用干棉签拭干渗血，立即用蘸有三氯化铁液棉签用力压迫，直至创面完全停止渗血，20 分钟即可。

3. 对于疣体数目多

左旋咪唑每次口服 50mg，每日 3 次，连服 3 天停 11 天，连用 3 个月；维生素 B_{12} 注射液、聚肌胞注射液或卡介菌多糖核酸肌注；自拟祛疣汤口服；中药制剂外洗浸泡：木贼 30g，大青叶 15g，板蓝根 15g，香附 30g，紫草根 30g，白茅根 30g，山豆根 30g，生薏苡仁 30g，贯众 13g，生槐花 15g，水煎趁热外洗患处，并用药渣揉搓，每天 1 剂，每天洗 2~3 次；局部治疗可选择疣体出现较早、疣体较大的皮损（母疣）进行局部药物注射或局部物理治疗。上述疗效不满意，可口服阿维 A 胶囊，餐后服用每天 20mg，最大剂量不超过 30mg，疗程为 4 周，注意其皮肤干燥皲裂及肝肾损害。

(四) 尖锐湿疣

1. 醋酸白试验

具有较高的灵敏性，其漏诊率低，操作简单，符合作为筛查试验的条件，但其特异度为 58.2%，阳性预测值仅为 30.0%，不能将其作为 HPV 亚临床感染确诊试验。如果临床上对醋酸白试验阳性区域进行治疗，其中占 30% 的 HPV 亚临床感染的损害得到治疗，可能减少治疗后的复发。近年来认为醋酸白试验与放大镜联合应用是一种较为简易且实用的确定 HPV 亚临床感染的方法。

2. 疣体数目少

可用氟尿嘧啶注射液外涂，注意保护正常皮肤。氟尿嘧啶外涂对趾蹼、阴茎冠状沟、尿道口、女性外阴及宫颈口等部位疗效好，对阴茎扁平型 CA、肛门 CA 疗效较差，但对肛门巨大糜烂型 CA 氟尿嘧啶注射液外用见效还是明显的。

3. 疣体数目多

局部外用药物治疗；卡介菌多糖核酸或干扰素肌注；自拟祛疣汤口服；中药制剂外洗；阴茎扁平型 CA、肛门扁平型 CA 对氟尿嘧啶注射液外用效果差，可采用高频电离子或 CO_2 激光或微波物理治疗，术后 α-干扰素 300U 皮损下方注射，每 5 天 1 次，连用 3 个月；肛门巨大性 CA 在外用氟尿嘧啶注射液缩小后可采用物理治疗，术后 α-干扰素 300U 皮损下方注射，每 5 天 1 次，连用 3 个月；扁平型尖锐湿疣的皮损由于基底多宽阔、扁平而隐匿，以上疗法难以彻底消除疣体，因此最好采用冷冻疗法，冷冻范围稍扩大。

第七节 斑 秃

一、斑秃的中西医定义

斑秃是一种骤然发生于身体任何长毛部位局限性圆形脱发（毛），该处皮肤正常，无自觉症状。祖国医学称之为"油风"、"鬼舔头"、"鬼剃头"。隋·《诸病源候论·毛发病诸候·须发脱落候》说："足少阴肾之经也，其华在发。冲任之脉，为十二经之海，谓之血海，其别络上唇口。若血盛则荣于须发，故须发美；若血气衰弱，经脉虚竭，不能荣润。或如钱大，或如指大，发不生，亦不痒。"明·《外科正宗·油风第八十三》说："油风乃血虚不能随气荣养肌肤，故毛发根空，脱落成片，皮肤光亮，痒如虫行，此皆风热乘虚攻注而然。"

二、斑秃的中西医病因

斑秃的病因不明，一般认为是自身免疫性疾病、遗传素质和特应性可影响本病的预后，但其促发机制尚不清楚，不少人认为可能与精神过度紧张、机体劳累有关。祖国医学认为肝藏血，发为血之余，肾主骨，其荣在发。由于血虚不能随气荣养皮肤，以致毛孔张开，风邪乘虚袭入，风盛血燥，发失所养而成片脱落；或因情志抑郁，肝气郁结，过分劳累，心气乃伤，气滞血瘀，毛发失养所致。

三、斑秃的中西医分型

（一）西医临床分型

1. 全秃

整个头皮毛发迅速脱落。

2. 普秃

除头皮外，其他部位硬毛如眉毛、睫毛、胡须、阴毛，甚至毳毛都可以脱落。

（二）中医辨证分型

1. 血热风盛型

临床表现为头发突然成片迅速脱落，脱发区皮肤光亮发红，成圆形或椭圆形或不规则形，受热后病情加重，皮损局部瘙痒，伴口干，大便干结，小便黄。

2. 肝郁血瘀型

斑片状脱发常由理发师发现，病情发展较快，严重时出现眉毛、腋毛和阴毛、毳毛的脱落。发病前患者常有工作学习压力大或精神抑郁史，伴有头皮疼痛，心情紧张，少寐多梦。舌质淡红或有瘀斑，苔薄，脉沉弦。

3. 血虚风燥型

多见于病后或产后，脱发伴有轻微瘙痒，脱发时间不长，头发干涸枯燥，肌肤干燥有脱屑，心悸失眠，头晕眼花，面色无华，妇女月经量少色淡或闭经，舌淡苔白，脉细无力。

4. 肝肾不足型

患者年龄多在40岁以上或者久病后，常呈大片状脱发，严重时发展为全秃或普秃，或有脱发家族史，伴有头昏、失眠、耳鸣、目眩、腰膝酸软，舌质淡苔薄白，脉沉弦。

四、斑秃的注意事项

（1）生活作息应有一定的规律性，在日常生活中尽量保持情绪稳定，劳逸结合，心情舒畅，忌焦虑烦躁，悲观失望，同时应保持充足的睡眠，忌疲劳过度。

（2）患者应注意头部卫生，忌用碱性强的洗发剂，尽量避免烫发吹发，否则可加速毛囊萎缩。

（3）尽早治疗，不要错过治疗的最佳时机，否则会增加治愈的难度和反复发作的机会。

五、疗效判定标准

参照中国中西医结合学会皮肤性病学分会制定斑秃疗效标准。治愈：毛发停止脱落，长出新发，密度、粗细及色泽基本正常，轻拉试验阴性；显效：70%面积的脱发区有毛发生长，密度、粗细及色泽接近正常，轻拉试验阴性；有效：30%面积的脱发区有毛发生长，包括有毳毛及白发长出；无效：疗程结束毛发仍有大量脱落，新发生长不足30%或无新发生长。总有效率=痊愈率+显效率。

六、临床常用治疗方法

(一) 中药外用制剂

1. 自制生发酊

将骨碎补、侧柏叶、红花、旱莲草、当归、桂枝、干椒等中药加入75%乙醇中浸泡1周后过滤,滤液外搽脱发区,每日2次,每次抹药后按摩5~10分钟,1个月为1个疗程,可以连用3个疗程。

2. 生发酊

将红花、干姜、丹参、赤芍、木瓜、怀牛膝等中药加入75%乙醇密闭浸泡15天后过滤,滤液外用涂搽脱发区域,每次涂药后按摩5~10分钟,每日3次,1个月为1个疗程,可以连用2~3个疗程。

3. 圆秃酒剂

将党参、黄芪、当归、干姜、桃仁、红花、侧柏叶、补骨脂、毛姜、紫丹参等中药加入白酒中浸泡2周,去渣后备用,外搽每天3次,1个月为1个疗程,可以连用3个疗程。

4. 斑秃酊

将桂枝、干姜、丹参、斑蝥、川椒等中药碾碎成粉,用75%乙醇或白酒浸泡2周,滤渣备用。治疗时将棉签浸蘸药液,涂搽患处皮损,使局部皮损有微热感为度,每日2次,15天为1个疗程,可以连用3~6个疗程。注意药液切勿溅入眼内,病程较长、毛发转黑后必须适当延长治疗,以免复发。

5. 生发灵酊

将鲜侧柏叶、毛姜、补骨脂等加入75%乙醇中浸泡2周,滤过存汁备用,外涂患处,每日3次,1个月为1疗程,可以连用3个疗程。

(二) 西药外用制剂

1. 复方盐酸氮芥酊

盐酸氮芥注射液1mL (5mg),氢化可的松注射液5~10mL (5~10mg),盐酸异丙嗪注射液2mL (50mg),75%乙醇10mL混合后外涂皮损处,每日2次,1个月为1个疗程。如果局部潮红、瘙痒,氢化可的松注射液可以加量至局部无瘙痒为止;如果出现皮损外过敏症状,则禁止使用,宜新鲜配制,使用7天后需重新配制。

2. 米诺地尔溶液

在早期临床使用米诺地尔口服治疗高血压时,出现额头、鬓角甚至眉毛等处毛发生长增多的不良反应。刺激毛发生长的机制可能为:刺激毛囊上皮细胞的增殖和分化,增加真皮乳头、毛母质、外毛根鞘和毛周围纤维细胞合成的数量,使毛囊正常化,血管扩张作用。改善毛囊及周围的血液循环与代谢,使毛乳头血流量增加以及具有调节免疫作用。米诺地尔溶液经皮吸收量较低,30%~75%停留在皮肤表面,因此全身不良反应较少,每日早晚各外涂1次,2个月为1个疗程,可以连用2~3个疗程。

3. 复方醋酸曲安奈德溶液

为糖皮质激素和水杨酸的复方制剂,每次外涂皮损后按摩 5~10 分钟,每日 2 次,15 天为 1 个疗程,可以连用 2~3 个疗程。

（三）物理疗法

1. 梅花针刺疗法

是临床治疗斑秃的经典疗法之一,具有疏导局部气血,促进头发新生的作用,可激发调整神经机制,旺盛局部血液循环,调整内分泌和神经系统,提高机体免疫功能,从而达到治疗疾病的目的。每次治疗时用梅花针叩击脱发区,由边缘向中心呈螺旋状均匀轻叩致皮肤潮红而无出血点为度,然后再从不脱发区向脱发区中心轻叩 20~30 次。每三日 1 次,5 次为 1 个疗程,可以连用 2~3 个疗程。

2. 低剂量氦氖激光照射疗法

波长为 632.8nm 的红光,最大输出率为 20mW,对组织具有较深的穿透性,不仅能引起局部反应,而且能通过下丘脑-垂体-肾上腺皮质系统引起全身反应；通过局部照射可促进血管扩张,加快血流,改善皮肤微循环,增加 E 玫瑰花环形成细胞和淋巴细胞的转化率,增加血中免疫球蛋白和补体,达到调节免疫功能的作用。局部照射治疗时应注意保护患者的眼睛。每日 1 次,每次每个部位照射 20 分钟,根据皮损面积的大小调节照射光斑的直径。

（四）皮损局部注射疗法

1. 干扰素局部封闭

重组人 α-2b 干扰素具有广谱抗病毒、抑制细胞增殖及提高免疫功能等作用；可以增强自然杀伤细胞裂解病毒感染细胞的功能；通过调节局部的细胞免疫功能从而发挥抗病毒作用；可以通过平衡毛囊及周围细胞因子水平,促使毛发进入生长期。将重组人 α-2b 干扰素 100 万 U、2% 利多卡因注射液 1~2mL 充分混合,以 30°角进针于皮损区域内,$1cm^2$ 为 1 个注射点,根据皮损面积的大小进行多点注射,每点注射药物剂量为 0.1~0.2mL,大约形成 $0.5~0.6cm^2$ 大小的皮丘。每周 3 次,2 周为 1 个疗程,可以连用 2~3 个疗程。

2. 糖皮质激素等局部注射

在脱发区局部皮损内注射糖皮质激素是治疗斑秃的有效方法之一；糖皮质激素具有抗炎、抗过敏、抑制免疫的作用,可以抑制毛囊周围的炎症反应,改善局部皮损的微循环,从而促进毛发的再生。得宝松是一种新型强效、长效糖皮质复合制剂,可维持 4 周的药效,醋酸曲安奈德注射液为中效糖皮质激素,在机体内可以维持 2 周的药效；治疗时取得宝松注射液 1mL、2% 利多卡因注射液 2mL 均匀混合,局部皮损处常规碘伏消毒,然后用 5 号针头进行多点注射,每点间距为 1cm,用药约 0.1mL,注射至头皮略隆起或呈橘皮样为止,并且对注射区进行按摩,以促进药物的吸收,每 3 周 1 次,2 个月为 1 个疗程。或取醋酸曲安奈德注射液 1mL、2% 利多卡因注射液 1mL、维生素 B_1 注射液 1mL、维生素 B_{12} 注射液 1mL、生理盐水 1mL 混合,局部皮损处碘伏消毒,用 5 号针头进行多点注射。如果皮损面积小,直接为皮内注射,致头皮隆起或发白为止。每 2 周 1 次,4 次为 1 个疗程。中长效糖皮质激素重复多次局部注射会出现注射部位皮肤萎缩的不良反应,在治疗前应严格掌握其适应证,只适用于中、重度以及其他治疗手段无效的患者。

3. 甲钴胺局部注射

为一种内源性辅酶 B_{12}，参与一碳单位循环，在由同型半胱氨酸合成蛋氨酸的转甲基反应过程中起着重要作用；参与神经元细胞胸腺嘧啶核苷的合成，从而营养、调节神经，促进神经功能恢复正常；可以阻止毛发脱落，促进毛发的生长；通过局部的注射刺激可以改善脱发区皮损的血液循环，增强组织细胞的活力，使毛囊的活力增强。将甲钴胺注射液 2mL 与 2%利多卡因注射液 2mL 均匀充分混合，首先碘伏消毒局部皮损处，用混合液以 $0.3 mL/cm^2$ 于局部皮损内注射，直至局部呈橘皮样或略隆起为止。每周 2 次，4 周为 1 个疗程，可以连用 3~5 个疗程。

(五) 系统用药

1. 薄芝菌制剂

为多孔菌科灵芝属薄盖灵芝菌经深层培养、发酵加工而成，有滋补强壮、扶正培本之功效，具有增强免疫、调节中枢神经功能的作用。能增强网状内皮系统的吞噬能力，提高机体特异性免疫力，有利于清除患者体内的循环抗原抗体复合物。通过提高机体辅助性 T 细胞对病毒的应答能力，促进巨噬细胞的活化，从而消除炎症，改善局部血液循环，提高机体的耐缺氧能力和镇静安眠、缓解紧张情绪的作用。薄芝菌注射液每次肌注 4mL，隔日 1 次，4 周为 1 个疗程。薄芝片每次口服 3~4 片，每日 3 次，3 个月为 1 个疗程，可以连用 2~3 个疗程。

2. 甘草锌制剂

由甘草的重要组成成分甘草酸与锌结合的有机锌制剂。甘草酸具有抗炎、抗病毒、抗过敏及调节免疫的作用；锌不仅可以补充体内缺乏的锌，并有促进毛发生长的作用。使用方法：1~5 岁，每次口服 0.75g，每日 2 次；6~10 岁，每次口服 1.5g，每日 2 次；11~15 岁，每次口服 2.5g，每日 2 次。1 个月为 1 个疗程，可以连用 2~3 个疗程。

3. 斑秃丸

主要成分为地黄、熟地黄、制何首乌、当归、丹参、白芍、五味子、羌活、木瓜。功能主治补养肝肾，养血生发，用于肝肾不足、血虚风盛所致的油风，症见毛发成片脱落，多伴有头昏失眠，目眩耳鸣，腰膝酸软。每次口服 5g，每日 3 次。忌食辛辣、生冷、油腻食物，感冒发热病人不宜服用，不适用假性斑秃及脂溢性脱发的治疗。

4. 养血生发胶囊

主要成分有熟地黄、制何首乌、当归、川芎、白芍、菟丝子、天麻、木瓜、羌活。功能主治养血祛风，益肾填精。用于血虚风盛。肾精不足所致的脱发，包括斑秃、全秃、脂溢性脱发与病后、产后脱发。症见毛发松动或呈稀疏状脱落，毛发干燥或油腻，头皮瘙痒。每次口服 4 粒，每日 2 次，感冒发热病人不宜服用。

5. 糖皮质激素口服

适用于泛发性斑秃、全秃、普秃患者，早期口服泼尼松治疗，初始剂量为每天 0.5 mg/kg，用药 3~5 个月后可视病情变化调整用量或逐渐减量。需要注意糖皮质激素长期应用所致的不良反应，可将药物改为每晨 8 时顿服或隔日顿服，以减少其副作用。

6. 归乌合剂

临床适用于气血俱虚、肝肾不足型斑秃的治疗。由当归、制首乌、女贞子、黄芪等组成，具有益气养血、滋补肝肾之功效，对控制头发脱落、促进新发生长有一定作用。每次口服20mL，每日3次，4周为1个疗程，可以连用2~3个疗程。

7. 养血健脾饮加减

由太子参、黄芪、白术、山药、茯苓、当归、丹参、龙眼肉、酸枣仁、鸡内金、木香、甘草等中药组成。头皮瘙痒者，加蝉衣、白蒺藜；头部刺痛者，加川芎、赤芍；乏力、耳鸣者，加桑葚子、枸杞子。每日1剂，水煎分早晚服用，4周为1个疗程，可以连用2~3个疗程。方中太子参、黄芪、白术、山药、茯苓健脾益气；当归、丹参养血活血；龙眼肉、酸枣仁补血、养心、安神；鸡内金运脾健胃；木香理气醒脾，以防益气补血药滋腻滞血；甘草调和诸药。诸药合用，共奏健脾补虚、益气养血、扶正祛邪、新发生长之功效，临床适用于儿童斑秃的治疗。

8. 自拟中药方

由黄芪、党参、当归、熟地、天冬、首乌、菟丝子、茯苓、丹参、女贞子、木瓜、川芎、羌活等中药组成。睡眠欠佳者，加远志；情绪异常者，加香附；头痛、头昏者，加肉桂、白芍；自汗者，加五味子、浮小麦。每日1剂，水煎分早晚口服，4周为1个疗程，可以连用2~3个疗程。方中黄芪、当归、首乌、女贞子、菟丝子、天冬、生熟地益气养血，调补肝肾；川芎、丹参活血祛瘀；羌活、茯苓、木瓜燥湿祛脂。诸药合用，共奏补肝肾益气血、活血化瘀、燥湿祛脂之功效。

9. 养血归芎饮加减

由当归、川芎、木瓜、女贞子、菟丝子、补骨脂、升麻等中药配制成合剂，每瓶250mL，每次口服15mL，每日3次，饭后服用，病程较长者和病情较重者每次口服20mL，4周为1个疗程，可以连用2~3个疗程。方中当归补气活血；女贞子滋阴益肝肾、乌髭发；菟丝子归肝、肾经，有补阳益阴之功效；补骨脂滋补肝肾；木瓜舒筋活络，和胃化湿；升麻有补气升阳功效。诸药合用，共奏滋补肝肾、活血补气之功。

10. 神应4号冲剂

由熟地黄、黄精、何首乌、女贞子、菟丝子、桃仁、生地、川芎、赤芍、党参、白术、茯苓等组成。每次口服6g，每日2次，3个月为1个疗程，可以连用2~3个疗程。方中何首乌、女贞子、菟丝子、熟地黄、黄精补肝肾，益精血；桃仁、红花、川芎活血化瘀；生地、赤芍清热凉血；党参、白术、茯苓健脾益气；羌活、木瓜祛风通络。诸药合用，共奏补益肝肾、健脾益气、活血化瘀之功。

11. 生发胶囊

将熟地黄、黄芪、菟丝子、生地、制何首乌、女贞子、党参、当归、防风、白芍、丹参、羌活等制成胶囊，每粒0.33g。4~9岁儿童，每次口服2粒，每日3次。10~14岁儿童每次口服3粒。每日3次，1个月为1个疗程，可以连用2~3个疗程。方中何首乌、熟地黄、女贞子、菟丝子益气养血，调补肝肾；黄芪、党参补中益气；当归、丹参活血补血，促进毛发生长；白芍、生地益阴养肝；羌活祛风通络，引药上行；木瓜、防风祛风胜湿。诸药合用，共奏补益肝肾，养血生发之功。

12. 芪贞颗粒

临床适用于中年以上或发于久病后，头发焦黄或花白，片状或弥漫性脱落，伴有腰膝酸软、头昏耳鸣、舌质淡、苔少、脉沉细的斑秃的治疗。由黄芪、女贞子、熟地黄、山药、茯苓、牡丹皮、泽泻、山茱萸、菟丝子、灵芝、黄精、甘草等组成，每次口服 8g，每日 3 次，1 个月为 1 个疗程，可以连用 2~3 个疗程。方中黄芪补气生血，熟地黄滋阴补肾；女贞子、山茱萸、制首乌、菟丝子、黄精补养肝肾，填精养血，生发乌发，补先天之不足；山药、灵芝益气健脾，补后天生发之源；牡丹皮清泄虚热，泽泻利湿而泄肾浊，茯苓健脾渗湿，并能制山茱萸、制首乌及菟丝子之温燥；甘草补脾益气，调和诸药。诸药合用，共奏滋而不腻、温而不燥、有补有泻、滋补肝肾、益气健脾、乌发生发之功效。

13. 自拟生发汤

由熟地、旱莲草、枸杞子、菟丝子、制首乌、当归、白芍、丹参、黄芪等中药组成。每日 1 剂，水煎分早晚口服，1 个月为 1 个疗程，可以连用 2~3 个疗程。方中黄芪、丹参、当归、白芍以补气活血，养血柔肝；熟地、旱莲草、枸杞子、菟丝子、制首乌滋补肝肾。诸药合用，共奏滋补肝肾之功效，合而用之，力专效显。

14. 神应养真冲剂

由熟地黄、天麻、川芎、当归、白芍、羌活、菟丝子、木瓜、何首乌、黄芪、红花、甘草等中药组成。每包 10g，每次口服 1 包，每日 3 次，温开水送服，1 个月 1 个疗程，可以连用 2~3 个疗程。方中熟地黄补益肝肾，填精补髓；何首乌、菟丝子补肾滋阴；当归、川芎、白芍养血活血；天麻、羌活息内风、祛外风；红花活血化瘀；又脾胃为气血生化之源，配伍黄芪益气健脾；木瓜化湿和胃，调和中焦，以助生血；甘草调和诸药。诸药合用，共奏补益肝肾、养血生发、活血祛风、益气健脾之功效。

15. 活血化瘀方

由丹参、当归、川芎、赤白芍、鸡血藤、首乌藤、生黄芪、白芷组成。每日 1 剂，水煎分早晚口服，15 天为 1 个疗程，可以连用 2~3 个疗程。伴有气滞胸闷、两胁胀痛者加柴胡、枳壳等；伴有失眠健忘、气虚乏力者加党参、炒枣仁等；伴有心烦易怒、口舌生疮者加生地、莲子心等；头皮油腻、瘙痒者加苦参、龙胆草等；伴腰酸背痛、头晕耳鸣者加山萸肉、熟地等。方中丹参、川芎、当归、赤白芍、鸡血藤活血养血、行气通络之功；可扩张血管，改善外周血液循环，提高血流速度，增强毛细血管网，改善微循环障碍；首乌藤养血乌发；黄芪益气活血；白芷引药上行，使药效更多作用于头部。

16. 柴胡疏肝散加减

临床适用于症见脱发突然发生，秃发区一至数个，呈边界清的圆形或椭圆形秃发区，直径 1~2cm 或更大的斑秃的治疗。由柴胡、当归、黄芪、香附、川芎、丹参、女贞子、酸枣仁、远志、木瓜、人参、红花、天麻等中药组成。夜间多汗者，加麦冬、五味子；纳差者，加白术、神曲。每日 1 剂，水煎分早晚口服，4 周为 1 个疗程，可以连用 2~3 个疗程。方中柴胡、香附疏肝理气；黄芪、人参、当归、川芎益气养血；酸枣仁、远志养血安神；丹参、红花活血通络；木瓜、天麻疏风镇静。诸药合用，共奏疏肝解郁、养血安神之功效。

17. 自拟生发汤

临床适用于重型斑秃的治疗，由熟地、黄芪、首乌、女贞子、枸杞子、当归、党参、鸡血藤、旱莲草、菟丝子、仙茅等中药组成。伴神经衰弱者，加酸枣仁、远志；情绪异常者，加香附、川芎；大便干结者，加大黄、火麻仁。每日1剂，水煎分早晚口服，1个月为1个疗程，可以连用2~3个疗程。方中熟地、黄芪、鸡血藤等大补气血；仙茅、菟丝子等补肾强腰；首乌补肝肾、益精血、乌须发；旱莲草滋补肾阴，生长毛发。

18. 荣生汤

由熟地黄、丹参、川芎、天麻、当归、何首乌、女贞子、菟丝子、黄芪、红花、白芍、羌活、枸杞子、甘草等中药组成。每日1剂，水煎分早晚口服，4周为1个疗程，可以连用2~3个疗程。方中熟地黄、何首乌、女贞子、桑葚等补益肝肾，填精补髓；枸杞子补肾滋阴；当归、丹参等养血活血；天麻、川芎、羌活活血祛风；红花活血化瘀；黄芪益气健脾。诸药合用，共奏补益肝肾、益气健脾、活血化瘀、养血祛风之功效。

19. 乌杞生发丸

由制首乌、桑葚子、补骨脂、枸杞子、菟丝子、当归、川芎、熟地黄、党参、黄芪、黑芝麻、丹参、酸枣仁等组成。每次口服9g，每日3次，2周为1个疗程，可以连用3~6个疗程。方中制首乌补肝肾、益精血、乌须发、壮筋骨；枸杞子、菟丝子补肾益精、养肝补血；当归补血养肝；川芎、丹参活血补血祛瘀；补骨脂补肾壮阳；熟地黄滋阴补肾、填精益髓；黄芪、党参补气养血；酸枣仁养血补肝、宁心安神；桑葚滋阴补血；黑芝麻补肝肾、益精血。诸药合用，共奏滋阴补肾、益精养血之功效。

（六）中医辨证施治

1. 血热风盛型

治宜凉血活血，清热息风，佐以补气安神，药用：生地10g，当归10g，何首乌10g，赤芍10g，白芍10g，白茅根30g，侧柏叶30g，防风10g，桑叶10g，黑芝麻30g，麦芽10g，党参30g，黄芪15g，茯苓10g，桑寄生10g，生牡蛎30g，酸枣仁30g，甘草6g。

2. 肝郁血瘀型

治宜疏肝活血，养血生发，方以逍遥散合通窍活血汤加减，药用：柴胡15g，白芍10g，川芎10g，桃仁10g，红花10g，白芷6g，何首乌10g，枸杞15g，桑葚15g。

3. 血虚风燥型

治宜养血息风，固发生发，方以神应养真丹加减，药用：熟地黄10g，菟丝子10g，当归10g，白芍10g，川芎10g，防风10g，天麻10g，木瓜10g，羌活10g，黄精15g，制何首乌15g，桑叶10g，丹参15g，桑葚15g，大枣5枚，菟丝子15g。

4. 肝肾不足型

治宜滋补肝肾，填精生发，方以七宝美髯丹加减，药用：何首乌15g，枸杞子10g，菟丝子10g，当归10g，补骨脂10g，黑芝麻20g，女贞子10g，旱莲草10g，牛膝10g，茯苓10g，大枣5枚，山萸肉15g。

（李海峰）

第三篇　中医杵针疗法与小儿推拿

第一章　杵针疗法常用腧穴

第一节　十二经脉常用腧穴

一、手太阴肺经

手太阴肺经经脉从胸走手，腧穴起于中府，止于少商，共十一穴，左右共二十二穴。常用穴位有中府、云门、尺泽、孔最、列缺、经渠、太渊、鱼际、少商。

1. 中府

【取穴】前正中线旁开 6 寸，平第 1 肋间隙处。
【主治】咳嗽，气喘，胸痛，肺胀满，肩背痛。
【手法】杵针点叩、升降、开阖、运转、分理。
【附注】手太阴肺经的"募穴"；手、足太阴经的"交会穴"。

2. 云门

【取穴】前正中线旁开 6 寸，锁骨下缘（中府穴上 1 寸亦可取之。仰卧取穴）。
【主治】咳嗽，气喘，胸痛，缺盆中痛，肩背痛，胸中烦热胀满，五十肩。
【手法】杵针点叩、升降、开阖、运转、分理。

3. 尺泽

【取穴】肘横纹中，肱二头肌腱桡侧缘，屈肘成 90°角取穴。
【主治】咳嗽，气喘，咯血，咽喉肿痛，胸部胀满，小儿惊风，肘臂挛痛，偏瘫。
【手法】杵针点叩、升降、开阖。
【附注】手太阴肺经所入为"合"。

4. 孔最

【取穴】尺泽穴与太渊穴连线上，肘横纹上 7 寸处，仰掌平卧或坐位取穴。
【主治】咳嗽，咯血，气喘，咽喉肿痛，失音，头痛，热病无汗，肘臂疼痛。
【手法】杵针点叩、升降、开阖、运转、分理。
【附注】手太阴肺经"郄穴"。

5. 列缺

【取穴】桡骨茎突上方，腕横纹上1.5寸，侧掌取穴。简便取穴法：两手交叉食指尽处为列缺穴。

【主治】偏头痛，遗尿，咳嗽，气喘，咽喉疼痛，半身不遂，口眼㖞斜，牙关紧闭，牙痛，落枕，感冒，手腕无力。

【手法】杵针点叩、升降、开阖。

【附注】手太阴肺经"络穴"；八脉交会穴之一，通于任脉。

6. 经渠

【取穴】在桡骨茎突内缘，腕横纹上1寸取穴。

【主治】咳嗽，气喘，胸痛，咽喉疼痛，胸闷胀，手腕疼痛。

【手法】杵针点叩、升降、开阖。

【附注】手太阴肺经"经穴"。

7. 太渊

【取穴】掌后腕横纹桡侧端凹陷中取穴。

【主治】无脉症，咳嗽，气喘，胸痛，咳血，咽干，咽喉肿痛，缺盆中痛，胸膺满痛，上肢内侧疼痛，噫气，呕吐，腕关节扭伤，风湿痹痛。

【手法】杵针点叩、升降、开阖。

【附注】手太阴肺经所注为"输"；肺的"原穴"；八会穴之一，脉会太渊。

8. 鱼际

【取穴】第1掌骨中点，赤白肉际处，仰掌取穴。

【主治】咳嗽，咯血，气喘，咽喉肿痛，失音，发热，头痛，胃痛，癔病失语，掌心热，解酒毒。

【手法】杵针点叩、升降、开阖。

【附注】手太阴肺经所流为"荥"。

9. 少商

【取穴】拇指桡侧指甲角旁约0.1寸处取穴。

【主治】咽喉疼痛，鼻衄，癫狂，发热，不省人事，咳嗽，痄腮，中暑，高热惊风。

【手法】杵针点叩、开阖。

【附注】手太阴肺经所出为"井"。

二、手阳明大肠经

手阳明大肠经经脉，从手走头，腧穴起于商阳，止于迎香，有20个穴位，左右共计40个穴位。常用穴位有商阳、二间、三间、合谷、阳溪、偏历、上廉、下廉、手三里、曲池、肘髎、臂臑、肩髃、巨骨、迎香。

1. 商阳

【取穴】食指桡侧指甲角旁开约0.1寸处取穴。

【主治】中风，中暑，癔病，牙痛，咽喉肿痛，高热昏迷，手指麻木。

【手法】杵针点叩、开阖。
【附注】手阳明大肠经所出为"井"。

2. 二间

【取穴】握拳，当食指桡侧掌指关节前凹陷中取穴。
【主治】牙痛、口㖞，喉痹，热病，咽喉肿痛，鼻衄，肩臂痛，手指麻木。
【手法】杵针点叩、开阖。
【附注】手阳明大肠经所溜为"荥"。

3. 三间

【取穴】握拳，当第2掌骨小头桡侧后凹陷中取穴。
【主治】目痛，齿痛，咽喉肿痛，身热，疟疾，腹满肠鸣。
【手法】杵针点叩、开阖。
【附注】手阳明大肠经所注为"输"。

4. 合谷

【取穴】手背第1、2掌骨之间，约第2掌骨中点。简便取穴法：将手拇指指关节横纹，放在另一手张开的拇、食指间的蹼缘上，轻轻下压，拇指末端是穴。
【主治】面目诸疾，如头痛，目赤肿痛，牙痛，鼻衄，腮腺炎，口眼㖞斜，咽喉肿痛，面痛，面肿等。另外，如腹痛，便秘，呕吐，呃逆，感冒，痛经，经闭，滞产，惊风，风丹，中风上肢不用，痹证上肢疼痛，眩晕，失音，咳嗽，哮喘，癫痫，瘾病，昏厥等，亦属主治范围。
【手法】杵针点叩、升降、开阖。
【附注】手阳明大肠经所过为"原"。

5. 阳溪

【取穴】腕背横纹桡侧端，两筋间凹陷中取穴。
【主治】头痛，目赤肿痛，手腕痛，咽喉肿痛，齿痛。
【手法】杵针点叩、升降、开阖。
【附注】手阳明大肠经所行为"经"。

6. 偏历

【取穴】在阳溪穴与曲池穴连线上，阳溪穴上3寸处是穴。
【主治】头痛，面肿，咽喉痛，手臂酸痛，目赤，鼻衄，口眼㖞斜，耳鸣耳聋。
【手法】杵针点叩、升降、开阖、运转、分理。
【附注】手阳明大肠经"络穴"。

7. 下廉

【取穴】在阳溪与曲池穴的连线上，曲池穴下4寸处取穴。
【主治】头风，眩晕，目痛，腹痛，飧泄，喘息，瘰疬，乳痈，肘臂痛，上肢不遂。
【手法】杵针点叩、升降、开阖、运转、分理。

8. 上廉

【取穴】在曲池下3寸，手三里穴下1寸处取穴。

【主治】肠鸣腹痛，飧泄，夹脐痛，胸痛，喘息，头痛，半身不遂，手臂麻木。
【手法】杵针点叩、升降、开阖、运转、分理。

9. 手三里

【取穴】在阳溪穴与曲池穴连线上，曲池穴下2寸处取穴。
【主治】齿痛，颊肿，上肢偏废，腹痛，腹泻，目疾，中风口㖞，失音，急性腰扭伤。
【手法】杵针点叩、升降、开阖、运转、分理。

10. 曲池

【取穴】屈肘，成直角，当肘横纹外端与肱骨外上髁连线的中点处取穴。
【主治】上肢不遂，高热，目赤，风疹，咽喉肿痛，齿痛，瘰疬，疔疮，疟疾，头癣，眩晕，癫狂，腹痛吐泻，肘臂麻木，月经不调，丹毒，痢疾，惊风，痿证。
【手法】杵针点叩、升降、开阖、运转、分理。
【附注】手阳明大肠经所入为"合"。

11. 肘髎

【取穴】屈肘，曲池穴外上方1寸，肱骨边缘处取穴。
【主治】肘臂部酸痛、麻木、挛急。
【手法】杵针点叩、升降、开阖、运转。

12. 臂臑

【取穴】在曲池穴与肩髃穴连线上，曲池穴上7寸，三角肌下端取穴。
【主治】目疾，肩臂痛，颈项拘挛，痿证上肢不遂，瘰疬等。
【手法】杵针点叩、升降、开阖、运转、分理。

13. 肩髃

【取穴】上臂外展平举，肩部出现两个凹陷，在前一凹陷中取穴。
【主治】肩臂痛，上肢不遂，风热瘾疹，痿证，痹证，瘰疬。
【手法】杵针点叩、升降、开阖、运转、分理。
【附注】手阳明经与阳跷脉交会穴。

14. 巨骨

【取穴】在锁骨肩峰端与肩胛冈之间凹陷中取穴。
【主治】肩臂痛，上肢不遂，风热瘾疹，瘰疬，吐血，肩关节扭伤。
【手法】杵针点叩、升降、开阖。

15. 迎香

【取穴】鼻唇沟中，鼻翼旁0.5寸处取穴。
【主治】鼻病，面痒，口㖞，感冒，目赤肿痛，面痛。
【手法】杵针点叩、升降、开阖。
【附注】手、足阳明经交会穴。

三、足阳明胃经

足阳明胃经经脉从头走足，腧穴起于承泣，止于厉兑，共计45穴，三右共计90个穴位。常用穴位有承泣、四白、巨髎、地仓、大迎、颊车、下关、头维、人迎、气舍、缺盆、乳根、不容、承满、梁门、关门、滑肉门、天枢、水道、归来、气冲、髀关、伏兔、阴市、梁丘、犊鼻、足三里、上巨虚、条口、下巨虚、丰隆、解溪、冲阳、陷下、内庭、厉兑。

1. 承泣

【取穴】目正视，瞳孔直下，当眶下缘与眼球之间取穴。
【主治】目赤肿痛，流泪，夜盲，眼睑瞤动，口眼㖞斜，近视，斜视，色弱，目翳。
【手法】杵针点叩、开阖。
【附注】足阳明经、阳跷、任脉经交会穴。

2. 四白

【取穴】目正视，瞳孔直下，当眶下孔凹陷中取穴。
【主治】目赤痛痒，目翳，眼睑润动，口眼㖞斜，头面疼痛。
【手法】杵针点叩、开阖。

3. 巨髎

【取穴】两目正视，瞳孔直下，与鼻翼下缘平齐处取穴。
【主治】口眼㖞斜，眼睑瞤动，鼻衄，齿痛，唇颊肿。
【手法】杵针点叩、开阖。
【附注】足阳明胃经与阳跷脉交会穴。

4. 地仓

【取穴】口角旁 0.4 寸处取穴。
【主治】口㖞流涎，眼睑瞤动，口舌生疮，痄腮，牙痛。
【手法】杵针点叩、开阖。
【附注】手足阳明经、阳跷脉交会穴。

5. 大迎

【取穴】在下颌角前方，咬肌的前缘，闭口鼓气时，即出现一沟形凹陷的尽端处取穴。
【主治】牙关紧闭，口眼㖞斜，痄腮，齿痛，面痛。
【手法】杵针点叩、开阖。

6. 颊车

【取穴】耳下 8 分，曲颊端近前陷中，咀嚼时咬肌隆起处取穴。
【主治】口㖞，齿痛，颊肿，口噤不语，颈项强痛，痄腮。
【手法】杵针点叩、升降、开阖。

7. 下关

【取穴】在颧骨弓之下凹陷中，合口有孔，张口即闭是穴。
【主治】牙痛，面瘫，耳鸣，耳聋，聤耳，口噤，面肿。
【手法】杵针点叩、升降、开阖。
【附注】足阳明经、足少阳经交会穴。

8. 头维

【取穴】额角发际直上0.5寸处取穴。
【主治】头痛，目眩，眼睑瞤动，流泪。
【手法】杵针点叩、升降、开阖。
【附注】足阳明经、足少阳经与阳维脉交会穴。

9. 人迎

【取穴】与喉结平，距喉结1.5寸，颈总动脉的前缘处取穴。
【主治】咽喉肿痛，气喘，头晕，面赤，瘰疬，瘿气，失音。
【手法】杵针点叩、升降、开阖。
【附注】足阳明经、足少阳经之交会穴。

10. 气舍

【取穴】锁骨内侧端之上缘，当胸锁乳突肌的胸骨头与锁骨头之间取穴。
【主治】咽喉肿痛，气喘，瘿瘤，瘰疬，呃逆。
【手法】杵针点叩、开阖。

11. 缺盆

【取穴】锁骨上窝正中，前正中线旁开4寸处取穴。
【主治】咳嗽气喘，咽喉肿痛，瘰疬，缺盆中痛。
【手法】杵针点叩、开阖。

12. 乳根

【取穴】第5肋间隙，乳头直下处取穴。
【主治】咳嗽，气喘，呃逆，胸痛，乳少，心悸，心痛。
【手法】杵针点叩、升降、开阖、运转、分理。

13. 不容

【取穴】脐上6寸，巨阙穴（任脉）旁开2寸处取穴。
【主治】腹胀，呕吐，胃痛，食欲不振，胸胁痛。
【手法】杵针点叩、升降、开阖、运转、分理。

14. 承满

【取穴】脐上5寸，上脘穴（任脉）旁开2寸，即不容穴下1寸处取穴。
【主治】胃脘胀满，呕吐，肠鸣，食欲不振，气逆，吐血。
【手法】杵针点叩、升降、开阖、运转、分理。

15. 梁门

【取穴】脐上4寸，前正中线旁开2寸（中脘旁开），即承满穴下1寸处取穴。
【主治】胃痛，呕吐，食欲不振，完谷不化，肠鸣，腹胀，泄泻。
【手法】杵针点叩、升降、开阖、运转、分理。

16. 关门

【取穴】脐上3寸，建里穴（任脉）旁开2寸，即梁门穴下1寸处取穴。

【主治】腹胀腹痛，肠鸣泄泻，食欲不振，水肿，遗尿。

【手法】杵针点叩、升降、开阖、运转、分理。

17. 滑肉门

【取穴】脐上1寸，水分穴（任脉）旁开2寸，即太乙穴下1寸处取穴。

【主治】癫狂，呕吐，胃痛，腹痛。

【手法】杵针点叩、升降、开阖、运转、分理。

18. 天枢

【取穴】脐旁2寸处取穴。

【主治】腹胀肠鸣，绕脐痛，便秘，泄泻，痢疾，月经不调，症瘕，水肿，肠痈，疝气，奔豚。

【手法】杵针点叩、升降、开阖、运转、分理。

【附注】大肠的"募穴"。

19. 水道

【取穴】脐下3寸，前正中线旁开2寸处取穴。

【主治】小腹胀满，小便不利，水肿，疝气，痛经，不孕，腹痛引腰。

【手法】杵针点叩、升降、开阖、运转、分理。

20. 归来

【取穴】脐下4寸，前正中线旁开2寸处取穴。

【主治】月经不调，白带，痛经，闭经，阴挺，崩漏，腹痛。

【手法】杵针点叩、升降、开阖、运转、分理。

21. 气冲

【取穴】脐下5寸，曲骨穴（任脉）旁开2寸处取穴。

【主治】阴茎肿痛，疝气，月经不调，不孕，阳痿，遗精，阴挺，脱肛。

【手法】杵针点叩、升降、开阖、运转、分理。

22. 髀关

【取穴】大腿前面，髂前上棘与髌骨外缘的连线上，平臀沟处取穴。

【主治】腰痛膝冷，痿痹，腹痛，股冷痛，屈伸不利，疝气。

【手法】杵针点叩、升降、开阖、运转、分理。

23. 伏兔

【取穴】在髂前上棘与髌骨外缘连线上，髌骨外上缘上6寸处取穴。

【主治】腰痛膝冷，下肢麻痹，疝气，脚气，中风下肢不遂。

【手法】杵针点叩、升降、开阖、运转、分理。

24. 阴市

【取穴】髌骨外上缘上3寸处取穴。

【主治】腰膝麻痹酸痛，疝气，屈伸不利，下肢不遂，腹胀，水肿。

【手法】杵针点叩、升降、开阖、运转、分理。

25. 梁丘

【取穴】髌骨外上缘上 2 寸处取穴。
【主治】膝肿痛,下肢不遂,胃痛,乳痈,血尿。
【手法】杵针点叩、升降、开阖、运转、分理。
【附注】足阳明胃经"郄穴"。

26. 犊鼻

【取穴】髌骨下缘,髌韧带外侧凹陷中,屈膝取穴。
【主治】膝痛,下肢麻痹,屈伸不利,脚气。
【手法】杵针点叩、开阖。

27. 足三里

【取穴】犊鼻穴下 3 寸,胫骨前嵴外一横指处取穴。
【主治】胃痛,呕吐,噎膈,腹胀,泄泻,消化不良,痢疾,便秘,痔疾,喘息痰多,乳痈,肠痈,眩晕,耳鸣,心悸,气短,下肢痹痛,水肿,脚气,癫狂,中风,鼻疾,产妇血晕,中暑,虚劳羸瘦,经闭,腹痛,荨麻疹。
【手法】杵针点叩、升降、开阖、运转、分理。
【附注】足阳明胃经"合穴"。本穴有强壮作用,为保健要穴。

28. 上巨虚

【取穴】足三里穴下 3 寸处取穴。
【主治】肠鸣,腹痛,泄泻,便秘,肠痈,痢疾,半身不遂,脚气,水肿。
【手法】杵针点叩、升降、开阖、运转、分理。
【附注】手阳明大肠经"下合穴"。

29. 条口

【取穴】上巨虚穴下 2 寸处取穴。
【主治】下肢痿痹,肩痛,五十肩,脘腹作痛,脚转筋挛。
【手法】杵针点叩、升降、开阖、运转、分理。

30. 下巨虚

【取穴】上巨虚穴下 3 寸处取穴。
【主治】小腹痛,泄泻,痢疾,腰脊痛引睾丸,乳痈,下肢痿痹,肠痈,便脓血,中风,下肢不遂。
【手法】杵针点叩、升降、开阖、运转、分理。
【附注】手太阳小肠经"下合穴"。

31. 丰隆

【取穴】外踝高点上 8 寸,条口穴外 1 寸处取穴。
【主治】头昏,眩晕,痰多咳嗽,呕吐,便秘,水肿,胸痛,咽喉肿痛,癫、狂、痫证,下肢痿痹,肿痛。
【手法】杵针点叩、升降、开阖、运转、分理。
【附注】足阳明胃经"络穴"。

32. 解溪

【取穴】足背踝关节横纹的中央两筋间取穴。

【主治】头痛，眩晕，癫狂，腹胀，便秘，踝关节肿痛，头面浮肿，下肢痿痹。

【手法】杵针点叩、开阖。

【附注】足阳明胃经所行为"经"。

33. 冲阳

【取穴】在解溪穴下方，足背最高点，动脉应手处，当第 2、3 跖骨与楔状骨间凹陷处取穴。

【主治】口眼㖞斜，齿痛，发热，狂、痫，足痿，足背红肿。

【手法】杵针点叩、升降、开阖。

【附注】足阳明胃经"原穴"。

34. 陷谷

【取穴】第 2、3 跖骨结合部之前凹陷中取穴。

【主治】面目浮肿，水肿，肠鸣，腹痛，足背肿痛。

【手法】杵针点叩、升降、开阖。

【附注】足阳明经之"腧穴"。

35. 内庭

【取穴】足背第 2、3 趾间缝纹端取穴。

【主治】齿痛，咽喉肿痛，口㖞，鼻衄，胃痛吐酸，腹胀，痢疾，泄泻，便秘，热病，足背肿痛。

【手法】杵针点叩、升降、开阖。

【附注】足阳明胃经所溜为"荥"。

36. 厉兑

【取穴】第 2 趾外侧趾甲角旁约 0.1 寸处取穴。

【主治】牙痛，咽喉肿痛，鼻衄，腹胀，热病，多梦，癫狂，面肿，口角㖞斜，脚胫寒冷，胃痛，中暑，晕厥。

【手法】杵针点叩、开阖。

【附注】足阳明胃经所出为"井"。

四、足太阴脾经

足太阴脾经经脉从足走腹，腧穴起于隐白，止于大包，共计 21 穴，左右共计 42 个穴位。常用穴位有隐白、大都、太白、公孙、

商丘、三阴交、漏谷、地机、阴陵泉、血海、箕门、腹结、大横、食窦、大包。

1. 隐白

【取穴】姆趾内侧趾甲角旁约 0.1 寸处取穴。

【主治】腹胀，便血，尿血，月经过多，崩漏，癫狂，多梦，惊风，衄血。

【手法】杵针点叩、开阖。

【附注】足太阴脾经所出为"井"。

2. 大都

【取穴】足大趾内侧，第1跖趾关节前下方赤白肉际处取穴。

【主治】腹胀，胃痛，呕吐，呃逆，泄泻，心痛，胸闷，腰不可以俯仰，热病无汗，四肢厥冷。

【手法】杵针点叩、开阖。

【附注】足太阴脾经所溜为"荥"。

3. 太白

【取穴】在第1跖骨小头的后下方，赤白肉际处取穴。

【主治】胃痛，腹胀，腹痛，身体沉重，痢疾，便秘，吐泻，脚气，痔疮，腰痛不可以俯仰。

【手法】杵针点叩、开阖。

【附注】足太阴脾经"腧穴""原穴"。

4. 公孙

【取穴】第1跖骨基底部的前下缘，赤白肉际处取穴。

【主治】胃痛，腹痛，呕吐，肠鸣，腹胀，泄泻，痢疾，消化不良，肠风下血，疟疾，胎衣不下，癫狂。

【手法】杵针点叩、开阖。

【附注】足太阴脾经"络穴"。八脉交会穴之一，通于冲脉。

5. 商丘

【取穴】在内踝前下方，当舟骨结节与内踝连线的中点处取穴。

【主治】肠鸣，腹胀，舌本强痛，便秘，痔疮，泄泻，黄疸，倦怠嗜卧，踝关节疼痛。

【手法】杵针点叩、升降、开阖。

【附注】足太阴脾经所行为"经"。

6. 三阴交

【取穴】足内踝高点上3寸，胫骨内侧面后缘处取穴。

【主治】肠鸣，腹胀，泄泻，完谷不化，月经不调，崩漏，闭经，痛经，阴挺，不孕，滞产，遗精，阳痿，遗尿，疝气，失眠，下肢痿痹，脚气，心悸，水肿。

【手法】杵针点叩、升降、开阖、运转、分理。

【附注】足太阴、少阴、厥阴经交会穴。

7. 漏谷

【取穴】胫骨内侧面后缘，内踝上6寸处取穴。

【主治】腹胀，肠鸣，小便不利，腿膝冷痛、麻痹，遗精，崩漏，脚转筋，水肿。

【手法】杵针点叩、升降、开阖、运转、分理。

8. 地机

【取穴】胫骨内侧面后缘，阴陵泉下3寸处取穴。

【主治】腹胀，腹痛，食欲不振，泄泻，痢疾，月经不调，痛经，遗精，疝气，小便不利，水肿，脚转筋，黄疸。

【手法】杵针点叩、升降、开阖、运转、分理。

【附注】足太阴脾经"郄穴"。

9. 阴陵泉

【取穴】在胫骨内侧髁下缘，胫骨后缘和腓肠肌之间凹陷处取穴。

【主治】腹胀，泄泻，水肿，黄疸，小便不利或失禁，膝痛，阴部痛，疝气，遗精，脚转筋，腰痛。

【手法】杵针点叩、升降、开阖。

【附注】足太阴脾经所入为"合"。

10. 血海

【取穴】屈膝，髌骨内上缘上2寸，当股四头肌内侧头的隆起处。简便取穴法：患者屈膝，医者以左手掌心按于患者右膝髌骨上缘，2至5指向上伸直，拇指约呈45°角斜置，拇指尖下是穴。对侧取穴法仿此。

【主治】月经不调，崩漏，经闭，痛经，瘾疹，湿疹，丹毒，股内侧痛，膝关节肿痛。

【手法】杵针点叩、升降、开阖、运转、分理。

11. 箕门

【取穴】在血海与冲门连线上，血海上6寸处取穴。

【主治】小便不利，遗尿，淋证，带下，腹股沟肿痛。

【手法】杵针点叩、升降、开阖、运转、分理。

12. 腹结

【取穴】大横下1寸3分，距前正中线4寸处取穴。

【主治】绕脐腹痛，疝气，痢疾，腹泻，心痛。

【手法】杵针 13. 大横

【取穴】脐旁4寸处取穴。

【主治】痢疾，泄泻，便秘，小腹痛，肠痈。

【手法】杵针点叩、升降、开阖、运转、分理。

14. 食窦

【取穴】第5肋间隙中，前正中线旁开6寸处取穴。

【主治】胸胁胀痛，噫气，反胃，腹胀，水肿，咳嗽。

【手法】杵针点叩、升降、开阖、运转、分理。

15. 大包

【取穴】腋正中线上，第6肋间隙中取穴。

【主治】气喘，胸胁痛，全身疼痛，四肢无力。

【手法】杵针点叩、升降、开阖。

【附注】脾之大络。

五、手少阴心经

手少阴心经经脉从胸走手，腧穴起于极泉，止于少冲，计9个穴位，左右共计18个穴位。常用穴位有少海、灵道、通里、阴郄、神门、少府、少冲。

1. 少海

【取穴】屈肘，当肘横纹内端与肱骨内上髁连线之中点处取穴。

【主治】心痛，肘臂挛痛，瘰疬，头项痛，腋胁痛，手颤，健忘，暴喑，癫狂善笑，痫证，目眩，齿痛。

【手法】杵针点叩、开阖。

【附注】手少阴心经所入为"合"。

2. 灵道

【取穴】掌后腕横纹上1.5寸，尺侧腕屈肌腱桡侧缘处取穴。

【主治】心痛，心悸，怔忡，暴喑，肘臂挛痛，瘛疭，悲恐，善笑，舌强不语，足跗上痛，头痛目眩。

【手法】杵针点叩、升降、开阖。

【附注】手少阴心经所行为"经"。

3. 通里

【取穴】腕纹横上1寸，尺侧腕屈肌腱桡侧缘处取穴。

【主治】心悸，怔忡，暴喑，舌强不语，腕臂痛，失眠，悲恐畏人，头痛目眩，妇人经血过多，崩漏。

【手法】杵针点叩、升降、开阖。

【附注】手少阴心经"络穴"。

4. 阴郄

【取穴】腕横纹上0.5寸，神门与通里之间取穴。

【主治】心痛，心悸，惊恐，骨蒸盗汗，吐血，衄血，失语，暴喑。

【手法】杵针点叩、升降、开阖。

【附注】手少阴心经"郄穴"。

5. 神门

【取穴】腕横纹尺侧端，尺侧腕屈肌腱桡侧凹陷中取穴。

【主治】心痛，心烦，心悸，怔忡，健忘，失眠，癫狂，痫证，胸胁痛，瘛疭，掌中热，呕血，吐血，头痛眩晕，咽干不欲食，失音，喘逆上气，遗尿。

【手法】杵针点叩、升降、开阖。

【附注】手少阴心经所注为"输"；心之"原穴"。

6. 少府

【取穴】第4、5掌骨之间，握拳，当小指端与无名指端之间取穴。

【主治】心悸，胸痛，小便不利，遗尿，阴部痒痛，小指挛痛，手癣，阴挺，悲恐善惊，喜笑。

【手法】杵针点叩、升降、开阖。
【附注】手少阴心经所溜为"荥"。

7. 少冲

【取穴】小指桡侧指甲角旁约0.1寸处取穴。
【主治】心悸,心痛,癫、狂、痫证,热病,昏迷,胸胁痛,吐血,臑臂内后廉痛。
【手法】杵针点叩、开阖。
【附注】手少阴心经所出为"井"。

六、手太阳小肠经

手太阳小肠经经脉从手走头,腧穴起于少泽,止于听宫,计19个穴位,左右共计38个穴位。常用穴位有少泽、前谷、后溪、腕骨、阳谷、养老、支正、小海、肩贞、臑俞、天宗、秉风、肩外俞、肩中俞、天容、颧髎、听宫。

1. 少泽

【取穴】小指尺侧指甲角旁约0.1寸处取穴。
【主治】中风,眼病,头痛,咽喉肿痛,热病,乳痈,乳汁少,昏厥,不省人事,目翳,疟疾,耳鸣,耳聋,肩臂外后侧疼痛。
【手法】杵针点叩、开阖。
【附注】手太阳小肠经所出为"井"。

2. 前谷

【取穴】握拳第5指掌关节前尺侧,横纹头赤白肉际处取穴。
【主治】热病汗不出,疟疾,癫、狂、痫证,耳鸣,目痛,目翳,头项急痛,颊肿,鼻塞,咽喉肿痛,产后无乳,臂痛,肘挛,手指麻木。
【手法】杵针点叩、开阖。
【附注】手太阳小肠经所溜为"荥"。

3. 后溪

【取穴】握拳,第5指掌关节后尺侧,横纹头赤白肉际处取穴。
【主治】头项强痛,目赤,耳聋,咽喉肿痛,腰背痛,疟疾,癫、狂、痫证,手指及肘臂挛痛,急性腰扭伤,脚转筋,热病,盗汗,目眩,目眦烂,疥疮。
【手法】杵针点叩、开阖。
【附注】手太阳小肠经所注为"输";八脉交会穴之一,通督脉。

4. 腕骨

【取穴】后溪穴直上,于第5掌骨基底与三角骨之间赤白肉际处取穴。
【主治】头项强痛,耳鸣,目翳,黄疸,热病,疟疾,指掌腕痛,胁痛,颈项颔肿,消渴,目流冷泪,惊风,瘛疭,中风上肢不遂。
【手法】杵针点叩、开阖。
【附注】手太阳小肠经"原穴"。

5. 阳谷

【取穴】腕背纹横尺侧端，尺骨茎突前四陷中取穴。

【主治】颈颌肿，臂外侧痛，手腕痛，热病无汗，头晕目赤肿痛，癫狂，胁痛项肿，痔瘘，耳聋，耳鸣，齿痛。

【手法】杵针点叩、升降、开阖。

【附注】手太阳小肠经所行为"经"。

6. 养老

【取穴】以掌向胸，当尺骨茎突桡侧缘凹陷中取穴。

【主治】视物不明，肩、背、肘、臂酸痛，项强。

【手法】杵针点叩、开阖。

【附注】手太阳小肠经"郄穴"。

7. 支正

【取穴】阳谷穴与小海穴的连线上，阳谷穴上5寸处取穴。

【主治】头痛，目眩，热病，癫狂，项强，肘臂酸痛，惊恐悲愁，消渴，疥疮。

手法杵针点叩、升降、开阖、运转、分理。

【附注】手太阳小肠经"络穴"。

8. 小海

【取穴】屈肘，当尺骨鹰嘴与肱骨内上髁之间凹陷中取穴。

【主治】肘臂疼痛，癫痫，目疾，耳鸣，咽喉肿痛，腹痛，中风上肢不遂，头痛目眩。

【手法】杵针点叩、开阖。

【附注】手太阳小肠经所入为"合"。

9. 肩贞

【取穴】腋后皱襞上1寸处取穴。

【主治】肩臂疼痛，瘰疬，耳鸣耳聋。

【手法】杵针点叩、升降、开阖、运转、分理。

10. 臑俞

【取穴】腋后皱襞直上，肩胛骨下缘凹陷中取穴。

【主治】肩臂疼痛，瘰疬。

【手法】杵针点叩、升降、开阖、运转、分理。

【附注】手足太阳、阳维脉与阳跷脉交会穴。

11. 天宗

【取穴】肩胛骨岗下窝的中央，与肩贞、臑俞成三角形取之。

【主治】肩臂疼痛，气喘，乳痈，颊颌肿痛，肘臂外后侧痛。

【手法】杵针点叩、升降、开阖、运转、分理。

12. 秉风

【取穴】肩胛上窝中，天宗穴直上处取穴。

【主治】肩胛疼痛，上肢酸痛。

【手法】杵针点叩、升降、开阖、运转、分理。

13. 肩外俞

【取穴】第1胸椎棘突下旁开3寸处取穴。

【主治】肩背疼痛，颈项强急，上肢冷痛，咳嗽，哮喘咳血，目视不明。

【手法】杵针点叩、升降、开阖、运转、分理。

14. 肩中俞

【取穴】第7颈椎棘突下旁开2寸处取穴。

【主治】咳嗽，气喘，肩臂疼痛，咳血，寒热，视物不明。

【手法】杵针点叩、升降、开阖、运转、分理。

15. 天容

【取穴】下颌角后，胸锁乳突肌前缘取穴。

【主治】耳鸣，耳聋，咽喉肿痛，颈项肿痛，暴喑不能语，瘾疹，癫狂，中风。

【手法】杵针点叩、升降、开阖、运转、分理。

16. 颧髎

【取穴】目外眦直下，颧骨下缘凹陷中取穴。

【主治】口眼歪斜，眼睑瞤动，牙痛，面痛，颊肿，目赤，目黄，面赤，唇肿。

【手法】杵针点即、开阖。

【附注】手少阳、太阳经交会穴。

17. 听宫

【取穴】耳屏前方，下颌骨髁状突的后缘，张口呈凹陷处取穴。

【主治】耳鸣，耳聋，聤耳，牙痛，失音，癫疾，癫证，面瘫，面痛。

【手法】杵针点叩、开阖。

【附注】手、足少阳与手太阳经的交会穴。

七、足太阳膀胱经

足太阳膀胱经经脉从头走足，腧穴起于睛明，止于至阴，计67个穴位，左右共计134个穴位。常用穴位有睛明、攒竹、曲差、玉枕、天柱、大杼、风门、肺俞、厥阴俞、心俞、督俞、膈俞、肝俞、胆俞、脾俞、胃俞、三焦俞、肾俞、气海俞、大肠俞、关元俞、小肠俞、膀胱俞、中膂俞、白环俞、上髎、次髎、中髎、下髎、会阳、承扶、殷门、委阳、委中、附分、魄户、膏肓、神堂、譩嘻、膈关、魂门、阳纲、意舍、胃仓、育门、志室、秩边、合阳、承筋、承山、飞扬、跗阳、昆仑、仆参、申脉、金门、京骨、足通谷、至阴。

1. 睛明

【取穴】目内眦旁0.1寸处取穴。

【主治】目赤肿痛，流泪，视物不明，目眩，近视，夜盲，色盲，目翳，胬肉攀睛，内眦痒痛。

【手法】杵针点叩、开阖。

【附注】手足太阳、足阳明、阴跷、阳跷五脉交会穴。

2. 攒竹
【取穴】眉头凹陷中取穴。
【主治】头痛，口眼㖞斜，视物不清，流泪，目赤肿痛，眼睑动，眉棱骨痛，眼睑下垂，近视。
【手法】杵针点叩、开阖。

3. 曲差
【取穴】神庭穴（督脉）旁开1.5寸，当神庭穴与头维穴连线的内1/3与2/3连接点取之。
【主治】头痛，鼻塞，衄血，目视不明。
【手法】杵针点叩、开阖。

4. 玉枕
【取穴】后发际正中直上2.5寸，旁开1.3寸处取穴。
【主治】头项痛，目痛，鼻塞，呕吐。
【手法】杵针点叩、开阖。

5. 天柱
【取穴】后发际正中直上0.5寸，旁开1.3寸（哑门穴旁开），斜方肌外缘凹陷中取穴。
【主治】头痛，项强，鼻塞，咽喉肿痛，热病，肩背部疼痛，癫、狂、痫证，目赤肿痛，急性腰扭伤，中暑。
【手法】杵针点叩、开阖。

6. 大杼
【取穴】第1胸椎棘突下，旁开1.5寸处取穴。
【主治】咳嗽，发热，项强，肩背痛，头痛，疟疾，喉痹。
【手法】杵针点叩、升降、开阖、运转、分理。
【附注】八会穴之一，骨会大杼；手足太阳经交会穴。

7. 风门
【取穴】第2胸椎棘突下，旁开1.5寸处取穴。
【主治】伤风，咳嗽，发热头痛，项强，胸背痛，衄血。
【手法】杵针点叩、升降、开阖、运转、分理。
【附注】足太阳经与督脉经交会穴。

8. 肺俞
【取穴】第3胸椎棘突下，旁开1.5寸处取穴。
【主治】咳嗽，气喘，吐血，骨蒸潮热，盗汗，鼻塞，肺痿，肺胀。
【手法】杵针点叩、升降、开阖、运转、分理。
【附注】肺的背俞穴。

9. 厥阴俞
【取穴】第4胸椎棘突下，旁开1.5寸处取穴。

【主治】咳嗽，心痛，胸闷，呕吐，背痛。
【手法】杵针点叩、升降、开阖、运转、分理。
【附注】心包的背俞穴。

10. 心俞

【取穴】第 5 胸椎棘突下，旁开 1.5 寸处取穴。
【主治】心痛，心悸，咳嗽，吐血，失眠，健忘，盗汗，梦遗，癫痫，癔病。
【手法】杵针点叩、升降、开阖、运转、分理。
【附注】心的背俞穴。

11. 督俞

【取穴】第 6 胸椎棘突下，旁开 1.5 寸处取穴。
【主治】心痛，胸闷，腹痛，寒热，气喘，呃逆。
【手法】杵针点叩、升降、开阖、运转、分理。

12. 膈俞

【取穴】第 7 胸椎棘突下，旁开 1.5 寸处取穴。
【主治】呕吐，呃逆，气喘，咳嗽，吐血，盗汗，潮热，崩漏，鼻血，尿血，便血，心痛，胸背痛。
【手法】杵针点叩、升降、开阖、运转、分理。
【附注】八会穴之一，血会膈俞。

13. 肝俞

【取穴】第 9 胸椎棘突下，旁开 1.5 寸处取穴。
【主治】黄疸，胁痛，吐血，目赤，目眩，雀目，癫、狂、痫证，脊背痛，胃脘痛，近视，远视，目翳，色弱。
【手法】杵针点叩、升降、开阖、运转、分理。
【附注】肝的背俞穴。

14. 胆俞

【取穴】第 10 胸椎棘突下，旁开 1.5 寸处取穴。
【主治】黄疸，口苦，胁痛，肺痨，潮热，脊背痛。
【手法】杵针点叩、升降、开阖、运转、分理。
【附注】胆的背俞穴。

15. 脾俞

【取穴】第 11 胸椎棘突下，旁开 1.5 寸处取穴。
【主治】腹胀，黄疸，呕吐，泄泻，痢疾，便血，水肿，背痛，脾胃虚弱，心痛。
【手法】杵针点叩、升降、开阖、运转、分理。
【附注】脾的背俞穴。

16. 胃俞

【取穴】第 12 胸椎棘突下，旁开 1.5 寸处取穴。
【主治】胸胁痛，胃脘痛，呕吐，腹胀，肠鸣，消渴，黄疸，疟疾。

【手法】杵针点叩、升降、开阖、运转、分理。
【附注】胃的背俞穴。

17. 三焦俞

【取穴】第 1 腰椎棘突下，旁开 1.5 寸处取穴。
【主治】肠鸣，腹胀，呕吐，泄泻，痢疾，水肿，腰背项痛，小便不利。
【手法】杵针点叩、升降、开阖、运转、分理。
【附注】三焦的背俞穴。

18. 肾俞

【取穴】第 2 腰椎棘突下，旁开 1.5 寸处取穴。
【主治】遗尿，遗精，阳痿，月经不调，白带，水肿，耳鸣，耳聋，腰痛，小便不利，眩晕，慢性腹泻，疝气，中风下肢不遂，下肢痿痹不用。
【手法】杵针点叩、升降、开阖、运转、分理。
【附注】肾的背俞穴。

19. 气海俞

【取穴】第 3 腰椎棘突下，旁开 1.5 寸处取穴。
【主治】肠鸣，腹痛，腹胀，痔漏，痛经，腰痛，下肢不遂，痿痹不用。
【手法】杵针点叩、升降、开阖、运转、分理。

20. 大俞肠

【取穴】第 4 腰椎棘突下，旁开 1.5 寸处取穴。
【主治】腹胀，泄泻，便秘，腰痛，痢疾，肠鸣。
【手法】杵针点即、升降、开阖、运转、分理。
【附注】大肠的背俞穴。

21. 关元俞

【取穴】第 5 腰椎棘突下，旁开 1.5 寸处取穴。
【主治】腹胀，泄泻，小便频数或不利，遗尿，腰痛，消渴。
【手法】杵针点叩、升降、开阖、运转、分理。

22. 小肠俞

【取穴】第 1 骶椎棘突下，旁开 1.5 寸处取穴。
【主治】腰痛，痢疾，泄泻，遗尿，尿血，痔疾，遗精，白带，腰痛。
【手法】杵针点叩、升降、开阖、运转、分理。
【附注】小肠的背俞穴。

23. 膀胱俞

【取穴】第 2 骶椎棘突下，旁开 1.5 寸处取穴。
【主治】小便不利，遗尿，泄泻，便秘，腰脊强痛。
【手法】杵针点叩、升降、开阖、运转、分理。
【附注】膀胱的背俞穴。

24. 中膂俞

【取穴】第3骶椎棘突下,旁开1.5寸处取穴。

【主治】泄泻,疝气,腰脊强痛,消渴,痢疾,下肢痿痹。

【手法】杵针点叩、升降、开阖、运转、分理。

25. 白环俞

【取穴】第4骶椎棘突下,旁开1.5寸处取穴。

【主治】遗尿,疝气,遗精,月经不调,白带,腰骶疼痛,下肢不遂,痹证,下肢疼痛,痿证。

【手法】杵针点叩、升降、开阖、运转、分理。

26. 上髎

【取穴】第1骶后孔中,约当髂后上棘下与督脉的中点取穴。

【主治】大小便不利,月经不调,带下,阴挺,遗精,阳痿,腰痛。

【手法】杵针点叩、升降、开阖、运转、分理。

27. 次髎

【取穴】第2骶后孔中,约当髂后上棘下与督脉的中点取穴。

【主治】疝气,月经不调,痛经,经闭,带下,小便不利,遗精,腰骶痛,下肢痿痹。

【手法】杵针点叩、升降、开阖、运转、分理。

28. 中髎

【取穴】第3骶后孔中,约当中膂俞与督脉之间取穴。

【主治】便秘,泄泻,小便不利,月经不调,带下,腰骶痛。

【手法】杵针点叩、升降、开阖、运转、分理。

29. 下髎

【取穴】第4骶后孔中,约在白环俞与督脉之间取穴。

【主治】腹痛,便秘,小便不利,带下,腰痛。

【手法】杵针点叩、升降、开阖、运转、分理。

30. 会阳

【取穴】尾骨尖旁开0.5寸处取穴。

【主治】泄泻,便血,痔疾,阳痿,带下,月经不调。

【手法】杵针点叩、升降、开阖、运转、分理。

31. 承扶

【取穴】臀横纹中央处取穴。

【主治】腰骶臀股部疼痛,痔疾,小便不利,痹证,中风下肢不遂。

【手法】杵针点叩、升降、开阖、运转、分理。

32. 殷门

【取穴】承扶穴与委中穴连线上,承扶穴下6寸处取穴。

【主治】腰痛,下肢痿痹,中风,下肢不遂,痹证。

【手法】杵针点叩、升降、开阖、运转、分理。

33. 委阳

【取穴】腘横纹外端，股二头肌腱内缘处取穴。
【主治】腰脊强痛，小腹胀满，小便不利，腿足挛痛。
【手法】杵针点叩、升降、开阖、运转、分理。
【附注】三焦经"下合穴"。

34. 委中

【取穴】腘横纹中央处取穴。
【主治】腰痛，下肢痿痹，腹痛，吐泻，小便不利，丹毒，中暑，遗尿，痔疮，膝关节扭伤疼痛。
【手法】杵针点叩、升降、开阖、运转、分理。
【附注】足太阳膀胱经所入为"合"。

35. 附分

【取穴】第2胸椎棘突下，旁开3寸处取穴。
【主治】颈项强痛，肩背拘急，肘臂麻木等病证。
【手法】杵针点叩、升降、开阖、运转、分理。
【附注】手、足太阳经交会穴。

36. 魄户

【取穴】第3胸椎棘突下，身柱穴旁开3寸处取穴。
【主治】咳嗽，气喘，肺痨，颈项强痛，肩背痛。
【手法】杵针点叩、升降、开阖、运转、分理。

37. 膏肓

【取穴】第4胸椎棘突下，旁开3寸处取穴。
【主治】咳嗽，气喘，肺痨，健忘，遗精，失眠，肩背痛，尸厥，狂证。
【手法】杵针点叩、升降、开阖、运转、分理。

38. 神堂

【取穴】第5胸椎棘突下，旁开3寸处取穴。
【主治】咳嗽，气喘，胸闷，胸痛，脊背强痛。
【手法】杵针点叩、升降、开阖、运转、分理。

39. 譩譆

【取穴】第6胸椎棘突下，旁开3寸处取穴。
【主治】咳嗽，气喘，疟疾，热病，目眩，肩背痛。
【手法】杵针点叩、升降、开阖、运转、分理。

40. 膈关

【取穴】第7胸椎棘突下，旁开3寸处取穴。
【主治】饮食不下，胸闷，嗳气，呕吐，脊背强痛。

【手法】杵针点叩、升降、开阖、运转、分理。

41. 魂门

【取穴】第9胸椎棘突下，旁开3寸处取穴。

【主治】胸肋痛，呕吐，泄泻，背痛。

【手法】杵针点叩、升降、开阖、运转、分理。

42. 阳纲

【取穴】第10胸椎棘突下，旁开3寸处取穴。

【主治】肠鸣，腹痛，泄泻，黄疸，消渴等病证。

【手法】杵针点叩、升降、开阖、运转、分理。

43. 意舍

【取穴】第11胸椎棘突下，旁开3寸处取穴。

【主治】腹胀，肠鸣，呕吐，泄泻，消渴，背痛。

【手法】杵针点叩、升降、开阖、运转、分理。

44. 胃仓

【取穴】第12胸椎棘突下，旁开3寸处取穴。

【主治】胃脘痛，腹胀，肠鸣，泄泻，小儿食积，水肿，背脊痛。

【手法】杵针点叩、升降、开阖、运转、分理。

45. 肓门

【取穴】第1腰椎棘突下，旁开3寸处取穴。

【主治】腹痛，便秘，痞块，乳疾。

【手法】杵针点吧、升降、开阖、运转、分理。

46. 志室

【取穴】第2腰椎棘突下，旁开3寸处取穴。

【主治】遗精，阳痿，小便不利，水肿，淋证，月经不调，痛经，带下，腰脊强痛。

【手法】杵针点叩、升降、开阖、运转、分理。

47. 秩边

【取穴】第4骶椎棘突下，腰俞穴旁开3寸处取穴。

【主治】小便不利，便秘，痔疾，腰骶痛，下肢痿痹，中风，半身不遂。

【手法】杵针点叩、升降、开阖、运转、分理。

48. 合阳

【取穴】委中穴直下2寸处取穴。

【主治】腰脊强痛，下肢痿痹，疝气，崩漏、脚转筋。

【手法】杵针点叩、升降、开阖、运转、分理。

49. 承筋

【取穴】合阳穴与承山穴连线的中点处取穴。

【主治】腿痛转筋，膝酸重，腰背拘急，痔疾，小便不利，衄血。

【手法】杵针点叩、升降、开阖、运转、分理。

50. 承山

【取穴】腓肠肌两肌腹之间凹陷的顶端处。简易取穴：足尖着地，足跟离地，小腿用力伸直时，腓肠肌肌腹下出现"人"字纹，其交角处取之。

【主治】痔疾，脚气，便秘，腰腿拘挛疼痛，脱肛，下肢痿痹。

【手法】杵针点叩、升降、开阖、运转、分理。

51. 飞阳

【取穴】昆仑穴直上7寸，承山穴外下方处取穴。

【主治】头痛，目眩，鼽衄，痔疾，腰腿疼痛，疟疾。

【手法】杵针点叩、升降、开阖、运转、分理。

【附注】足太阳膀胱经"络穴"。

52. 跗阳

【取穴】昆仑穴直上3寸处取穴。

【主治】头痛，腰骶痛，下肢痿痹，外踝肿痛，目疾。

【手法】杵针点叩、升降、开阖、运转、分理。

【附注】阳跷脉"郄穴"。

53. 昆仑

【取穴】外踝高点与跟腱之间凹陷中取穴。

【主治】头痛，目眩，项强、鼻衄，癫痫，难产，腰骶疼痛，脚跟肿痛。

【手法】杵针点叩、开阖。

【附注】足太阳膀胱经所行为"经"。

54. 仆参

【取穴】昆仑穴直下，赤白肉际处取穴。

【主治】下肢痿痹，脚跟痛，癫痫，腰背痛。

【手法】杵针点叩、开阖。

55. 申脉

【取穴】外踝下缘凹陷中取穴。

【主治】头痛，目眩，癫狂，痫证，腰腿酸痛，目赤痛，失眠，健忘。

【手法】杵针点叩、开阖。

【附注】八脉交会穴之一，通阳跷脉。

56. 金门

【取穴】申脉穴与京骨穴连线的中点，当骰骨外侧凹陷中取穴。

【主治】头痛，癫痫，小儿惊风，腰痛，下肢痿痹，外踝痛。

【手法】杵针点叩、开阖。

【附注】足太阳膀胱经"郄穴"。

57. 京骨

【取穴】第 5 跖骨粗隆下，赤白肉际处取穴。
【主治】头痛，项强，目翳，癫痫，腰痛，心痛，衄血，目眦赤烂。
【手法】杵针点叩、开阖。
【附注】足太阳膀胱经"原穴"。

58. 束骨

【取穴】第 5 跖骨小头后缘，赤白肉际处取穴。
【主治】头痛，项强，目翳，癫痫，腰痛，腿痛。
【手法】杵针点叩、开阖。
【附注】足太阳膀胱经所注为"输"。

59. 足通谷

【取穴】第 5 跖趾关节前缘，赤白肉际处取穴。
【主治】头痛，目眩，项强，鼻衄，癫、狂、痫证。
【手法】杵针点叩、开阖。
【附注】足太阳膀胱经所溜为"荥"。

60. 至阴

【取穴】足小趾外侧趾甲角旁约 0.1 寸处取穴。
【主治】头痛，目痛，鼻塞，鼻衄，胎位不正，难产，胞衣不下。
【手法】杵针点叩、开阖。
【附注】足太阳膀胱经所出为"井"。

八、足少阴肾经

足少阴肾经经脉从足走胸，腧穴起于涌泉，止于俞府，计 27 个穴位，左右共计 54 个穴位。常用穴位有涌泉、然谷、太溪、大钟、水泉、照海、复溜、交信、筑宾、阴谷、横骨、气穴。

1. 涌泉

【取穴】于足底（去趾）前 1/3 处，足趾跖屈时呈凹陷处取穴。
【主治】头痛，头昏，失眠，目眩，咽喉肿痛，失音，便秘，小便不利，小儿惊风，癫狂，昏厥，虚脱。
【手法】杵针点叩、开阖。
【附注】足少阴肾经所出为"井"。

2. 然谷

【取穴】足舟骨粗隆下缘凹陷中取穴。
【主治】月经不调，带下病，遗精，消渴，泄泻，咳血，咽喉肿痛，小便不利，小儿脐风，口噤。
【手法】杵针点叩、开阖。
【附注】足少阴肾经所溜为"荥"。

3. 太溪

【取穴】内踝高点与跟腱之间凹陷中取穴。

【主治】月经不调，遗精，阳痿，小便频数，便秘，消渴，咳血，气喘，咽喉肿痛，齿痛，失眠，腰痛，耳鸣，耳聋，踝关节肿痛。

【手法】杵针点叩、开阖。

【附注】足少阴肾经所注为"输"；足少阴肾经"原穴"。

4. 大钟

【取穴】太溪穴下0.5寸稍后，跟腱内缘处取穴。

【主治】癃闭，遗尿，便秘，咳血，气喘，痴呆，足跟痛，腰背痛。

【手法】杵针点叩、开阖。

【附注】足少阴肾经"络穴"。

5. 水泉

【取穴】太溪穴直下1寸处取穴。

【主治】月经不调，痛经，阴挺，小便不利，目昏花。

【手法】杵针点叩、开阖。

【附注】足少阴肾经"郄穴"。

6. 照海

【取穴】内踝下缘凹陷中取穴。

【主治】月经不调，带下，阴挺，小便频数，癃闭，便秘，咽喉干痛，癫痫，失眠。

【手法】杵针点叩、开阖。

【附注】八脉交会穴之一，通于阴跷脉。

7. 复溜

【取穴】太溪穴上2寸处取穴。

【主治】水肿，腹胀，泄泻，盗汗，热病汗不出，下肢痿痹。

【手法】杵针点叩、升降、开阖、运转、分离。

8. 交信

【取穴】复溜穴前约0.5寸处取穴。

【主治】月经不调，崩漏，阴挺，疝气，泄泻，便秘。

【手法】杵针点叩、升降、开阖、运转、分理。

【附注】阴跷脉"郄穴"。

9. 筑宾

【取穴】太溪穴上5寸，在太溪与阴谷的连线上取穴。

【主治】癫狂，疝气，呕吐，小腿疼痛，脚转筋。

【手法】杵针点叩、升降、开阖、运转、分理。

10. 阴谷

【取穴】屈膝，腘窝内侧，当半腱肌腱和半膜肌腱之间取穴。

【主治】阳痿，疝气，崩漏，小便不利，水肿，膝胭酸痛。
【手法】杵针点叩、升降、开阖。
【附注】足少阴肾经所入为"合"。

11. 横骨

【取穴】脐下5寸，耻骨联合上际，前正中线旁开0.5寸取穴。
【主治】少腹胀痛，小便不利，遗尿，遗精，阳痿，疝气。
【手法】杵针点叩、升降、开阖、运转、分理。
【附注】足少阴肾经与冲脉交会穴。

12. 气穴

【取穴】脐下3寸，前正中线旁开0.5寸处取穴。
【主治】月经不调，经闭，崩漏，阴挺，不孕，带下，腹痛，小便不利，泄泻。
【手法】杵针点叩、升降、开阖、运转、分理。
【附注】足少阴肾经与冲脉交会穴。

九、手厥阴心包经

手厥阴心包经经脉从胸走手，腧穴起于天池，止于中冲，计9个穴位，左右共计18个穴位。常用穴位有曲泽、郄门、间使、内关、大陵、劳宫、中冲。

1. 曲泽

【取穴】肘横纹中，肱二头肌腱尺侧处，仰掌，肘部微屈取穴。
【主治】心痛，心悸，胃病，呕吐，泄泻，热病，善惊，转筋，烦躁，咳嗽，肘臂疼痛，上肢颤动。
【手法】杵针点叩、升降、开阖。
【附注】手厥阴心包经所入为"合"。

2. 郄门

【取穴】腕横纹上5寸，前臂内侧两筋之间，当曲泽穴与大陵穴的连线上，于掌长肌腱与腕侧腕屈肌腱之间，仰掌取穴。
【主治】心痛，心悸，呕血，吐血，痔疮，癫痫，胸痹，心烦。
【手法】杵针点叩、升降、开阖、运转、分理。
【附注】手厥阴心包经"郄穴"。

3. 间使

【取穴】腕横纹上3寸，前臂内侧两筋之间，仰掌取穴。
【主治】疟疾，心痛，心悸，胃痛，呕吐，热病，烦躁，癫、狂、痫证，臃肿，肘挛，臂痛。
【手法】杵针点叩、升降、开阖、运转、分理。
【附注】手厥阴心包经所行为"经"。

4. 内关

【取穴】腕横纹上2寸，前臂内侧两筋之间取穴。

【主治】心痛，心悸，胸痛，胃痛，呕吐，呃逆，失眠，癫、狂、痫证，郁证，眩晕，中风，偏瘫，哮喘，偏头痛，热病，产后血晕，肘臂挛痛。

【手法】杵针点叩、升降、开阖、运转、分理。

【附注】手厥阴心包经"络穴"；八脉交会穴之一，通阴维脉。

5. 大陵

【取穴】掌侧腕横纹中央两筋之间，仰掌取穴。

【主治】心痛，心悸，胃痛，呕吐，癫、狂、痫证，疮疡，胸胁痛，失眠，腕关节疼痛。

【手法】杵针点叩、开阖。

【附注】手厥阴心包经所注为"输"；手厥阴心包经"原穴"。

6. 劳宫

【取穴】第2、3掌骨之间，握拳，中指尖下是穴。

【主治】心痛，呕吐，癫、狂、痫证，失眠，中暑，中风昏迷，鹅掌风。

【手法】杵针点叩、升降、开阖。

【附注】手厥阴心包经所溜为"荥"。

7. 中冲

【取穴】中指尖端的中央取穴。

【主治】心烦，心痛，中暑，昏迷，热病，掌中热，小儿惊风，舌下肿痛。

【手法】杵针点叩、开阖。

【附注】手厥阴心包经所出为"井"。

十、手少阳三焦经

手少阳三焦经经脉从手走头，腧穴起于关冲，止于丝竹空，计23个穴位，左右共46个穴位。常用穴位有关冲、液门、中渚、阳池、外关、支沟、天井、清冷渊、臑会、肩髎、天髎、翳风、瘈脉、颅息、角孙、耳门、丝竹空。

1. 关冲

【取穴】第4指尺侧指甲角旁约0.1寸处取穴

【主治】头痛，目赤，耳鸣，耳聋，咽喉肿痛，热病，心烦，昏迷，中暑，舌强。

【手法】杵针点叩、开阖。

【附注】手少阳经所出为"井"。

2. 液门

【取穴】握拳，第4、5指之间，指掌关节前凹陷中取穴。

【主治】头痛，目赤，耳鸣，耳聋，咽喉肿痛，疟疾，手背疼痛。

【手法】杵针点叩、升降、开阖。

【附注】手少阳三焦经所溜为"荥"。

3. 中渚

【取穴】握拳，第4、5掌骨小头后缘之间凹陷中，液门穴后1寸处取穴。

【主治】头痛，目赤，耳鸣，耳聋，咽喉肿痛，热病，落枕，疟疾，眩晕，肩背肘臂酸痛，手指不能屈伸、麻木。

【手法】杵针点叩、升降、开阖。

【附注】手少阳三焦经所注为"输"。

4. 阳池

【取穴】腕背横纹中，指伸肌腱尺侧缘凹陷中，伏掌取穴。

【主治】目赤肿痛，耳鸣耳聋，咽喉肿痛，疟疾，腕痛，消渴，肩臂痛。

【手法】杵针点叩、升降、开阖。

【附注】手少阳三焦经"原穴"。

5. 外关

【取穴】腕背横上2寸，桡骨与尺骨之间取穴。

【主治】热病，头痛，目赤肿痛，耳鸣耳聋，瘰疬，胁肋痛，腹痛，腹胀，鼻衄，颊痛，肩臂痛，上肢不遂，痿证，手指疼痛，手颤抖。

【手法】杵针点叩、升降、开阖、运转、分理。

【附注】手少阳三焦经"络穴"；八脉交会穴之一，通于阳维脉。

6. 支沟

【取穴】腕背横纹上3寸，桡骨与尺骨之间取穴。

【主治】耳鸣耳聋，暴暗，瘰疬，胁肋痛，便秘，热病，肩背酸痛，呕吐。

【手法】杵针点叩、升降、开阖、运转、分理。

【附注】手少阳三焦经所行为"经"。

7. 天井

【取穴】屈肘，尺骨鹰嘴上1寸许凹陷之中，屈肘取穴。

【主治】偏头痛，耳鸣耳聋，瘰疬，癫痫，肘关节痛，胁肋、颈项、肩臂痛，瘿气，中风上肢不遂，痿证上肢无用。

【手法】杵针点叩、升降、开阖。

【附注】手少阳三焦经所入为"合"。

8. 清冷渊

【取穴】天井上寸，屈肘取穴。

【主治】头痛，目黄，肩臂痛不能举，肘关节疼痛。

【手法】杵针点叩、升降、开阖。

9. 臑会

【取穴】在尺骨鹰嘴与肩髎穴的连线上，肩髎穴直下3寸，在三角肌后缘取穴。

【主治】瘿气，瘰疬，目疾，肩臂痛，肩肿痛，上肢痿痹不用。

【手法】杵针点叩、升降、开阖、运转、分理。

10. 肩髎

【取穴】肩峰后外下方，上臂外展平举，当肩髃穴后寸许之四凹陷中取穴。

【主治】臂痛，关节疼痛，五十肩。

【手法】杵针点叩、升降、开阖、运转、分理。

11. 天牖

【取穴】乳突后下方，胸锁乳突肌后缘，在天容穴与天柱穴的平行线上取穴。
【主治】头痛，目赤肿痛，耳鸣耳聋，项强，瘰疬，面肿。
【手法】杵针点叩、升降、开阖。

12. 翳风

【取穴】乳突前下方，平耳垂后下缘的凹陷中。
【主治】耳鸣耳聋，口眼㖞斜，牙关紧闭，齿痛，颊肿，瘰疬，痄腮，偏头痛。
【手法】杵针点叩、开阖。
【附注】手足少阳经交会穴。

13. 瘈脉

【取穴】在乳突中央，当翳风穴与角孙穴沿耳翼连线的下 1/3 折点处取穴。
【主治】头痛，耳聋，耳鸣，小儿惊痫，呕吐，泻痢。
【手法】杵针点刺、开阖。

14. 颅息

【取穴】耳后，当翳风穴与角孙穴沿耳翼连线的上 1/3 折点处取穴。
【主治】头痛，耳鸣，耳痛，小儿惊痫，呕吐涎沫。
【手法】杵针点叩、开阖。

15. 角孙

【取穴】折耳，在耳尖近端，颞颥部入发际处取穴。
【主治】颊肿，目翳，齿痛，项强，唇燥，颈项强痛，头痛。
【手法】杵针点叩、开阖。
【附注】手足少阳经、手阳明经交会穴。

16. 耳门

【取穴】耳屏上切迹前方，下颌骨髁状突后缘凹陷中，张口取穴。
【主治】耳鸣，耳聋，聤耳，齿痛，下颌关节痛，面痛，面肿。
【手法】杵针点叩、开阖。

17. 丝竹空

【取穴】在眉毛外端凹陷处取穴。
【主治】头痛，目眩，目赤肿痛，眼睑瞤动，齿痛，癫、狂、痫证。
【手法】杵针点叩、开阖。

十一、足少阳胆经

足少阳胆经经脉从头走足，腧穴起于瞳子髎，止于足窍阴，计44个穴位，左右共88个穴位。常用穴位有瞳子髎、听会、上关、悬颅、悬厘、曲鬓、率谷、头窍阴、完骨、本神、阳白、头临泣、脑空、风池、肩井、渊腋、日月、京门、带脉、五枢、维道、环跳、风市、中渎、膝阳关、阳陵泉、阳交、外丘、光明、阳辅、悬钟、丘墟、足临泣、地五会、侠溪、足窍阴。

1. 瞳子髎

【取穴】目外眦旁0.5寸，眶骨外缘凹陷中取穴。

【主治】头痛，目赤肿痛，目翳，青盲，面痛，面瘫。

【手法】杵针点叩、开阖。

【附注】手太阳经、手足少阳经交会穴。

2. 听会

【取穴】耳屏间切迹前，下颌骨髁状突的后缘，张口有孔取穴。

【主治】耳鸣，耳聋，齿痛，口渴，面瘫，痄腮等病证。

【手法】杵针点叩、开阖。

3. 上关

【取穴】耳前颧骨弓上缘，当下关穴（足阳明胃经）直上方凹陷处取穴。

【主治】偏头痛，耳鸣，耳聋，口眼㖞斜，齿痛，口噤，瘛疭。

【手法】杵针点叩、开阖。

【附注】手足少阳经、足阳明经交会穴。

4. 悬颅

【取穴】头维穴与曲鬓穴弧形连线的中点取穴。

【主治】偏头痛，目赤肿痛，耳鸣。

【手法】杵针点叩、开阖。

5. 悬厘

【取穴】在鬓角上际，当悬颅穴与曲鬓穴之中点处取穴。

【主治】偏头痛，面肿，目赤肿痛，耳鸣，痛证。

【手法】杵针点叩、开阖。

【附注】手足少阳经、足阳明经交会穴。

6. 曲鬓

【取穴】耳前上方入鬓发内，约当角孙穴（手少阳三焦经）前一横指处取穴。

【主治】偏头痛，牙关紧闭，暴喑，面肿。

【手法】杵针点叩、开阖。

【附注】足少阳经与足太阳经交会穴。

7. 率谷

【取穴】耳尖直上，入发际1.5寸处取穴。

【主治】偏头痛，眩晕，小儿急、慢惊风，呕吐，中风半身不遂。

【手法】杵针点叩、开阖。

【附注】足少阳经与足太阳经交会穴。

8. 头窍阴

【取穴】浮白穴直上，乳突根部取穴。

【主治】头痛，耳鸣，耳聋。
【手法】杵针点叩、开阖。
【附注】足少阳经与足太阳经交会穴。

9. 完骨

【取穴】乳突后下方凹陷中取穴。
【主治】头痛，颈项强痛，齿痛，口眼㖞斜，疟疾，癫痫。
【手法】杵针点叩、开阖。
【附注】足少阳与足太阳经交会穴。

10. 本神

【取穴】在前发际内0.5寸，神庭穴（督脉）旁开3寸处取穴。
【主治】头痛，目眩，癫痫，小儿惊风。
【手法】杵针点叩、开阖。
【附注】足少阳经与阳维脉交会穴。

11. 阳白

【取穴】在前额，眉毛中点，正对瞳孔上1寸处取穴。
【主治】头痛，目痛，视物模糊，眼睑瞤动，眼睑下垂，面瘫，目不能闭。
【手法】杵针点叩、开阖。
【附注】足少阳经与阳维脉交会穴。

12. 头临泣

【取穴】阳白穴直上，入发际0.5寸处取穴。
【主治】头痛，目眩，流泪，鼻塞，小儿惊风，热病。
【手法】杵针点叩、开阖。
【附注】足少阳经与阳维脉交会穴。

13. 脑空

【取穴】风池穴直上1.5寸处取穴。
【主治】头痛，目眩，颈项强痛，惊悸，热病。
【手法】杵针点叩、开阖。
【附注】足少阳经与阳维脉交会穴。

14. 风池

【取穴】在项后，胸锁乳突肌与斜方肌之间凹陷中，平风府穴处取穴。
【主治】头痛，眩晕，目赤肿痛，鼻渊，衄血，耳鸣，耳聋，颈项强痛，感冒，癫痫，中风，热病，疟疾，失眠，半身不遂，落枕。
【手法】杵针点叩、开阖。
【附注】足少阳经与阳维脉交会穴。

15. 肩井

【取穴】在肩上，当大椎穴（督脉）与肩峰连线的中点取穴。
【主治】头项强痛，肩背疼痛，上肢不遂，乳汁不下，瘰疬。

【手法】杵针点叩、升降、开阖。
【附注】手足少阳经与阳维脉交会穴。

16. 渊腋

【取穴】侧卧，举臂，腋中线上，第 4 肋间隙取穴。
【主治】胸胁疼痛，腋痛，臂痛不举。
【手法】杵针点叩、开阖。

17. 日月

【取穴】乳头下方，锁骨中线上，第 7 肋间隙处取穴。
【主治】呕吐，吞酸，胁肋疼痛，呃逆，黄疸。
【手法】杵针点叩、开阖。
【附注】足少阳胆经"募穴"；足少阳经、足太阴经交会穴。

18. 京门

【取穴】第 12 肋端取穴。
【主治】小便不利，水肿，腰痛，腹胀，泄泻。
【手法】杵针点叩、升降、开阖、运转、分理。
【附注】足少阴肾经"募穴"。

19. 带脉

【取穴】侧卧，第 11 肋端，直下平脐处取穴。
【主治】月经不调，腹痛，经闭，带下，疝气，腰胁痛。
【手法】杵针点叩、升降、开阖。
【附注】足少阳经与带脉交会穴。

20. 五枢

【取穴】侧卧，在腹侧髂前上棘之前 0.5 寸，约平脐下 3 寸关元处取穴。
【主治】腹痛，疝气，带下，便秘，阴挺。
【手法】杵针点叩、升降、开阖、运转、分理。
【附注】足少阳经与带脉交会穴。

21. 维道

【取穴】五枢穴前下 0.5 寸处取穴。
【主治】腰胯痛，疝气，带下，阴挺。
【手法】杵针点叩、升降、开阖、运转、分理。
【附注】足少阳经与带脉交会穴。

22. 环跳

【取穴】股骨大转子最高点与骶管裂孔连线的外 1/3 与内 2/3 交界处取穴。
【主治】下肢痿痹，腰痛，半身不遂，风疹。
【手法】杵针点叩、升降、开阖、运转、分理。
【附注】足少阳经、足太阳经交会穴。

23. 风市

【取穴】大腿外侧正中，腘横纹水平线上7寸处。简易取穴法：直立垂手时中指尖尽处是穴。

【主治】下肢痿痹，遍身瘙痒，脚气。

【手法】杵针点叩、升降、开阖、运转、分理。

24. 中渎

【取穴】风市穴下2寸处取穴。

【主治】下肢痿痹，半身不遂。

【手法】杵针点叩、升降、开阖、运转、分理。

25. 膝阳关

【取穴】阳陵泉穴上3寸，股骨外上髁上方的凹陷中取穴。

【主治】膝腘肿痛，挛急，小腿麻木。

【手法】杵针点叩、升降、开阖。

26. 阳陵泉

【取穴】腓骨小头前下方凹陷中取穴。

【主治】胁痛，呕吐，口苦，下肢痿痹，脚气，黄疸，小儿惊风，胆道蛔虫症，胆石症，偏头痛，全身关节痛。

【手法】杵针点叩、升降、开阖、运转、分理。

【附注】足少阳胆经所入为"合"；八会穴之一，筋会阳陵泉。

27. 阳交

【取穴】外踝高点上7寸，腓骨后缘处取穴。

【主治】胸胁胀满疼痛，下肢痿痹，癫狂，喑不能言。

【手法】杵针点叩、升降、开阖、运转、分理。

【附注】阳维脉的"郄穴"。

28. 外丘

【取穴】外踝高点上7寸，腓骨前缘处取穴。

【主治】胸胁胀满疼痛，下肢痿痹，癫狂。

【手法】杵针点叩、升降、开阖、运转、分理。

【附注】足少阳胆经"郄穴"。

29. 光明

【取穴】外踝高点上5寸，腓骨前缘处取穴。

【主治】目痛，夜盲，下肢痿痹，乳房胀痛，目翳，近视，远视。

【手法】杵针点叩、升降、开阖、运转、分理。

【附注】足少阳胆经"络穴"。

30. 阳辅

【取穴】外踝高点上4寸，腓骨前缘稍前处取穴。

【主治】偏头痛，目外眦痛，瘰疬，腋下肿痛，咽喉肿痛，胁肋胀痛，下肢痿痹，腰痛，脚气。
【手法】杵针点叩、升降、开阖、运转、分理。
【附注】足少阳胆经所行为"经"。

31. 悬钟（绝骨）

【取穴】外踝高点上3寸，腓骨前缘处取穴。
【主治】项强，胁肋胀痛，下肢痿痹，咽喉肿痛，脚气，痔疾，疟疾，癫痫，偏头痛，落枕，踝关节肿痛，解颅，痴呆。
【手法】杵针点叩、升降、开阖、运转、分理。
【附注】八会穴之一，髓会绝骨。

32. 丘墟

【取穴】外踝前下方，趾长伸肌腱外侧凹陷处取穴。
【主治】胸胁胀痛，下肢痿痹，踝关节肿痛，黄疸，踝扭伤，疟疾。
【手法】杵针点叩、开阖。
【附注】足少阳胆经"原穴"。

33. 足临泣

【取穴】在第4、5跖骨结合部前方，小趾伸肌腱外侧凹陷中取穴。
【主治】目赤肿痛，胁肋疼痛，月经不调，乳痈，瘰疬，足跗疼痛，头痛，遗尿。
【手法】杵针点叩、开阖。
【附注】足少阳胆经所注为"输"；八脉交会穴之一，通于带脉。

34. 地五会

【取穴】在第4、5跖骨中间，当小趾伸肌腱内侧缘处取穴。
【主治】头痛，耳鸣，耳聋，胁痛，腋下肿，足背肿痛。
【手法】杵针点叩、开阖。

35. 侠溪

【取穴】足背，第4、5跖骨间缝纹端处取穴。
【主治】头痛，眩晕，耳鸣耳聋，目疾，胁肋疼痛，乳痈肿溃，经闭，足背肿痛。
【手法】杵针点叩、开阖。
【附注】足少阳胆经所溜为"荥"。

36. 足窍阴

【取穴】第4趾外侧趾甲角旁约0.1寸处取穴。
【主治】头痛，目赤肿痛，耳鸣耳聋，咽喉肿痛，热病，失眠，胁痛，咳逆，月经不调。
【手法】杵针点刺、开阖。
【附注】足少阳胆经所出为"井"。

十二、足厥阴肝经

足厥阴肝经经脉从足走腹，腧穴起于大敦，止于期门，计 14 个穴位，左右共计 28 个穴位。常用穴位有大敦、行间、太冲、中封、蠡沟、中都、膝关、曲泉、阴包、急脉、章门、期门。

1. 大敦

【取穴】拇趾外侧趾甲角旁约 0.1 寸处取穴。

【主治】疝气，遗尿，经闭，崩漏，阴挺，癫痫，晕厥，阴肿。

【手法】杵针点叩、开阖。

【附注】足厥阴肝经所出为"井"。

2. 行间

【取穴】足背第 1、2 趾间缝纹端处取穴。

【主治】头痛，目眩，目赤肿痛，青盲，口㖞，胁痛，疝气，小便不利，崩漏，癫痫，月经不调，痛经，带下，中风。

【手法】杵针点叩、开阖。

【附注】足厥阴肝经所溜为"荥"。

3. 太冲

【取穴】足背第 1、2 跖骨结合部之前凹陷中取穴。

【主治】头痛，眩晕，目赤肿痛，口㖞，胁痛，遗尿，疝气，崩漏，月经不调，癫痫，呃逆，呕吐，小儿惊风，下肢痿痹。

【手法】杵针点叩、开阖。

【附注】足厥阴肝经所注为"输"；足厥阴肝经"原穴"。

4. 中封

【取穴】内踝前 1 寸，胫骨前肌腱内侧缘凹陷中取穴。

[主治]疝气，遗精，小便不利，腹痛，踝关节肿痛。

【手法】杵针点叩、开阖。

【附注】足厥阴肝经所行为"经"。

5. 蠡沟

【取穴】内踝高点上 5 寸，胫骨内侧面的中央处取穴。

【主治】小便不利，遗尿，月经不调，带下，下肢痿痹，遍身瘙痒。

【手法】杵针点叩、升降、开阖、运转、分理。

【附注】足厥阴肝经"络穴"。

6. 中都

【取穴】内踝高点上 7 寸，胫骨内侧面的中央处取穴。

【主治】疝气，崩漏，腹痛，泄泻，恶露不尽。

【手法】杵针点叩、升降、开阖、运转、分理。

【附注】足厥阴肝经"郄穴"。

7. 膝关

【取穴】正坐屈膝，于胫骨内侧髁后下方，阴陵泉穴（足太阴脾经）后1寸处取穴。

【主治】膝部肿痛，下肢痿痹，咽喉疼痛。

【手法】杵针点叩、开阖。

8. 曲泉

【取穴】屈膝，当膝内侧横纹头上方凹陷中取穴。

【主治】阴挺，小便不利，阴痒，月经不调，遗精，腹痛，疝气，膝痛，带下，痛经。

【手法】杵针点叩、开阖。

【附注】足厥阴肝经所入为"合"。

9. 阴包

【取穴】股骨内上髁上4寸，缝匠肌后缘处取穴。

【主治】遗尿，小便不利，腹痛，月经不调，腰骶疼痛，下肢痿痹，中风下肢不遂。

【手法】杵针点叩、开阖。

10. 急脉

【取穴】耻骨联合下旁开2.5寸，当气冲穴外下方的腹股沟处取穴。

【主治】小腹痛，疝气，阴挺。

11. 章门

【取穴】第11肋端处取穴。

【主治】腹胀，泄泻，胁痛，痞块，晕厥。

【手法】杵针点叩、升降、开阖、运转、分理。

【附注】足太阴脾经"募穴"；八会穴之一，脏会章门；足厥阴肝经与足少阳胆经交会穴。

12. 期门

【取穴】乳头直上，第6肋间隙处取穴。

【主治】胸胁胀痛，腹胀，呕吐，乳痈。

【手法】杵针点叩、升降、开阖、运转、分理。

【附注】足厥阴肝经"募穴"；足厥阴经、足太阴经与阴维脉交会穴。

第二节 督脉、任脉常用腧穴

一、督脉

督脉经脉体表循行于背部、颈部、头部、额部、面部正中线，起于尾闾部的长强穴，止于印堂穴，共计29个单穴。常用穴位有长强、腰俞、腰阳关、命门、悬枢、脊中、中枢、筋缩、至阳、灵台、神道、身柱、陶道、大椎、哑门、风府、脑户、强间、后顶、百会、前顶、囟会、上星、神庭、素髎、水沟、兑端、印堂。

1. 长强

【取穴】跪伏或胸膝位，于尾骨尖端下0.5寸，约当尾骨尖端与肛门的中点取穴。

【主治】泄泻，便秘，便血，痔疾，脱肛，癫、狂、痫证，痢疾，瘘疬，脊强反折。

【手法】杵针点叩、开阖。

【附注】督脉与足少阳经、足少阴经交会穴；督脉"络穴"。

2. 腰俞

【取穴】当骶管裂孔处，第4骶椎棘突下方凹陷中，俯卧或侧卧取穴。

【主治】月经不调，痔疾，腹泻，便秘，脱肛，便血，癫病，淋浊，赤白带下，腰背强痛，下肢痿痹。

【手法】杵针点叩、升降、开阖、运转、分理。

3. 腰阳关

【取穴】第4腰椎棘突下凹陷处，约与髂嵴相平，俯卧取穴。

【主治】月经不调，遗精，阳痿，赤白带下，便血，腰骶痛，下肢痿痹，中风下肢不遂。

【手法】杵针点叩、升降、开阖、运转、分理。

4. 命门

【取穴】后正中线，第2腰椎棘突下凹陷中，俯卧取穴。

【主治】阳痿，遗精，赤白带下，月经不调，流产，遗尿，尿频，泄泻，头昏耳鸣，癫痫，惊恐，手足逆冷，下肢痿痹，中风下肢不遂。

【手法】杵针点叩、升降、开阖、运转、分理。

5. 悬枢

【取穴】后正中线，第1腰椎棘突下凹陷中，俯卧取穴。

【主治】泄泻，痢疾，腹胀，腹痛，完谷不化，腰脊强痛，下肢痿痹。

【手法】杵针点叩、升降、开阖、运转、分理。

6. 脊中

【取穴】后正中线，第11胸椎棘突下凹陷中，俯卧取穴。

【主治】泄泻，黄疸，痔疾，脱肛，便血，癫痫，小儿疳积，腰脊强痛，下肢痿痹。

【手法】杵针点叩、升降、开阖、运转、分理。

7. 中枢

【取穴】后正中线，第10胸椎棘突下凹陷中，俯卧取穴或俯伏取穴。

【主治】黄疸，呕吐，腹胀满，胃痛，食欲不振，腰脊强痛。

【手法】杵针点叩、升降、开阖、运转、分理。

8. 筋缩

【取穴】后正中线，第9胸椎棘突下凹陷中，俯卧或俯伏取穴。

【主治】胃痛，黄疸，癫狂，惊痫，抽搐，眩晕，脊强，背痛，四肢不收，筋挛拘急。

【手法】杵针点叩、升降、开阖、运转、分理。

9. 至阳

【取穴】后正中线，第7胸椎棘突下凹陷处，俯卧或俯伏取穴。

【主治】黄疸，胸胁胀满，咳喘，脊强，背痛，腹痛，身热。

【手法】杵针点叩、升降、开阖、运转、分理。

10. 灵台

【取穴】后正中线，第6胸椎棘突下凹陷处，俯卧或俯伏取穴。

【主治】咳嗽气紧，项强，脊痛，身热，疔疮。

【手法】杵针点叩、升降、开阖、运转、分理。

11. 神道

【取穴】后正中线，第5胸椎棘定下凹陷中，俯卧或俯伏取穴。

【主治】心悸，健忘，咳嗽，气喘，癫狂、痫证，失眠，中风不语，瘛疭，腰脊强，肩背痛。

【手法】杵针点叩、升降、开阖、运转、分理。

12. 身柱

【取穴】后正中线，第3胸椎棘突下凹陷中，俯卧或俯伏取穴。

【主治】咳嗽，气喘，惊悸，失眠，健忘，痫证，脊背强痛，惊厥，癫狂，疔疮发背，身热，头痛。

【手法】杵针点叩、升降、运转、开阖、分理。

13. 陶道

【取穴】后正中线，第1胸椎棘突下凹陷中，俯卧或俯伏取穴。

【主治】头痛，疟疾，热病，脊强，癫狂，项强，咳嗽，气喘，骨蒸潮热，胸痛，角弓反张。

【手法】杵针点叩、升降、开阖、运转、分理。

【附注】督脉与足太阳经交会穴。

14. 大椎

【取穴】第7颈椎棘突下凹陷中，俯伏或正坐低头取穴。

【主治】热病，疟疾，咳嗽，气喘，骨蒸盗汗，癫痫，头痛项强，风疹，肩背痛，腰脊强，角弓反张，小儿惊风，五劳虚损，七伤乏力，中暑，霍乱，呕吐，黄疸。

【手法】杵针点叩、升降、开阖、运转、分理。

【附注】手三阳经与督脉交会穴。

15. 哑门

【取穴】后正中线，入发际上0.5寸之凹陷中，正坐，头稍前倾取穴。

【主治】暴喑，舌强不语，癫、狂，痫证，头痛项强，中风，癔病，衄血，重舌。

【手法】杵针点叩、开阖。

【附注】督脉与阳维脉交会穴。

16. 风府

【取穴】正坐,头微前倾,于后正中线上,后发际直上1寸处取穴。
【主治】癫、狂、痫证,癔病,中风不语,悲恐惊悸,半身不遂,眩晕,头痛,颈项强痛,咽喉肿痛,目痛,鼻衄,失音。
【手法】杵针点叩、开阖。
【附注】督脉与阳维脉交会穴。

17. 脑户

【取穴】风府穴直上1.5寸,枕骨粗隆之凹陷处取穴。
【主治】头重,头痛,面赤,目黄,眩晕,面痛,音哑,项强,癫、狂、痫证,舌本出血,瘿瘤。
【手法】杵针点叩、开阖。

18. 强间

【取穴】后发际中点上4寸,或当风府穴与百会穴连线的中点,正坐或俯伏取穴。
【手法】杵针点叩、开阖。

19. 后顶

【取穴】后发际中点上5.5寸处,或当前、后发际连线中点向后0.5寸,正坐或俯伏取穴。
【主治】头痛,眩晕,项强,癫、狂、痫证,心烦,失眠。
【手法】杵针点叩、开阖。

20. 百会

【取穴】后发际中点上7寸处,或于头部中线与两耳尖连线的交点处取穴。
【主治】头痛,眩晕,中风失语,癫、狂、痫证,虚脱,惊悸,健忘,癔病,惊风,耳鸣,鼻塞,鼻衄,脱肛,痔疾,阴挺,泄泻。
【手法】杵针点叩、开阖、升降、运转、分理。
【附注】督脉与足太阳经交会穴。

21. 前顶

【取穴】在头部中线入前发际3.5寸,正坐或仰靠取穴。
【主治】癫痫,头晕,目眩,头顶痛,鼻渊,目赤肿痛,小儿惊风。
【手法】杵针点叩、开阖。

22. 囟会

【取穴】头部中线入前发际2寸处,正坐或仰靠取穴。
【主治】头痛,目眩,面赤暴肿,鼻渊,鼻衄,鼻痔,癫疾,头昏,嗜睡,小儿惊风。
【手法】杵针点叩、开阖。

23. 上星

【取穴】头部正中,前发际上1寸,正坐或仰靠取穴。
【主治】鼻血,头痛,眩晕,目赤肿痛,迎风流泪,面部赤肿,鼻渊,鼻痔,鼻痛,痫证，小儿惊风，疟疾，热病。

【手法】杵针点叩、开阖。

24. 神庭

【取穴】头部中线入前发际 0.5 寸处取穴。

【主治】头痛，眩晕，目赤肿痛，泪出，目翳，雀目，鼻渊，鼻衄，癫狂，痫证，角弓反张。

【手法】杵针点叩、开阖。

【附注】督脉与足太阳经、足阳明经交会穴。

25. 素髎

【取穴】鼻尖处，正坐仰靠或正卧取穴。

【主治】昏迷，鼻塞，鼻衄，鼻流清涕，鼻中息肉，鼻渊，酒渣鼻，惊厥，脱肛，新生儿窒息。

【手法】杵针点叩、开阖。

26. 水沟（人中）

【取穴】在人中沟的上 1/3 与中 1/3 交点处，仰靠或仰卧取穴。

【主治】昏迷，中暑，癫，狂，痫证，急惊，慢惊，鼻塞，鼻衄，风水面肿，喎僻，齿痛，牙关紧闭，黄疸，消渴，霍乱，瘟疫，脊膂强痛，挫闪腰疼。

【手法】杵针点叩、开阖。

【附注】督脉与手足阳明经交会穴。

27. 兑端

【取穴】人中沟下端之红唇与皮肤相接处，正坐仰靠取穴。

【主治】昏迷，晕厥，癫狂，癔病，口喎唇动，消渴嗜饮，齿痛，口噤，鼻塞。

【手法】杵针点叩、开阖。

28. 印堂

【取穴】两眉头连线的中点，对准鼻尖取穴。

【主治】头暴痛，红眼病，鼻衄，鼻渊，中暑，小儿高热抽风，妇人产后血晕，失眠，面痛，眩晕，感冒。

【手法】杵针点叩、开阖。

二、任脉

任脉经脉从下阴部向上行至颜面部，行于人体前面正中。腧穴起于会阴，上止于承浆，共计 24 个单穴。常用穴位有曲骨、中极、关元、石门、气海、阴交、神阙、水分、下脘、建里、中脘、上脘、巨阙、鸠尾、中庭、膻中、玉堂、紫宫、华盖、璇玑、天突、廉泉、承浆。

1. 曲骨

【取穴】耻骨联合上缘中点处取穴。

【主治】小便不利，遗尿，遗精，阳痿，月经不调，带下，小腹痛，痛经，阴囊湿痒，疝气。

【手法】杵针点叩、开阖。

【附注】任脉与足厥阴经交会穴。

2. 中极

【取穴】前正中线上，脐下4寸处取穴。

【主治】遗尿，小便不利，疝气，遗精，阳痿，月经不调，崩漏带下，阴挺，不孕，小腹疼痛，阴痒，痛经，奔豚气，产后恶露不止，胞衣不下，水肿。

【手法】杵针点叩、开阖。

【附注】任脉与足三阴经交会穴，足太阳膀胱经"募穴"。

3. 关元

【取穴】前正中线上，脐下3寸处取穴。

【主治】中风脱证，不省人事，虚劳冷惫，羸瘦无力，少腹疼痛，霍乱吐泻，痢疾，脱肛，疝气，奔豚气，便血，尿血，小便不利，尿频，尿闭，遗精，白浊，阳痿，早泄，月经不调，经闭，经痛，赤白带下，阴挺，崩漏，阴门瘙痒，恶露不止，胞衣不下，消渴，眩晕等病证。

【手法】杵针点叩、升降、开阖、运转、分理。

【附注】任脉与足三阴经交会穴；手太阳小肠经"募穴"。

4. 石门

【取穴】前正中线上，脐下2寸处取穴。

【主治】腹胀，泻痢，绕脐疼痛，奔豚气，疝气，水肿，小便不利，遗精，阳痿，经闭，带下，崩漏，产后恶露不止。

【手法】杵针点叩、升降、开阖、运转、分理。

【附注】手少阳三焦经"募穴"。

5. 气海

【取穴】前正中线，脐下1.5寸处取穴。

【主治】绕脐腹痛，水肿，鼓胀，脘腹胀满，水谷不化，大便不通，泻痢不禁，癃闭，淋证，遗尿，遗精，阳痿，疝气，奔豚气，月经不调，痛经，经闭，崩漏，带下，阴挺，产后恶露不止，胞衣不下，脏气虚惫，虚脱，形体羸瘦，四肢乏力。

【手法】杵针点叩、升降、开阖、运转、分理。

6. 阴交

【取穴】前正中线，脐下1寸处取穴。

【主治】绕脐冷痛，腹满水肿，泄泻，疝气，阴痒，小便不利，奔豚气，血崩，带下，产后恶露不止，腰膝拘挛。

【手法】杵针点叩、升降、开阖、运转、分理。

【附注】任脉与冲脉交会穴。

7. 神阙

【取穴】脐的中央。

【主治】中风虚脱，四肢厥冷，形惫体倦，绕脐腹痛，水肿，鼓胀，脱肛，泻痢，便秘，小便不禁，五淋，妇女不孕。

【手法】杵针运转、分理。

8. 水分

【取穴】前正中线上，脐上 1 寸处取穴。

【主治】水肿，小便不利，腹痛，泄泻，反胃吐食，肠鸣，小儿囟陷，腹胀。

【手法】杵针点叩、升降、开阖、运转、分理。

9. 下脘

【取穴】前正中线上，脐上 2 寸处取穴。

【主治】脘痛，腹胀，呕吐，呃逆，食谷不化，肠鸣，泄泻，痞块，虚肿。

【手法】杵针点叩、升降、开阖、运转、分理。

【附注】任脉与足太阴经交会穴。

10. 建里

【取穴】前正中线上，脐上 3 寸处取穴。

【主治】胃痛，呕吐，食欲不振，腹胀，水肿，肠中切痛。

【手法】杵针点叩、升降、开阖、运转、分理。

11. 中脘

【取穴】前正中线上，脐上 4 寸处取穴。

【主治】胃脘痛，腹胀，呕吐，呃逆，翻胃，吞酸，纳呆，食不化，痞积，黄疸，肠鸣，泻痢，便秘，便血，胁下坚痛，虚劳吐血，哮喘，头痛，失眠，惊悸，怔忡，脏躁，癫、狂、痫证，惊风，产后血晕。

【手法】杵针点叩、升降、开阖、运转、分理。

【附注】足阳明胃经"募穴"；八会穴之一，腑会中脘。任脉与手太阳经、少阳经，足阳明经的交会穴。

12. 上脘

【取穴】前正中线，脐上 5 寸处取穴。

【主治】胃脘疼痛，腹胀，呕吐，呃逆，纳呆，食不化，黄疸，泻痢，虚劳吐血，咳嗽痰多，癫痫。

【手法】杵针点叩、升降、开阖、运转、分理。

【附注】任脉与足阳明经、手太阳经交会穴。

13. 巨阙

【取穴】前正中线，脐上 6 寸处取穴。

【主治】胸痛，心痛，心烦，惊悸，尸厥，癫、狂、痫证，健忘，胸闷气短，咳逆上气，腹胀暴痛，呕吐，呃逆，噎膈，吞酸，黄疸，泻痢。

【手法】杵针点叩、升降、开阖、运转、分理。

【附注】手少阴心经"募穴"。

14. 鸠尾

【取穴】前正中线，剑突下，脐上 7 寸处取穴。

【主治】心痛，心悸，心烦，癫痫，惊狂，胸中满痛，咳嗽气喘，呕吐，呃逆，反胃，胃痛。

【手法】杵针点叩、开阖。

【附注】任脉"络穴"。

15. 中庭

【取穴】胸剑联合的中点取穴。

【主治】胸腹胀满，噎膈，呕吐，心痛，梅核气。

【手法】杵针点叩、升降、开阖、运转、分理。

16. 膻中

【取穴】前正中线，平第 4 肋间隙。简易取穴法：两乳头间连线的中点取穴。

【主治】呃逆，咳嗽，气喘，咳唾脓血，胸痹心痛，心悸，心烦，产妇少乳，噎膈，鼓胀。

【手法】杵针点叩、升降、开阖、运转、分理。

【附注】手厥阴心包经"募穴"；八会穴之一，气会膻中。

17. 玉堂

【取穴】前正中线，平第 3 肋间隙处取穴。

【主治】膺胸疼痛，咳嗽，气短，喘息，喉痹咽肿，呕吐寒痰，两乳肿痛。

【手法】杵针点叩、升降、开阖、运转、分理。

18. 紫宫

【取穴】前正中线，平第 2 肋间隙处取穴。

【主治】咳嗽，气喘，胸胁支满，胸痛，喉痹，吐血，呕吐，饮食不下。

【手法】杵针点叩、升降、开阖、运转、分理。

19. 华盖

【取穴】前正中线，胸骨角的中点处取穴。

【主治】咳嗽，气喘，胸痛，胁肋痛，喉痛，咽肿。

【手法】杵针点叩、开阖。

20. 璇玑

【取穴】前正中线，胸骨柄的中央处取穴。

【主治】咳嗽，气喘，胸满痛，喉痹咽肿，胃中有积。

【手法】杵针点叩、开阖。

21. 天突

【取穴】胸骨上窝正中处取穴。

【主治】哮喘，咳嗽，胸中气逆，咳唾脓血，咽喉肿痛，暴喑，瘿气，噎膈，梅核气。

【手法】杵针点叩、开阖。

【附注】任脉与阴维脉交会穴。

22. 廉泉

【取穴】前正中线,在喉结上方,当舌骨上缘凹陷中,正坐仰靠取穴。

【主治】舌下肿痛,舌缓流涎,舌强不语,暴暗,吞咽困难,咽喉痛,舌干口燥,聋哑,咳嗽,哮喘。

【手法】杵针点叩、开阖。

【附注】任脉与阴维脉交会穴。

23. 承浆

【取穴】颏唇沟的正中凹陷中取穴。

【主治】小儿腹泻,口眼㖞斜,面肿,齿龈肿痛,齿衄,流涎,口舌生疮,暴暗不言,消渴嗜饮,小便不禁,癫痫。

【手法】杵针点叩、开阖。

【附注】任脉与足阳明经交会穴。

第三节 常用奇穴

一、头颈部

常用穴位如下。

1. 四神聪

【取穴】在督脉百会穴的前后左右各旁开1寸取穴。

【主治】头痛,眩晕,失眠,不省人事,癫、狂、痫证,中风偏瘫,解颅,健忘,头皮麻木不仁。

【手法】杵针点叩、升降、开阖、运转、分理。

2. 鱼腰

【取穴】在眉毛正中,即眉毛中点处取穴。

【主治】目赤肿痛,目翳,眼睑瞤动,眉棱骨痛,面瘫,目不能闭,眼睑下垂。

【手法】杵针点刺、开阖。

3. 太阳

【取穴】眉梢与目外眦之间向后约1寸凹陷中取穴。

【主治】感冒,头痛,目赤肿痛,眩晕,口眼㖞斜,牙痛,面痛,近视,远视,斜视,目翳,色弱,视物不明。

【手法】杵针点叩、开阖。

4. 球后

【取穴】在眶下缘外1/4与内3/4的交界处取穴。

【主治】诸目疾,如近视、远视、目翳、目赤、视物不明,迎风流泪,头痛。

【手法】杵针点叩、开阖。

5. 上迎香

【取穴】鼻唇沟上端尽处取穴。
【主治】鼻渊，鼻部疮疖，头痛，感冒，面瘫，面痛，迎风流泪。
【手法】杵针点叩、开阖。

6. 夹承浆

【定法】承浆穴两旁各1寸处取穴。
【主治】口舌生疮，口眼㖞斜，面疮，面肌瞤动。
【手法】杵针点叩、开阖。

7. 安眠

【取穴】在翳风与风池穴连线的中点处取穴。
【主治】失眠，多梦，头痛，落枕，眩晕，心悸，痫、狂、痫证，癔病，耳鸣耳聋。
【手法】杵针点叩、开阖。

8. 耳尖

【取穴】在耳尖上，卷耳取之，尖上是穴。
【主治】"红眼病"，目翳，中暑头昏胀痛，头痛，喉痛，耳鸣耳聋。
【手法】杵针点叩、开阖。

9. 翳明

【取穴】在翳风穴后1寸处取穴。
【主治】近视，远视，目翳，雀目，青盲，头痛，眩晕，耳鸣耳聋，失眠，癫、狂、痫证。
【手法】杵针点叩、开阖。

10. 颈百劳

【取穴】在大椎直上2寸，旁开1寸处取穴。
【主治】骨蒸潮热，盗汗，自汗，落枕，头痛，瘰疬，咳嗽，哮喘。
【手法】杵针点叩、开阖。

二、躯干部

常用穴位如下。

1. 定喘

【取穴】在大椎穴旁开0.5寸处取穴。
【主治】哮喘，咳嗽，落枕，呃逆，肩背痛，五十肩，荨麻疹。
【手法】杵针点叩、升降、开阖、运转、分理。

2. 夹脊

【取穴】第1胸椎至第5腰椎，各椎棘突下旁开0.5寸处取穴。
【主治】第1胸椎至第3胸椎主治上肢诸疾；第1胸椎至第8胸椎主治胸部诸疾；第6胸椎至第5腰椎主治腹部诸疾；第1腰椎至第5腰椎主治下肢诸疾。

【手法】杵针点叩、升降、开阖、运转、分理。

3. 痞根

【取穴】第1腰椎棘突下,旁开3.5寸处取穴。

【主治】痞块,疝气,腰痛,带下,腹痛等病证。

【手法】杵针点叩、升降、开阖、运转、分理。

4. 腰眼

【取穴】第4腰椎棘突下,旁开3.5寸处凹陷中取穴。

【主治】腰痛,月经不调,带下,坐骨神经痛。

【手法】杵针点叩、升降、开阖、运转、分理。

5. 腰奇

【取穴】在尾骨尖端上2寸处取穴。

【主治】癫痫,头痛,失眠,腰骶痛,便秘。

【手法】杵针点叩、升降、开阖、运转、分理。

6. 十七椎

【取穴】在第5腰椎棘突下取穴。

【主治】腰骶疼痛,下肢疼痛,痛经,崩漏,遗尿。

【手法】杵针点叩、升降、开阖、运转、分理。

7. 胃脘下俞

【取穴】在第8胸椎棘突下,旁开1.5寸处取穴。

【主治】胃痛,腹胀,腹痛,胸胁痛,咳嗽,消渴,咽干,腰背疼痛。

【手法】杵针点叩、升降、开阖、运转、分理。

8. 子宫

【取穴】中极穴旁开3寸处取穴。

【主治】月经不调,痛经,崩漏,带下,阴挺,遗尿,淋证,阳痿,遗精,腹痛,疝气。

【手法】杵针点叩、升降、开阖、运转、分理。

三、四肢部

(一)上肢部

常用穴位如下。

1. 十宣

【取穴】在手十指尖端,距爪甲0.5寸处取穴。

【主治】昏迷,癫痫,癔病,中暑,高热,咽喉痛,发狂,中风闭证。

【手法】杵针点叩、开阖。

2. 大骨空

【取穴】在拇指背侧,指间关节横纹中点取穴。

【主治】目痛，目翳，吐泻，衄血，拇指麻木。
【手法】杵针点叩、开阖。

3. 小骨空
【取穴】在手背小，指近端指间关节横纹中点处取穴。
【主治】目赤肿痛，目翳，失眠，喉痛，手指麻木疼痛，癔病。
【手法】杵针点叩、开阖。

4. 中魁
【取穴】在手背，中指近端指间关节横纹中点取穴。
【主治】失眠，癫、狂、痫证，癔病，心痛，呕吐，噎膈，呃逆，牙痛，鼻血。
【手法】杵针点叩、开阖。

5. 四缝
【取穴】在手掌侧，第2~5指近端指间关节横纹中点取穴。
【主治】疳积，百日咳，蛔虫，小儿腹泻，咳嗽气喘。
【手法】杵针点叩、开阖。

6. 八邪
【取穴】在手背，第1~5指间的缝纹端取穴，左右手共有8个穴位。
【主治】癔病，昏迷，头项强痛，咽喉肿痛，目赤肿痛，牙痛，手背肿痛，手指麻木。
【手法】杵针点叩、开阖。

7. 外劳宫
【取穴】在手背，第2、3掌骨间，掌指关节后约0.5寸取穴。
【主治】落枕，胃痛，手背红肿，麻木疼痛。
【手法】杵针点叩、开阖。

8. 腰痛点
【取穴】手背，指总伸肌腱的两侧，腕横纹下1寸处，一手2穴。
【主治】急性腰扭伤，手背肿痛麻木。
【手法】杵针点叩、升降、开阖、运转、分理。

9. 中泉
【取穴】在手背，腕横纹阳溪与阳池穴连线的中点，指总伸肌腱桡侧凹陷中取穴。
【主治】胸胁胀满，胃脘疼痛，腕关节扭伤，心痛，咳血，目翳，腹痛。
【手法】杵针点叩、升降、开阖、运转、分理。

10. 二白
【取穴】伸臂仰掌，腕横纹直上4寸，桡侧腕屈肌腱两侧取穴一肢2穴。
【主治】痔疮，脱肛，前臂麻木疼痛，上肢不遂，痿证，胸胁痛。
【手法】杵针点叩、升降、开阖、运转、分理。

11. 肘尖
【取穴】屈肘，在尺骨鹰嘴尖端处取穴。

【主治】瘰疬，肘关节肿痛。

【手法】杵针点叩、开阖。

（二）下肢部

常用穴位如下。

1. 胆囊

【取穴】在小腿外侧，腓骨小头直下2寸寻找斥痛点取穴。

【主治】急慢性胆囊炎，胆石症，胆道蛔虫，胁肋疼痛，腹痛，下肢痿痹。

【手法】杵针点叩、升降、开阖、运转、分理。

2. 阑尾

【取穴】在小腿外侧，髌韧带外侧凹陷下5寸，胫骨前嵴一横指（中指）取穴。

【主治】急慢性阑尾炎，消化不良，下肢痿痹无用，中风下肢不遂，腹痛，泄泻。

【手法】杵针点叩、升降、开阖、运转、分理。

3. 内膝眼

【取穴】在膝关节髌韧带内侧凹陷中取穴。

【主治】膝关节肿痛，下肢痿痹无用，脚气。

【手法】杵针点叩、开阖。

4. 百虫窝

【取穴】在膝内廉上3寸，即血海穴上1寸处取穴。

【主治】皮肤瘙痒（风疹痒块），蛔虫，阴疮。

【手法】杵针点叩、升降、开阖、运转、分理。

5. 鹤顶

【取穴】髌骨上缘正中凹陷中取穴。

【主治】膝痛，足胫无力，瘫痪。

【手法】杵针点叩、开阖。

6. 八风

【取穴】在足背，第1~5趾各趾间的缝纹端取穴左右共8穴。

【主治】足背肿痛，水肿，痿证，月经不调，头痛，牙痛，疟疾。

【手法】杵针点叩、开阖。

7. 独阴

【取穴】在足底，第2趾下横纹中取穴。

【主治】疝气，月经不调，卒心痛，胸胁痛，呕吐，吐血，死胎，胞衣不下。

【手法】杵针点叩、开阖。

附

1. 三角灸

【取穴】以患者两口角之间的长度作为一边，做等边三角形，将顶角置于患者脐心，底边呈水平线，两底角处是穴。

【主治】疝气，腹痛，奔豚，泄泻。

【手法】杵针点叩、升降、开阖、运转、分理。

2. 肩三针

【取穴】指肩髃、肩髎、肩前三穴。

【主治】中风上肢不遂，痿证上肢无用，痹证，上肢麻木疼痛，五十肩，上肢活动不利，肩背疼痛，瘰疬。

【手法】杵针点叩、升降、开阖、运转、分理。

（王佳琪）

第二章 杵针疗法临床应用

第一节 内科病症

一、感冒

感冒是风邪侵犯人体所引起的以头痛、鼻塞、流涕、喷嚏、恶寒、发热等为主要临床表现的常见外感疾病，俗称伤风。本病四季均可发生，尤以冬、春两季气候骤变时为多。在病情上有轻有重，轻者称为伤风感冒，重者称为时行感冒。本病有一定的传染性，可引起广泛流行。

现代医学中的普通感冒、上呼吸道感染、流行性感冒，临床上可参照本病进行辨证施治。

【病因病机】

感冒的病因是感受风邪所致，但风邪多与寒、热、暑湿之邪夹杂为患，秋冬多感风寒，春夏多感风热，长夏多夹暑湿。肺司呼吸，外合皮毛，开窍于鼻，感冒风邪自口鼻而入，故呈现一系列的肺卫症状。

由于外邪有偏寒、偏热和夹湿的不同，故感冒的病机亦随之而异。偏寒则寒邪束表，毛窍闭塞，肺气不宣；偏热则热邪犯肺，肺失清肃；夹湿则阻遏清阳，留连难解。素来阳气虚弱的患者，汗解后卫阳不固，每多反复感冒。阴虚血少的患者，因津液亏少，不能作汗而解，故往往变证丛生。小儿体质娇嫩，传变尤速，常可出现高热神昏、抽搐等症，宜与其他热病加以鉴别。

【辨证施治】

1. 风寒感冒

证候：头痛，四肢酸楚，鼻塞流清涕，咽痒咳嗽，咯稀痰，恶寒发热（或不发热），无汗，脉浮紧，舌苔薄白。

治法：祛风散寒，宣肺解表。

处方：风府八阵、大椎八阵；列缺、风门、风池、合谷。

手法：杵针用平补平泻法，并可配合灸法。方义：多取手太阴肺经、手阳明大肠经、足太阳膀胱经、督脉经穴位为主。肺合皮毛，寒邪束表，取肺经络穴列缺，以宣肺气而止咳嗽。太阳主一身之表，取风门以疏调太阳经气，散风寒解表邪，以治恶寒发热、头痛酸楚。阳维主阳主表，故取足少阳、阳维脉会穴风池，以疏解表邪。太阴、阳明为表里，故取阳明原穴合谷，以祛邪解表。督脉主阳，阳主表，故取督脉经的风府八阵、大椎八阵以解表。诸穴合用，以收散风寒、宣肺气之功。

加减：头痛甚者，加太阳、印堂；鼻塞涕多者，加迎香、上星；咳喘甚者，加喘息、肺俞；体倦神疲，气短懒言，舌淡脉弱者，属气虚，加足三里、气海；形寒肢冷，面白，舌质淡胖，脉沉弱者，属阳虚，加命门、关元。

2. 风热感冒

证候：发热汗出，微恶寒，头胀痛，咳嗽痰稠，咽痛，口渴，鼻燥，目赤，脉浮数，舌苔薄微黄。

治法：疏散风热，清利肺气。

处方：风府八阵、大椎八阵、身柱八阵；曲池、合谷、鱼际、外关。

手法：杵针用泻法，或平补平泻法。

方义：外关为手少阳经之络，通于阳维，可散阳邪以解表清热。肺与大肠相表里，故取大肠经的合谷、曲池，可以利肺气，解热邪。鱼际为肺经荥穴，可清肺利咽。督脉统率诸阳，阳主表，风府八阵、大椎八阵、身柱八阵，有疏表宣肺之功。诸穴配伍，具有疏散风热，清利肺气的作用。

加减：咽喉肿痛甚者，加少商、商阳，点刺出血；若心烦，咽干口渴，手足心热，舌质红，脉细数，属阴虚感冒，加太溪、复溜、足三里；兼头昏痛，心悸，面色不华，唇爪色淡，舌淡，脉弱，属血虚感冒者，加血海、三阴交、复溜。

3. 暑湿感冒

证候：恶寒发热，身热不扬，汗少而黏，头身重痛，咳嗽不甚，痰白而黏，胸闷脘痞，纳呆呕恶，口中淡腻，大便溏，小便短黄，脉濡缓，苔腻。

治法：清暑化湿，解表和里。

处方：风府八阵、大椎八阵、身柱八阵；尺泽、大杼、合谷、支沟、阳陵泉、中脘。

手法：杵针用泻法，或平补平泻法。

方义：暑湿伤表，肺胃失和，故取肺经和大肠经的尺泽、合谷，以宣肺解表，清化湿热。暑湿内犯，运化失常，升降失调，故取阳陵泉、中脘，以助运化，利水湿，使湿从内解。支沟为手少阳经穴，可通调三焦气化。太阳主表，大杼为清解暑热要穴，外可助消暑，内可助化湿。督脉主阳，阳主表，故取风府八阵、大椎八阵、身柱八阵，以解表宣肺化湿。全方具有解表和里、清暑化湿之功。

加减：热重者，加曲池、外关；便溏者，加天枢、足三里。

二、咳嗽

咳嗽是常见的肺脏疾病，亦是其他肺脏疾病的主要症状之一。咳指肺气上逆作声，嗽指咯吐痰液。咳嗽不仅是肺脏疾病，而且与其他脏腑有密切的关系。《素问·咳论》说："五脏六腑皆令人咳，非独肺也。"

咳嗽有急性和慢性之分，前者为外感咳嗽，后者多属内伤咳嗽。外感咳嗽调治失当，可转为慢性咳嗽。内伤咳嗽感受外邪，亦可急性发作。慢性咳嗽迁延日久，或年老体弱，脏气大伤，则可并发喘息，成为咳喘。

西医学的急慢性气管炎、支气管扩张、上呼吸道感染，均可参考本病论治。

【病因病机】

若外感咳嗽，多因气候冷热急剧变化，人体卫外功能不强，风寒、风热之邪乘虚侵袭肺卫，以致肺气不宜，清肃失常而成。

内伤咳嗽，多因咳嗽反复发作，久伤肺气，肺虚及脾，脾虚生湿，湿盛生痰，湿痰上溃于肺，肺气不降而致。或因情志刺激，肝失条达，气郁化火，上逆于肺，肺受火灼，均能导致咳嗽反复发作。

总之，无论外邪侵袭脏腑功能失调，还是病及肺脏，导致肺气宣降功能失常者，均可发生咳嗽。

凡外感咳嗽为新病，多属实证；内伤咳嗽为旧病，多属虚证。但亦有虚实夹杂者，施治当分标本缓急。

【辨证施治】

1. 外感咳嗽

（1）风热咳嗽

证候：咳嗽，痰稠色黄，身热头痛，口干咽痛，或恶寒发热，舌质红，苔薄黄，脉浮数。

治法：透表清热，宣肺止咳。

处方：身柱八阵、神道八阵、大椎八阵；河车路：大椎至命门段；合谷、曲池、列缺。

手法：杵针用泻法，或平补平泻法。

方义：肺主皮毛，司一身之表，故取身柱八阵、大椎八阵、神道八阵以疏风清热解表，并疏通河车路加强疏表宣肺之功。手太阴肺经与手阳明大肠经互为表里，故取合谷、曲池、列缺宣肺解表。诸穴配合，使肺气通调，清肃有权，则表邪解而咳嗽止。

加减：咽喉肿痛者，加少商、尺泽点刺，以清咽泄热，疏风解毒。

（2）风寒咳嗽

证候：咳嗽，痰稀色白，头痛发热，喉痒，苔薄白，脉浮紧。

治法：解表散寒，宣肺止咳。

处方：身柱八阵、神道八阵、大椎八阵；河车路：大椎至命门段；风池、合谷、列缺。

手法：杵针平补平泻法，并可配合灸法。

方义：同风热咳嗽。

加减：头痛甚者，加太阳、头维，以疏风散寒止痛。

2. 内伤咳嗽

（1）痰湿犯肺

证候：咳嗽，痰稠量多，胸脘痞闷，胃纳减少，舌质淡，苔白腻，脉濡滑。

治法：健脾化湿，调理肺气。

处方：身柱八阵、至阳八阵、中枢八阵；太渊、太白、丰隆。

手法：杵针用平补平泻法，可配合灸法。

方义："脾为生痰之源，肺为贮痰之器"，故取肺经原穴太渊，配身柱八阵、至阳八阵、中枢八阵以健脾化湿，补益肺气。又阳明胃经之络穴丰隆善化痰湿，配太白健脾，如此脾运得健，痰浊得化，肺脏得安，则咳嗽自止。

加减：咳嗽兼喘者，加定喘穴；胸脘痰多痞闷者，加足三里、内关等穴。

（2）肝火灼肺

证候：咳嗽，痰少而黏，气逆作咳，胸胁引痛，目赤面红，咽干口苦，舌质红，苔黄少津，脉弦数。

治法：泻肝清肺。

处方：身柱八阵、至阳八阵；河车路；大椎至命门段；经渠、太冲。

手法：杵针用泻法，或平补平泻法。

方义：太冲为肝经之原穴，配至阳八阵，有清肝泻火之功；肺经之经穴经渠配以身柱八阵，有清肺化痰之功。再配以河车路以疏肝理气，气顺则火清，火清则痰化，肺气调而咳止。

加减：咳逆咯血者，加孔最；咽喉干痒者，加照海。

【按语】

急、慢性咳嗽，与气候、饮食、情志有关，故宜注意保暖，忌食辛辣厚味，远烦戒怒，戒除烟酒，对本病有一定的预防意义。

三、噎膈

噎指进食吞咽困难，膈指饮食梗阻胸膈。噎证既可单独发生，又可为膈证的前兆，故并称噎膈。

本病近似西医学的贲门痉挛、食道炎、食道憩室、食管癌、贲门癌及食道功能性疾病。中年以上的患者应考虑有癌症的可能性。

【病因病机】

本病多因忧思伤脾，脾气郁结则津液不能输布，凝聚成痰；或因抑郁伤肝，肝气郁结则血运不畅，停而为瘀；或偏嗜烟酒辛热，积热伤阴等，以致痰气、瘀滞、积热浸淫胃脘食道，形成噎膈。由于饮食日益减少，导致气血生化之源亏乏，津液枯涸，元气亏耗，出现严重的衰竭证候。

【辨证施治】

证候：噎膈初起，先有不同程度的吞咽困难和胸闷胸痛，进流质和半流质的食物尚可通过，进固体食物则梗阻难下，旋食旋吐，并有痰涎、呃逆、嗳气、舌苔薄白或腻、脉象弦缓等症。

随着病变的发展，梗阻逐渐加重，虽进流质亦难咽下，食入呛咳，吐出蟹沫样或豆汁样痰涎，胸膈疼痛，形体消瘦，面容枯槁，舌质干老、尖红，剥苔，脉象细涩。由于饮食极少，津液亏乏，以致大便少而秘结，状如羊屎，小便短黄，舌色绛或微紫，无苔，脉细数。久之阴竭阳微，亦可出现气短，畏寒，肢面浮肿，腹胀，大便溏薄如酱，肢冷，脉微等。

治法：破结行瘀，养血润燥。

处方：至阳八阵、大椎八阵、膻中八阵；河车路：大椎至命门段；天突、足三里、内关。

手法：杵针用平补平泻法。

方义：至阳八阵、大椎八阵配合河车路，以疏理气机，活血化瘀，养血润燥。气会膻中，配以天突舒展胸中气机，散结利咽。阴维脉通内关，宽贲门而降痰浊，调气止痛。足三里调补本脏的气血，以希扶正祛邪。

加减：便秘者，加照海；气短者，加气海八阵，并可用灸法；肢冷脉微者，加命门八阵。

【按语】

杵针治疗食道炎、贲门痉挛等食道功能性疾病，疗效较好。对食道癌、贲门癌能改善胸闷、胸痛和咽下困难等症状。

四、胃脘痛

胃脘痛简称胃痛，是以胃脘部经常发生疼痛为主症的病症。因其疼痛位于心窝处及其附近，故古称心痛、心下痛。《素问·至真要大论》说："木郁之发，民病胃脘当心而痛。"本病应与真心痛相鉴别，《证治准绳·心痛胃脘痛》说："或问丹溪言痛即胃脘痛，然呼？曰心与胃各一脏，其病形不同，因胃脘痛处在心下，故有当心而痛之名。岂胃脘痛即心痛哉！"《灵枢·厥论》曾指出："真心痛，手足青至节，心痛甚，且发夕死，夕发旦死。"从症状、体征及预后方面可以区别真心痛与胃脘痛。

胃痛常见于急、慢性胃炎，胃或十二指肠溃疡及胃神经官能症等。急性胃炎起病较急，疼痛剧烈；慢性胃炎起病较缓，疼痛隐隐。溃疡病疼痛有节律，胃溃疡疼痛多在食后半小时至1小时出现，疼痛部位多在剑突下或稍偏左处；十二指肠溃疡疼痛多在食后3小时发作，疼痛多在上腹部偏右处，进食后可获暂时缓解。胃神经官能症多在情志受刺激时发病，痛连膺胁，无固定痛点。慢性胃炎和溃疡病有出血倾向。

【病因病机】

胃与脾相表里，肝对脾胃有疏泄作用，故胃痛与肝脾有密切关系。如属肝气犯胃，多由忧思恼怒，气郁伤肝，肝气失其条达，横逆犯胃，气机阻塞而致胃痛。若脾胃虚寒，则因禀赋不足，中阳素虚，内寒滋生，每因饮食不慎，思虑劳倦；或因外受寒邪，邪犯于胃，或偏嗜辛辣肥甘，湿热内郁，皆可导致胃痛。

【辨证施治】

1. 肝气犯胃

证候：胃脘胀痛，攻撑作胀，痛连胁肋，嗳气频繁，或兼呕吐酸苦，大便不畅，苔多薄白，脉弦，发作常与情志因素有密切关系。

治法：疏肝理气，和胃止痛。

处主：至阳八阵、筋缩八阵、脊中八阵；河车路：大椎至命门段；期门、足三里、内关。

手法：杵针用平补平泻法。

方义：本病以肝气郁结为本，故以俞募配穴法，取肝俞（筋缩八阵）、期门相配，并配以至阳八阵、脊中八阵以疏肝解郁，理气通经，条达气机。足三里、内关配以河车路和调胃气，疏通胃络。全方共具疏肝和胃定痛的功效。

加减：若肝气郁久化热者，加太冲、行间、公孙，以疏肝理气，清热泻火；若病久入络，瘀滞胃络者，加膈俞、血海，以理气治血，行瘀止痛。

2. 脾胃虚寒

证候：胃脘隐痛，喜温喜按，泛吐清水，纳差食少，神疲乏力，甚者手足欠温，大便溏薄，舌质淡，苔薄白，脉缓弱。

治法：温中散寒，和络止痛。
处方：至阳八阵、筋缩八阵、脊中八阵；河车路：大椎至命门段；中脘八阵、足三里、内关。
手法：杵针用补法，并可加灸法。
方义：本证应以温补中阳为主，取筋缩八阵、脊中八阵，可以补中祛中焦虚寒，中脘（八阵）为胃之募穴，与胃俞（脊中八阵）相配为俞募配穴法，可益脏气，调理胃腑；足三里为胃经合穴，善于调理脾胃；内关为阴维脉与心包经交会穴，善治胃痛；至阳八阵疏理气机；河车路调理肝、脾胃脏腑功能。从而中阳得补，脏腑功能调和，胃络通畅而胃脘痛可止。
加减：若阳虚复感寒邪，胃痛剧烈者，加公孙、梁丘、关元，杵针加灸，以温中祛寒，理气止痛。

3. 伤食
证候：胃脘胀痛，嗳腐吞酸，或吐不消化食物，吐后痛减，大便不爽，矢气臭秽，舌苔厚腻，脉滑。一般有伤食病史。
治法：行气导滞，和胃止痛。
处方：至阳八阵、筋缩八阵、脊中八阵；河车路：大椎至命门段；中脘八阵、璇玑、足三里、内关。
手法：杵针用泻法。
方义：因食滞所伤，治疗首当行气导滞，气行滞消则胃和，胃和则络畅而痛止。故选璇玑配胃的募穴中脘（八阵）、至阳八阵，功专调理胃腑气机，导除积滞；足三里、内关、筋缩八阵、脊中八阵、河车路善于调理肝、脾、胃之气机，和络而止痛。
加减：饮食积滞化热者，加内庭、天枢，以清热化食；脾胃虚，伤于生冷而致积滞者，加公孙、关元八阵，杵针加灸，以温中散寒，消积止痛。

【按语】
杵针治疗胃脘痛，具有明显的镇痛作用，如坚持治疗，亦能取得较好的远期疗效，并可促进溃疡的愈合。
胃脘痛患者，应注意饮食调养，保持乐观情绪，远恼怒，戒烟酒，饮食定时，少量多餐，对减少复发，促进康复有重要的意义。

五、呕吐

呕吐是脾胃失以和降，气逆于上所引起的病症。古人认为有声无物为呕，有物无声为吐，因两者时常并见，故合称呕吐。呕吐可见于西医学的急慢性胃炎、贲门痉挛、幽门痉挛、胃扩张、胃神经官能症等病。

【病因病机】
胃主受纳腐熟水谷，以和降为顺。凡外感、内伤侵犯胃腑，和降失常，即可引起呕吐。或因恣食生冷甘肥及误食腐败食物，食积不化，胃气不降而成呕吐；或因素来脾胃不健，痰饮内扰，运化失常，津液不能四布，积于中脘，发为呕吐；或抑郁暴怒，肝气横逆犯胃，胃受其侮，饮食随气上逆而呕吐；或外感风寒暑湿之邪，循阳明经内犯胃腑，以致通降失职而为呕吐。

【辨证施治】

1. 伤食呕吐

证候：呕吐物多为未经消化的食物，气味臭秽，多腹胀满疼痛，吐后轻快，便秘，矢气臭秽，苔厚腻，脉滑实。一般有伤食病史。

治法：行气导滞，降逆和胃。

处方：至阳八阵；河车路：大椎至命门段；中脘八阵、足三里、璇玑。

手法：杵针用泻法。

方义：至阳八阵、河车路有行气导滞，消食和胃之功，再配以中脘八阵和胃降逆，足三里、璇玑以调理升降，并助运化。全方共同起到行气导滞、降逆和胃的作用。

加减：脘腹胀甚，便秘者，加中枢八阵、腰阳关八阵，以消食导滞。

2. 痰饮呕吐

证候：本病多见于脾胃虚弱者。症见脘痞，呕吐物以痰饮为多，吐后喜热饮，饮入肠中辘辘有声，伴面色少华、心悸头晕、易于疲乏、纳差等症，舌淡苔白腻，脉滑或濡。

治法：蠲饮化痰，降逆和胃。

处方：至阳八阵、中枢八阵；河车路：大椎至命门段；中脘八阵、丰隆、公孙、章门。

手法：杵针用平补平泻法。

方义：至阳八阵、中枢八阵理气化痰，蠲饮降逆，和胃止呕，配以河车路理气化痰之功更强。脾募章门、胃募中脘，以健脾胃助运化，治脾胃之虚。气行则痰化，故又配丰隆善化痰饮，公孙以降逆气。全方共起蠲饮化痰，降逆和胃之功。

加减：寒痰者，加中脘、足三里、丰隆穴温灸，背部八阵穴可用杵针加灸；肠鸣腹胀者，加命门八阵、腰阳关八阵，以理气化饮，除满消胀。

3. 肝气犯胃呕吐

证候：多见胁痛吐酸，脘腹发胀，嗳气频频，多在食后精神受刺激时呕吐，往往以吐尽为快，轻症吐后无任何不适，但易于发作。病情典型者，平时性情多烦善怒，易于激惹。舌苔薄白，脉弦。

治法：疏肝理气，和胃降逆。

处方：至阳八阵、脊中八阵；河车路：大椎至命门段；太冲、阳陵泉、内关、中脘八阵。

手法：杵针用泻法，或平补平泻法。

方义：太冲为足厥阴肝经之穴，阳陵泉为足少阳胆经穴位，肝胆互为表里，二穴相配有疏肝解郁之功；再配以至阳八阵、脊中八阵、河车路，其疏肝解郁、理气和胃之功更显。内关调理气机，中脘八阵和胃降逆。各穴位相配，以收抑木培土、疏肝解郁和胃降逆止呕之功。

加减：发病与情志明显相关者，加神门，以宁心定志；胁痛、胃痛甚者，加章门、梁丘等，以行气和胃、止痛；泛酸干呕者，加公孙。

4. 外感呕吐

证候：外感呕吐临床上可分偏寒和偏热两大类。偏寒则呕吐暴急，吐出多为清水稀涎，胸脘懊憹，伴有恶寒发热、头痛、无汗、苔白、脉浮等症。偏热者见呕吐频繁，饮水进食即吐，吐出酸苦胆汁，口渴欲得冷饮，伴有头痛发热、舌红、苔黄、脉数等症。

治法：解表和中止呕。

处方：天谷八阵、至阳八阵；河车路：大椎至命门段，偏热者取大椎、内庭、内关、中脘八阵；偏寒者取风池、三阴交、公孙、中脘八阵。

手法：杵针用泻法，偏寒可加灸法。

方义：偏热者，取大椎清热解表，配以天谷八阵以疏风清热。内庭、中脘八阵、内关以清热和胃，配以河车路、至阳八阵，以和胃降逆，理气止呕。

偏寒者，方取天谷八阵、风池以祛风解表，公孙、三阴交、中脘八阵、至阳八阵、河车路杵针加灸，以健脾温中，和胃降逆。共奏祛风解表，温中散寒止呕之功。

加减：干呕者，加间使；呕吐黄水者，加太冲、丘墟；头痛甚者，加太阳。

【按语】

杵针治疗呕吐有一定的效果，但上消化道严重梗阻、癌肿引起的呕吐及脑源性呕吐，有时只能是对症处理，应重视原发性疾病的治疗。

六、腹痛

腹痛是指脘腹和少腹部的疼痛而言。腹内有许多脏腑，并有手足三阴、足少阳、足阳明、冲、任、带等经脉循行。因此，有关脏腑、经脉感受外邪侵袭，或虫积、食滞所伤，或气血运行受阻，均可导致腹痛。本节仅就寒邪内积、脾肾虚寒、肝郁及饮食停滞引起的腹痛进行讨论，至于急腹症、妇科疾病所致的腹痛，属于外科、妇科范围；痢疾、霍乱、积聚引起的腹痛，可参考有关章节辨证施治。

【病因病机】

平素过食生冷，腹中寒凝，或外感寒邪侵腹，气机阻滞，脉络不通，发生腹痛。或脾肾阳虚，脾虚则运化无权，化源不足，气血虚少，不能濡养，肾阳虚则火不生土，脏腑、经络失于温照，而为虚寒腹痛。或七情过极，肝气瘀滞，失于条达，肠胃经络受滞而成气滞腹痛。或由饮食不节，暴饮暴食，或过食辛辣厚味，腐熟传导功能失常，清浊相干，气机阻滞不通，而引起食积腹痛。

【辨证施治】

1. 寒邪内积

证候：腹痛急暴，得热则减，遇寒则甚，腹中雷鸣，口不渴，小便清长，大便溏薄，舌苔白润，脉沉紧。治法：散寒理气。

处方：命门八阵、腰阳关八阵；河车路：至阳至长强段；中脘八阵、足三里，关元八阵、公孙。

手法：杵针平补平泻，并可加灸法。

方义：取命门八阵、腰阳关八阵，以调理肠胃功能，并用灸法，以温散寒邪。河车路以理气止痛。中脘八阵升清降浊，温通肠胃之腑气，配合足三里、公孙健运脾胃。关元八阵以温暖下元而消积寒。加减：有外寒侵袭者，加合谷以祛风散寒解表。

2. 脾肾虚寒

证候：腹痛隐隐，时痛时止，痛处喜温喜按，神疲畏寒，四肢欠温，大便溏薄，舌质淡胖，苔白，脉弱。治法：温补脾肾。

处方：命门八阵、腰阳关八阵；河车路：至阳至长强段；章门、关元八阵、足三里、脾俞。

手法：杵针用补法，并加灸法。

方义：取命门八阵、腰阳关八阵、河车路以温补脾肾。脾俞、肾俞（命门八阵）配章门、关元（八阵）为俞募配穴法，以温补脾肾之阳气。河车路、足三里能调理脾肾，疏理气机。如此则阳虚得补，肠腑得温，脉络得和，腹痛可止。

加减：大便溏者，加三阴交，以健脾止泻。

3. 肝郁腹痛

证候：腹部胀痛，攻窜不定，痛连胁肋，或痛引少腹，嗳气频频，遇恼怒则加重，多烦易怒，口苦，苔薄，脉弦。

治法：疏肝理气，调理肠胃。

处方：至阳八阵、命门八阵、腰阳关八阵；河车路：至阳至长强段；期门、日月、内关、下脘八阵。手法：杵针用泻法，或平补平泻法。

方义：至阳八阵、日月、期门疏肝理气，顺气开郁，可治胁痛、腹痛。内关可调理气机。下脘八阵、命门八阵、腰阳关八阵、河车路可调理肝脾、胃肠气机。如此肝郁得解，气机条达，肠腑气调络和，腹痛可止。

加减：上腹痛者，加中脘八阵。

4. 食滞腹痛

证候：脘腹胀满疼痛，痛处拒按，恶食，嗳腐吞酸，或痛而欲泻，泻后痛减，或大便秘结，矢气臭秽，舌苔腻，脉滑。

治法：消食导滞，理气和胃。

处方：脊中八阵、命门八阵、腰阳关八阵；河车路：至阳至长强段；下脘八阵、梁门、天枢、足三里。手法：杵针用泻法。

方义：脊中八阵、下脘八阵、梁门健脾胃，助运化，消食导滞。命门八阵、腰阳关八阵、天枢、足三里、河车路理肠胃之气。如此食积消，肠胃和，则腹痛自愈。

加减：食积化热，大便秘结者，加曲池以泄阳明，通腑气；口渴者，加内庭；吞酸者，加阳陵泉。

【按语】

杵针治疗腹痛不仅有明显的止痛作用，而且能治疗原发病，如急慢性肠炎，急、慢性阑尾炎等。

第二节 妇科病症

一、月经不调

月经不调，是指月经周期、经量、经色、经质发生异常，并伴有其他症状而言。但由气候、环境、生活和情绪波动等因素，引起月经周期的暂时改变，不能作病态论。

在此主要介绍月经先期、月经后期、月经先后不定期等病症。

(一) 月经先期

月经先期亦称经期超前、经早，指月经周期提前7天以上，甚至一月两潮，连续3个周期以上者。如仅超前在7天以内，且无其他症状，或偶有超前1次者，俱不作先期论。

【病因病机】

本病由于饮食劳倦，损伤脾气，中气虚弱，统摄无权，冲任不固，月经先期而至；或因久病失血伤阴，阴虚阳盛，虚热所迫，冲任不固，血热妄行，致经血超前而下；或素体阳盛，或情志不畅，郁而生火，热迫冲任，经血先期而下。由此可见，月经先期主要由于气虚不固和血热妄行而致。

【辨证施治】

1. 气虚

证候：经行超前，量多色淡质稀，气短神疲，纳差便溏，小腹空坠，舌质淡，苔薄白，脉细弱。

治法：补气摄血，调经固冲。

处方：命门八阵、腰阳关八阵；河车路：命门至长强段；关元八阵、隐白、血海、足三里。

手法：杵针用补法，并可加灸法。

方义：本证主要由中虚不摄，冲任失固所致，治宜补气固冲，摄血调经，故取命门八阵、腰阳关八阵、河车路以调补肝肾，固冲摄血。隐白为足太阴脾经井穴，足三里为足阳明胃经合穴，又冲脉并于阳明，其别入于大趾间，故取隐白、足三里可调理脾胃，补中益气，摄血固冲。"冲脉起于关元"，又属任脉经穴，故关元八阵可调理冲任，摄血调经。血海属足太阴经穴位，有止血调经作用。

加减：出血量多者，加百会八阵，杵针补法加温，或重灸；纳差便溏者加至阳八阵、中枢八阵。

2. 血热

证候：月经先期而至，色红质稠。属实证者，经色深紫，或夹瘀块，量或多或少，乳房胁肋胀痛，心胸烦闷，急躁易怒，小腹胀满，口干苦，尿黄便秘，舌质红苔黄，脉滑数或弦数。属虚证者，颧部潮红，五心烦热，腰膝酸软，舌红少苔，脉细数。

治法：凉血固冲，滋阴调经。

处方：命门八阵、腰阳关八阵；河车路：命门至长强段；三阴交、血海、然谷、太冲。

手法：杵针用平补平泻法，虚证用补法。

方义：本证属热遏冲任，血液妄行，治宜凉血活血，调理冲任。故取命门八阵、腰阳关八阵、河车路以清热凉血，调理冲任，活血调经。足三阴经与冲脉关系最为密切，故选三阴交配血海，可凉血调经。太冲为足厥阴肝经原穴，可清泄郁热，调经止血。然谷可消肾经之热，与阴虚血热之证最为相宜。

加减：虚证者加照海、阴谷；郁热者加行间、地机；盗汗者加阴郄、后溪；胸胁胀痛者加期门；出血过多者加隐白、百会八阵，重灸。

（二）月经后期

月经后期有经行后期、经期退后、经期错后、经迟等名称，指以月经周期退后 7 天以上，连续 3 个周期以上为主要表现者。如仅延后三五日，且无其他不适，或偶然一次错后，以后仍然如期者，不作月经后期论。个别月经周期较长者，如并月（2 个月为 1 个月经周期）、居经、避年等，属特殊的月经周期，亦不可当作月经后期论。

【病因病机】

由于情郁气滞，血行不畅，冲任受阻，以致经行后期；或因经行之际，受寒饮冷，寒邪搏于冲任，寒凝血滞，经行受阻而后期；或因久病失血，或产乳过多，营血亏损，或饮食劳倦，脾胃受损，化源不足，营血衰少，以致冲任血虚，血海不能按时满盈，引起经行后期。可见本病实者为经脉不通，经脉受阻，气血运行不畅所致。虚者为机体营养不足，血海空虚，不能按时满盈所致。

【辨证施治】

1. 实证

证候：经行延后，量少色暗有瘀块，少腹冷痛，脉沉紧。或胸胁乳房作胀，小腹胀痛，舌苔薄白，或舌质有瘀斑，脉弦。

治法：温经行滞，活血调经。

处方：命门八阵、至阳八阵；河车路：至阳至长强段；三阴交、中极、归来、蠡沟。

手法：杵针用泻法或平补平泻法。寒证可加灸法。方义：本证多为气血阻滞，经脉不通所致，故取命门八阵、至阳八阵、河车路以疏通经络，调理气血。中极为任脉经穴，通于胞脉，杵针或加灸法可以温经通络，调理胞脉。三阴交为足三阴经之会穴，可以活血调经。归来为足阳明经穴，蠡沟为足厥阴经穴，杵针用补法可以散寒理气，活血调经。

加减：腰骶痛加腰俞八阵；寒凝腹痛加天枢、关元八阵；气机瘀滞加期门、行间。

2. 虚证

证候：经行延后，量少色淡，质清稀，小腹隐痛，面色少华，眩晕心悸，舌质淡，舌苔薄白，脉细弱。治法：养血调经，益气通络。

处方：命门八阵、至阳八阵；河车路：至阳至长强段；气海八阵、三阴交、足三里。

手法：杵针用补法，并可加灸法。

方义：本证因气血不足，血海空虚所致，故选命门八阵、至阳八阵、河车路以调气养血，充盈血海，气血旺，经血才能应时而至。气海（八阵）为任脉经穴，可调理冲任，补气以生血，所谓善补阴者，必于阴中求阳。三阴交、足三里为足太阴、阳明经穴，能补脾胃以助生化之源，化源充足则阴血自生，血海充盈，月经自调。

加减：心悸加内关、神道八阵；纳差加中脘八阵、中枢八阵。

（三）月经先后无定期

经血不按周期来潮，时先时后，经期错乱者，称为月经先后无定期，亦称经乱、经行愆期。

【病因病机】

肾虚肝郁，冲任功能紊乱，血海蓄溢失调，是本病的基本病因病机。肝藏血而主疏泄，若郁怒伤肝，肝气疏泄太过，则月经偏于先期；疏泄不及，则月经偏于后期。肾主封藏而司生育，若素体肾气不足，或房事不节，或孕育过多，肾失封藏，损伤冲任，血海蓄溢失调，致使月经周期错乱。

【辨证施治】

证候：月经周期错乱，经血来潮时或先或后，量或多或少，眩晕耳鸣，腰酸胀，小腹空坠或胀痛，或抑郁不乐，乳房胁肋作胀，脉弦或弱，或轻按脉弦，重按无力。

治法：调补肝肾。

处方：命门八阵、至阳八阵；河车路：至阳至长强段；关元八阵、三阴交、足窍阴。

手法：杵针用补法，并可加灸法。

方义：命门八阵、河车路、至阳八阵补益肝肾，调理气血。关元（八阵）为任脉与三阴经之会穴，冲脉又起于关元，故关元可补益肾气，调理冲任。三阴交为足厥阴、少阴、太阴经之交会穴，足窍阴为胆经井穴，此二穴有疏肝理气，和血调经的作用。

加减：肝郁者加期门、太冲；肾虚者加太溪、水泉；脾虚者加中枢八阵库、足三里。

【按语】

月经病患者，日常应注意生活调养和经期卫生，如精神舒畅，调节寒温，适当休息，戒食生冷及辛辣食物等。本病一般多在经前3~5天开始治疗，连续3~5次，至下次月经来潮前再治疗。

二、痛经

妇女在行经前后或行经期间，小腹及腰部疼痛，甚至剧痛难忍，并伴月经周期而发作者，称为痛经，亦称经行腹痛。本病多见于青年妇女。

子宫过度前倾和后倾、子宫颈管狭窄、子宫内膜增厚、盆腔炎、子宫内膜异位症等所引起的痛经，均可参照本病辨证施治。

【病因病机】

本病主要由气血运行不畅所致。实证者，由于七情不调，肝郁气滞，气机不利，血行受阻，而冲任不利，经血滞于胞中；或经期感寒饮冷，寒湿伤于下焦，客于胞宫，经血运行不畅，滞而作痛。因于虚者，多由素虚或久病之后，气血两亏，行经以后，血海空虚，胞宫失养，或因多产房劳，肝肾亏损，以致精亏血少，冲任不足，经行之后，血海空虚，不能滋养胞脉而致小腹虚痛。

【辨证施治】

发病以经期或行经前后少腹疼痛为主症。根据发病原因、痛势、腹诊等辨别虚实。

1. 实证

证候：经前或行经期间少腹疼痛，月经量少，色紫或伴瘀块，脉沉实。气滞血瘀者，胸肋乳房作胀，小腹胀痛，下瘀块而痛缓解，舌紫暗或有瘀斑，脉象沉涩。寒湿凝滞者，小腹冷痛，牵连腰脊，得热痛减，舌苔白腻，脉象沉紧。

治法：温经散寒，调气通经，活血止痛。

处方：命门八阵、腰俞八阵；河车路：命门至长强段；中极、太冲、三阴交。

手法：杵针用泻法或平补平泻法，寒湿者可加灸法。方义：命门八阵、腰俞八阵、河车路以调气理血，疏经活络，散寒理气，活血止痛。中极为任脉穴位，任脉通于胞脉，有温通胞脉，调理冲任之作用。太冲为肝经原穴，可行气通经，配以三阴交，可调理气血，气血畅通，则痛经可除。

加减：寒湿者加水道、地机、内庭；有瘀血者加血海。

2. 虚证

证候：经期或经后小腹绵绵作痛，少腹柔软、喜按，经量减少，每伴有腰酸肢倦，纳食减少，头晕心悸，舌质淡，苔薄白，脉象弦细。

治法：补益气血，调理冲任，温经止痛。

处方：命门八阵、腰俞八阵；河车路：命门至长强段；关元八阵、三阴交、足三里。

手法：杵针用补法，并可加灸法。

方义：本方配穴主要作用为调补气血，温养冲任。命门八阵、腰俞八阵、河车路均属督脉，督脉总督一身之阳经，故取之以补真阳，益冲任，调气血，养肝肾。关元为任脉穴位，内通胞宫，外通三阴之经，可益肝肾之精血，调补冲任。三阴交、足三里调补脾胃，以益气血生化之源。诸穴相配，肝肾得补，气血得充，胞脉得养，痛经可止。

加减：头晕眩加百会八阵、太溪；纳差便溏加中脘八阵、中枢八阵。

【按语】

经期应避免精神刺激和过度劳累，注意经期卫生，防止受凉和过食生冷。痛经原因很多，必要时做妇科检查，以明确诊断。

三、闭经

凡发育正常的女子，年龄在14岁左右月经便按期来潮，如超过18周岁而尚未来潮，或已经形成月经周期，复停止3个月以上，均可称为闭经。妇女在妊娠期、哺乳期及绝经期以后的停经，属于生理现象，不可作为闭经论治。

经闭因卵巢、内分泌障碍等原因引起的，可参照本病辨证施治。

【病因病机】

闭经原因虽多，归纳起来不外虚实二类。虚者，多因先天不足，天癸未充；或因多产房劳，损伤肝肾，精血亏损；或劳倦伤脾，或大病之后，气血虚弱，血海空虚，无血可下，而致血枯经闭。实证者，多因七情不调，肝郁气结，气滞血瘀，或脾虚湿盛，痰湿阻滞，冲任不通，经血不得下行，导致闭经。

【辨证施治】

1. 虚证

证候：超龄月经不至，或经迟量少，渐至经闭，面色苍白或萎黄，头晕目眩，心悸怔忡，气短神疲，甚至膝腰酸软，五心烦热，面色暗淡，舌质淡或嫩红，脉沉细。

治法：补气血，养肝肾，通经血。

处方：至阳八阵、命门八阵；河车路：至阳至长强段；关元八阵、足三里、三阴交。

手法：杵针用补法，并可加灸法。

方义：本方的作用为调理脾胃，补益肝肾。脾胃为后天之本，主消化水谷，化精微为气血，气血充足，则经血自行。故取至阳八阵、命门八阵、河车路调理脾胃以生气血，补益肝肾以调冲任。关元（八阵）补益肾气，足三里健脾胃，三阴交滋养阴血。肾为先天之本，肾气盛则精血自充，月经按时而下。

加减：潮热盗汗者加身柱八阵、后溪、复溜；纳差便泄者加中脘八阵、天枢；心悸怔忡者加内关、神门。

2. 实证

证候：经闭不行，抑郁易怒，胸胁胀痛，小腹胀满，舌紫有瘀点，脉弦或涩。此为气滞血瘀。痰湿阻滞者，形肥体胖，胸闷痰多，纳呆神疲，舌苔厚腻，脉滑。

治法：理气通经，健脾化湿。

处方：至阳八阵、中枢八阵、命门八阵；河车路：至阳至命门段；中极、太冲、地机、三阴交、丰隆、合谷。

手法：杵针用泻法或平补平泻法，痰湿者可配合灸法。

方义：本证为胞脉阻滞而经血不得下行所致，故治疗以通为主。至阳八阵、中枢八阵、命门八阵、河车路疏通经脉，调理气血以通经血。中极属任脉经穴，能调理冲任，以通经血。太冲为肝经原穴，可疏肝解郁，行气通滞。地机为脾经郄穴，为血之气穴，能行血活血。合谷为阳明经原穴，有行滞作用，与三阴交相配，可行气调血。丰隆为胃经络穴，功擅运脾化痰浊以通经络。如此数穴相配，滞解经通，冲任调达，闭经可愈。

加减：胸闷小腹胀满者加期门；小腹痛加关元八阵；痰多加中脘八阵、内庭。

【按语】

引起闭经的原因很多，如贫血、结核、肾炎、心脏病均可导致，故杵针治疗闭经时要进行必要的检查，以明确发病原因，采取相应的治疗措施，其中尤其要注意早期妊娠的鉴别诊断。

四、崩漏

妇女不在行经期间，阴道大量下血，或持续下血，淋沥不断者，称为崩漏。亦称"崩中漏下"。临床上以来势急，出血多的称"崩"；发病势缓，经血量多、淋沥不断的为"漏"。崩和漏可互相转化，血崩经急救止血处理，有时可转化为漏下；漏下历时较久，也可转化为血崩。如《济生方》曰："崩漏之疾，本乎一证，轻者谓之漏下，甚者谓之崩中。"本病青春期和更年期妇女较为多见。

功能性子宫出血或其他原因引起的子宫出血，可参照本病施治。

【病因病机】

本病发生的原因多由冲任损伤，肝脾失调所致。肾主闭藏，房劳过度则伤肾，损伤冲任，不能固摄血脉，以致经血非时而下；如情志不舒，肝失条达，气血壅滞，郁结化热，藏血失职，以致邪热迫血妄行；如饮食失节，或久思积虑，脾气不能统血，轻则漏下不止，重则崩注大量出血。崩漏病因虽多，不外气虚或血热所致。

【辨证施治】

1. 气虚

证候：暴崩下血，或淋沥不尽，色淡质薄，面色白或虚浮，身体倦怠，四肢不温，眩晕耳鸣，气短懒言，舌体胖嫩或有齿印，舌苔薄腻或润，脉弱或芤。

治法：益气摄血。

处方：命门八阵；河车路：命门至长强段；隐白、气海八阵、血海、百会八阵。

手法：杵针用补法或加灸法。

方义：本方重在益气摄血，使冲任得固，以止崩漏。故用命门八阵、河车路以补益脾肾之气，固摄冲任。隐白为脾经井穴，为足太阴所根出之处，可益气摄血固崩。气海（八阵）为任脉之气所发，主治一切气疾，以益气止崩漏。血海为足太阴脾经之穴，能治疗诸血证。百会（八阵）能益气固摄，使下陷之气上升而固崩漏。

加减：肾气不足者加太溪；肾阳虚加关元（八阵），杵针加温或重灸；崩漏不止出现脱证者，百会八阵重灸，并加神阙重灸；大便溏加天枢；失眠加神门；盗汗加阴郄。

2. 血热

证候：阴道突然大量下血，或淋沥日久，血色深红，口干喜饮，头晕面赤，烦躁不安，舌质红，苔黄，脉数。治法：凉血清热，固冲止崩。

处方：命门八阵；河车路：命门至长强段；大敦、血海、三阴交、中极。

手法：杵针用泻法。

方义：命门八阵、河车路用杵针泻法，有清热凉血，固冲止崩作用。大敦为足厥阴肝经井穴，可泄热止崩。中极清下焦之热，调理冲任。血海配三阴交可凉血固崩，并可制约经血妄安行。

加减：血瘀者加地机、气冲、冲门调经祛瘀，使血有所归；热重加大椎、曲池；心中烦躁加间使；带下加腰阳关八阵；阴部痒痛加蠡沟、血海；胸胁胀痛加期门、阳陵泉；气郁化火者加太冲；阴虚血热加太溪、阴谷。

【按语】

患者要注意饮食调摄，忌食生冷，防止过度劳累。绝经期妇女如反复多次出血，应做妇科检查，警惕肿瘤所致。大量出血，出现虚脱应及时采取抢救措施。

（王佳琪）

第三章 小儿推拿治疗知要

第一节 小儿推拿治疗与处方

一、小儿推拿治疗

小儿推拿的治疗对象是小儿，主要针对的是学龄前的儿童，但一般来说，以 5 岁以下的小儿为好，婴幼儿尤为适宜。因为这个年龄段的小儿正处于生长发育最旺盛的阶段，身体再生与恢复力强，对外界刺激较为敏感，特别是对于某些小儿常见疾病，效果尤其好。小儿从出生到成年，处于不断生长发育的过程中，其生理、病理、辨证与治疗，包括手法、取穴运用、治疗次数和治疗时间等方面都与成人有所不同。同成人推拿比较，小儿推拿特别强调辨证论治，强调阴阳五行，强调脏象、气血，强调经络与穴位。

小儿推拿用穴除了十四经穴及经外奇穴外，还有一些小儿推拿专用的穴位，称为小儿特定穴。这些穴位大多分布在四肢的肘、膝关节以下，以手掌、手背居多，操作起来比较方便，效果也十分显著，正所谓"小儿百脉汇聚于两掌"。在小儿推拿穴位上，采用适当的操作次数、作用时间和刺激强度，则能使疾病尽快痊愈。若次数、时间、力度太过，则可损伤皮肤或加重病情；若不及则无济于事。

在治疗的过程中，可能会涉及全身上下诸多穴位，故操作应按一定的顺序进行。一种是部位顺序：一般先头面，次上肢，再胸腹、腰背，最后是下肢。一种是穴位顺序：一般先推主穴，后推配穴。一种是手法顺序：先轻手法，如摩、揉、运等法，后重手法，如掐、拿、捏等法，以免刺激太强，引起患儿哭闹。有些小儿推拿流派推拿时有特定的顺序，如孙重三小儿推拿流派习惯以分手阴阳操作开始，以按肩井法结束。推拿时不要拘泥于顺序，应根据具体情况灵活掌握。

小儿推拿时间应根据患儿年龄的大小、病情的轻重、体质的强弱而定，一般婴幼儿治疗一次为 10~15min，若年龄大，时间可适当延长，一般以 20min 左右为宜。通常每日或隔日治疗 1 次，某些急性病如高热，可每日推拿 2 次。

由于小儿发病以外感、饮食内伤、热性病居多，故治疗上多采用解表、消导、清热等方法。另外，小儿患病传变迅速，易生他变，临诊时须谨慎果断，不可贻误病情。对于危重患儿，不宜单独采用小儿推拿，应综合治疗。

二、小儿推拿处方

小儿推拿处方的拟定，与拟定针灸、中药处方一样，只是将传统中医认识和治疗疾病的"理、法、方、药"演变成了"理、法、方、穴"来辨证施治。其处方的作用原理也主要从"调整阴阳""调节脏腑气血""补虚泻实""顺应升降"等方面入手。

小儿推拿处方不同于中药和针刺之处，一是将手法名称和穴位名称相结合，表达一种推拿操作。例如，天河水穴用推法，称为"推天河水"；二扇门用揉法，称为"揉二扇门"；肚角穴用拿法，称为"拿肚角"。二是推拿法还包括手法的补泻，如"补脾经"，指用补法推脾经；而"清脾经"指用泻法推脾经。三是推拿法也能体现手法在穴位上的操作方向，如"推上七节骨""退六腑""板门推向横纹"。在推拿处方上，要注明每个穴位的操作次数和时间，就如同中药当中要注明药物用量一样，如运八卦300次、摩腹5min、捏脊3次、掐四横纹3次等。

在小儿推拿处方中也有主穴和配穴之分。主穴是针对病因或主症而起主要治疗作用的穴位，一般有1~3个。配穴有三方面的作用，一是加强主穴的治疗作用，二是对主穴有制约作用，三是协助主穴治疗一些兼症。例如，便秘采用清大肠、推下七节骨、揉腹作为主穴，配穴采用退六腑加强主穴通腹的作用，若患儿口臭可加清胃经以辅助。

三、五脏疾病的推拿治疗与处方

（一）肺系病证的推拿治疗与处方

肺居于胸中，覆盖五脏六腑，位置最高，为人体之华盖与藩篱，外界的任何气候变化大多由肺首先感之并对其进行调节，故肺特别容易受气候变化影响。因此，中医称肺为"娇脏"，言其不能耐受寒热。其受外邪侵袭会出现风寒束肺、风热犯肺、燥邪伤肺、风湿袭肺、痰热壅肺、痰湿阻肺、肺气亏虚、肺阴亏虚等问题。

1. 风寒束肺

（1）治疗原则：解表散寒，宣肺止咳。

（2）推拿处方：开天门、推坎宫、揉太阳、掐揉耳背高骨、清肺平肝、揉外劳宫穴、揉一窝风、掐揉二扇门、揉掌小横纹、推三关、拿风池、拿肩井。

2. 风热犯肺

（1）治疗原则：疏风清热。

（2）推拿处方：开天门、推坎宫、揉太阳、掐揉耳背高骨、清肺平肝、水底捞明月（简称水底捞月）、捣小天心、揉掌小横纹、清天河水、拿风池并颈夹脊、拿肩井、分推肩胛骨、推脊。

3. 燥邪伤肺

（1）治疗原则：清燥润肺。

（2）推拿处方：开天门、推坎宫、揉太阳、掐揉耳背高骨、清肺经、补肾经、揉二人上马、清天河水、点揉天突、推下天柱骨、揉膻中及乳旁乳根、分推肩胛骨、揉三阴交。

4. 风湿袭肺

（1）治疗原则：发散风湿，疏通经络。

（2）推拿处方：开天门、推坎宫、运太阳、掐揉耳背高骨、清肺经、清大肠、推三关、掐揉二扇门、清补脾经、捋脊与推背俞穴、拿风池并颈夹脊、拿肩井、揉丰隆和阴陵泉。

5. 痰热壅肺

（1）治疗原则：清热化痰。

(2) 推拿处方：清肺经、运内八卦、推小横纹、揉掌小横纹、清天河水、分推腹阴阳、分推肩胛骨、拿肩井、揉肺俞。

6. 痰湿阻肺

(1) 治疗原则：燥湿化痰。

(2) 推拿处方：清肺经、清肝经、运内八卦、推小横纹、揉掌小横纹、揉天突、开璇玑、分推肩胛骨、揉丰隆、揉阴陵泉。

6. 肺气亏虚

(1) 治疗原则：补益肺气。

(2) 推拿处方：补肺经，补脾经，补肾经，推三关，揉肺俞、脾俞、肾俞，拿肩井，捏脊。

8. 肺阴亏虚

(1) 治疗原则：滋阴润肺。

(2) 推拿处方：清补肺经、补肾经、揉二人上马、水底捞明月、清天河水、推揉膻中、揉乳根、分推肩胛骨、揉肺俞穴、捏脊、揉三阴交。

(二) 脾胃病证的推拿治疗与处方

脾与胃同居中焦。两者以经络相连，有表里属性关系。脾胃为后天之本，共同完成饮食的消化吸收及精微输布。其中，脾主运化是脾胃生理功能的基础，具体表现为运化水谷与运化水湿。运化水谷是指将谷食化为谷精，并将其吸收、转输到全身脏腑的生理功能。相对于小儿对气血的需求，其脾的运化功能相对不足，于是古人提出了"脾常不足"的观点。这一理念在小儿调护与儿科疾病的诊疗过程中十分重要。

因小儿脾常不足，所以会出现寒湿困脾、湿热蕴脾、食滞胃肠、脾气虚、脾阳亏虚、脾气下陷、胃强脾弱等问题。

1. 寒湿困脾

(1) 治疗原则：温中化湿。

(2) 推拿处方：补脾经、运内八卦、揉外劳宫、揉一窝风、推三关、摩腹、揉脐、按揉足三里、揉丰隆。

2. 湿热蕴脾

(1) 治疗原则：清热利湿健脾。

(2) 推拿处方：清脾经、清胃经、清大肠、清小肠、清天河水、退六腑、运土入水、运水入土、推下七节骨。

3. 食滞胃肠

(1) 治疗原则：消食健脾和胃。

(2) 推拿处方：清胃经、清大肠、揉板门、掐揉四横纹、运内八卦、退六腑、揉腹、推下七节骨、捏脊。

4. 脾气虚

(1) 治疗原则：健脾益气。

(2) 推拿处方：补脾经、清胃经、推四横纹、运内八卦、推三关、摩腹、推上七节骨、揉足三里、捏脊。

5. 脾阳亏虚
(1) 治疗原则：温中健脾。
(2) 推拿处方：补脾经、运内八卦、揉外劳宫、揉一窝风、推三关、揉中脘、摩腹、摩丹田、揉足三里、捏脊。

6. 脾气下陷
(1) 治疗原则：补中益气。
(2) 推拿处方：补脾经、补大肠、揉外劳宫、推三关、揉百会、揉气海、揉龟尾、推上七节骨、捏脊。

6. 胃强脾弱
(1) 治疗原则：健脾和胃。
(2) 推拿处方：补脾经、清胃经、清补大肠、揉板门、掐揉四横纹、退六腑结合推三关、捏脊。

（三）心系病证的推拿治疗与处方

心为火脏，小儿初生，知觉未开，见闻易动，自我控制力差，易喜、易怒、易惊。故传统儿科认为"小儿心常有余"。临床上易出现心火亢盛、痰迷心窍、痰火扰心、心血瘀阻、心气虚、心血虚、心阳虚、心阴虚、心虚胆怯、小肠实热等问题。

1. 心火亢盛
(1) 治疗原则：清心泻火，宁心安神。
(2) 推拿处方：清心经、清小肠、水底捞明月、捣揉小天心、掐总筋、清天河水、推箕门。

2. 痰迷心窍
(1) 治疗原则：豁痰开窍。
(2) 推拿处方：清补脾经、清心经、运内八卦、掐揉五指节、捣揉小天心、重拨天突、揉膻中、揉丰隆、推揉囟门、开璇玑、掐老龙。

3. 痰火扰心
(1) 治疗原则：清热化痰，宁心安神。
(2) 推拿处方：清心经、清肝经、清大肠、清小肠、运内八卦、掐揉五指节、捣揉小天心、重拨天突、清天河水、下推天柱骨、退六腑、推箕门。

4. 心血瘀阻
(1) 治疗原则：活血化瘀，理气通络。
(2) 推拿处方：清心经、清肝经、运内八卦、揉内关、捣揉小天心、揉一窝风、拨极泉、捏脊。

5. 心气虚
(1) 治疗原则：益气补心。

（2）推拿处方：补心经、补脾经、推三关、揉外劳宫、揉内关、振揉膻中、揉心俞。

6. 心血虚

（1）治疗原则：补血养心安神。

（2）推拿处方：补心经、补脾经、揉神门、揉内关、揉心俞、揉足三里、开天门、推坎宫、揉太阳、掐揉耳后高骨。

7. 心阴虚

（1）治疗原则：滋阴清热。

（2）推拿处方：补心经、揉神门、揉心俞、补肾经、揉内劳宫、揉二人上马、点揉三阴交、揉太溪、揉涌泉。

8. 心阳虚

（1）治疗原则：益气温阳。

（2）推拿处方：在治疗心气虚的处方基础上加纵擦胸段脊柱两侧、揉关元、摩气海、运丹田，横擦小腹与腰骶。

9. 心虚胆怯

（1）治疗原则：安神定志，补益阳气。

（2）推拿处方：开天门、推坎宫、揉太阳、掐揉耳后高骨、揉百会及四神聪、补心经、清肝经、掐揉五指节、掐威灵和精宁、揉内关、揉心俞、点揉足三里。

10. 小肠实热

（1）治疗原则：清心导赤。

（2）推拿处方：清心经、清小肠、揉总筋、捣小天心、清天河水、揉二人上马、推箕门、揉三阴交。

（四）肝系病证的推拿治疗与处方

肝为将军之官，胆为少阳春升之气，其性多风。由于小儿如春天草木，生长发育迅速，患病又多动，多惊风，故古人谓"小儿肝常有余"。临床上易出现肝郁气滞、肝火上炎、肝经风热、肝风内动、肝血不足、寒滞肝脉、肝胆湿热、胆郁痰扰等问题。

1. 肝郁气滞

（1）治疗原则：疏肝解郁，理气和中。

（2）推拿处方：清肝经、清心经、运内八卦、揉膻中、搓摩胁肋、开璇玑、揉太冲。

2. 肝火上炎

（1）治疗原则：清肝泻火。

（2）推拿处方：清肝经、清心经、清天河水、退六腑、水底捞明月、推桥弓、搓摩胁肋、开璇玑、推下七节骨。

3. 肝经风热

（1）治疗原则：疏风清热，凉肝散邪。

（2）推拿处方：清心经，清肝经，开天门，推坎宫，揉太阳，掐揉耳背高骨，按揉目上眶，掐揉承泣、四白，捣揉小天心。

4. 肝风内动

(1) 治疗原则：平肝熄风潜阳。

(2) 推拿处方：清肝经、清心经、掐总筋、掐合谷、掐五指节、清天河水、掐精宁、掐威灵、推桥弓、揉三阴交、擦涌泉。

5. 肝血不足

(1) 治疗原则：滋补肝血。

(2) 推拿处方：补脾经，补肾经，揉二人上马，开天门，推坎宫，揉太阳，掐揉耳背高骨，揉按四白，揉肝俞、脾俞、肾俞，按揉足三里，点揉三阴交，揉涌泉。

6. 寒滞肝脉

(1) 治疗原则：暖肝散寒。

(2) 推拿处方：补脾经、补肾经、揉外劳宫、揉一窝风、推三关、横擦小腹和腰骶令热、捏脊、按揉足三里。

7. 肝胆湿热

(1) 治疗原则：清热利湿，疏肝利胆。

(2) 推拿处方：清肝经、清大肠、清小肠、清天河水、揉板门、掐揉四横纹、搓摩胁肋、推箕门、推下七节骨。

8. 胆郁痰扰

(1) 治疗原则：清热利胆，豁痰开窍。

(2) 推拿处方：开天门、推坎宫、揉太阳、掐揉耳背高骨、摩囟门或百会、搓摩胁肋、揉乳根乳旁、捏脊、点揉丰隆。

（五）肾系病证的推拿治疗与处方

古人谓"小儿肾常不足""肾病多虚""肾无实证"。临床上易出现肾气虚、肾阴虚、肾阳虚、肾气不固、肾虚水泛、肾精不足、膀胱湿热等问题。

1. 肾气虚

(1) 治疗原则：补益肾气。

(2) 推拿处方：补肾经、揉肾顶、揉外劳宫、推三关、摩振百会、摩丹田、揉涌泉。

2. 肾阴虚

(1) 治疗原则：滋阴补肾。

(2) 推拿处方：补肾经、揉二人上马、水底捞明月、清天河水、揉三阴交、推箕门、揉涌泉。

3. 肾阳虚

(1) 治疗原则：温补肾阳。

(2) 推拿处方：补肾经、揉外劳宫、推三关、摩腹、摩关元、横擦小腹和腰骶。

4. 肾气不固

(1) 治疗原则：补益肾气。

(2) 推拿处方：补肺经、补脾经、补肾经、揉百会、摩关元、横擦小腹和腰骶、捏脊、推上七节骨、揉龟尾。

5. 肾虚水泛

（1）治疗原则：温肾助阳行水。

（2）推拿处方：补肾经、揉外劳宫、推三关、清小肠、摩腹、摩关元、横擦小腹和腰骶，推箕门、揉阴陵泉。

6. 肾精不足

（1）治疗原则：补肾填精。

（2）推拿处方：补脾经、补肾经、揉二人上马、摩振囟门、点揉四神聪、推三关、横擦小腹和腰骶、捏脊、揉涌泉。

7. 膀胱湿热

（1）治疗原则：清热利湿。

（2）推拿处方：清小肠、清天河水、清脾经、揉二人上马、推箕门。

第二节 小儿推拿禁忌证

《华佗神医秘传》曰："凡人支节腑脏，郁积而不宣，易成八疾：一曰风，二曰寒，三曰暑，四曰湿，五曰饥，六曰饱，七曰劳，八曰逸；凡斯诸疾，当未成时，当导而宣之，使内体巩固，外邪无自而入。迨既感受，宜相其机官，循其腠理，用手术按摩疏散之，其奏效视汤液圆散神速。"推拿手法的应用范围很广，许多疾病都可采用，而且对于某些疾病有很好的治疗效果。大量的临床实践已经证实，小儿推拿对小儿的感冒、发热、咳嗽、便秘、呕吐、腹泻、厌食、口疮、夜啼、惊风、脱肛、遗尿等都具有显著的疗效。但是推拿手法的临床应用也有一定局限性，存在着手法的禁忌证，即不适宜施用手法或施用手法有一定危险性的疾病，《素问·腹中论》曰："伏梁……不可治，治之每切按之致死。"

小儿推拿的禁忌证有以下几个方面。

（1）骨折、脱位及扭伤等疾病的急性期。

（2）皮肤破损、烧伤、烫伤、疮疡、创伤出血。

（3）某些皮肤病，如湿疹、疱疹等。

（4）血液疾病或有出血倾向者，如血友病、恶性贫血等。

（5）恶性肿瘤、感染性疾病等。

（6）严重心、脑、肺、肾等器质性疾病的危重患儿，不宜单独使用推拿方法治疗，须采用综合疗法。

（7）小儿过饥、过饱、过度劳累、剧烈运动后。

（王佳琪）

第四章 小儿推拿基本手法

第一节 推 法

一、推法

医者以拇指或食、中二指的螺纹面着力,附着在小儿体表一定的穴位或部位上,做单方向的直线或环旋移动,称为推法,推法可分为直推法、分推法、旋推法和合推法4种,为小儿推拿代表性的手法之一。

(一)直推法

【操作方法】

(1)拇指直推法:用拇指桡侧或指面在穴位上做直线推动,称为拇指直推法。

(2)二指直推法:用食指和中指的螺纹面在穴位上做直线推动,称为二指直推法。

【动作要领】

操作时宜做单方向直线推动,不宜歪斜,同时辅以小儿推拿介质,推动时要有节律,频率为200~300次/min;动作轻快连续,轻而不浮,重而不滞,以推后皮肤微微发红为佳。

【临床应用】

直推法是小儿推拿常用的手法,常用于线状穴位和面状穴位等小儿特定穴的操作,如推天门、推天柱骨、推大肠、推三关、推脾经、推肺经等,具有通散之功,有调阴阳和脏腑、理脾胃、舒筋通络、扶正祛邪等作用,在某些穴位上推动的方向与补泻有关,应根据不同部位和穴位而定。

(二)分推法

【操作方法】

用两手拇指桡侧或指面,或者食、中二指指面自穴位向两旁做分向推动,称为分推法。

【动作要领】

做分向推动时,两手用力要均匀,动作要柔和而协调,节奏要轻快而平稳,从穴位中间做"⟷"直线推动操作时,速度较快,幅度较小,频率为200~300次/min,做"⤩"弧形推动操作时,幅度较大,频率约200次/min。

【临床应用】

分推法多用于面状穴位、线状穴位等的操作,因向左右分向推动,又分别称为分推前额、分推手阴阳、分推腹阴阳、分推背阴阳等,本法轻快柔和,还适用于大横纹、膻中、坎宫、璇玑、腹部、肩胛骨等,具有调阴阳和脾胃、宣肺解表、通经利气等作用,临床上热证、实证均可分推之。

(三) 旋推法

【操作方法】以拇指指面在穴位上做顺时针方向旋转推动，称为旋推法。

【动作要领】旋推法操作时动作要轻快连续，犹如用拇指做摩法，仅在皮肤表面推动，不得带动皮下组织，要动作协调，均匀柔和，速度较直推法稍缓慢，频率为150~200次/min。

【临床应用】

旋推法主要用于手部点状、面状穴位的操作，如肺经、肾经等，能通和脏腑，调补气血，故古人有"旋推为补"之说。

(四) 合推法

【操作方法】

以两拇指螺纹面自穴两旁向穴中合拢推动，称为合推法，因其从左右两侧向中间合拢推动，故又称合阴阳。

【动作要领】

本法操作方向与分推法相反，双手用力要均匀，动作要柔和、协调，合推法动作幅度较小，推时不应向中间挤拢皮肤，频率为200~300次/min。

【临床应用】

合推法临床应用较少，仅用于合推大横纹，能调和气血、阴阳，本法主要用于大横纹的操作，具有行痰散结、调和阴阳等作用。

【注意事项】

(1) 根据病情、部位和穴位的需要，注意掌握手法的方向、轻重、快慢，以求手法的补泻作用，达到预期的疗效。

(2) 两手自两旁向中间合推时，动作应轻快并协调一致。

(3) 操作时既可做直线移动，也可顺体表做弧形移动。

(4) 不可推破皮肤，可辅以小儿推拿介质。

第二节 拿 法

一、拿法

以单手或双手的拇指与食、中二指相对夹捏住某一部位或穴位处的肌肤，逐渐用力内收，并做一紧一松的拿捏动作，称为拿法。

【操作方法】

以单手或双手的拇指与食、中二指螺纹面相对着力，夹持住某一部位或穴位处的肌肤，并做一紧一松持续不断的拿捏动作。

【动作要领】

(1) 肩、肘、腕关节要放松，手掌空虚，指腹着力部分要紧贴小儿被拿的部位或穴位处的肌肤，拿时一紧一松地提起、放下，和缓而有节律性，逐步达到渗透的作用。

(2) 操作中要注意腕关节的灵活性，动作协调，可双手交替操作或同时操作，避免死板僵硬。

（3）用力要由轻而重，蓄劲于内，贯注于指。

（4）初习者不可用力久拿，避免损伤手指和腕关节。

【临床应用】

该手法既有力又柔和，小儿感觉轻松舒适，临床应用比较广泛，常用于头部、颈项部、肩背部、四肢部，治疗临床各种疾患，例如，拿合谷能疏风解表，通络止痛，拿肩井可以祛风散寒，发汗解表，舒筋活血，松解痉挛，拿颈项能通调全身气血，主治头痛、感冒、肌肉麻木等。

【注意事项】

（1）操作时手指要主动运动，以其相对之力进行捏提揉动。

（2）操作中不能指甲内扣，以防伤害皮肤。

（3）操作时不可突然用力或使用暴力，更不能拿住不放。

（4）拿法刺激较强，临床上常在拿后继以揉摩手法，以缓和刺激。

第三节　按　法

一、按法

以拇指或中指的指端、螺纹面着力在一定的穴位或部位上，逐渐用力向下按压，按而留之，称为按法，临床上常分为指按法和掌按法。

【操作方法】

1. 指按法

分为拇指按法和中指按法。

（1）拇指按法：拇指伸直，其余四指握空拳或张开，起支持作用，以协同助力。以拇指螺纹面或指端吸定在小儿治疗穴位上，垂直用力，向下按压，持续一定的时间，然后放松，如此一压一放反复操作。

（2）中指按法：中指指间关节、掌指关节略屈，稍悬腕，用中指指端或螺纹面着力在小儿需要治疗的穴位上，垂直用力，向下按压，余同拇指按法。

2. 掌按法

腕关节背伸，五指放松伸直，以掌面或掌根着力，附着在小儿需要治疗的部位上，垂直用力，向下按压，并持续一定的时间。

【动作要领】

本法按压的力量要逐渐增加，平稳而持续，得气为度，切忌粗暴，本法常与揉法配合应用。

【临床应用】

本法多用于点状穴位和面状穴位的操作，指按法适用于全身穴位，"以指代针"，如按足三里、按揉脊柱，能通经活络，掌按法常用于胸背部，具有温经散寒、温中止痛的作用。

【注意事项】

(1) 按法操作时用力一定要逐渐从轻到重、从重到轻,切忌用力迅猛,造成组织损伤。
(2) 按法结束时,不宜突然撤力,而应逐渐减轻按压的力量。
(3) 掌按法在腰胸部应用时要注意患者的骨质情况,避免造成医疗事故。
(4) 指按法接触面积小、刺激较大,临床操作中常与揉法结合应用,边按边揉,有"按一揉三"的说法,即重按一下,轻揉三下,形成有规律的按揉结合的连续手法。

第四节 摩 法

一、摩法

以食、中、无名、小指四指指面或掌面着力,附着在小儿体表一定的部位或穴位上,做环形而有节律的抚摩运动,称为摩法,临床可分为指摩法与掌摩法两种。

【操作方法】
(1) 指摩法食、中、无名、小指四指伸直并拢,以指面着力,附着在小儿体表一定的部位或穴位上,做顺时针或逆时针方向的环形摩动,频率为120~150次/min。
(2) 掌摩法指掌自然伸直,以掌面着力,附着在小儿体表一定部位上,做顺时针或逆时针方向的环形摩动。

【动作要领】
本法操作时用力轻柔、均匀,动作和缓协调,不带动皮下组织,"皮动肉不动",一般指摩稍轻快,掌摩稍重缓,频率为120~160次/min。

【临床应用】
本法多用于头面部、胸腹部等面状穴位,摩中脘、摩腹可治疗肠胃疾患,具有消积导滞、温中健脾的作用,摩囟门、摩百会可治疗神志疾病,能安神镇静、升举阳气,文献中有"急摩为泻,缓摩为补"之说,使用摩法时,可配合药物进行操作。

【注意事项】
(1) 摩法用力不宜过重,也不可过轻,肘、腕、指、掌相互协调运动,运动中腕关节尽量保持不动。
(2) 指掌接触小儿体表部位时要自然贴附,不要产生向下的拙力,压力轻柔,摩动节律要均匀。
(3) 掌摩时与皮肤产生运动幅度大,不带动皮下组织,手法频率约100次/min。
(4) 摩法操作时应根据病情选择操作方向和使用介质。

第五节 揉 法

一、揉法

以手指的指端或螺纹面、手掌大鱼际、掌根着力,吸定于一定的治疗部位或穴位上,做轻柔和缓的顺时针或逆时针方向的环旋运动,称为揉法,临床可分为指揉法、鱼际揉法、掌根揉法。

【操作方法】

1. 指揉法

以拇指或中指的指面，或者食、中、无名指指面着力，吸定于治疗部位或穴位上。

2. 鱼际揉法

以大鱼际部着力于施术部位上，稍用力下压，腕部放松，前臂主动运动，通过腕关节带动着力部分在治疗部位上做轻柔和缓的顺时针或逆时针方向的环旋揉动，同时带动该处的皮下组织。

3. 掌根揉法

以掌根部分着力，吸定在治疗部位上，稍用力下压，腕部放松，前臂主动运动，带动着力部分做轻柔和缓的顺时针或逆时针方向的环旋揉动，同时带动该处的皮下组织做轻柔和缓的顺时针或逆时针方向的环旋揉动，同时带动该处的皮下组织。

【动作要领】

本法操作时腕部要放松，手指紧贴体表，带动皮下肌肉组织，动作宜轻柔和缓，频率约 200 次/min。

【临床应用】

本法轻柔和缓，刺激量小，小儿最易接受，适用于全身各部，"揉以和之"，本法能调和气血、消肿止痛、祛风散热、理气消积，根据病情需要，可二指并揉或三指同揉，如揉二扇门以发汗解表，揉天枢以调理大肠，其操作时间宜长，力度适中，根据不同部位和穴位，结合方向、频率，可补可泻。

【注意事项】

（1）操作时，着力部分不能与小儿皮肤发生摩擦，也不能用力下压。

（2）用力均匀、协调而有节奏性，做到旋而不滞，转而不乱。

（3）揉法的动作与摩法颇为相似，需注意区别：揉法着力相对较重，操作时要吸定治疗部位或穴位，带动该处的皮下组织一起揉动，而摩法着力相对较轻，操作时仅在体表做抚摩，不带动该处的皮下组织。

（王佳琪）

第四篇 胸外科疾病诊治

第一章 外伤性血胸

一、病因和发病机制

胸部创伤中 70% 有不同程度的血胸。胸壁或胸内器官创伤，伤口与胸膜腔相通者，均能产生血胸或血气胸。依据胸腔内积血量多少可分为：

（1）少量血胸：胸内积血量少于 500mL，胸部 X 线片显示肋膈角消失，液面不高过膈顶。

（2）中量血胸：胸内积血量在 500～1500mL，在胸部 X 线片上可见胸内积血的上界达肺门平面。

（3）大量血胸：胸内积血量超过 1500mL，肺严重受压，胸内积血液面可达上肺野。

二、病理生理

血胸的病理生理改变主要是大量失血和胸腔内积血对呼吸的影响。大量出血可引起失血性休克，胸腔内积血压迫肺脏，减少气体交换，大量积血可致纵隔移位，影响静脉回流。急性大量出血在胸内可以凝成血块，以后纤维蛋白附着于肺表面形成纤维板，限制肺膨胀，产生"凝固性血胸"。凝固性血胸以后机化致纤维胸，机化过程中继发感染可产生脓胸。

造成血胸的出血来源：

（1）肺组织裂伤出血，由于肺动脉压力低，仅引起局部肺内血肿，出血多能自行停止。

（2）胸壁血管出血，一般为胸廓内血管或肋间血管损伤，它们来自体循环，压力高，出血不易自止，往往持续出血需要开胸止血。

（3）心脏、主动脉、腔静脉以及肺动静脉主干出血，则多为急性大出血，常来不及抢救而死亡。

三、诊断

（1）少量血胸常缺乏临床症状。

（2）中等量以上血胸可产生呼吸困难、脉速、面色苍白、血压降低、烦躁不安，甚至休克。

（3）体查发现伤侧胸部肋间隙膨满，气管向健侧移位，叩诊实音，呼吸音减弱或消失。

（4）胸部 X 线像发现胸腔积液，血气胸时可见胸内气液平面。

（5）胸腔穿刺抽出血液，即可确诊，这也是诊断血胸最有效的方法。

四、治疗

（1）少量血胸，积血大多自行吸收，不需特殊处理。也可以通过多次胸腔穿刺抽出血液而治愈。

（2）大多数外伤性血胸患者需要施行胸腔闭式引流术，闭式引流采用第 5 或第 6 肋间插管，注意勿伤及膈肌或其他脏器。

（3）如出现下列征象提示胸内有活跃性出血，应紧急开胸探查手术止血：

①胸腔闭式引流出的血量每小时超过 200mL 连续 2~3 小时；

②在积极抗休克和输全血后，伤员血压仍不上升或上升后又下降，脉搏、呼吸及失血症状无改善；

③引流出的血液很快凝固，或输血、应用止血药物后胸腔引流量减少了，但是心率逐渐升高。开胸探查术前应积极治疗失血性休克，备足血源，必要时收集自体血回输。

④开胸探查一般采用后外侧切口，经第 4 或第 5 肋间进胸，清除血块，迅速寻找出血处。如果发现胸廓内血管或肋间血管出血，予钳夹后贯穿缝扎止血。

⑤如果大块肺组织撕裂伤，组织脆弱缝合不能有效止血，或肺组织损伤严重已丧失功能，应行部分肺切除或肺叶切除。术中寻找出血部位有困难，可能与休克未纠正、血压太低有关，可先补充血容量，待血压回升后再寻找出血部位。术毕，安置胸腔闭式引流管，分层缝合胸壁。

⑥如果系心脏或大血管损伤，应采取相应修补缝合，必要时需在旁路循环或体外循环下完成心脏或大血管破裂修补术。

⑦若系凝固性血胸，胸内积血多，胸腔内阴影超过肺野的下 1/3，为预防以后发生机化性血胸，或纤维胸，或脓胸，应开胸取出血凝块，清除胸膜纤维素，彻底冲洗胸膜腔，安置胸腔闭式引流。术后鼓励咳嗽和深呼吸，促使肺尽快复张。

⑧开胸探查止血术后，应严密观察病情变化，防止发生再出血。同时应用大量抗生素预防感染。保持胸腔引流通畅。鼓励和协助病人咳嗽，排出呼吸道内分泌物，促进肺脏充分膨胀，以消灭残腔。

五、临床路径

（1）询问病史，了解受伤情况。

（2）体格检查：注意生命体征、血压、脉搏、有无呼吸困难。局部皮肤损伤及皮下血肿。胸部有无缺损，呼吸音有无减弱、消失。

（3）吸氧、补液，急诊留观。

（4）辅助检查：胸部 X 线正侧位像，血常规和出凝血功能检查，胸腔引流液血红蛋白浓度检查。

（5）拟行全麻手术者，完善术前各项化验检查，心电图检查。

（6）拟急诊手术者，应急诊备血，向患者及家属交代病情和可能发生的任何问题，并签字。通知麻醉科、手术室。

（付毅）

第二章　胸壁软组织损伤

胸壁软组织损伤包括软组织挫伤、皮肤裂伤、肌肉撕裂伤，软组织穿通伤等。

一、病因和发病机制

胸壁软组织损伤是由于胸部受到外界钝性或锐性打击引起的损伤，如胸部挤压，高处坠落，钝器打击均可造成胸壁软组织的钝性伤，枪弹、刀、金属碎片等可刺伤胸壁软组织。凡是未深及到骨性胸廓及内脏器的胸部损伤，均属于胸壁软组织损伤。

二、临床表现

1. 有明确的胸部外伤史。

2. 局部疼痛

疼痛程度与暴力的强度、性质、持续时间及受伤部位的神经分布有关。

3. 局部肿胀

因局部软组织炎性反应渗出、淤血或皮肤损伤所致。

4. 创面

不同性质和强度的创伤可以造成皮肤表面伤痕、破损、撕脱，肌肉撕裂等。

5. 功能障碍

严重损伤患者因疼痛限制呼吸运动和咳嗽，可导致呼吸系统合并症。

6. 生命体征

一般情况下心率、血压、呼吸多属正常。严重、大面积软组织损伤可以有心率加快、血压升高或降低，呼吸幅度变浅、频率加快。剧烈疼痛可致面色苍白、冷汗。

三、诊断

（1）无胸腔内脏器损伤的阳性体征，胸廓挤压试验阴性，排除胸内其他合并伤。

（2）胸部正侧位像正常。

四、治疗

（1）对症治疗

依据伤情给予活血、化瘀、止痛的中、西药物。

（2）局部理疗

受伤早期可行局部冷敷，无继续出血迹象后行热敷或选用其他理疗方法。

（3）清创缝合

有较大皮肤软组织破损的患者,予清创术。清除异物及坏死组织,充分止血。有血管、神经损伤者予相应外科处理。伤口有严重污染,清创术后予开放换药。

(4) 选择适当抗生素预防感染。

(5) 根据损伤情况给予破伤风抗毒血清(TAT)注射。

五、临床路径

(1) 询问病史,受伤情况

(2) 体格检查

详细检查生命体征,血压、脉搏、呼吸,胸腔深部有无压痛,胸廓挤压试验、胸部叩诊和听诊确定呼吸音有无减弱、消失,以完全排除胸内脏器的损伤。注意胸壁局部皮肤软组织检查,有无皮下血肿,确定软组织损伤的范围、程度和严重性。

(3) 辅助检查胸部 X 线正侧位像。

(4) 清创缝合、抗生素预防感染。

(付毅)

第三章　肺挫伤

一、病因和发病机制

严重创伤，如车祸、钝器伤、高空坠落、爆炸气浪伤、烟雾烧伤或骨折脂肪颗粒肺栓塞等均可造成肺挫伤。

肺挫伤的发病机制是因胸部剧烈损伤造成肺部微血管内膜伤害，致血管壁的通透性增加，水分和胶体渗出到血管外，造成肺间质水肿和肺泡内水肿，继发肺泡萎缩，肺内动静脉分流增加，通气/灌流比例失调。以上病理生理改变引起肺的顺应性下降，潮气量降低，最终导致低氧血症。严重的肺挫伤可以造成急性呼吸衰竭，甚至多器官功能衰竭而死亡。

二、诊断

（1）严重的外伤史或强大冲击波损伤史，它多合并有其他严重胸部损伤，如多发性肋骨骨折，连枷胸，血气胸，胸骨骨折，创伤性膈破裂或胸腹部联合伤。

（2）皮肤损伤、皮下淤血或皮下气肿。

（3）胸痛、咳嗽、咯血性泡沫痰、呼吸急促。

（4）胸部听诊发现呼吸音减弱，布满广泛湿啰音、水泡音、管性呼吸音，心率加快但节律整齐。

（5）可伴有液气胸或出现因气栓而致的神经系统的症状和体征。

（6）严重的肺挫伤可以发生急性呼吸窘迫综合征（ARDS），出现严重缺氧、发绀、烦躁不安、出血倾向、尿少，甚至昏迷。

（7）胸片显示双肺局限性或弥漫性片状影或团块状影。

（8）CT 显示肺实质损伤。

（9）血气分析提示低氧血症，若通气功能有障碍，还可出现高碳酸血症。

（10）凝血机制改变，血小板降低，出血倾向，也可出现高凝状态。

三、治疗

1. 肺挫伤、肺裂伤

（1）保证充足的液体输入和组织灌注，注意补充血容量，维持循环稳定。控制单位时间内输液速度，限制晶体液体入量，防止输液过多造成继发性肺水肿。晶胶比例 2∶1，总入量为 1500~2000mL/天。微血管完整性受损，补充胶体并不能有效治疗肺水肿。过多应用利尿剂可导致患者血容量减少，组织灌注不足。

（2）应用抗生素预防肺部继发感染。

（3）行胸腔闭式引流治疗血气胸等合并症。

（4）胸腔内有持续大量漏气或严重出血时，需开胸探查，必要时切除受损肺组织。

2. 急性呼吸窘迫综合征（ARDS）

（1）连续监测动脉血气及电解质情况，并根据结果予以及时纠正。

（2）吸氧并保持呼吸道通畅，吸氧后动脉血氧分压无改善或二氧化碳分压升高、pH 值降低时，应尽快行气管内插管呼吸机辅助呼吸，机械辅助通气应用间歇正压通气或呼气终末正压通气（PEEP）。保证呼吸道通畅及足够肺泡通气量，改善气体交换。

（3）重症肺挫伤患者应置入漂浮导管监测心功能，严密监控组织灌注压、心排血量和动静脉血氧分压差。

（4）早期可短程应用大剂量激素，有助于稳定肺泡功能、改善微循环。

（5）治疗不对称的两侧肺挫伤时可行两肺分侧通气，即插入双腔气管内插管，用两台呼吸机分别行两侧肺通气。两侧肺分别通气时，设置的两侧肺呼吸频率、气道压力、吸入氧浓度、PEEP 均可以不同。

（6）补充高能量营养，保护肝、肾功能。必要时予成分输血，并注意补充血小板。

四、临床路径

（1）询问病史，详细了解受伤情况

（2）体格检查。记录生命体征，血压、脉搏、呼吸及体温，注意有无呼吸困难、发绀，特别强调听诊呼吸音有无减弱、消失和干、湿啰音。

（3）呼吸困难者，应急诊留观。吸氧、必要时请重症监护室和麻醉科会诊，气管插管，呼吸机辅助呼吸。行心电监护、血氧饱和度监测。依上述原则补充液体和电解质，补充胶体，保证有足够的有效循环血量，必要时予利尿剂。同时予抗感染治疗措施。

（4）辅助检查。胸部 X 线正侧位像，血常规检查，动脉血气分析和血肝、肾功能检查。

（付毅）

第四章 肺 癌

原发于支气管-肺的癌称支气管肺癌（简称肺癌），为当前世界各地最常见的恶性肿瘤之一。

一、病因和病理学

（一）个体因素

（1）年龄肺癌多见于老年人，发病率一般自40岁后开始增高，在40岁前相对少见，50岁以后迅速上升。在70岁达高峰，70岁以后略有下降。在全部病例中40岁以下的患者占10%，男女比例约为2∶1。

（2）性别

多见于男性，我国的男、女性比例为2.13∶1。

（3）种族

黑种人肺癌发病率明显高于白种人。美籍华人的女性肺癌发病率较高，和在新加坡、中国香港的中国女性中肺腺癌高发相一致。肺癌的相对危险性以中国人与马来人比较，男性为3.77倍，女性为1.96倍，中国人与印度人比较，男性为6.95倍，女性为2.45倍。

（4）肺癌家族遗传史

有个别文献报道肺癌的家族因素和吸烟患肺癌的危险性两者间有协同作用。也有人认为有家族性肺癌者多为腺癌和小细胞癌，而前者和吸烟关系不太明确。目前对肺癌发病比较一致的观点为家族遗传基因所致的基因缺陷或基因易感性与外界致癌因素相互作用的结果。

（二）危险因素

1. 吸烟

已经公认，吸烟是肺癌的重要危险因素。吸烟的时间、数量和肺癌的发病有确切相关性。此外，吸烟开始的年龄也影响发病率，如<19岁时开始吸烟者其肺癌发病率为140/10万，而在≥20岁开始吸烟者仅为20/10万，两者的发病率相差7倍。吸烟、戒烟和不吸烟者患肺癌的危险性有明显差别，吸烟、戒烟和不吸烟者患肺癌的危险性随戒烟年份的延长而逐渐降低，戒烟持续15年才与不吸烟者相近。资料说明肺癌发病率每日吸烟25支以上为2.27/千人年，每日吸15~24支者为1.39/千人年，吸1~14支者为0.57/千人年。虽然带滤嘴的纸烟可在一定程度上降低肺癌的发病，但仍远高于不吸烟者。

2. 职业致癌因子

已被确认为有证据的致人类肺癌职业因素，包括石棉、无机砷化合物、二氯甲醚、铬及某些化合物、镍冶炼、氡及氡子体、芥子体、氯乙烯、煤烟、焦油和石油中的多环芳烃等。可能致肺癌职业因素则有铍及其某些化合物、镉及其某些化合物、丙烯腈、二甲基硫酸等，且被认为肺癌是职业癌中最重要的一种。约15%的男性肺癌和5%女性肺癌与职业因素相关，而石棉致肺癌可以占全部肺癌发生的5%。

3. 空气污染

据推算大城市中有10%肺癌病例可能由于大气污染如吸烟、职业暴露、水源污染以及生活废气等所致（包括有吸烟的联合作用）。室内小环境污染已经受到国内外广泛注意，包括被动吸烟、燃料燃烧和烹调过程中可能产生的致癌物。如洛杉矶、宣威和广州有资料表明，室内用煤，接触煤烟或其不完全燃烧物为肺癌的危险因素，特别是女性腺癌。

4. 电离辐射

大剂量电离辐射可引起肺癌，除氡和氡子体所产生的射线对矿工患肺癌的危险性外，接受放射线治疗的强直性骨髓炎和日本原子弹伤害幸存者中肺癌明显增多。

5. 饮食与营养

文献报道摄取食物中维生素A含量少或血清维生素A含量低的人患肺癌危险性增高。维生素A类能作为抗氧化剂直接抑制甲基旦蒽、苯芘、亚硝胺的致癌作用和抑制某些致癌物和DNA的结合，拮抗促癌物的作用。因之可直接干扰癌变过程。

（三）病理学

1. 起源

肺癌源于各级支气管黏膜和肺泡上皮，因而命名为支气管肺癌。除鳞癌、腺癌、小细胞癌、大细胞癌4个主要类型外，有部分为腺鳞混合癌。大多数肺癌为单发，多中心原发灶占1.3%~12.5%。

2. 组织学分型

WHO在1980年将肺癌组织学类型分为鳞癌、小细胞癌、腺癌、大细胞癌4大类，各种类型又有亚型，但在临床实践中常将肺癌简单地分为鳞癌、腺癌、小细胞癌、大细胞癌4大类。（1）鳞状细胞癌：分为高分化和低度分化两种。鳞状细胞癌占40%~60%，男性患者较多见，与吸烟关系密切，病变多数位于段支气管以上，发病年龄多在50岁以上。

（2）腺癌：分为腺体样和乳头样结构两种。腺癌占20%~40%。以女性、周围型较多见，远处转移较多、较快。细支气管—肺泡癌较为少见，占2%~5%，发病年龄较轻。常分散于多肺叶或双侧，呈弥漫性肺炎样浸润，或呈小结节状。

（3）类癌：亦指嗜银细胞癌，是一种低度恶性肿瘤，有浸润、转移等特征。一旦转移，其病程完全类似腺癌，但有包膜，能破出包膜外侵，发展缓慢，病程较长。患者年龄一般在20~50岁。腺样囊性癌和黏液表皮样癌亦同样被列入低度恶性肿瘤。

（4）小细胞癌：局部外侵较早，远处转移多见。可分为3个亚型①燕麦细胞型：约占各类型的3/4；②中间型：即梭状细胞型和多角型；③混合型：即小细胞型伴有少量不典型鳞状细胞癌或分化不良的腺癌结构，发病率较低，在2%之内。

（5）大细胞癌：细胞较大，但大小不一，常呈多角形或不规则形，核大而分裂象多。局部侵犯及远处转移均较严重。一般将巨细胞癌也归入此类，生长快，恶性程度高。

3. 大体分型

国内外的肺癌大体分型可分为以下几类。

（1）管内型：为数较少。有报道仅占3%。指肿瘤局限于支气管腔内，可以有管壁侵犯，但无管壁外肺组织侵犯。也有表现为息肉状、乳头状或菜花样凸入管腔，也可有长短不一的蒂。带蒂者预后良好，基本上可得到根治。

(2) 管壁浸润型：约占10%，可以表现为支气管黏膜或管壁增厚，沿支气管长轴方向浸润，不形成肿块，或肿瘤除浸润管壁外还侵及周围肺组织。有时肿瘤来源于较大支气管，沿管壁向管壁外肺组织侵犯，多见于小细胞肺癌。

(3) 球形病灶：指肿瘤≤3~5cm，约占30%。肿瘤长在较小支气管，肿瘤与周围组织边界清楚，和支气管关系不明显，肿块呈小分叶状，可有脐凹陷，常见位于胸膜脏层。肿瘤较大时边界较清晰，肿瘤中间可见有炭末沉着。

(4) 块形病灶：约占60%。形态不规则，分叶较大，和支气管关系不明显。肿块四周可有卫星灶，在肿瘤较大者瘤内可见有空腔或坏死空腔形成。多见于鳞癌。

(5) 弥漫浸润型：手术标本中数量较少，但临床所见较多。常呈大小不等的散在结节，分布于多个肺叶内，甚或两侧胸膜。

4. 部位分布

发生在段支气管以上至总支气管的癌肿称为中央型，发生在段支气管以下的肿瘤称为周围型。中央型多于周围型，约为3:1。

5. 播散

①直接侵犯邻近器官或组织；②淋巴道；③血道转移。淋巴道转移为肺癌主要的转移途径。肿瘤细胞通过淋巴管进入胸导管或直接侵犯肺静脉即可进入循环而形成血道播散。此外，肿瘤在肺内可沿着自然人体的体腔或手术后皮肤切口、肌肉、皮下等处种植。肿瘤播散的方法和组织类型密切相关。例如鳞癌转移多以淋巴道转移为主。小细胞肺癌很快就转向淋巴道和（或）血道。腺癌倍增时间长，肺内的原发灶增长较慢，但往往在癌灶较小时已经有了淋巴道、血道转移。

二、诊断

(一) 临床表现

原发性肺癌是指支气管黏膜及黏膜下腺体的上皮细胞发生癌变，肺癌病人的临床表现是随着原发灶的发展过程及肿瘤所在部位，肿瘤大小，对支气管的影响，邻近气管是否受侵犯或压迫，远隔脏器是否有转移，是否有异位内分泌特性等因素的不同，而出现各种不同的临床表现。

1. 早期表现

按肺癌发生的部位，临床上一般分为中心型及周围型2种，中心型肺癌占60%~70%，其中90%早期即可出现症状，若X线片检查见到阴影时，则已属晚期。而周围型肺癌约占30%，X线片可较早地发现，但90%早期均无症状，常见的症状如下。

(1) 咳嗽：通常为肺癌的首发症状，主要是由于肿瘤及其分泌物刺激支气管黏膜所引起，中心型肺癌更为突出。肿瘤在支气管黏膜上生长达到一定程度，特别是在管径较大、敏感度较强的段、叶支气管时，即出现咳嗽。肿瘤在支气管管壁成浸润性生长时常出现阵发性刺激性呛咳，亦称为干咳、无痰或存有少量白色泡沫样黏痰。若肿瘤位于主支气管或隆突附近，则呛咳更为剧烈，且不易用药物控制。若肿瘤位于细小支气管黏膜上，常无咳嗽或咳嗽不明显，所以周围型肺癌以咳嗽为首发症状者较中央型肺癌为少。肺癌患者常有吸烟及慢性支气管炎史，但在患肺癌后，患者咳嗽与以前的咳嗽性质有所改变。发生混合感染后痰液可呈脓性，痰量也可增加，支气管腔完全为肿瘤阻塞时，咳嗽咳痰又可减少，甚至消失。

（2）咯血和血痰：咯咀也可为肺癌首发症状之一。其发生率虽较咳嗽低，但诊断意义较大。以咯血为首发症状者占35.9%，其特征为间断性反复少量血痰，往往血多于痰，鲜红色。偶见大咯血，持续时间一般较短，仅数日，但也有达数月者。在中央型肺癌的发病过程中，由于肿瘤生长在支气管黏膜上，其表面血管丰富，当剧咳后血管溃破，所以咯血常在中央型肺癌发病早期出现。周围型肺癌在瘤体较小时，少见咯血，当瘤体增大到一定程度后，肿瘤中心缺血发生坏死而伴有出血。如咯血持续数月以上，诊断意义更大。这种血痰常来自肿瘤区，混有大量瘤细胞，痰液细胞学检出率很高。咯血常是促使患者就诊的原因，对可疑病例，即使X线胸片阴性，仍应仔细检查，绝不可轻易排除肺癌。

（3）发热：以发热为首发症状者占21.2%，发热原因大致分为3种：第一，由于支气管阻塞或管腔受压后引起的炎性发热，中央型肺癌常因较大的支气管被肿瘤阻塞或狭窄致远侧的支气管内分泌物滞留而引起感染发热；第二，肺鳞癌易于坏死形成空洞，继发感染也是构成发热的原因；第三，有些肺癌病人发热原因很难用上述理由解释，即使消炎治疗，发热不退，此即所谓癌性发热，用保泰松或吲哚类药物如吲哚美辛后，可退热或转为低热，手术切除肿瘤后可以退热，而在切除的标本中则无炎性征象。

（4）胸痛：肺癌早期，通常可有不定时的胸闷，压迫感或钝痛，这可能是由于肿瘤侵袭所在组织所致。支气管阻塞发生肺不张。造成壁层胸膜牵引，可引起反射性胸痛；肺实质及脏层胸膜对疼痛感觉不敏感，剧烈的或持续性胸痛，多由于肿瘤外侵累及纵隔胸膜、膈肌、胸壁及其邻近组织器官所致。周围型肺癌病人以胸痛、背痛、肩痛、上肢痛、肋间神经痛等为首发症状就诊者占24%。因而切不可轻易地按"肩关节周围炎""颈椎病""肋间神经性胸痛"等进行理疗、牵引等治疗，一定要警惕是否有肺内病变。

（5）气急：肿瘤发生在叶支气管或主支气管口时，大支气管突然被阻，虽未属晚期但出现胸闷、气急等症状。以气急为首发症状者占6.6%。弥漫性细支气管—肺泡癌和支气管播散性腺癌也常出现气急，以前者为甚，这是因为肺泡上皮已变为癌细胞，通气/血流比例严重失常和弥散功能障碍所致。

2. 晚期表现

早期肺癌的体征较少，病变位于较大支气管时可听到局限性吸气性哨笛音。在肺癌侵犯其他器官或远道转移时，症状往往较为明显。最常见的有以下几种。

（1）锁骨上淋巴结肿大：同侧或对侧锁骨上淋巴结转移意味着纵隔内淋巴结存在着广泛转移，无疑属晚期。与肺内原发灶的大小并不相平行。有时肺内病灶很小，甚至一时查不出，即可出现锁骨上转移。因此，查体时，切不可以肺内病灶大小去推断肺癌的早期与晚期。

（2）喉返神经麻痹和声嘶：这是由于肺癌纵隔淋巴结转移或肿瘤直接侵袭喉返神经所致，是患侧声带麻痹和声嘶的结果，但必须与其他局部因素引起者加以鉴别，以往认为这类病人属于肺癌Ⅱ期，不宜手术，现今学者很主张仍可手术。

（3）上腔静脉综合征：当肿瘤直接侵犯上腔静脉，或转移性淋巴结压迫上腔静脉和奇静脉时，静脉回流受阻；可产生头晕、眼花、胸闷、头颈部水肿等症状。查体可见一侧或双侧头面和颈部肿胀，眼结合膜充血、水肿，唇部发绀，颈部及胸壁静脉怒张。

（4）颈交神经丛和臂丛神经受侵：多见于肺尖癌，当肿瘤侵及第七颈椎和第一胸椎外侧近脊柱部的交感神经节时，可引起霍纳综合征，表现为患侧眼球凹陷、上眼睑下垂、瞳孔缩小、睑裂狭小、患侧上半胸部温度高、无汗等。同时也可产生臂丛神经的压迫症状，该侧上肢有火灼样剧痛，自腋部内侧开始向远端放射，局部皮肤感觉异常。

（5）膈神经麻痹：膈神经受侵犯麻痹，患者可感气急、胸闷，查体系肺下方浊音界上移，X线透视下可见有膈肌矛盾运动。

（6）纵隔淋巴结受侵和压迫：左、右肺癌均可转移到隆突下淋巴结，也可以交叉转移，尤以左下叶肺癌转移到右上纵隔的机会较多。当纵隔淋巴结肿大或癌瘤侵入后纵隔累及食管时可出现食管通过障碍，甚至吞咽困难。气管旁或隆突下淋巴结肿大，可挤迫气道，阻碍呼吸，甚者造成窒息死亡。

（7）心包受侵：临床上不少见，多表现为心包积液。除有气急，心悸，颈面部静脉怒张，心音低远外心电图可显示窦性心动过速，低电压，ST段降低等现象。X线胸片上见心影在短期内有进行性扩大，心包穿刺抽液细胞学检查以确诊。

（8）胸膜转移：常见转移部位，实际上常属直接累犯或种植的结果，多见于未分化癌及腺癌，鳞癌较少。诊断措施为穿刺抽液细胞学检查。临床上常表现为血性胸腔积液，增长极快，抽后2~3日又复增多。血性胸腔积液中常能找到癌细胞。非血性胸腔积液亦不能除外癌症，可能由于胸膜癌灶少或纵隔淋巴结转移压迫，静脉回流障碍之故。

（9）血行性转移：血行性转移常见部位是骨、肝、脑，其次为肾、肾上腺、皮下组织等。

①骨转移：受累骨常见者为肋骨、椎骨、颅骨、髂骨、骶骨、锁骨、肩胛骨、长骨等，其中以肋骨转移最多。局部疼痛最早出现，常在骨质破坏1~2个月之前，转为局部剧烈顽固性疼痛。脊柱转移可压迫或侵犯脊髓造成截瘫。

②肝转移：表现为食欲缺乏、恶心、消瘦、肝区痛，有时可出现黄疸。肝在短期内进行性增大，正常轮廓消失，体格检查肝大、质坚硬、可扪及高低不平结节，也可伴有腹水。转移灶>2cm时，超声波、CT可查出。血清碱性磷酸酶、γ-谷氨酰转肽酶（γ-GT）可呈进行性增高。谷丙转氨酶及其他肝功能测定改变不明显。患者多在短期内死亡。

③脑转移：预后极差，其临床表现，随转移部位及范围而异，一般以颅内压增高的表现较为多见，常有剧烈性头痛，喷射性呕吐或内耳性眩晕症。但有不少病人以晨间头晕、反应迟钝或嗜睡为特征。转移到小脑后，可有共济失调，指鼻、眼试验，膝腱试验阳性。有时有偏瘫、谵妄、眼球震颤、复视等症状出现，甚至有少数病例可出现幻觉、妄想、性格改变等症状。有时第一症状即出现抽搐和突然晕厥。早期眼底检查甚至脑电图检查，也无阳性表现。CT、MRI有助于明确诊断。

④肾、肾上腺及皮下转移：如转移到肾上腺皮质可有似艾迪生病样表现；皮下转移表现为多个皮下小节，可逐渐增大、增多或融合，有时表面溃破呈菜花样表现，并以鲜血覆盖。

3. 肺外症状

（1）类癌综合征：是血清素（5-羟色胺）引起的皮肤潮红，腹泻、水肿、喘息以及阵发性心动过速等症状。

检查血清素的方法是查尿中5-羟吲哚醋酸（5-HI-AA）含量，正常值为2~10mg，增高者进一步做血清素定量，正常值 0.1~0.3pg/mL。

(2) 库欣综合征：是由于未分化细胞癌分泌促肾上腺皮质激素的结果。临床表现可为向心性肥胖、紫纹、多血质、骨质疏松等，因癌细胞分泌的大分子量 ACTH 的活性仅是脑垂体性 CTH 的 1/10，因此临床表现可不典型。为了鉴别，必须注意其他代谢方面的异常表现，如低钾血症伴有低氯性碱中毒，血糖值升高及糖尿病等。此外，尚需依据尿中 17-羟类固醇升高，血中 ACTH、皮质醇浓度升高做诊断。大多数产生 ACTH 的肿瘤是自主的，不能被地塞米松所抑制，这类病人肾上腺皮质增生很明显。在治疗上除切除肺癌外，可投入皮质醇的合成阻滞药，如 DDD、甲吡丙酮（Metapyrone）作为药物性肾上腺切除。

(3) 抗利尿激素分泌综合征：未分化细胞癌尤其是燕麦细胞癌尚可分泌抗利尿激素（ADH），引起"不适当的抗利尿激素分泌综合征"。此综合征表现为低渗透压性低钠血症，临床表现水过多和水中毒症状，严重者有脑水肿表现，尿中持续性排钠，不伴有肾、肾上腺衰竭，治疗上除补钠不足，必须限制水摄入量，并辅以强利尿药才能收效。

(4) 异位甲状旁腺激素综合征：肺鳞癌引起的异位甲状旁腺激素综合征，其特点是血钙过高，可达 15mg/L 以上，而血磷却很低，在 30mg/L 以下。此点与骨转移癌不同，两者均明显增高。临床表现除原发癌症状外呈高钙血症，引起多尿、口渴、脱水，伴有进行性肾钙盐沉着症，最后导致肾衰竭。还可引起胃肠道症状及脑神经症状。如能测定血中甲状旁腺激素，免疫活性增高，即为诊断本综合征的重要依据。某些肺癌产生异位前列腺素，可有高钙血症表现。

(5) 异位促性腺激素综合征：主要表现是男性乳房发育及性早熟，女性月经失调，多发性卵巢囊肿等，血浆中黄体生成激素（LH）及卵泡刺激素（FSH）增高。

(6) 异位生长激素综合征：主要表现为肺源性肥大性骨关节病、四肢关节肿胀、疼痛、骨膜增生、杵状指（趾）及肢端肥大症等，血浆生长激素高达 20mg/mL，正常为 5~9μg/mL。

(7) 其他：还有异位降钙素引起的低钙血症，异位胰岛素类似物质所致的低血糖症，异位红细胞生成抑制素所致之慢性贫血以及异位菌丛刺激因子所致的白细胞增多症等。除此之外，还有一些特殊表现，如神经肌肉系统：小脑皮质退行性变、运动失调、脑病、痴呆、眼球震颤、重症肌无力、多发性神经炎等，游走性静脉炎，血小板减少性紫癜，反应性白血病，红细胞增多症等。皮肤可表现癌性皮肌炎。

4. 肺癌并发症

肺部感染是肺癌的一个严重并发症。因为感染常是由于癌瘤阻塞和压迫所引起，抗炎治疗效果极差，一般认为有 25%~50% 的肺癌患者死于感染，因此，有学者积极主张多做姑息性手术切除。隆突周围淋巴结的转移和增大可压迫气道。其他并发症如自发性气胸、大咯血、窒息等均可发生。

(二) 诊断方法

1. 高危人群筛选及对策

所谓肺癌高危人群是指：年龄≥45 岁，男性吸烟≥400 支/年或每日吸烟超过 20 支，10 年以上者。胸片检查是筛检早期肺癌的最敏感、实惠的方法。痰液脱落细胞学检测是最有效的检测早期肺癌的方法，尤其对早期中央型鳞癌具有很高的特异性。如有条件对高危人群每年应进行胸部正侧位片 1 次加 3 次痰脱落细胞学检测。在目前国内暂无条件及没有更好的方法实施肺癌高危人群筛检的情况下，一方面应搞好宣教工作，使公民认识肺癌高危人群，熟知肺癌的早期症状，做到高危人群定期检查，及时就诊。

2. 影像学检查

肺癌的影像诊断中，最基本的是胸部 X 线摄片。近年来尽管一些新的影像诊断方法相继应用于胸部疾病的诊断，但胸部 X 线诊断是胸部疾病影像诊断基础。据统计，根据胸部 X 线平片结合临床对胸部肿瘤的正确诊断率仍是呈上升趋势。随着 CT、MRI、PET 或 PET/CT 等诊断技术的发展，对肺癌的定性、定位、分期的诊断有了很大的提高。

（1）胸部平片：肺癌的各种 X 线检查方法中，胸部平片是最基本的 X 线检查方法。胸部发生的任何密度的改变均可在胸片上反映出来。加之肺部充满空气，具有良好的自然对比。

胸片主要为胸部后前位片和侧位片。通常胸部后前位片可显示肺内大部分区域的病变，在投照技术良好的胸片上可发现 0.5cm 的阴影。胸部后前位片对显示肺野内病灶形态，相应肺叶，肺段的阻塞性改变，肺门纵隔淋巴结肿大，伴发气胸、胸腔积液等，均有较高的价值。对有些胸部后前位片上显示的病变，不能把握其正确的定位关系，或者胸部后前位片上病变显示不明确或完全掩盖的病变，须采用胸部侧位片，必要时还要采用斜位片和透视点片。侧位胸片对发现左下肺叶心脏后方的病变，胸骨后方的病变，脊柱旁沟的病变以及后肋膈角区的病变尤为清晰，对胸部后前位片显示困难的区域是一个很好的补充。

对于肺隐蔽部位如心后区，胸骨后间隙的小肿瘤，胸片往往显示较困难。即使采用侧位胸片也有很大的限度，此时有必要采用支气管造影、CT、MRI、PET 或 PET-CT 等检查，以弥补胸片之不足。

（2）X 线片表现

①中央型肺癌：分为瘤体征象和支气管阻塞征象。

A. 瘤体征象，包括肿块病变和支气管改变。

a. 肿块病变：癌肿在管壁蔓延并向管外生长，使管壁增厚且形成围绕支气管的肿块。管壁肿块多为长圆形，长径常大于横径，与支气管走行方向一致。体层片上可显示病变支气管腔的狭窄和其周围的管壁肿块，并可显示管内型癌肿在胸片上一般不能明确显示的软组织肿物阴影。

b. 支气管改变：支气管体层片上可表现为支气管壁增厚，支气管腔狭窄是鼠尾状，以至完全阻塞或支气管管腔呈局限性环形狭窄，也可见支气管管腔呈突然截断，断端平直或呈杯口状，或可示支气管管腔闭塞，渐而变细，呈漏斗状，中心常偏一侧。

B. 支气管阻塞征象：包括局限性肺气肿，阻塞性肺炎和肺不张。

a. 局限性肺气肿：这是中央型肺癌的早期征象，为支气管的不完全性活瓣性梗阻所致。肺气肿的范围取决于梗阻的部位，肺叶以上的肺气肿较易发现，表现为受累范围内肺体积增大，肺野透亮度增加，肺纹理稀少。

b. 阻塞性肺炎：中央型肺癌 60%~80% 发生于段支气管内，部分涉及叶支气管。由于肿瘤发生于段和（或）叶管腔内，产生管腔引流不畅而致感染，可表现为肺段或肺叶性分布的浸润性病变，实则为支气管不完全梗阻所致的阻塞性肺泡炎，胸片显示段或叶分布的淡薄阴影伴肺纹理增深。

c. 肺不张：是肿瘤增大，加上炎性分泌物和水肿所致支气管完全阻塞的结果。多数病人先出现阻塞性肺炎，继而发生肺不张。肺不张的直接征象为：叶间裂移位，阻塞的肺叶、肺段密度增高，血管和支气管影聚扰。间接征象有纵隔和肺门向患侧牵拉移位，膈肌升高，肋间隙狭窄，胸廓变狭，邻近肺代偿性肺气肿，严重时肺疝形成。如肺不张伴有肺门肿块时，可见肺不张下缘伸横"S"形边缘。

当肿瘤阻塞肺叶或段支气管时，梗阻部位以远的支气管常发生柱状或囊状扩张，当完全梗阻时，如受阻肺段与相邻肺段之间有侧支通气，受阻肺段可不发生肺不张或阻塞性肺炎，而充满积液的扩张支气管在胸片和体层片上呈手套状阴影。如发生活瓣梗阻且扩张支气管内含气，则可形成囊状空腔或蜂窝状阴影。

②周围型肺癌：X线片表现主要分肺野内孤立性病变和伴发征象。

A. 孤立性肺病变

a. 形态：病灶<1cm时，表现为密度不匀之不规则浸润样影，2cm左右呈小片状和小结节状，3~4cm为结节或球形影，4cm以上多为块影，有时伴有肺不张或阻塞性肺炎与肿块混为一体，不易辨认。

b. 轮廓：瘤体可呈平滑边缘的无分叶球形，但多数情况下，瘤体边缘是分叶状的，即"分叶征"。这是由于瘤体各部分生长速度的差别以及肿瘤在肺小叶内增殖发育，刺激了小叶的间隔产生增殖性间质反应所致。肺癌的分叶征象出现率较高，达80%，故对其鉴别诊断有一定意义，但不是诊断周围型肺癌的绝对可靠的指标。

C. 边缘：瘤体阴影的边缘在X线片上虽可显示，但瘤肺界面常较模糊而不锐利，典型者为细短状毛刺影。此种毛刺征象主要是由于癌细胞的浸润、渗出以及肿瘤周围间质的增生性反应，加上因癌细胞浸润小支气管、小血管而产生的阻塞性改变，扩张性改变等原因。

d. 密度：当肿瘤较小时，肿瘤密度淡且不均匀，但当肿瘤超过2cm时，肿瘤密度趋于均匀，若由于肿瘤沿着肺泡壁生长，致病灶中的细支气管保存，加之，有些瘤灶中有成纤维反应，乃出现空气间隙扩张，此即支气管充气征。在某些肺泡癌，由于肺泡间隔和小叶间隔未被破坏，部分细支气管及肺泡腔未被肿瘤所充填，仍显示气体存在，此即空泡征。因此，肿瘤的密度取决于肺癌的生长方式，受累肺组织的破坏程度和瘤灶内的组织反应。

e. 空洞：肿瘤供养动脉发生闭塞后引起肿瘤组织坏死，如果坏死组织经支气管排出，即可形成空洞。空洞的形态可分为厚壁空洞、薄壁空洞和多发小空洞。空洞壁的各部分厚薄不匀，内壁不整，有时可见附壁结节。空洞多见于鳞癌。

f. 钙化：瘤体内的钙化较少见，发生率仅1%，呈少许斑点状。肺癌钙化的机制主要有营养障碍，细胞变性坏死所致；肺内原有的钙化；瘢痕癌在瘢痕肉芽肿的基础上发生以及肿瘤自身内分泌功能引起的瘤内钙盐沉着。

B. 局部伴发征象

a. 较大支气管受累：周围型肺癌累及较大支气管是肿瘤沿管壁直接蔓延的结果，少数周围型肺癌，肺癌可向心性蔓延波及叶支气管、主支气管。这种情况，可于瘤体远侧见斑片阴影以及所属肺叶、肺段支气管阻塞性改变，如肺不张，阻塞性炎症。

b. 肿块与肺门间的引流带，常表现为病灶内侧与肺门相连的束状或线状阴影，肺血管影模糊，增粗，此时多有肺门淋巴结肿大。

c. 周围型肺癌肿块的远侧肺段扇形阴影，有时与肿块混合一体不易辨认，此多为肿瘤压迫其外侧的小支气管使其产生相应肺小节段的肺不张和阻塞性炎症，当阻塞性炎症吸收时可出现条索状阴影，且达胸膜下。

d. 胸膜受侵征象：周围型肺癌位于胸膜下时很容易引起邻近胸膜的改变，主要是由于瘤体内的瘢痕收缩所致，同时有人发现除此之外，还在胸膜凹陷时伴有亚肺段不张。根据胸膜受侵的形态。提出"胸膜凹陷征""兔耳征""尾巴征"等征象，但在其鉴别诊断意义上争议颇多，应与其他病变表现综合分析，提高正确诊断率。

③肺癌转移的X线征象

A. 胸部转移征象

a. 淋巴结肿大：通常X线平片上就能够显示，主要表现为肺门阴影增大，肺门肿块。支气管体层摄影，对显示肺门区肿块，支气管受压情况和各叶、段支气管分叉部淋巴结肿大较为清晰。X线片能识别的肺门纵隔淋巴结肿大，主要有左、右上纵隔气管旁淋巴结、气管后间隙淋巴结、气管前淋巴结、主—肺动脉窗淋巴结、隆突下淋巴结、气管支气管淋巴结、支气管肺淋巴结。

b. 肺内淋巴蔓延：是肿瘤组织沿淋巴管顺行或逆行连续生长，淋巴管高度扩张，管腔内充满肿瘤细胞，管腔周围出现纤维组织增生性反应及炎性细胞浸润。X线表现可见同侧或两侧肺纹理增深，伴有网格状或粟粒状阴影，并可能合成大片浸润样阴影。

c. 血行转移：可发生在同侧或对侧肺，也可两侧肺均发生。X线表现为肺内多发结节状或小斑片状阴影，大小不等，密度均匀较淡，少部分转移灶可有空洞形成，单个孤立性转移灶可有分叶。

d. 支气管播散：肿瘤沿支气管播散，或经肺泡孔向邻近扩散，造成肺内弥漫性浸润，与支气管肺炎相似。

e. 胸膜侵犯：肺癌侵犯胸膜，可产生胸腔积液，大多数为血性。胸腔积液量往往较大，且发展很快。有时，胸腔积液可由于包囊局限在叶间裂，也可在肺底部积聚。大量胸腔积液往往遮掩肺部肿块，临床上以胸腔积液为首发症状。

f. 膈神经受侵：通常为纵隔旁肺肿瘤直接侵犯纵隔或纵隔淋巴结转移性肿大压迫同侧膈神经，引起膈肌麻痹，膈面升高、透视下见膈肌呈矛盾运动。

g. 胸壁侵犯：肺癌直接侵犯胸膜、肋骨、脊柱，产生软组织肿块和肋骨、脊柱骨破坏影像。

h. 心包侵犯：主要表现为心包积液，心影增大，呈烧瓶样，心脏搏动减弱。

B. 胸外转移征象：肺癌胸外转移最多见于骨转移。骨转移的X线表现主要为受累骨的骨密度减低，可呈虫蚀样，斑片状的溶骨破坏，少数癌肿可表现为成骨转移，如发生在椎体骨转移，可出现椎体变扁，或呈跳跃性；由于X线显示骨转移的阳性表现需骨质脱钙达50%以上才能发现，故X线表现常低于放射性核素扫描的发现。

（3）支气管造影：是将造影剂通过导管引入至气管支气管的摄影方法。造影剂分碘化油和钡胶浆两种，前者黏稠度大，刺激小，易附着，碘成分高，后者对比度好，不致过敏。且价廉，便于广泛使用。支气管造影对于肺段以下的支气管病变的诊断有重要作用。肺癌时，无论是中央型还是周围型均可引起支气管的狭窄或阻塞，只是累及的支气管级别不同而已。当肿瘤液化，坏死所形成空洞与支气管相通时，造影剂可进入空洞内，支气管的梗阻端可呈平直、锥形或杯口状，狭窄的管腔壁可不规则。

对肺癌的诊断与鉴别诊断，支气管造影适用于下列情况：①肺段阴影的鉴别诊断；②肺内长期存在的对化学治疗无反应的浸润阴影；③肺内球形阴影的鉴别诊断；④肺内空腔和空洞病变的鉴别诊断；⑤肺门淋巴结增大。

但支气管造影易受技术问题引起支气管充盈不良，及对支气管造影影像的错误理解，可导致判断错误。支气管造影的禁忌证有①肺或支气管的急性炎症期；②严重肺结核病，有病变扩张者；③病情严重或极度衰弱者；④严重心、肾功能不全者；⑤近期大咯血（一般咯血停至7～10日方可考虑造影）；⑥严重喘息及对碘过敏者不适于此造影。对周围型肺癌以及同其他肺肿块的鉴别诊断，可采用选择性支气管造影，主指肺段和亚段支气管的造影。

（4）CT扫描

①胸部CT对肺癌的诊断作用有以下优点：痰液脱落细胞学检查阳性，而胸片及纤维支气管镜检阴性，CT可查明肺内的原发肿瘤；常规胸片上难以显示的肺隐蔽部位，如胸骨后方、心后区、脊椎旁、奇静脉食管窝、肺尖部肺门后方、后肋膈角等处肿瘤的显示CT明显优于X线片；胸片、体层片发现肺结节或肺肿块，CT更有助于发现病灶内钙化；查明肿瘤范围，是否侵犯胸膜、胸壁及纵隔，探查少量胸腔积液；探查肺门、纵隔淋巴结肿大，做出肺癌病期评定及预测手术的可能性；CT可引导经皮肺肿块穿刺活检组织学诊断准确性高。

②CT表现

A. 中央型肺癌：中央型肺癌引起的气道狭窄及继发性改变，常规胸片和体层一般能显示清楚。CT对中央型肺癌的病变所见，包括有：肺门部（包括肺段、肺叶及主支气管）显示肿块影；肿块可是分叶状，形状不规则，边缘常见毛刺、切迹等征象；肿瘤侵犯支气管时，管壁不清、增厚、管腔狭窄或阻塞；肿瘤阻塞叶或段支气管，可见相应肺叶和肺段的三角形软组织密度影，提示肺叶或肺段肺不张；肺门、纵隔淋巴结肿大；胸膜、心包侵犯可见胸腔积液或心包积液；肿瘤侵犯纵隔时，纵隔内血管间隙脂肪层消失。

B. 周围型肺癌：位于肺周边或靠近胸膜下的结节、肿块影，边缘不规则，多见有毛刺、分叶、切迹；肿块附近肺血管牵拉、聚拢、变形等；肿瘤浸润可包埋肺血管；瘤内可见"空泡征"和"支气管征"；肿瘤较大时中心区出现空洞，并可见附壁结节影；肿瘤远侧末梢肺内常见斑片状炎样影，肿瘤远侧缘模糊；邻近胸膜常可产生皱缩、凹陷，即"胸膜凹陷征"；肿瘤侵犯胸膜可出现胸腔积液影，侵犯胸壁可见肿块，侵犯肋骨、脊柱产生溶骨性骨质破坏。

C. 肺门、纵隔淋巴结转移：肺门纵隔淋巴结转移的发现对决定肺癌患者的预后和处理是很重要的，胸片可以显示大多数肺癌肿块和肺门纵隔淋巴结转移，但仍有一部分需用CT扫描方可发现，尤其对直径较小的转移性淋巴结肿大，CT更能显示其优越性。而且发现肺门、纵隔淋巴结肿大比较敏感，但特异性有限，需与肺内病变的其他征象来综合分析考虑。

淋巴结转移的诊断标准目前仍未统一，主要是用淋巴结大小作为诊断的唯一标准，有一定的局限性。现多数学者认为，10mm直径以上的淋巴结肿多见于转移性。

（5）MRI应用：MRI在胸部疾病的应用已越来越广泛，尤其对肺癌的应用价值，因MRl具有对软组织密度分辨率高，利用流动效应能直接地显示心脏血管结构，特别是纵隔肺门血管的显示，并能多方向体层扫描等优点，显示出独特的效果，因而逐渐引起人们的重视。虽然由于肺部质子含量少，局部运动伪影较大，MRI的应用受到一定限制，但由于MRI具备其自身的特点，同时MRI对肺部疾病的检查技术也不断改进，现已作为肺癌诊断，尤其是肺癌分期诊断的重要方法之一。

①MRI 表现

A. 癌性肿块：肿瘤组织的 T_1 时间与肌组织相似，在 T_1 加权图像上呈中等信号强度，肿块边缘不规则，毛糙，可呈分叶状，T_2 时间一般与脂肪组织相似或略长。在 T_2 加权图像上信号增强。少数保持不变。肿瘤坏死囊变时，T_1 加权图像呈更低信号，T_2 加权图像的 MR 信号明显增强，如出血则在 T_1、T_2 加权上均呈高信号。空洞性病变 MRI 亦可清楚显示。横断面，冠状面和矢状面同时成像，可明确肿瘤的部位及浸润范围。由于钙缺乏质子，肿瘤内的钙化灶在 T_1、T_2 加权像上都无信号，故难以辨认。

B. 阻塞性肺炎与肺不张的显示：肺癌合并阻塞性肺炎与肺不张，虽在胸部平片和 CT 片上易于显示，但肿瘤被肺炎和肺不张包绕时，CT 和平片就难以明确肿瘤的形态与大小。MRI 则可区分肿瘤与肺不张和阻塞性肺炎。Heelan 等认为：肺癌组织 T_2 时间较肺炎、肺不张更长，因此，在 T_2 加权像上肿瘤信号明显高于肺炎或肺不张。

C. 肿瘤与气管、支气管的关系：MRI 可清楚地显示气管，隆突、左右主支气管及各叶支气管。肿瘤引起的气道狭窄，阻塞或压迫推移均显而易见，有利于判断肿瘤的来源，MRI 上有时可显示肿瘤沿管壁生长引起的管壁增厚，不规则和管腔内小肿瘤，斜位条状切面的 MRI 易显示肿瘤与气管隆突及主支气管的关系。

D. 纵隔受侵情况：血管内流动的血液由于"流空效应"而无信号，故纵隔大血管在 MRI 上可清楚显示。对显示肿瘤侵犯血管如包绕、浸润血管或血管腔内癌栓和显示上腔静脉内阻塞及其范围比较准确。在 MRI 正常心包呈低信号环，在肿瘤与心脏间此环中断，提示有心包侵犯。

E. 胸膜及胸壁侵犯：MRI 对胸腔积液非常敏感，并可显示中等信号的胸膜转移结节或肿块，侵入胸壁的肿瘤信号强度无论 T_1 或 T_2 加权像都与肺内肿块一致，冠状面及矢状面成像对胸壁侵犯的显示效果更好。

F. 肺门、纵隔淋巴结转移：肺癌最常见的淋巴道转移是肺门、纵隔淋巴结。由于流空效应，使肿大之淋巴结与肺门、纵隔内血管易于区别，同时纵隔富含脂肪组织，在其衬托下各组淋巴结在 T_1 加权像上能清楚显示，为中等信号的结节状影。MRI 诊断肺门、隆突下和纵隔淋巴结肿大的正确诊断率达95%。但肿大的淋巴结并不一定都是肿瘤转移，现大多数学者都将纵隔淋巴结长径>15mm，短径>10mm 定为肺癌病人 MRI 诊断淋巴结转移标准。肿瘤放射治疗后的纤维增生，残存或放射治疗后多发，MRI 在区分癌肿和纤维化方面很有帮助，纤维组织的 T_1、T_2 加权像上信号较暗淡，而肿瘤组织在 T_2 加权像上信号相对较增亮。

G. 远处转移：肺癌常见的是脑转移，MRI 对脑转移病区的敏感性很高，可发现很小的病区。此外，肾上腺、肝等脏器的转移灶，MRI 能够清晰地显示，尤其对肝转移和肝小血管瘤的鉴别准确性较高，骨转移区仍以核素扫描为首选，MRI 可用于评价核素扫描发现的骨骼异常。

②CT 与 MRI 在肺癌诊断中的比较：随着 MRI 的临床应用，对肺癌诊断和分期，曾期望超过或取代 CT 然而，由于肺部的运动噪声，空间分辨率较低和对钙化区不敏感等缺点，限制了 MRI 在肺癌诊断中的应用。这与 CT 相比较，CT 则能显示其长处。但 MRI 能多方位成像，比 CT 有更高的密度分辨率和显示血管的能力，它又可以解决 CT 所不能解决的问题。现在看来，CT 和 I MRI 在肺癌的诊断和分期上，都具有各自的优点并可相互弥补对方的

不足。

A. 病灶显示：CT 与 MRI 都能对肺内癌肿病灶显示得比较清楚，大小估计比较正确。对于肺门周围的小病变，MRI 更能清楚显示，但由于 MRI 扫描时间较长，受呼吸运动影响，其分辨率往往低于 CT。对病灶内的钙化，CT 显示明显优于 MRI，肿块合并肺不张和阻塞性肺炎时，CT 只发现肺癌和肺不张及肺炎都显高密度，虽用增强 CT 有时可发现不张肺有增强表现，但无 MRI 鉴别肿块与肺不张和肺炎那样清楚。

B. 纵隔受侵：包括纵隔内血管和心脏受侵。增强 CT 可显示肺癌侵犯纵隔和肿瘤包绕血管情况，但 MRI 在显示肿瘤侵犯血管或血管内癌栓，上腔静脉阻塞，心脏或心包侵犯等均优于 CT，且无需使用造影剂。

C. 气管、支气管受累：对气管内小肿瘤，CT 较 MRI 显示优越，对支气管段不能达到的范围，薄层 CT 很有价值，而 MRI 因其信号比低和空间分辨率低，不如 CT。但 MRI 在显示整个气管支气管树方面优于 CT。

D. 肺上沟瘤：MRI 在显示肺上沟瘤方面有独到之处，它能用直接冠状面和矢状面成像准确地描述肿瘤的范围，侵犯程度，清楚地显示臂丛神经、锁骨下血管、椎体内骨髓及椎管内情况。而 CT 仅用横断成像，加之骨伪影干扰等缺点，很大程度上限制了对肺上沟瘤的诊断作用。

E. 胸膜、胸壁侵犯：当肺癌侵犯胸膜引起中等量以上胸腔积液时，或肋骨破坏，肋间有软组织肿块，胸膜不规则增厚，胸膜外浸润等时，CT 可做出胸膜或胸壁受侵的估计，但早期的胸壁侵犯和邻近肺尖部的胸膜侵犯，CT 则难以发现，MRI 在评价胸膜及胸壁侵犯方面明显优于 CT。特别是在 CT 诊断不能确定时，MRI 可获明确诊断这对决定可否手术切除有重要意义。

MRI 对胸腔积液也非常敏感，并能根据其信号强度判断液体性质是渗出液还是漏出液，或是血胸，但不能确定病因。

F. 肺门、纵隔淋巴结的估计：肺门和纵隔淋巴结的转移程度，与肺癌分期密切相关，而肺癌的分期又决定于能否手术治疗。按美国胸科协会（AST）的分期法，Ⅲa 期病例可手术切除，Ⅲb 期则不能手术，而 CT 和 MRI 主要就是帮助区分这两期病例。CT 和 MRI 对肺门、纵隔淋巴结的敏感性都较高，但特异性则较低。CT 在鉴别肺门纵隔血管与肿大之淋巴结时，有时须借用增强造影，MRI 可利用其直接显示血管的优点无须使用造影剂，MRI 比 CT 更能清楚地显示主—肺动脉窗、隆突下区、左下肺支气管旁淋巴结。

G. 对术后或放射治疗后复发的估计，CT 可因肺门与纵隔解剖关系的改变和手术瘢痕的伪影干扰，发现肿瘤比较困难，而 MRI 的组织分辨率极高，且不受伪影影响，对肿瘤术后复发明显优于 CT。放射治疗后，因肿瘤和放射性肺损伤改变混为一团，CT 难以区分肿瘤复发抑或肺损伤改变，MRI 则能清楚区分两者，显示出 CT 和 X 线片所不能替代的作用。

3. 肺癌的痰脱落细胞学检查

肺癌的细胞学检查包括痰液、纤维支气管镜刷检物、支气管吸出液及灌洗液。各种穿刺和通过支气管肺穿刺。经支气管黏膜下穿刺，经胸壁肺穿刺，纵隔穿刺、淋巴结穿刺、皮下肿物穿刺以及脓液、心包液等项。

4. 纤维支气管镜检查

纤维内镜检查发展迅速，目前已成为很多内脏疾病不可缺少的检查手段之一。纤维支气管镜可在局部麻醉或静脉麻醉下进行，操作方便，患者痛苦较少。可视范围大，主支气管、叶支气管、段和次段支气管的病变均可看到并可取活检、刷片、照片。不但可诊断肺癌，对癌前病变也可确定性质和范围。近年来并发展可在镜下注射药物或导入激光、微波、冷冻、电凝和支架置放等治疗。所以，在肺癌的诊治上已成为常规的方法之一。纤维支气管镜直视下采取病理组织，阳性率高。但如见到坏死组织或水肿，应尽可能避免在这些部位取材。同时进行冲洗和利用细胞刷做涂片检查，可提高阳性率。

所以，目前临床上大量的肺癌病人是经由支气管的活检或细胞学诊断的。肺门的病灶如中心部位的鳞癌经常表现为气管内的肿瘤可以通过活检、刷取或冲洗得到细胞检查来诊断。黏膜下的浸润或浸润性转移结节可以通过支气管镜观察，同时可取活检或吸取细胞进行诊断。甚至支气管镜检查阴性的周边肿瘤也可以通过荧光导引的经支气管镜活检或细胞学诊断（应用专用的针头、刷取或细针穿刺）。对于周边肿瘤很小或密度很低不能通过常规 X 线检查诊断的病灶，在 CT 引导下经支气管镜活检可有帮助。经支气管镜活检的主要并发症是出血、气胸和感染加重。

5. 经皮肺细针穿刺活检（TNA）

TNA 对可疑的周边病灶比支气管镜检查更为可靠。通常是在 X 线透视下进行，如果病灶靠近胸壁在超声指引下进行更有帮助。如果病灶在透视下不容易看到或是靠近致命器官如大血管，在 CT 指引下针刺取活检更好。TNA 诊断周围型肺癌比纤维支气管镜有更高的确诊率，已成为确诊周围型肺癌的重要手段。在施行经皮肺穿刺检查前，应对 X 线正侧位向进行分析、确定穿刺部位，采取局部浸润麻醉，由皮肤直达胸膜，并在 X 线透视下做准确定位穿刺。穿过胸膜进入肺实质或病灶时，可有特殊感觉，套管针达到肿瘤边缘停止，固定，令病人屏气，迅速取出针芯抽吸，验证不在肺泡或血管内后，换上双叶锯齿针的内针芯进行取材。标本立即固定送检，在拔出穿刺针前，应接上注射器或吸引器，边吸边退出，将最后吸出的少许内容物再做涂片，此操作或许对防止肿瘤播散，或对取得细胞学诊断，有一定好处。目前采用 Bard 活检枪配合专用活检针较常规方法操作简便、快捷，且取材满意、准确性高、并发症少。TNA 属于损伤性检查方法之一，带有一定盲目性，所以，对肺动脉高压、重症肺气肿、对侧肺功能极度低下、肺动静脉瘘、肺囊肿、肺脓肿、肺淤血、上腔静脉综合征、有出血倾向等应视为禁忌证。

TNA 可有气胸、血胸、局部肺出血、脓胸、空气栓塞、胸壁种植等并发症，但穿刺针直径小到 2.0mm 以下，并发症的机会极少，且均属轻症。

TNA 适应证：①肺周围型病症，无细胞学或组织学诊断，而不能进行治疗者；②难以确定肺内病症是原发或继发者；③肺尖部病变，需与肺上沟瘤相鉴别者；④肺弥漫性病变，难以诊断者；⑤少数纵隔疾病，在充分熟悉局部解剖的基础上，可进行穿刺确诊，以求选择治疗方法者，均可列为 TNA 的适应证。

6. 超声图像引导针吸活检诊断肺癌

超声引导细针穿刺技术在胸部应用的范畴是做细胞学和组织学活检。

（1）适应证：凡经 X 线摄片或 CT 检查发现有肺部肿块，但因各种原因不能开胸探查者；X线发现肿块，痰细胞学，支气管镜和刷取活检未能确诊者；原发灶不明的肺部转移瘤、为选择化学治疗和放射治疗方案需组织学诊断者。

（2）禁忌证：为了预防气胸、出血和较严重并发症，而应将以下情况列为禁忌证。呼吸急促难以屏气者；肺气肿尤其大疱性肺气肿者；纵隔较大的肿瘤。

（3）操作方法：选择配有穿刺探头的高分辨力实时超声仪，能同时显示脏器结构，肿块位置，穿刺针的移动过程和针尖的确切位置，已成为引导穿刺的必要仪器，选用的细针包括细胞学和组织学活检针，病人体位以充分展开肋间隙，清晰显示病灶为宜，先用普通探头扫查，确定病灶位置，训练患者控制呼吸，在病灶显示最佳时嘱患者屏气，固定穿刺探头的引导方向，把引导针沿探头引导槽旁刺进入胸壁，然后将穿刺针从引导针内刺入，同时在荧光屏上监视穿刺针前进，直至进入病灶内的预定穿刺点，拔出针芯，接上10mL针筒抽吸，在保负压状态下，针尖在病灶内做快速小幅度的来回提插3~4次，然后解除负压再拔针，迅速将抽吸物推置于玻片上。涂片尚未干燥时立即以1:1乙醇乙醚或95%的乙醇固定，用Giemsa染色或HE染色或Papanicalou染色后显微镜观察。

（4）注意事项：①尽可能使用细针，以免严重并发症发生；②肋间穿刺时，自肋骨上缘进针以免损伤血管；③力求穿刺途径没有含气的肺组织，以防气胸的发生；④进针和拔针时嘱患者屏气不动。操作必须敏捷；⑤针尖强回声与肺内气体强回声易混淆，应上下提插穿刺针，同时观察周围组织的相应移动，有助于确认针尖，须注意穿刺过深而伤及肿块深部的正常肺组织；⑥对纵隔肿瘤的穿刺应注意避开心脏和周围大血管；⑦穿刺后患者应留下观察1~3h，注意有无气胸，局部出血和咯血等并发症。

（5）临床意义：外周型肺部肿块，因痰液细胞学和支气管镜检查效果较差，TNA活检技术已日益受到重视，因病变本身形成一个良好的透声窗，用超声引导做细针活检能够获得满意的效果，尤其是对于胸壁和外周型肺部肿块的诊断是一种并发症少，诊断率高的有效方法。不仅可以对病变性质做出鉴别，而且能够获得确切的病理组织学诊断，使许多无法手术的患者能免于开胸探查的痛苦而获得为确定放射治疗或化学治疗方案的病理依据。

7. 放射性核素诊断肺癌

应用放射性核素显影的方法诊断肺癌，已被重视，早年用肺血流闪烁照相，观测肺血流分布状态，分析其病理基础。现用闪烁照相机及电子计算机数据处理装置，使核素显像能够反映出肺局部血流及通气等功能状态。已成为肺部疾病的重要辅助诊断方法。

8. 纵隔镜检查

纵隔镜检查是一种对于纵隔转移淋巴结进行评价和取活检的外科手段。一般在全身麻醉下用一个硬器械通过胸骨上切口达到气管前、气管旁和隆突下淋巴结。如果需要达到主动脉肺区，通道需要左侧胸骨旁切口。虽然可以通过纵隔镜对于一个没有其他病灶可以取得活检的病例进行诊断，纵隔镜检查通常是对肺癌TNM分期中N项目评价的手段。纵隔镜证实有淋巴结转移的病人，预后比术后病理检查证实有淋巴结侵犯的病人预后更差。

9. 其他细胞或病理检查

肺癌的诊断有时可以通过其他组织的细胞学检查如胸腔积液、胸膜、淋巴结、肝或骨髓的活检。对一个可能手术切除的肺癌病人，如发现肾上腺或肝上有孤立肿块，在确认为转移之前应通过针刺活检确定。对锁骨上有肿大淋巴结的患者可进行淋巴结活检。有人主张对所有患者做同侧前斜角肌的脂肪垫活检，对决定是否手术也有意义。

10. 胸腔镜检查

胸腔镜检查是对那些可能适合治愈切除或放射治疗、化学治疗并伴有胸膜播散或恶性胸腔积液的病人进行诊断的手段。虽然较支气管镜检查，胸腔镜检查损伤更多，但是仍可以在局部麻醉下进行活检。

11. 开胸活检

开胸活检是在其他方法不能做出肯定诊断时所采用的必要手段。肺癌即使肿瘤直径％2cm，仍可以转移至局部淋巴结和全身扩散。对于一个肺实质孤立结节，除非放射或临床能够肯定是良性的之外，"观察等待"的态度对肺癌是不可取的。如果病人一般情况好应当开胸活检。

12. 胸腔外转移的寻找

对参加临床试验和大部分小细胞肺癌的病人应当进行全面系统的检查。小细胞肺癌的转移常可无症状的转移。对于非小细胞肺癌临床未发现有胸腔外转移的病人，为了对局部和区域性淋巴结病变分期，建议做胸部X线正侧位片和胸部CT，同时在CT扫描下对于>1cm的纵隔淋巴结进行活检。一般来讲，除非是特别的临床研究需要，只在有症状和体征时才做治疗前的骨扫描和头部的CT扫描。

13. 肿瘤标记物

在常见肿瘤中，肺癌的标记物最多，其中包括蛋白质、内分泌物质、酶、肽类和各种抗原物质。应用相关抗原如CEA及可溶性膜抗原如CA-50、CA-125、CA19-9。某些酶如神经烯醇酶（NSE）、抗胰蛋白酶、胎盘碱性磷酸酶、淀粉酶、芳香烃羟化酶（AHH）、唾液酸、磷酸己糖异构酶和乳酸脱氢酶的同工酶（LDH-5、LDH-3），以及谷胱甘肽S转移酶等虽然都有一定价值，总的来说均缺乏特异性，只能作为观察病情变化的参考指标。其中以CEA诊断意义较大。

三、分期

（一）分期系统

国际抗癌联盟（UICC）分类系统是以肿瘤扩散的解剖路线为基础的，而且分级的确定取决于所用的诊断评价方法。病期不能完全决定治疗，但是有助于确定那些按标准和先进的治疗手段治疗病人的预后。此外，分期有助于对不同中心的治疗结果进行比较。目前UICC和完全相似的美国联合癌症分类委员会（AJCC）的分类标准，是根据前面所描述的诊断技术对肺癌进行的分期。但在不同地区和不同国家之间应用情况有很大差异。小细胞肺癌的分类根据AJCC的建议TNM分期通常简化为两期：局限期和广泛期。局限期（LD）是指小细胞肺癌局限于同侧胸腔、纵隔和锁骨上；广泛期（ED）是指病变超越了上述范围。

（二）分期必要的检查

肺癌病人确诊后，为了准确地分期以制定合适的治疗方案，应进行必要的检查。除一般查体、常规化验、肝肾功能、肺功能、心电图、正侧位胸片以外，尚需包括颅脑、肝、腹膜后（特别是肾上腺）、骨髓及骨、淋巴结等部位是否受侵的检查，如胸部CT、脑部CT或

MRI、腹部 CT 或 B 超、骨扫描是必要检查。

近年来，国内外肺癌诊治指南肺癌分期推荐进行 PET-CT 全身检查。无论小细胞肺癌还是非小细胞肺癌，精确分期不仅有助于制定合理的治疗方案，而且可以更好评价预后。PET-CT 一次检查可获得全身的断层图像，其不仅可以用于肺部原发灶的诊断，而且对肺癌常见的纵隔及肺门淋巴结、锁骨上淋巴结转移的判断，以及全身远处器官的转移，包括骨骼、脑、肾上腺、肝等，均可以从不同的断面和角度进行观察，从而获得较准确的分期。

四、治疗

(一) 原则

肺癌治疗方面在近些年最大的进步莫过于使肿瘤科医师充分认识到肺癌是一种全身性的疾病，在正确的诊断和分期后，根据患者的病理类型、疾病分期、身体状况采用多学科综合治疗的方法才有可能提高患者治愈率、延长患者生存期、提高患者的生命质量。

肺癌的多学科治疗方法可分为手术切除、放射治疗、化学治疗、免疫治疗和中医中药治疗。肺癌早期患者极少，大部分在确诊时为中、晚期。因此，肺癌治疗不能片面地着重于局部治疗。手术、放射治疗必须结合全身性治疗，根据不同病期、不同组织类型、不同肿瘤的生物学行为以及患者全身情况来结合考虑，也就是要强调肺癌的多学科治疗。

从治疗的成功率来看，目前仍以手术切除为最佳方案。但若手术中病灶切除不彻底，或尚有纵隔淋巴结转移，或虽经摘除但因病变范围较广，为防止肉眼不能看到的残留癌灶，应在局部放置金属标记后，再进行放射治疗和化学药物治疗。此时的放射治疗和化学治疗是作为手术的辅助治疗，目的是求达到根治。

放射治疗常作为对肺癌的第二选治疗方法，也是一种局部治疗方法，但其效果不如手术疗效明显，复发较多。对已无手术指征而病变尚局限时即采用放射治疗。放射治疗后有时转化成有手术指征。此后是否需要应用化学治疗来提高生存率，目前虽有不少报道，但尚无统一的认识，从理论上讲是有其可能性的。有时由于病变范围较广泛，先行术前放射治疗，术后再补给一段放射治疗，其效果亦在观察中。此外，小细胞肺癌化学治疗有效后一般都再辅以放射治疗。

化学治疗对于小细胞肺癌的效果已得到世界的公认，是小细胞肺癌主要的治疗方法，以化学治疗为主的多学科（包括手术、放射治疗、免疫）治疗已使得小细胞肺癌成为潜在可治愈的疾病。有报道小细胞肺癌经化学治疗后 2.5 年生存率为 25%。对化学治疗部分缓解者，亦常再加以放射治疗。

中医中药治疗适用于体质较弱、年龄较大而不能采用手术、放射治疗和化学治疗的患者，对晚期肺癌无法接受其他治疗者，有延长生命、改善症状、提高生命质量的优点。此外，中医中药已被更广泛地应用于减轻抗癌药物反应、放射治疗反应和手术后康复的辅助治疗，对改善症状，如提高白细胞、减轻胃肠道反应、提高机体免疫功能等有一定的作用。

免疫治疗在近年虽然在基础工作中发展较快，例如单克隆抗体、白介素等，但尚未进入临床应用，仅有个别报道。非特异性免疫调节药有细胞壁骨架、免疫核糖核酸以及近年研究较多的链球菌制剂 OK432、短小棒状杆菌 CP 等。也有人曾用特异性主动免疫疫苗。免疫治疗从机制上看是合理的，但到目前为止，免疫治疗在肺癌中还只能起一个辅助作用。

(二) 外科治疗

1. 肺癌采用以手术为主的综合治疗方法效果较好

外科治疗对象是年龄<75岁，体质较好；无远处转移，包括实质脏器及骨骼、肾上腺、胸腔外淋巴结等；癌组织未向胸内邻近组织或器官侵犯，如主动脉、上腔静脉、食管、椎体、喉返神经、癌性胸腔积液等；无严重心肺功能低下或近期内心绞痛发作者；无严重肝、肾疾病及严重糖尿病者。然而手术切除癌肿只是治疗中的一个阶段，几乎每个病例都要有一个较为完善的治疗计划，合理地安排多方法的使用，巩固疗效，争取长期存活，达到治愈。

肺癌规范性手术操作：①肺癌手术时，除切除病肺外，必须清扫胸内相关引流淋巴结及其区域大淋巴结，以求达到根治目的和标准的手术后分期，提高5年生存率；②坚持最大限度清除肿瘤、最大限度保留健康肺，以提高患者的生命质量；③遵循依次结扎、切断肺静脉—肺动脉—支气管的肺癌手术顺序；④严格无瘤操作技术，术中尽量不用手或器械挤压肿瘤组织，解剖肺裂、肺根、纵隔淋巴结须完整地摘除，以最大限度地减少医源性癌细胞扩散和种植；⑤手术应仔细操作，减少术中输血所引起的免疫、传染病问题，以及输血引起的癌肿复发。

病变局限，无明显淋巴结转移，而且全身体质良好，能够忍受剖胸者是外科治疗的主要对象。肺门有淋巴结肿大，甚至同侧纵隔淋巴结转移都能加以清除。胸壁和壁层胸膜受侵可以把受累部分一并切除。肋骨被侵蚀提示有血道转移，排除远处转移者也有将胸壁整块切除，延长生存期。肿瘤侵及总支气管，甚至隆凸部和气管下段也能施行袖式气管或支气管切除术，把病变清除。肺门血管受侵可以打开心包腔，从血管根部切断。个别心房局部累及也能做局部心房壁切除，主动脉和上腔静脉受侵。可以通过暂时转流，维持血液循环，把有病的部位切除，用人造代用品置换。食管肌层被肿瘤侵及者也可以确保黏膜完整，而局部切除。

跨叶肿癌应做双叶切除。一般右侧全肺切除功能丧失较大，切除宜慎重选择。而左侧全肺切除相对地影响功能较少，但也不能掉以轻心。侵及邻叶胸膜而不影响肺实质者可以做楔状切除，争取保存更多肺组织。实践证明转移的淋巴结，即使包膜外浸润也不直接侵犯大血管者，大都可以做锐性分离而得到清扫。气管前和隆凸下淋巴结群，以及气管支气管旁淋巴结群一般都得打开纵隔胸膜，加以清扫。

肺门血管被转移淋巴结包围后分离困难，又恐损伤血管，引起难以控制的出血，可以先断支气管，从而松解粘连，使处理得以顺利地进行，各叶支气管和左、右主支气管都可先予处理，但支气管敞开将带来感染机会，因此，手术程序上仍应先静脉，后动脉，最后断支气管。反复实践说明先断支气管可不致伤及血管，两者之间有纤维组织间隔，操作是安全的。通过以上几种技术操作上的改进，绝大部分肺癌都能达到外科治疗的要求，大大减少了单纯剖胸不能切除病肺的情景。

肺上沟瘤的预后差，手术操作较难，整块切除还是可行的。手术辅以放射治疗能达到姑息性效果。锁骨上淋巴结转移，喉返神经麻痹，膈肌麻痹，胸膜腔顽固性积液，壁层胸膜广泛转移仍是手术禁忌证。对侧纵隔淋巴结转移无法彻底清扫，也不是外科治疗的对象。

年龄不应是手术的限制，只要心、肺、肝、肾和脑等脏器功能正常，生理状态正常可以考虑部分肺切除。全肺切除影响心肺功能较大，年龄70岁，应尽量避免。术前保护心、肺和调节代谢，纠正水、电解质失衡，加强体力锻炼，控制呼吸道感染。手术尽量少出血，控制手术时间，减少不必要的手术创伤。术后延迟拔管等均需多加重视，血气检测正常，自发呼吸恢复，呼气量300mL以上，神志清醒，情况稳定，才能在清除呼吸道分泌物后拔管，这些措施应予强调。

心肺功能减退在一定程度上影响外科治疗的选择。肺功能检查，最大通气量占预计值<50%，第一秒用力呼气量占用力肺活量百分率<60%，实测值<150mL，动脉血氧分压<8kPa（60mmHg）和动脉血二氧化碳分压>8kPa（60mmHg）为手术禁忌；心率在100/min以上，近期有心力衰竭或心肌梗死，或有不易控制的哮喘病应列入绝对禁忌证。贫血，血红细胞计数<$2.5×10^{12}$/L，血红素<70g/L者不宜手术。肾，肝功能不全亦非所宜。

双侧肺同时或分期出现肿瘤可以同期或分期有计划地进行局部肺切除，先中央型后周围型，先大病灶后小病灶进行切除。术后复发或肺内转移可以再次肺切除。一侧再次开胸手术操作复杂，难度高，全身症状许可，可以相对地彻底清除者尽量做局部切除，以控制病情发展。但此类手术属扩大手术范畴，术后生存期与非手术多学科综合治疗的生存期无显著差异。

2. 肺癌外科治疗的新发展

（1）胸腔镜下手术：通过胸部几个小切口，经肋间插入胸腔镜管，从电视屏幕上观察胸内情况，进行各种胸内手术，包括肺楔形切除，肺叶切除，甚至全肺切除，纵隔肿瘤切除，食管部分切除等手术。

在全身麻醉下进行。病人取侧卧位，在第6肋间肩胛骨线或腋中线做1cm长小切口，把胸腔镜直接插入胸腔，注入二氧化碳气体使肺萎缩，进行探查。再在第4肋间的锁骨中线和肩胛后分别做2个切口，约1cm长，插入牵拉器和电灼器或缝合器。分离肺尖部胸膜粘连，显示病变部位，制定手术方案。微型缝合器是手术必备的器材，缝合后用电刀行钳间切开肺组织。肺门血管也用同样方法处理。部分肺切除末用滑石粉撒布胸膜上，造成粘连。止血冲洗都可进行，免于大切口开胸。

手术成功的关键在于微型缝合器处理肺切面和完善显露手术野。选择病理主要在于胸膜黏连少，有一定的游离胸膜腔，病变要局限并且在肺周浅表面。手术的优点是创伤小，恢复快，一般1周左右可以出院。术后痛苦少是突出优点。但是器械价格昂贵。

（2）光动力学治疗：利用血卟啉（HPD）和激光治疗早期肺癌的光动力学治疗（PDT）。先静脉注射2.5~5mg/kgHPD或2mg/kg photofor，用100J/cm^2能量的激光对浅表直径<0.5cm的早期鳞癌，通过支气管镜把肿瘤烧灼切除干净。因此只有在镜下可以完全看到肿瘤者有其适应证。不开胸，不切肺是其优点，但局部复发也常有发生，而且适应证比较局限。

（三）化学治疗

1. 对肺癌有效的抗肿瘤药物

（1）鬼臼类药物：如依托泊苷（VP-16），它有2种剂型静脉注射液和近年研制的口服软胶囊。替尼泊苷（VM-26威猛）。两者对SCLC均有效，后者的口服软胶囊对复治的SCLC，即使以往曾用过VP-16静脉注射液治疗者亦有45.5%~55%的RR。VP-16软胶囊口服目前较多采用低剂量、长程治疗，尤适于老年和门诊中使用，故VP-16软胶囊在剂型和用药方法上有所突破，虽然它的生物利用度较 VP-16 静脉注射液低 50%，但在长程低剂量口服治疗时生物利用度仍达 91%。因此，VP-16 软胶囊被誉为治疗 SCLC 的一种新药，VP-16 软胶囊剂量为 50mg，2 次/d×10d，继以 50mg，1/d，10d。VM-26 具有能进入血液脑屏障的优点，故可用于脑转移，其剂量为 100mg，1 次/d，静脉滴注 3 次，可和铂类化合物合用有协同作用。

（2）金属铂类药物：它在肺癌治疗中也占有重要的地位，顺铂对 NSCLC 的作用更为重要，高剂量可提高疗效，剂量为 $80\sim120mg/m^2$。自从抗 5-HT3 受体镇吐药物的出现，为高剂量顺铂的应用创造有利条件。碳铂对 SCLC 的应用颇具前景，剂量可逐渐增加，甚至达到 $1.6\sim2g/m^2$，其呕吐、肾的不良反应虽轻，但一旦出现骨髓抑制则持续时间较长不易恢复，严重者可致死亡。这在反复应用或伍用放射治疗时更需警惕。

（3）紫杉醇（Paclitaxel）：在肺癌治疗中的作用已经很多资料证明。紫杉醇对肺癌单药的有效率在 20% 左右，和卡铂或顺铂合用的有效率可达 40%~50%，和异环磷酰胺合用为 34%。紫杉醇的商品名有：紫素（北京），特素（海南），泰素（美国），安素泰（澳大利亚）等。一般用法为 $135\sim170mg/m^2$，静脉滴注 3h，每 3 周重复一次，2~4 周期为 1 个疗程。为了防止不良反应需预处理和在第一次注射时注意观察病人的症状和生命体征。目前我们应用每周给药一次的方案，剂量为 $60\sim90mg/m^2$，静脉滴注 3h 左右，病人耐受较好，疗效正在进一步观察中。

（4）泰索帝（docetaxel，taxotere）：对 NSCLC 的作用也比较肯定，单用有效率为 20%~30%，和顺铂合用为 46%，和异环磷酰胺及顺铂合用有效率达 67%，受到广泛重视。泰索帝每日给药的研究初步结果令人鼓舞，特别是和氟胞苷联合应用对多次治疗后复发的 NSCLC 有较好的效果。

（5）氟胞苷（gemcitabine）：美国礼来公司的商品名健择 gemzar，泽菲为国产药。氟胞苷为近年来比较突出对肺癌有效的抗代谢抗肿瘤药，单用有效率 20% 左右，和顺铂合用有效率为 42%~58%，也可和其他抗肿瘤药合用。一般用法为 $1000mg/m^2$，静脉滴注，每周注射 1 次，连续 3 周，休息 1 周后再注射 3 周。

（6）喜树碱衍生物：主要作用于拓扑异构酶，目前正在进行临床试用。初步结果说明 CPT-11（商品名 irinotecan）在 NSCLC 单药有效率为 15%，和放射并用有效率为 77%，但由于可以引起严重腹泻，临床应用受到一定限制。另一衍生物拓扑替康（topotecan）对小细胞肺癌单药有效率为 10%~33%。

2. 小细胞肺癌化学治疗

（1）SCLC 化学治疗药物选择的原则为：①单药化学治疗药物的疗效应以达到 30% 为宜；②考虑联合用药的相互协同作用，缓解率高；③各种药物的主要不良反应不重叠；④考虑各种药物的作用机制，符合药代动力学。

（2）交替联合化学治疗方案：该方案为克服交叉耐药，避免化学治疗药物的不良反应叠加，增加疗效而设计的。目前，多数试验把 CAV 方案和 CAV/PE 交替方案进行比较。孙燕等治疗 SCLC 的 CE-CAP 交替方案有效率可达 80%（2 周期）~82.9%（4 周期），病人一般耐受性良好。但研究结果有许多相互矛盾的报道，提示交替化学治疗方案仍有待于进一步的证实。

（3）疗程：在目前化学治疗药物有效率不断提高的情况下，评价短期 SCLC 的缓解率已非SCLC治疗的有效指标。疗效的判断更应着重于长期生存率并有足够的病例数，才能有更好的说服力。化学治疗疗程以间隔3周为宜。

（4）高剂量化学治疗和外周血干细胞移植支持（PBPCTS）：化学治疗是目前SCLC最为成熟的全身性治疗方法，既可控制局部病变，又可杀伤甚至清除微转移灶。但化学治疗的效应与剂量相关，数学模型中提示化学治疗药物在同一时间内给予足量的化学治疗药物才会获得最好的疗效。而剂量又受到化学治疗毒性反应的制约，特别是严重的骨髓抑制反应。随血细胞生成因子—集落刺激因子（CSF）、IL-3等相继问世，无疑在保护骨髓造血功能方面发挥了重要作用，因此，可以提高常规化学治疗剂量的1.5~2.5倍。而要进一步提高剂量则需要采用骨髓移植作为保护措施。但由于骨髓移植耗费大，也给病员带来较大的痛苦，难于被患者接受。外周血干细胞移植术的成功，并在血液病治疗中获得较好的疗效，为实体瘤包括SCLC高剂量化学治疗提供了可借鉴的经验。近年来在实体瘤治疗方面如乳腺癌、淋巴瘤、卵巢癌睾丸癌、SCLC已经进行了初步的临床应用，获得了一些经验。作为一项新技术，它的主要优越性在于化学治疗剂量的提高可增强其杀伤肿瘤细胞的能力，减少耐药细胞株的产生，从而提高疗效。但并非所有化学治疗药物均适用于剂量升级来提高疗效。

高剂量化学治疗药物的选用必须具备以下条件：①有高度的抗癌活性；②剂量反应曲线必须是呈线性陡直状，即抗癌药物必须具有剂量效应依赖关系；③常规剂量时主要毒性反应为造血系统；④联合化学治疗方案中化学治疗药物无不良反应的叠加作用；⑤各药物间无交叉耐药，最好有协同作用。

3. 非小细胞肺癌的化学治疗

非小细胞肺癌（NSCLC）对化学治疗相对不敏感，其缓解率近年来有提高，但也仅25%~40%，中数生存期6~11个月。对于NSCLC有效的药物主要是铂类和近年来出现的新药。Ⅰ~Ⅲa期NSCLC的治疗以手术为主。化学治疗一般作为术后辅助应用，在Ⅲb期可作为术前治疗。Ⅳ期则以化学治疗为主，可以适当放射治疗。

4. 化学治疗药物的不良反应

（1）全身性：有发热、倦怠、乏力、食欲缺乏等。程度轻重亦各不同。博来霉素的中度发热几乎是经常有的。

（2）胃肠道反应：是抗癌药物最常见的反应，自食欲缺乏、恶心到持续性呕吐，轻重不等。顺铂、环磷酰胺、环己亚硝脲、甲氨蝶呤等胃肠道反应最为突出。

（3）骨髓抑制：也是常见反应之一。环己亚硝脲、丝裂霉素、依托泊苷、环磷酰胺、异环磷酰胺、诺维本、多柔比星、表柔比星等抑制作用比较明显。

（4）口腔和胃肠道溃疡：是甲氨蝶呤较突出的不良反应，可用四氢叶酸预防。

（5）心脏毒性：是多柔比星常见的不良反应，症状的发生和剂量以及既往的心脏疾病有关。

（6）肾毒性：常见于顺铂，给药时必须用水化和利尿，以使其肾毒性减轻，甚或防止肾毒性，同时要补钾。给药剂量必须参照肾功能情况，肌酐在2mg%以上时，需慎用。

（7）周围神经系统症状：是长春碱类药物常见的毒性反应。对严重者需停药。

（8）过敏：紫杉醇类（泰素、泰索帝）主要不良反应为过敏，用药前应按规定给药并密切观察。使用抗癌药物后产生的不良反应，严重者可导致死亡。避免的方法在于预防，必须严格重视机体免疫和骨髓抑制情况。

5. 化学治疗的疗效评价

（1）癌灶缩小的客观指标，以后前位X线胸片中癌灶的最大直径和其垂直径的乘积来计算，治疗后病灶缩小≥50%者，持续时间>1个月，作为部分缓解（PR），治疗后完全消失者为完全缓解（CR），持续时间不少于1个月。然而，小细胞肺癌或中央型肺癌必须做纤维支气管镜来帮助判定是否确实全部吸收。

（2）根据健康状况分级作为客观指标（Karnof-sky Status，KS）：化学治疗后做KPS评定应在化学治疗不良反应消失后进行。

（3）化学治疗缓解期：应自化学治疗开始日计算到病变恶化。作为缓解期。采用中数值，即MRT。

（4）生存期：自化学治疗日开始起至死于肿瘤的时间，多用中数表示（MST）。

（四）放射治疗

1. 非小细胞肺癌的放射治疗

（1）根治性放射治疗：临床就诊病人中的70%~80%因病灶不适合手术或有手术禁忌而无法接受手术治疗。此中大都可以接受放射治疗。根治性放射治疗适合于局限在一侧胸腔内的肺癌，不论有无肺门纵隔淋巴结转移，病期早于Ⅲa或Ⅲb者。在下列情况时，一般不做根治性放射治疗：两肺或全身广泛转移；胸膜广泛转移有癌性胸腔积液；癌性空洞或肿瘤巨大，估计放射治疗会促成空洞形成；严重肺气肿，估计放射治疗后呼吸功能不能代偿者；患者近期内出现心律失常者，提示心包或心肌有肿瘤侵犯者；伴有严重感染，如肺脓肿等，抗炎治疗不能控制者。

①常规连续放射治疗法：以往绝大多数学者都采用此方法，现在仍在采用。一般设前后2个对穿放射野进行照射。Halnan（1982年）用1个前野和1个避开脊髓的后斜野进行照射，可加用楔形滤片。Fletcher（1980年）用前后2野对穿照射，但根据肿瘤位置偏前或偏后的情况选用不同能量的电子束和高能X线结合，使高剂量区落在靶区，同时减少脊髓的照射剂量。可以用治疗计划系统和模拟定位机来制定最佳治疗方案。

②缩小野集中剂量放射治疗法：基本方法同常规连续放射法，所不同者是放射到一定的肿瘤剂量（40~45Gy）时，将放射野缩小到肿瘤和纵隔转移淋巴结的实际大小，而将最后的10~20Gy只照射已缩小的靶位。为了避免脊髓损伤，采用多野交叉或旋转治疗方法，来完成最后的剂量。Fletcher强调此方法的优点是对正常组织的保护较好，可减轻放射损伤，并认为处在瘤体外周的癌细胞很少有缺氧情况，其放射敏感性较高，经40~45Gy剂量照射已被消灭，而肿瘤中心缺氧细胞成分较多所需要的剂量也较高。

③分段放射治疗法：将预定放射总剂量分段给予。临床研究资料表明分段放射治疗的疗效不亚于常规连续治疗方法，而且治疗反应轻，病人容易治完全疗程。不论肺癌病期早晚，全部给予分段放射治疗。第一段给30Gy/10次/2周，休息4周后一段给30Gy/10次/2周。其优点为第一段30Gy的剂量有助于缓解症状，休息4周内若出现远处转移。可不进行后一段放射治疗。若在前一段治疗后休息4周，肿瘤缩小或消退满意者，可以转做手术治疗，不宜手术者亦利于调整后一段放射剂量和放射野的大小。

④超分割放射治疗法：每次放射治疗量为1.2Gy，2次/d，间隔4~8小时，肿瘤量60~

79.6Gy，1年和2年生存率较常规分割放射治疗组生存率高，显示超分割放射治疗组具有一定的益处。超分割放射治疗有学者报道放射反应较重，放射性肺炎占13.3%，放射性食管炎占16.7%。此方法的价值已基本得到共识。

⑤根治性放射治疗设野及剂量：无论采用何种治疗方法，放射野范围包括原发灶及周围1~2cm正常肺组织、淋巴结引流区域及纵隔。如肿瘤位于上中叶，纵隔包括上至胸廓入口，下至隆突下5~6cm，如位于下叶，则包括全纵隔。照射野面积尽量不要过大，可采用不规则野，使正常肺组织尽量少受照射。采用模拟机定位准确、可靠。

有关资料报道经放射治疗后肿瘤量达60Gy可使50%的原发灶消失，而肺门淋巴结及纵隔淋巴结消失率更高。大多数病人能耐受而无严重的近期或后期并发症。根治性放射治疗一般使用常规照射方法，即每天1次，每次1.8~2.0Gy，每周照射5次。亚临床灶剂量45~50Gy，原发灶和临床可见肺门纵隔淋巴结为60~65Gy，腺癌可达70Gy。采用非常规放射治疗方法者，一般放射治疗剂量需增加10%，即70Gy左右。

⑥根治性放射治疗的疗效：肺癌经根治性放射治疗后，远期疗效仍较差，绝大多数文献报道5年生存率为5%~10%。王鹤皋等报道288例肺癌单纯放射治疗，1年生存率67%，3年生存率19.1%，5年生存率10.8%。鳞癌5年生存率14.1%，腺癌7.1%，未分化癌和其他类型癌无1例存活5年。上海医科大学肿瘤医院曾多次报道单纯放射治疗的疗效，5年生存率4%~8%，到目前为止，肺癌单纯放射治疗治愈率较低，疗效差的主要原因多因局部未控和复发以及远处转移。

(2) 术前放射治疗：既往文献报道术前放射治疗有好处，认为放射治疗能使原发肿瘤体积缩小，周围的癌性粘连退缩，或转变成纤维性粘连，因而能使一些在技术上不能切除的肿瘤变为能切除，提高手术切除率，其次，能使手术范围缩小，如单纯手术需做全肺切除的，术前放射治疗后有时可改为肺叶切除，肺叶切除比全肺切除显著优越，提高生命质量。此外，放射治疗后肿瘤血管闭塞，能使手术操作中出血减少，减少手术操作中造成癌细胞播散的危险，减少伤口中癌细胞污染种植的机会。但更多的临床Ⅲ期随机对照试验却未显示提高手术切除率和生存率。

目前对肺癌术前放射治疗价值尚有争议，但在下列几方面，其作用是肯定的。①约50%左右病例的局部肺癌及60%左右的肺门纵隔淋巴结转移灶在较高剂量的术前放射治疗后可以得到局部控制；②术前放射治疗虽未能显著提高肺癌的5年生存率，但它有助于提高肺癌手术切除率；③术前放射治疗有助于缩小手术范围，单纯手术需全肺切除者可改成肺叶切除术，提高病人生命质量。

术前放射治疗一般设前后各1个大野，将肺原发灶和肺门、纵隔包括在野内。术前放射治疗剂量各家意见不一，有采用根治剂量50~69Gy/(5~6)周，休息4~8周后手术，多数采用常规放射治疗方法，肿瘤量40~50Gy/(4~5)周，放射治疗结束后1个月左右进行手术，因放射治疗后肿瘤体积在1个月内还会继续缩小，放射治疗急性反应逐渐消失，这样有利于手术切除，并减少术中出血。

(3) 术后放射治疗：对NSCLC的手术后放射治疗的疗效分析，意见不一。不少学者认为多余，反而增加放射损害。术后即使有残留癌组织，手术已破坏了瘤床，血供很差，残留细胞已处于缺氧状态，放射治疗敏感性差。然而文献中有更多的报道支持在有选择的病人中使用术后放射治疗。Ema-ni对术后放射治疗研究结果亦表明术后放射治疗对术后肺门及纵隔淋巴结阴性的病人无益处，但能显著提高淋巴结阳性病人的生存率，这些病人单纯手术后5年生存率3%，而加用术后放射治疗为35%。

（五）免疫治疗

从理论机制上看，免疫治疗主要是发挥宿主的本身免疫功能，提高人体的防御机制，杀伤肿瘤细胞或抑制肿瘤的转移灶形成，而无损于人体器官功能。但临床现用的各种免疫疗法的效果仍有待提高，目前认识到肺癌是一个非常严重的免疫抑制性病变，正常淋巴细胞活动受抑制，各种免疫反应低下，肿瘤内淋巴细胞也明显受抑制，如何调动肺癌患者的免疫能力，是今日重点研究的课题。现较为成熟有效的免疫调节剂有白介素-2（IL-2）、干扰素（IFN）、肿瘤坏死因子（TNF），有报道免疫调节药与化学治疗联合应用可提高疗效，手术后患者长期应用免疫调节药可减少转移、复发，提高生存率。应用方法：IL-2（10~20）万U/次，每周2次。IFN（100~300）万U/次，每周2次。其他免疫治疗方法如树突细胞、转移因子、p53基因、转基因、肿瘤疫苗等治疗仍处于实验阶段。

（付　毅）

参考文献

[1] 陈永贵.辨证治疗肠易激综合征56例[J].实用中医药,2008,24(10):653.
[2] 任继学.毒邪肺热病辨证论治[J].中医药通报,2005,4(6):7-10.
[3] 王振涛,韩丽华.常见心肌疾病中医治疗[M].北京:人民军医出版社,2014.
[4] 张生玉.临床中医针灸推拿学[M].西安:西安交通大学出版社,2014.
[5] 金妙文,方祝元.中医辨治心脑血管疾病[M].上海:上海科学技术出版社,2017.
[6] 李军祥,刘金民.中医临床辨证思维PBL教程[M].北京:中国中医药出版社,2018.
[7] 陈红风.中医外科学[M].北京:中国中医药出版社,2016.
[8] 朱广旗.王德敬.针灸治疗[M].北京:中国中医药出版社,2015.
[9] 徐建波.临床针灸推拿临证精要[M].西安:西安交通大学出版社,2018.
[10] 郗洪斌.针灸推拿技术与临床应用[M].长春:吉林科学技术出版社,2018.
[11] 姚兰,李德双.中医内科学[M].西安:第四军医大学出版社,2015.
[12] 屠佑堂.中医诊疗脾胃肝胆疾病[M].武汉:湖北科学技术出版社,2015.
[13] 上官晓华.现代中医临床证治精要[M].长春:吉林科学技术出版社,2019.
[14] 张瑞海.临床中医内科疾病诊断与治疗[M].天津:天津科学技术出版社,2018.